科学出版社"十四五"普通高等教育研究生规划教材

温病学经典原著选读 与案例精讲

主 编 马晓北 徐世杰

科学出版社
北 京

内 容 简 介

本教材突破传统温病学教材的体例惯例，聚焦温病学经典原著条文深层次解读与阐释，同时结合临床病案的应用分析，将条文中理法与方药应用于新发突发传染病、非传染性感染性疾病及其他内、妇、儿临床各科相关疾病的诊治中，学用结合，构建中医思维体系。本教材共设导论、上篇、下篇三部分。导论主要介绍温病学的学科特点与地位、温病学经典原著的学习要求与方法和中医医案读法。上篇为温病学经典理论研究，包含温病学经典学术理论解析与十一位有代表性的温病名家生平、主要学术思想以及其温病传世名著主要内容及学术价值。下篇精选八部温病学经典原著条文共 148 条进行理论解读以及临床案例精讲。

本教材既适于高等院校中医学、中西医结合专业硕士和博士研究生的教学使用，也适合作为广大中医理论与临床从业者的高级研修参考书。

本教材由中国中医科学院科技创新工程重大攻关项目"中医疫病经典防治理论体系研究"（课题编号：CI2021A00103）资助。

图书在版编目（CIP）数据

温病学经典原著选读与案例精讲 / 马晓北，徐世杰主编. —北京：科学出版社，2024.1

科学出版社"十四五"普通高等教育研究生规划教材

ISBN 978-7-03-077072-1

Ⅰ. ①温⋯　Ⅱ. ①马⋯　②徐⋯　Ⅲ. ①温病学说-研究生-教材　Ⅳ. ①R254.2

中国国家版本馆 CIP 数据核字（2023）第 218967 号

责任编辑：鲍　燕　李　媛 / 责任校对：张小霞
责任印制：徐晓晨 / 封面设计：陈　敬

科学出版社出版

北京东黄城根北街 16 号
邮政编码：100717
http://www.sciencep.com

北京虎彩文化传播有限公司　印刷
科学出版社发行　各地新华书店经销

*

2024 年 1 月第　一　版　开本：787×1092　1/16
2024 年 1 月第一次印刷　印张：17
字数：504 000

定价：98.00 元
（如有印装质量问题，我社负责调换）

《温病学经典原著选读与案例精讲》编委会

前　言

新冠病毒感染是一次全球范围内的疫病大流行，其持续时间之长、波及范围之广以及对人类社会所造成的严重影响都居人类历史前列。中医药在这次疫情防治中发挥了重要作用，取得了良好效果。也让我们认识到中医温病学学科建设的重要性和中医温病学学科人才培养的迫切性。

党的二十大报告提出"促进中医药传承创新发展"，科学出版社"十四五"普通高等教育研究生规划教材《温病学经典原著选读与案例精讲》是为适应新时代全面深化高等中医药教育教学改革的需求，提升教育教学水平和培养质量，推进新医科建设，加强高水平研究生教材建设而组织中国中医科学院、北京中医药大学、上海中医药大学、湖北中医药大学、南京中医药大学、黑龙江中医药大学、成都中医药大学、陕西中医药大学、广州中医药大学、山东中医药大学、福建中医药大学、湖南中医药大学、江西中医药大学等 13 所高等中医药科研教育院校的温病学专家编写而成的。本教材适于中医学、中西医结合专业硕士及博士研究生的教学使用，并可作为中医理论与临床从业者的高级研修参考书。

根据国家卫生健康委员会、国家中医药管理局的行业要求，结合中医学、中西医结合专业研究生培养方案，本教材以加强研究生临床能力和科研能力为宗旨，重点培养研究生温病学的临床思维，编写过程中突破传统温病学教材的体例惯例，聚焦温病学经典原著条文深层次解读与阐释，同时结合临床病案的应用分析，将条文中理法与方药应用于新发突发传染病、非传染性感染性疾病及其他内、妇、儿临床各科相关疾病的诊治中，学用结合，构建中医思维体系。恰当处理与本科温病学教材的联系与区别，并且兼顾温病学经典理论的完整性。本教材有三个特点：一是加强了温病学经典理论的系统学习，全面做好传承。重点突出温病学经典学术理论解析与温病名家学术思想、温病名著主要内容及学术价值。二是注重学用结合，知行合一。精选温病学经典原著中的 148 条原文，结合名家医案，进行深度精讲，突出中医思维。三是拓展了温病学理论的临床应用。在案例精讲中不但结合现代新发突发传染病和非传染性感染性疾病的诊治进行解读，而且结合历代内、妇、儿科等临床各科的病案进行温病学经典理论的解读，充分体现温病学经典理论强大的临床生命力和现实实用性，启发研究生的中医临床思维，为进一步发扬中医温病辨治思维奠定基础。

本教材共设导论、上篇、下篇三部分。导论由马晓北、徐世杰编写，包括温病学的学科特点与地位、温病学经典原著的学习要求与方法和中医医案读法；上篇为温病学经典理论研究，由马伯艳、林长峰、李楠编写，包括温病学经典学术理论解析与十一位有代表性的温病名家生平、主要学术思想以及其温病传世名著主要内容及学术价值；下篇为经典原著选读，由杨爱东、李小茜、赵岩松、付丽媛、刘林、林敏、祝盼盼、郑旭锐、郑秀丽、宋素花、苏丽清编写，包括八部温病学经典原著条文选读及案例精讲等内容。

本教材之所以能够顺利、及时出版，除有赖于编者的通力协作外，最需要感谢的是科学出版社中医药分社的曹丽英女士，在此表示衷心的感谢！在本教材的编写过程中，得到各编者所在院校的大力支持，在此也一并表示感谢！感谢中国中医科学院博士研究生祁钰涵、包瑜、姚渊同学为协助查阅资料、校对书稿、制作课件所付出的辛苦劳动！希望各兄弟院校广大师生在使用本教材过程中提出宝贵意见，以便我们进一步改进提高，共同做好温病学教材的建设工作。

编 者

2023 年 1 月

目　　录

导　论

一、温病学的学科特点与地位

温病学是研究温病发生发展规律及其预防和诊治方法的一门学科。其任务主要是阐明温病的病因、发病、病理变化、诊断方法及其预防和治疗措施。温病学所创建的卫气营血辨证体系和三焦辨证体系，丰富了中医学的理论体系，是中医理论的重要组成部分，从而使得温病学具有中医基础学科的功能。与此同时，温病学理论又有效地解决了临床防治温病的实际问题，从而使得温病学又具有临床实践性。因此，学习温病学，对提高中医学理论造诣，提升温病诊断及辨治水平，适应当前新发突发传染病、非传染性感染性疾病及其他非感染性的发热性疾病防治需要，均具有十分重要的意义。其原著《温热论》《温病条辨》等被列为中医学经典著作。温病学属于中医学主干学科之一，是中医学研究生的必修内容。

（一）温病学的学科特点

1. 温病学在长期的发展过程中逐步建立了独特的理论体系

温病学的形成经历了漫长的历史过程，其理论的产生有着特殊的背景与渊源，具有两个特点，首先它是自战国至明清的历代医家集体智慧和学术精华的结晶，其中，明清时期温病学家的贡献最为突出，但汉唐以来诸多医家也贡献良多。这一特点，与《黄帝内经》（简称《内经》)、《伤寒论》、《金匮要略》等经典著作以一本书为主形成一门学科明显不同。其次温病学理论是在与伤寒理论的不断比较辨析与发展创新中形成的。历代医家正是在寒温比较中，逐步明确了温病的特点与发病规律，并最终"脱却伤寒，辨证温病"。

战国至晋唐时期，温病隶属于伤寒范畴。温病之病名最早见于《内经》，其中有关温病之病因、临床表现、治疗、预防等方面内容均有论述。如《素问·六元正纪大论》："气乃大温，草乃早荣，民乃厉，温病乃作。"《灵枢·论疾诊尺》："尺肤热甚，脉盛躁者，病温也。其脉盛而滑者，病且出也。"《素问·评热病论》："有病温者，汗出辄复热，而脉躁疾不为汗衰，狂言不能食。"

《素问·热论》提出"今夫热病者，皆伤寒之类也"，《伤寒论》宗此创立以六经辨治伤寒（热病）体系，受此影响，其后很长一段历史时期内这一辨治思想在外感热病的辨治中占有主导地位，医者多以伤寒之法辨治温病。

宋金元时期，随着医疗实践活动的不断深入，部分医家开始注意到寒温之别，并突破伤寒辨治体系提出温病学独有之病机及治法和方药。如宋代庞安时即提出风温、湿温等温病"误作伤寒发汗者，十死无一生"。同时期的郭雍在其《伤寒补亡论》中亦指出："冬伤于寒，至春发者，谓之温病；冬不伤寒，而春自感风寒温气而病者，亦谓之温。"元末医家王安道则对伤寒与温病进行了较为全面的辨析，他提出："夫惟世以温病热病混称伤寒……以用温热之药，若此者，因名乱实，而戕人之生，名其可不正乎？"认为温病与伤寒不仅概念有别，病机、治则、治法皆不相同，因此强调"温病不得混称伤寒"。因此清代温病学家吴鞠通评价他"始能脱却伤寒，辨证温病"。金元四大家之一的刘河间更是创立"六气皆从火化"之新说，开创了温病以寒凉清热为主的治法先河，创制了凉膈散、防风通圣散等辛散解表、寒凉清里的表里双解剂，为温病从理法到方药突破伤寒体系奠定了坚实的理论与临床基础，故后世有"伤寒宗仲景，热病崇河间"之说。

明清时期，温病学的理论体系逐渐走向成熟与完善，成为一门独立的学科。众多医家在总结、继承前人有关温病的理论和经验的基础上，结合各自的实践体会，对温病学的多个领域进行了创新性的研究，涌现了大量的温病学专著，先后有吴有性《温疫论》、叶桂《温热论》、薛雪《湿热病篇》、吴瑭《温病条辨》、王士雄《温热经纬》等著作问世，在温病的病因、发病、辨证、诊断方法以及治法方药等方面不断丰富和发展，形成了较为完善的理论体系。现行温病学教材主要以此类专著为依据进行编写。

另外，清代还有许多医家从不同角度充实和发展了温病学的理论体系，并形成专著。如喻昌《尚论篇》、戴天章《广瘟疫论》、杨璿《伤寒瘟疫条辨》、余霖《疫疹一得》、陈平伯《外感温病篇》、柳宝诒《温热逢源》、雷丰《时病论》、俞根初《通俗伤寒论》等。以上专著研究对象涉及温病、温疫、伤寒与温疫、伏气温病等，其学术理论与防治经验，各有所长，彼此不能互相取代，均为被临床实践所验证过的理论与经验。因此，温病学的理论并不局限于某一本专著，而是众多医家智慧之集成。

基于以上特殊的背景与渊源，温病学理论形成了鲜明的特点。主要表现在以下三个方面：

第一，温病学理论涵盖范围广，研究对象涵盖了寒邪以外的各种时令病邪及疫疠之邪。温病的概念有广义与狭义之分。《难经·五十八难》："伤寒有五：有中风，有伤寒，有湿温，有热病，有温病。"其中之温病就是狭义温病，主要指外感温热邪气引发的发热性疾病。温病学所研究的温病则为广义温病，一年四时的外感热病均是广义温病之研究范围，如风温、温热、暑温、湿温、秋燥、冬温、温疫、温毒，皆属于此。

第二，温病学理论包容性强，将不同的发病学说与辨证方法熔为一炉。历代辨治外感疾病多以新感为主，但温病学除了讨论新感温病外，还以《内经》"冬伤于寒，春必温病"学说为基础，创立"伏气温病"的发病学说，用于阐述"春温""伏暑"等各种伏邪发病的特殊情况。同时，针对疫病之强烈的传染性和流行性，提出"异气""戾气"病因发病说。在辨治方面，根据是否夹湿，将温病分为湿热与温热两大类，并根据两者不同的发展变化规律，采用"卫气营血辨证"与"三焦辨证"等不同的辨证方法，并将两种方法有机结合。在《温病条辨》中，形成了以三焦为纲，以九种病名为目，以是否夹湿分类的辨病与辨证相结合的理法方药完备的辨证论治体系。另外，还创立了"邪气初在膜原"病位说以及"表里九传"等辨证方法。

第三，温病学理论实用性强，特别是以临床实践为基础，在辨析伤寒与温病方面尤为实用。如叶天士提出："温邪上受，首先犯肺，逆传心包。肺主气，属卫；心主血，属营。辨营卫气血，虽与伤寒同，若论治法，则与伤寒大异。"吴鞠通也说："凡温病者，始于上焦，在手太阴。"伤寒从皮毛而入，寒为阴邪，侵犯人体下部，故首先表现为足太阳经证，太阳不解，顺传阳明；温病从口鼻而入，温为阳邪，侵犯人体上部，故首先表现为手太阴经证，太阴不解，既可能顺传中焦阳明，也可能停留在上焦，逆传心包。这样就从发病与传变规律的角度对两者进行了详细的区分。由此可见，温病学理论以临床实用为目的，细辨寒温之别，为外感发热类疾病的辨证提供了极具实用价值的理论工具。

综上所述，温病学理论的形成，是在长期大量的临床实践中不断积累，并在与伤寒理论的比较和辨析中逐步厘清，在凝结众多医家思想精华中不断完善的过程。这使得温病学的理论有着完全不同于伤寒六经的独特理论视角，成为全新的外感病辨治方法。

2. 温病学在长期的实践与探索中积累了丰富的学术内容

据《中国古代疫情年表》统计，从公元前 243 年到 1911 年的 2154 年中，中国发生重大疫情 352

次，平均 6.1 年发生一次瘟疫。可以说中医药在历史上每一次防治疫病方面作出了突出贡献，也积累了丰富的经验。张仲景在《伤寒论》序中说："余宗族素多，向余二百。建安纪年以来，犹未十稔，其死亡者，三分有二，伤寒十居其七。感往昔之沦丧，伤横夭之莫救，乃勤求古训，博采众方，撰用《素问》《九卷》《八十一难》《阴阳大论》《胎胪药录》，并《平脉辨证》，为《伤寒杂病论》，合十六卷。"可见汉末的疫病流行，是张仲景撰写《伤寒杂病论》的动力，也为其学术体系的形成提供了实践基础。《伤寒论》虽然主要论述伤寒，但仲景也认识到温病的存在，原文第 6 条提出："太阳病，发热而渴，不恶寒者，为温病。若发汗已，身灼热者，名风温。风温为病，脉阴阳俱浮，自汗出，身重，多眠睡，鼻息必鼾，语言难出。若被下者，小便不利，直视失溲；若被火者，微发黄色，剧则如惊痫，时瘛疭，若火熏之。一逆尚引日，再逆促命期。"从这一条可以看出，仲景已经对温病的临床表现及其与伤寒的区别有了明确认识，并提出不能用治疗伤寒的发汗、攻下等方法治疗。虽然《伤寒论》当中没有对温病展开进一步的论述，但《金匮要略》当中却记载了很多用于治疗疫病的名方。如《金匮要略·腹满寒疝宿食病脉证治》："走马汤，治中恶心痛腹胀，大便不通。""中恶"俗称肠乌痧，与《诸病源候论》所述干霍乱病情相似。《金匮要略·百合狐惑阴阳毒病脉证治》中治疗阳毒的升麻鳖甲汤，方用蜀椒、雄黄等温热药。现代医家对阴阳毒的认识不一，但不少人认为其与疫病相关。从该病的临床表现分析，其与现代医学中的斑疹伤寒、流行性出血热、鼠疫、登革热等疾病类似。

魏晋时期的方书当中，记载了很多用大黄等寒凉药治疗疫病的验方。如陈延之《小品方·治春夏温热病诸方》："正朝屠苏酒法，令人不病温疫。"其方以大黄为君。《肘后备急方·治瘴气疫疠温毒诸方》记载的赵泉黄膏方，也包含大黄。宋代以后，大黄治疫的经验已经在士大夫阶层广为流传。如《宋史·刘黻列传》："初，陈宜中梦人告之曰：'今年天灾流行，人死且半，服大黄者生。'继而疫疠大作，服者果得不死，及黻病，宜中令服之，终莫能救。"《元史·耶律楚材列传》："丙戌冬，从下灵武，诸将争取子女金帛，楚材独收遗书及大黄药材。既而士卒病疫，得大黄辄愈。"

宋金元时期，温病的理论与临床均有所发展。庞安时将《备急千金要方》当中的青筋牵、赤脉攒、黄肉随、白气狸、黑骨温等五种疫病单独提出，集中论述，并附方于其后，这一理论模型以五脏对应五季为基础，不仅能够用于治疗疫病，对于四时外感时令疾病亦可作为参考。其后刘河间从火热立论，创防风通圣散、双解散、三一承气汤等方。李东垣在济源疫情中创立普济消毒饮，用于治疗大头瘟。张从正《儒门事亲》中亦有治疫验方的记载，如《儒门事亲·卷十五》记载治大头病兼治喉痹方："人间治疫有仙方，一两僵蚕二大黄，姜汁为丸如弹大，井花调蜜便清凉。"同一时期的陈言则根据运气学说，创立三因司天方等系列方剂，从另一角度完善了温病的理论与治疗体系。

明清时期，温病学走向成熟。温病经典名方层出不穷，如吴又可在《温疫论》中创立的达原饮，杨栗山在《伤寒瘟疫条辨》中创立的以升降散为首的系列方药，余师愚的清瘟败毒饮等。理论方面，有叶天士的《温热论》、薛生白的《湿热条辨》、吴鞠通的《温病条辨》等温病名著问世。其中作为温病学体系走向成熟的代表性著作《温病条辨》的成书，更是与疫病的治疗有着密切的关系。吴鞠通于 19 岁时在父亲患病年余至于不治后开始发愤学医，23 岁时亲历侄子死于温病，26 岁时来到京城，参与检校《四库全书》，有机会广泛阅读官府、民间所藏的各种医书，学识大进，并逐步为人治病，且常获奇效。10 年后，吴氏 36 岁时，乾隆癸丑（1793）年，京城温疫流行，吴鞠通开始运用温病理论先后救活数十人。吴氏深感当时的医生缺乏对温病的正确理论认识和治法方药，经常用治疗伤寒的方法来治疗温病，造成了不良的后果。这次救治为他编写《温病条辨》积累了宝贵的经验。为预防次年（己未）可能发生的疫病，吴氏于 1798 年著成《温病条辨》，于 1813 年刊行。

历史上频繁发生的疫情带来了灾难，同时客观上也推动了温病学的发展。在理论方面先后出现了基于时令、脏腑、运气等学说的多种温病理论模型，并最终形成了以"卫气营血"和"三焦"为核心的辨证体系。在临床方面，从早期的大黄治疫等单方，逐渐发展出针对各种不同病证的复方，达原饮、升降散、清瘟败毒汤、银翘散、桑菊饮、三仁汤等经典名方更是为治疗温病提供了丰富的手段。因此说温病学有着丰富的学术内容，是历代医家智慧与学术精华的体现。

3. 温病学能广泛地应用于临床各科，并不局限在外感病领域

温病学是历代医家在研究外感发热疾病的过程中逐步建立起来的一门学科，但在临床当中，温病学的应用范围并不仅仅局限在外感病领域，临床各科杂病在符合条件的情况下，均可运用温病学理论，选择温病学经典名方进行治疗。

比如《温病条辨》中的银翘散，本为治疗上焦手太阴卫分证所设，属辛凉透表之法。但从肺合皮毛的角度考虑，很多皮肤外科的疮、疹等，证属肺热者，皆可选用银翘散加减。《温病条辨·上焦篇》："太阴温病，不可发汗，发汗而汗不出者，必发斑疹；汗出过多者，必神昏谵语。发斑者，化斑汤主之；发疹者，银翘散去豆豉加细生地、丹皮、大青叶、倍元参主之。"可见吴鞠通已经为银翘散治疹提供了范例，而本条当中的化斑汤也常用于血热妄行的发斑，如血液科常见的各种紫癜，均可参考本条进行治疗。

又如加减复脉汤，本为温病后期，深入下焦，损伤肝肾之阴所设，由《伤寒论》炙甘草汤演化而来。《温病条辨·下焦篇》："温病误用升散，脉结代，甚则脉两至者，重与复脉，虽有他证，后治之。""温病耳聋，病系少阴，与柴胡汤者必死，六七日以后，宜复脉辈复其精。"这两条记载的病症不同，但究其原因，皆为阴亏所致，所以都用加减复脉汤来治疗。临床当中则可参考用来治疗肝肾阴虚的耳聋，心阴亏虚的各种心律失常。

温病学的理法方药虽然是为温病所立，但由于中医学独特的临床思维，在诊断和治疗中重点关注的是人体在感受邪气后的整体反应，因此不论病因为外感或内伤，只要病症相似，病位、病性相同，则治法、处方完全可以相互借鉴。正是由于这一原因，温病学当中的理论与方药被广泛地应用于临床各科疾病，并不局限在外感温病领域。

（二）温病学的地位

1. 温病学是中医基础理论的重要组成部分

温病学作为临床基础学科，是中医基础理论的重要组成部分。温病学探讨伤寒以外的多种外感发热疾病，是对《伤寒论》体系的补充完善与发展创新。其理论体系的形成与完善，丰富并发展了中医基础理论的诸多内容，如病因、辨证方法、治法、预防等，增强了中医理论的完整性。其原著《温热论》《温病条辨》等被视为中医经典著作，温病学的基础理论，诸如卫气营血辨证体系、三焦辨证体系及其独特的治疗、预防方法也是其他临床学科的基础。由此可见，温病学在中医学中占有极其重要的地位，是中医基础理论的重要组成部分。

2. 温病学是中医基础理论与临床各科的桥梁

温病学与《伤寒论》《金匮要略》同属于临床基础学科，是连接中医基础理论与临床各科的桥梁。温病学研究温病的发生发展规律及其预防和诊治方法。主要阐述温病的病因、发病、病理变化、诊断方法及治法、转归、预防，从而有效防治急性感染性疾病，并为临床内、外、妇、儿各科有关病证的防治奠定基础。因此，温病学是一门理论和临床实践紧密联系的学科。温病学理论不仅可以有效指导温病的诊治，具有鲜明的临床实践性，同时其三焦辨证、卫气营血辨证理论体系是中医临床各科的基础，因而具备中医基础学科的特性。故温病学既具有临床学科的性质，又具有基础学科的属性，因而被誉为中医学四大经典课程之一，是学习中医学的必修课程。

温病学历经数百年的发展历程，蕴涵着历代医家防治温病丰富的学术理论和临证经验，是中医学经典理论的宝贵遗产。实践证明，这些理论和经验不仅适用于指导多种传染病及非传染性感染性疾病的防治，对于临床中一些非感染性发热性疾病同样具有重要的指导意义，临床中内、外、妇、儿、皮肤、五官科等各科感染性疾病，均与温病密切相关，采用温病学理论指导治疗，收效显著：

如运用温病解表法、清气法治疗呼吸系统感染；运用淡渗清利法治疗泌尿系统感染；运用清热利湿法治疗胃肠道感染；运用和法治疗胆道感染等。除此之外，临床中也常可见到运用温病学的特殊治法指导非感染性疾病的治疗，如扩展"伏气温病"的应用范围，利用伏气温病理论指导系统性红斑狼疮、白血病、艾滋病、糖尿病等难治性疾病的治疗；运用开窍法治疗冠心病；运用凉血化瘀法治疗妇人热入血室；运用滋阴法扶助人体正气，提高免疫力等。尤其是近年来，运用温病理论指导中医药治疗急症的大量研究，显示了温病学蕴含的巨大潜力。

3. 温病学是中医防治传染性疾病的基石

温病学的研究对象是外感疾病中具有温热性质的一类疾病，是临床的常见病、多发病，因其发病与春、夏、秋、冬四季的气候变化密切相关，且多数具有猛、急、快、多等特点，故多称之为四时温病，是严重威胁人类健康的一类不可忽视的疾病。新中国成立以来，经过政府及医务工作者的不懈努力，多数烈性传染病已被控制，但少数仍在蔓延、流行，且随着全球范围的气候变暖，大气污染，人口流动性增大等，许多新的传染病也在不断发生。传染病和非传染性感染性疾病的发生和流行，成为威胁人类生命健康安全的棘手的医学难题。抗生素的研制及广泛应用，使人类的平均寿命提高了几十岁，拯救了无数患者的生命，是临床治疗多种感染性疾病的有效武器。然而抗生素的滥用使细菌产生了耐药性，目前不少感染性疾病应用抗生素治疗效果欠佳，甚至失去作用。此外，对于病毒感染引起的疾病，西医治疗缺乏特异的针对性药物。

20 世纪中期以来，医务工作者运用温病学理论指导治疗多种急性感染性疾病及其他发热性疾病，疗效显著。在诸多新发突发传染病的防治中，在温病学理论的指导下，中西医结合，中西药并用展现出了很好的疗效，引起了国内外医学界的重视。利用温病学的理论指导传染病和非传染性感染性疾病的治疗，为研究传染病和非传染性感染性疾病的防治开辟了广阔的前景，充分体现了温病学强大的生命力和广泛的实用价值。

二、温病学经典原著的学习要求与方法

（一）本教材的基本内容与学习要求

温病学理论是历代医家集体智慧和学术精华的结晶。历代医家在辨治外感热病的医疗实践中，在防治历次传染病的过程中积累并总结了有效的经验和治法与理法方药体系，最终形成了温病学经典著作流传至今。这些温病经典原著是温病学理论的核心组成部分，也是温病学临床实践时的重要依据，其重要性不言而喻。中医学研究生在本科阶段已经学习过温病学课程，了解和掌握了温病学的基本概念和基本辨证、治法和方药，进入研究生阶段，应该是在本科阶段学习的基础上进一步深化和拓展，聚焦温病学原著条文深层次解读与阐述，同时结合临床病案的应用分析，学用结合，构建中医思维体系，将温病学理论与辨证治疗方法应用于新发突发传染病、非传染性感染性疾病和其他非感染性发热类疾病的临床诊治与科学研究，发挥中医药防治温病的优势和特色。因此，本教材将相关内容披沙拣金，融汇编排，形成了导论、上篇、下篇三大部分。

导论包括温病学的学科特点与地位、温病学经典原著的学习要求与方法、中医医案读法等三部分。旨在加深中医专业研究生对温病学学科的整体认识，同时要求掌握温病学原著及中医医案的学习方法，为进一步精读温病学原著及相关医案奠定基础。

上篇为温病学经典理论研究，包含温病学经典学术理论解析与温病名家名著述评两章。第一章要求研究生掌握"卫气营血辨证""三焦辨证"以及两者之间的关系，了解温热类温病与湿热类温病的辨治思路。第二章通过对十一位温病名家生平、主要学术思想以及其温病传世专著的介绍，要求能了解其学术著作的主要内容及学术价值。

下篇为温病学经典原著精选，包括《温疫论》《温热论》《湿热条辨》《疫疹一得》《伤寒瘟疫条

辨》《温病条辨》《温热经纬》《重订通俗伤寒论》等八部温病学经典名著中的精选条文共 148 条的理论解读以及临床医案解析。要求熟读甚至背诵重要条文，理解条文内涵及核心理论内容，独立分析病案，将条文与临床融会贯通，形成中医思维。

（二）温病学经典原著的学习方法

1. 钻研经典，系统掌握经典理论，全面做好传承

第一，掌握温病学的基本概念、基本知识和基本结构。本教材中的八部温病经典名著的条文中关于基本知识的专门术语或专有名词，应当注意掌握。

第二，熟读背诵。正如《素问·著至教论》中所言学习中医的方法为诵、解、别、明、彰五步，而"诵"即为学习中医之道的第一步，也就是诵读与背诵之意。岳美中先生在谈及中医经典的背诵时说："如果能做到不假思索，张口就来，到临床应用时，就成了有源头的活水。不但能触机即发，左右逢源，还会熟能生巧，别有会心。"因此，背诵是基本功，古人云："书读百遍，其义自见。"熟读甚至背诵，在临床中才能步步为营，每方每药有出处，信手拈来，游刃有余。

第三，先明文之义，后知医之理。所谓先明文之义是指在条文的学习中首先要过文字关，即从文字的角度掌握条文，明白条文的字词或术语的含义；所谓后知医之理是指在明确条文文义的基础上，从中医学的角度掌握条文，明白其所包含的中医学原理。

第四，重视有论无方条文。通常在学习原著时，常常将重点放在有医论有方药的条文，而忽视有论无方的条文，这会导致在理解方药时出现偏差。

第五，联系临床，文案相参。本教材在每条文之后附有医案及医案精解，从临床的角度诠释原文之内涵。要求从中锻炼中医临床思维，做到举一反三，触类旁通，活学活用。

2. 发扬经典，广泛结合现代临床与科研方法，做好原理解读与创新

对于温病学科的研究与学习，除了文献整理以外，不能忽略理论和临床研究，充分利用现代科技前沿学科技术，结合当今时代人民健康需求，尤其是防治新发突发传染病和非传染性感染性疾病的需求，以解决临床问题为导向，发掘温病经典中的原创理论，揭示其科学原理与内涵。可以引入交叉学科的研究方法，借鉴现代传染病研究方法与多学科协同交叉研究方法，展开高质量的临床研究、动物实验等多角度的研究。

中医经典是中医基础理论的根基，是通往中医临床的桥梁，是传承中医的源泉。因此中医学专业研究生应珍惜各种学习经典的机会，多读经典，背诵经典，领悟经典，活用经典，如王永炎院士所言："中医治学当溯本求源，古为今用，继承是基础，创新是归宿。"坚持以继承为前提，在继承中求发展，在实践中勇创新。

三、中医医案读法

中医医案，又称为诊籍、脉案、方案、病案等，是中医医家临床活动的记录，是中医理、法、方、药综合运用的具体反映形式，反映了医家的学术思想和临证经验。清代医家周学海言："宋以后医书，唯医案最好看，不似注释古书之多穿凿也。每部医案中，必有一生最得力处，潜心研究，最能汲取众家之所长。"章太炎指出："中医之成绩，医案最著。欲求前人之经验心得，医案最有线索可寻，循此钻研，事半功倍。"秦伯未先生言："合病理、治病于一，而融会贯通，卓然成一家言，为后世法者，厥惟医案。"

（一）中医医案的起源与发展

中医医案历史悠久，其萌芽可追溯到周代，在《周礼》中就有关于医生治疗疾病的病名及结果记录，但现今所见最早的具有实际内容的医案当为《史记》中所载的扁鹊和淳于意的治疗记载。

特别是淳于意的 25 则诊籍，载有患者个人信息、病名、脉症、治法及预后等，涉及临床各科，被后人视为医案之滥觞。秦汉至隋唐时期，由于医风崇尚方书，医书出版技术落后，具体医案记载较少，仅散见于医籍和文史书中。不过我们从张仲景《伤寒论》《金匮要略》的许多条文中可以看到一些医案的痕迹，可见这些条文均是其治疗经验的总结和升华。宋代出现了我国现存最早的医案专著——许叔微的《伤寒九十论》，其中记载了温病案例风温证、湿温证，引经据典，加以解析。到明代，医案发展日臻成熟，从各方面形成了相对稳定的状态，医案类书开始出现。《名医类案》的出版，不仅开我国医案类书之先河，也是我国第一部研究古代医案的专著，其中第一卷收录古代医家治疗瘟疫、大头天行等医案。清代则是医案发展的鼎盛时期。该时期有大量医案著作问世，书写形式多样，注重理论临床结合，有力地促进了中医学术的发展。代表性的医案著作有叶天士的《临证指南医案》，书中大量收录了叶氏治疗温病和内科杂病的验案，其辨证、立法、处方、用药，对后世颇多启迪。《吴鞠通医案》中分类收录了风温、温疫、暑温、伏暑、温毒、湿温、冬温治疗案例，理法方药完备，诊疗经过记载详细。《回春录》为温病大家王孟英的医案专辑，书中对温病医案的记叙，行文流畅，文采斐然，多为夹叙夹议，病机分析深刻、阐发精辟。

近百年来，温病学有了新的发展，温病医案也有新的编撰整理。绍兴名医何廉臣征集当时全国各地名医的四时六淫病案，以及瘟疫、白喉、喉痧、霍乱等传染病医案，著成《重印全国名医验案类编》，江苏孟河丁甘仁擅长诊治温病，尤其对烂喉痧的治疗独具心得，著有《丁甘仁医案》，记载了风温、暑温、湿温、喉痧等医案。随着西方科学和医学知识的广泛传入，医案书写体例也出现了新的变化，一些医家开始尝试通过中西汇通的模式来叙述医案，如张锡纯《医学衷中参西录》，书中附记了其治疗温病的许多验案。随着中西医学的交流和碰撞，近现代中医医案里出现了越来越多的西医学内容，如西医诊断病名、化验检查结果、西医治疗方案等，特别是中医医院病案的书写基本采用西医病案体例，加入中医辨证论治内容，变得更加细致和规范。

（二）中医医案的分类

1. 个案与类案

中医医案从数量上分为个案和类案。个案是指单一的一两个医案记载，以其数量少、个性化为特征，特别是一些名家的个案，往往具有较强的代表性、较高的特殊性，能反映其独特的临证经验和学术思想。类案是按照"分类隶事"的原则，将各种书中的病案收集起来，按照病证、方剂、病因等名目，分门别类，加以编排而成的研究医案的书籍。著名的类案著作如江瓘《名医类案》、魏之琇《续名医类案》等，以证类案，于每一病症下列各家医案。

2. 验案与误案

中医医案从临床疗效上可分为验案与误案。验案，是指治疗效果为有效、显效或痊愈的医案。中医现存古今医案中大多数为验案，因为验案更有利于体会医家的用药特色和临床治验，可以直接借鉴，用于临床。误案指因判断失误，致使治疗无效，甚至使病情进一步恶化的医案。在误案中存在着大量前医失治误治，后医认真分析判断从而扭转病势的，或医者提出正确治疗方案而患者听信他言以致乏效的案例。

3. 古代医案与近现代医案

中医医案根据时间分为古代医案与近现代医案。古代医案自淳于意诊籍始，至清代为其鼎盛时期，以中医临床证治、中医经典理论分析为主，医案体例基本相同，行文缺乏规范，渗透较多古代文化知识；近现代医案自西方科学和医学知识广泛传入后至今，在中医学基础上加入西医学内容，现代则采用西医病案体例，加入中医辨证论治内容，行文较为统一，但可读性、艺术性不如古代医案。

（三）中医医案的阅读方法

阅读医案，是中医传统的学习方式，可以训练辨证论治的技能，培养知常达变的本领，丰富自己的学识经验。《论语》曰："夫子之墙数仞，不得其门而入，不见宗庙之美，百官之富。"中医医案的阅读，需要讲求方法，得其门而入，才能事半功倍，窥其要妙。兹总结中医医案的阅读方法如下：

1. 顺序阅读，仔细揣摩

对理、法、方、药比较完整并有较详细的论述和分析的医案，应该按顺序阅读，即依据医案书写的顺序，先看症状，再看病机、治法、方药、按语等。在阅读过程中应仔细揣摩其中病机变化、药物加减、处方用量、特殊煎服方法、善后巩固之法等，并留意人情得失、医患沟通技巧，做到每则医案必有收获，验案重在明取效之因，误案可分析失败之由。

如《丁甘仁医案·湿温》：

李左　湿温四天，身热有汗不解，胸痞泛恶，口干不多饮，舌苔薄腻而黄，脉濡滑而数。伏邪湿热，漫布三焦，气机不宣，痰浊交阻，胃失降和。治宜宣气淡渗。

光杏仁（三钱）　清水豆卷（四钱）　鲜竹茹（一钱五分）　江枳实（一钱五分，同炒）　茯苓皮（三钱）　通草（八分）　白蔻仁（一钱）　块滑石（三钱）　佛手露（冲，一两）　生熟苡仁（各三钱）　仙半夏（一钱五分）　酒炒黄芩（一钱五分）　鲜藿香佩兰（各一钱五分）

2. 推测方药，比较异同

在阅读医案时，看完前半部分症状、病因等，可不急于浏览方药，此时可掩卷沉思，此案病机为何？治法、方药何如？然后与医案中的内容对比，找出其中的异同之处，并分析原因。这种阅读方法适合有一定中医基础的读者，能帮助读者训练辨证论治的思维，同时增加阅读的趣味性与挑战性。如此，读者在阅读时既深入案中，又超乎案外，思接千载，视通万里，仿佛身临其境，在为患者诊治，在与医者交流。

如《回春录·暑温》：

康康侯司马之夫人，久伤谋虑，心火外浮，面赤齿痛，因啖西瓜，遂脘闷不舒，喜得热按，泄泻不饥，自觉舌厚数寸，苔色灰腻。孟英与厚朴、滑石、葱白、薤白、枇杷叶、橘皮、薄荷、旋覆、省头草，一剂霍然。

3. 以方测症，审症求因

中医医案不同于西医的病例，不是单一的客观的诊断记录而已，不是简单罗列四诊所得，而是对具体病证诊断治疗的高度概括总结，有医家判断、分析、推理、辨证的线索可寻。医案写作形式多样，不拘一格，有的医文并茂，字句凝练，有的论理深刻，独具匠心，而有的文笔省略，言简意赅，尤其是一些古代医案，理解起来较为困难，此时我们可以以方（药）测症，审症求因，加以探讨、钻研，反向推求医案中的主要脉证及病因病机，从而形成对医案的整体性认识。

如《临证指南医案·湿》：

张　脉右缓。湿着阻气。厚朴、广皮、煨草果、炒楂肉、藿香梗、炒神曲。

4. 比较阅读，鉴别差异

比较法是建立联系，鉴别差异的方法之一，同一医案的多次就诊记录、两个以上的同类医案均可以进行比较。在阅读医案过程中，对个案中诊治次数较多，方药多有变动的医案，应该前后比较，层层剖析，从中学习医家的圆机活法以及复诊调方的策略与方法。根据病名编排的类案丛书，如《名医类案》《续名医类案》，尤其适合比较阅读。同一种病，同一医家治疗的不同医案比较，可以了解该疾病的辨证论治规律，若分别为医家早年、晚年的医案，则有助于了解医家学术思想的嬗变；同一位医家同一张方剂的不同医案比较，重在了解医家运用该方的经验；同一种病症，多个医家治疗的案例比较，重在了解各家诊治此病的特色。通过对比联系，找出共同点，剖析差异性，可以加深对医家学术思想、疾病证治规律、方药运用规律的理解。

如《临证指南医案·温热》：

陈（二三）　阴虚温邪。甘寒清上。（阴虚感温邪）白沙参、甜杏仁、玉竹、冬桑叶、南花粉、生甘草。

　　关　阴虚挟温邪。寒热不止。虽不宜发散消食。徒补亦属无益。拟进复脉汤法。炙甘草、阿胶、生白芍、麦冬、炒生地、炒丹皮。青甘蔗汁煎。

5. 联系学术思想，理论与临床相结合

学术思想是医家相对完整的学术理论体系，贯穿医者诊疗疾病的全过程，医案记载中的理、法、方、药，无不受学术思想的影响。因此对于出处明确的医案，可了解医家的学术思想，熟悉其主要学术见解，加深对具体病案的认识，常有事半功倍之效。在部分书籍中医案附于医论之后，此类医案很多是为了证明、阐发医论的，阅读此类医案时必须要阅读医论，联系上下文之语境。这些都能帮助读者了解作者临证思辨之精华、处方用药之本意。通过反复的医案学习，举一反三，触类旁通，可将医案中一些临床经验提炼为学术观点，部分学术观点也可升华为学术思想或理论体系。如吴鞠通根据叶天士的《临证指南医案》，提炼出了温病辨证论治规律，编著《温病条辨》，而成不朽之作。这样，由学术思想指导医案学习，再由反复医案学习到理论升华，总结形成新的理论体系，以论带案，由案返论，实现了理论与临床的相互促进和真正结合。

6. 批注医案，记录心得

在阅读医案时，对其理、法、方、药等，若有所感、所思、所悟，需及时批注，记录于旁，形成笔记，因为灵感如昙花一现，稍纵即逝。其内容为提要、钩玄、补充、引申、批驳、质疑、发挥、心得等。批注式阅读不仅能使读者心思沉静，提高阅读专注度，而且有利于积累写作素材，方便文章创作。每次批注时最好用不同颜色的笔，这样多次记录后，也形成了自己的批注地图。若干年后，自己读过的书，批注过的医案，记录着自己走过的中医之路，很有珍藏价值。

7. 夯实基础，学以致用

中医学融几千年先哲之智慧与实践，博大精深，是以自然科学为主体、与人文社会科学等多学科相交融的综合性医学科学知识体系。这种特点渗透到中医医案的方方面面，尤其在古代医案中体现得最为明显。古代许多医家均是先儒后医，具有良好的文学功底，所以医案记载，除体现了医家扎实的医学知识外，其语言生动凝练，修辞精湛，时用典故。"文是基础医是楼"，培养文、史、哲等传统文化素养，是阅读古代医案的文化基础。

如《回春录·冬温》：

　　项肖卿，家拥厚资，人极好善，年甫三十五岁，体甚壮伟，微感冬温，门下医者，进以姜、桂之剂，即觉躁扰，更医迎媚，径用大剂温补。两帖后，发狂莫制。又招多医会诊，仅以青麟丸数钱服之。所亲梁楚生宜人闻其危，速延孟英视之，业已决裂不可救药。甚矣！服药之不可不慎也。富贵之家，可为炯戒。

　　本朝乾纲丕振，雀顶尚红，冠饰朱缨，口燔烟草，皆为阳盛之象。是以火证偏多。夫药者，补偏之物，医为救弊之人，岂可不识此大气运，而硁硁然泥夫司天在泉以论治，何异痴人说梦焉？

中医是实践性很强的学科，其生命力在于临床，医案也是中医临床的实录。博涉知病，多诊识脉，屡用达药，阅读医案最好有一定的临床实践经验，在临床实践中对医案的体会最深，对医案的点评也最客观，可以将医案中学到的知识，用到自己的临床工作中。在诊疗过程中遇到疑难的疾病，针对临床问题，也可以有目的性地阅读相关医案，从中寻找治病的灵感。

8. 由浅入深，批判阅读

中医医案浩如烟海，阅读时应由浅入深，循序渐进，初学者可以学习一些浅显易懂的现代医案，在临证时亦可仿用，提高个人临床水平。待理论知识与临床经验积累到一定程度时，再阅读精深的医案如叶天士的《临证指南医案》等。中医学博大精深，临床疾病纷繁复杂，在阅读医案的过程中，很可能遇到疑难之处，查阅资料或请教师友后仍不得法者，可暂"不求甚解"，待中医积淀深厚，功夫到时，水到渠成，滞塞之处自通。

中医医案作为古今医家经验的载体，对指导中医临床实践、提升中医学者临证水平具有重要意义，但庞杂的医案系统中不乏鱼龙混杂现象，在医案的阅读过程中应具备批判性思维，不能照单全收。孟子曰："尽信书则不如无书。"学贵有疑，有质疑才有进步。对医案中过分夸大临床疗效者，不能盲目相信，尤其是文史书籍中记载的一些医案；部分中医医案中其临床治愈的标准是症状消失，需借鉴现代医学的知识，进行综合判定；对个案所显示出的临床疗效，是否具有普遍适用性，需要有一个审慎客观的态度。

综上，医案乃中医理论与临床实践之间的桥梁，以实例展示经旨的具体运用与发挥、辨治之巧妙，可开阔视野、传承经验，潜心研读，常有峰回路转、豁然开朗之感，给人无穷启迪。

上篇　温病学经典理论研究

第一章

温病学经典学术理论解析

第一节　卫气营血辨证

一、卫气营血辨证源流

《内经》认为卫气营血为水谷化生之精微物质，《素问·痹论》云："荣者，水谷之精气也。"《灵枢·营卫生会》进一步阐明营卫之别："清者为营，浊者为卫，营在脉中，卫在脉外。"气充养全身，即《灵枢·决气》所载："上焦开发，宣五谷味，熏肤、充身、泽毛，若雾露之溉，是谓气。"气之轻浮于肌表者即为卫，即《灵枢·卫气》中"其浮气之不循经者为卫气"。由此可见，卫、气虽本质相同，分布层次却不同。营循行脉中，贯注五脏六腑，即《素问·痹论》所云："营者，水谷之精气也，和调于五脏，洒陈于六腑，乃能入于脉也，故循环上下，贯五脏，络六腑也。"而血则为营之奉心化赤所形成，即《灵枢·邪客》之"营气者，泌其津液，注之于脉，化以为血，以荣四末，内注五脏六腑"。上述卫气营血表里层次差别被后世用以阐释温病病变层次、阶段以及病情的轻重程度。

《内经》中卫气营血生理功能各不相同。《灵枢·本脏》有"卫气者，所以温分肉，充皮肤，肥腠理，司开阖者也""卫气和，则分肉解利，皮肤调柔，腠理致密矣"。通过卫气温煦肌肉、皮肤、腠理，而使肌表固密，外邪不易入侵，故《素问·生气通天论》曰："阳者，卫外而为固也。"气为脏腑生理活动及整体防御功能的体现。外邪入侵，气必聚所，与病邪作斗争，即《灵枢·刺节真邪》记载"虚邪之入于身也深"有所分归之，说明病邪结于某处，气必趋达病变部位，以祛邪外出。营血的功能是营养机体，如《灵枢·营气》曰："精专者，行于经隧，常营无已，终而复始。"《难经·二十二难》称"血主濡之"，濡即濡养。《灵枢·营卫生会》指出，血为奉养人体最精华的物质，"中焦亦并胃中，出上焦之后，此所受气者，泌糟粕，蒸津液，化其精微，上注于肺脉，乃化而为血，以奉生身，莫贵于此"。简言之，卫气之功能主以防御机体，使不受外邪侵袭；营血则主以营养机体。正是卫气营血在生理上的浅深内外不同部位，不同的生理功能，成为叶天士引申为温病辨证的理论根据。

叶天士根据《内经》中卫气营血的论述，引申其义，用以阐明温病过程中的病机变化及证候类型，辨别温病发生发展的深浅层次，分列四个不同阶段，作为温病辨证纲领之一，并总结不同阶段辨治大法指导后世，即《温热论》所载："大凡看法，卫之后方言气，营之后方言血。在卫汗之可也，到气才可清气，入营犹可透热转气，如犀角、玄参、羚羊角等物，入血就恐耗血动血，直须凉血散血，如生地、丹皮、阿胶、赤芍等物。否则前后不循缓急之法，虑其动手便错，反致慌张矣。"叶天士卫气营血辨证几乎贯穿于《温热论》全篇。

叶天士医案中尚不乏对卫气营血理法的具体运用。《临证指南医案·温热》许姓案记载"温邪已入血分，舌赤音低，神呆，潮热即发斑疹，亦是血中热邪，误汗消食，必变昏厥"，药用"犀角、细生地、元参、丹皮、郁金、石菖蒲"。此案体现叶氏温病热入营血的治疗思想。《临证指南医案·湿》

治冯姓案记载"舌白，头胀，身痛，胸闷不食，溺阻，当开气分除湿"，药用"飞滑石、杏仁、白蔻仁、大竹叶、炒半夏、白通草"。此案则体现叶氏治疗湿温病，邪在气分不解的治疗思想。叶天士倡导的卫气营血辨证之论，经后世医家学者的不断补充和完善，已作为温热病辨治纲领之一，融入中医学辨证理论中，成为当今中医学基本理论的重要组成部分，并有效地指导温病的辨证论治。

二、卫气营血辨证临床意义

（一）病理阶段的概括

卫分证是指温邪初袭人体，卫受邪郁，肺失宣降，出现一系列卫外功能失常表现的病证。以发热、微恶寒、头痛、无汗或少汗、咳嗽、口微渴、舌边尖红、苔薄白、脉浮数为辨证要点。

气分证为卫分传变而来，或邪热直入于里，正邪相争剧烈，影响气的功能活动所导致的一类病证。气分证病变部位广泛，可涉及肺、胸膈、膜原、胆、胃、脾、肠、膀胱等，是温病发展过程中的关键阶段，为病进或病退的转折节点。温热性温病气分证表现为壮热，不恶寒，大汗，渴喜冷饮，尿赤，舌红苔黄燥，甚则焦黑起刺，脉数有力等。湿热性气分证较温热病湿象显著，临床可见身热、脘腹痞满、苔腻。湿热各有偏重则发热各异，湿重于热，热为湿遏而身热不扬，苔白腻，脉濡缓；热重于湿或湿热并重，则身热汗出，不为汗衰，舌苔黄腻或黄浊，脉濡数。气分证病机要点为正邪剧争，热炽阴伤。

营分证为热邪深入营分，劫灼营阴，营热阴伤，扰神窜络所产生的一类病证。一般由卫分或气分传变而来，为血分证的轻浅阶段，亦为病情转重之阶段。临床表现为身热夜甚、心烦不寐、时有谵语、口干不甚渴饮、舌蹇、肢厥、舌质红绛、脉细数。

血分证多因营分病变加重发展所致，脏腑实质伤损进一步加重。是邪热深入血分，导致血液运行失常而溢出脉外的证候类型。辨证要点为身灼热，多部位、多窍道、急性大量的出血，斑疹密布，舌质深绛。病机要点为血热扰心，迫血耗血，热瘀互结。

（二）病情发展规律的体现

掌握卫气营血病位的浅深对了解温病过程中的邪正盛衰、病情轻重、预后及确定相应治则，具有十分重要的意义。人体卫气营血之间密切相关，卫、气以脏腑生理功能活动为主，而营、血为脏腑实质，卫、气属阳，营、血属阴。卫与气虽同是指功能活动，但其作用范围有表里之分，卫分属表，气分属里，故卫是气之浅层。营与血同源于水谷之精微，但二者又有区别，故营分较血分病情轻浅。"卫之后方言气，营之后方言血"，卫分病变最为轻浅，邪气初袭，热势不甚，伤津较轻，故治疗较易。气分证较卫分证深入一层，邪气由表入里，引起多脏腑功能损害。但此期正气未衰，抗邪有力，若治疗及时正确，仍易邪解病愈。若气分证未得到及时有效的治疗，邪热则可深入营分，损伤血中津液和心主神明的功能。此期邪盛而正气不足，故表现为实中夹虚之证，但与血分证相比，营分犹较轻浅，若治疗得法，仍可透热转出气分而解。血分证处于温病最深重阶段，血热妄行，耗血伤阴，引起心、肝、肾等脏器的实质损害和严重的功能障碍，若救治不及时，往往危及生命。

温病病情发展规律，因其病变较复杂，有按卫气营血顺序依次发展传变者，亦有不按顺序而特殊传变者。卫气营血浅深轻重的层次变化，可作为一般温病发展过程的传变顺序。一般而言，温邪多从卫分初起，而后向里传变，即由卫到气，进而内陷营血，此为温病发展之一般规律。因感邪性质各异、患者体质强弱不同、治疗能否及时恰当等因素影响，上述发展规律并非一成不变。临床有不传和特殊传变两种情况。不传指邪犯卫分，经治疗后邪从外解而病愈；特殊传变指病发于里，开始即发为气分或营血分病变，而后转出气分，逐渐趋向好转。此外，尚有卫气同病者，亦有气分未罢而内陷营血者，更有外透而复内陷者，此乃温病特殊传变中的一些不同形式。掌握温病的发展变化规律，即卫气营血各个阶段的证候特点，有助于判明温病病位的浅深、病势的进退、病机的传变等变化及归纳病型，且能够据此确定治则及立法遣药。

三、卫气营血辨证的应用

（一）卫分证

1. 首辨温邪种类

辨析卫分证，需辨证与辨病相结合，辨清温邪的种类，是否兼夹湿邪等。四时主气变化，温邪随之而变，侵袭人体所致温病种类不同，初起证候各异。初春之际，阳气始升，风热两阳相合为患，可见发热较重而恶寒轻微，且微恶风寒持续时间较短；风热之邪郁遏肺卫，肺失宣发则咳嗽；两阳上扰，咽为肺之门户，故咽微痛；扰于清空则头痛。夏暑之时，暑湿病邪为患者，可发为发热恶寒、头胀口渴、脘痞倦怠、小便短赤。夏季酷暑，乘凉饮冷，常易兼具表寒，则可见恶寒重、头痛等风寒束表之证。长夏之际，湿热病邪为患者，可见身热恶寒、头重如裹、肢困酸楚、胸闷脘痞、舌苔白腻、脉濡缓。燥为秋令主气，初秋无雨，暑气未尽，秋阳以曝之时易现燥热为患，可见发热恶寒、口鼻唇咽干燥、咳嗽少痰或无痰、口微渴、舌苔薄白欠润。燥热病邪与风热病邪虽皆为温热病邪，但除发病季节不同外，前者表现为伤津更著，即便肺卫表证阶段亦伴有明显津液干燥征象。

2. 次辨体质差异

卫分病变所出现的多种证型，除外邪因素外，与体质密切相关。温病有从卫入气、继而入营入血循序传变者，亦有由卫分逆传心包者，或经气迅速入营血者，呈现这种传变之差异，除与病邪致病性质不同外，亦与体质密切相关。如心阴素亏者感受温邪，"邪势必乘虚内陷"，而不经气分径传心营，甚则入血分，出现危候。素体火旺者，更易受温热病邪侵袭，更易传入营分，或内陷心包络，甚则可快速化燥伤阴而成动风动血之势，伤及血络而成吐血、便血之症。叶天士对此强调："瘦人之病，虑涸其阴""面色苍者，须要顾其津液，清凉到十分之六七，往往热减身寒者，不可就云虚寒，而投补剂，恐炉烟虽熄，灰中有火也"。阳虚者湿胜，易阻气，且进一步伤阳，因此在卫分阶段，同样明确"肥人之病，虑虚其阳"及"面色白者，须要顾其阳气"。湿热体质如薛生白所言"太阴内伤，痰饮停聚，客邪再至，内外相引，故病湿热"，自身之湿热与外感温邪，二者同气相求引发机体病变，故湿热质感受温邪，困阻肌表，卫外失司，肺气不宣之际，酌情轻开肺气，宣化湿热，谨防湿热为患阻滞气机或伤及津液。此外，尚有平素脾弱者、肝郁者、酒客等，温邪初犯，当结合体质详加辨识。

3. 再辨病位不同

风热之邪侵袭，首先导致卫分证，病在肺之表层，导致卫外失司，或肺失宣降。卫外失司与肺气失宣虽皆为温邪侵犯肌表所致，但二者表现形式不同，前者为温邪导致卫外功能的失常，病位为皮毛肌腠，以发热、微恶风寒为主症。后者则为温邪侵袭肺络导致肺气失宣或肃降失常，病位在肺，以咳为主症。

（二）气分证

1. 辨病邪状态

邪热入气分，正邪交争剧烈，历代医家将此阶段病邪状态分为无形热盛与有形热结加以辨治，就无形热盛而言，又有里热蒸腾与里热郁闭之不同。无形邪热里热蒸腾者，因里热炽盛，正邪剧争，邪热有外越之势，热象明显，以壮热、面赤、大汗、大渴、脉洪数等为特点；里热郁闭者，邪热闭郁不宣，热象不及前者壮盛，以心烦、口苦、尿赤等热邪内郁证候为特点，易化火化毒。气分阶段，邪热亢盛，肠中津液亦为其所耗伤，此际邪热传入阳明肠腑，与积滞糟粕搏结，而成有形热结，发为日晡潮热、大便秘结、神昏谵语、腹部硬满疼痛、舌苔焦黄燥裂、脉沉实有力等；或见燥屎内结，热淫于肠，迫其津液下注，可致纯利稀水，全然无粪之"热结旁流"。另外，气分证病程中若气机被郁，津液不布，常易酿生痰湿。痰湿性属阴邪，与阳分热相兼夹，加之气郁，热、痰互为因果可使病情更加复杂，临床辨治必须充分考虑，否则邪热每多留恋难解，易致病情迁延难愈。辨察是否兼夹痰湿，主要以胸脘有无异常感觉及舌苔表现作为辨证的重要依据。如伴见胸闷、咳痰或脘痞呕逆、舌苔黏腻等症，则为兼夹痰湿之象。但其中又有偏痰、偏湿的不同，临床还需根据具体表现加以区别。

2. 辨病位所在

气分证病变广泛，涉及脏腑较多，如肺、脾胃、肠、胆腑、三焦、膜原等，且持续时间较长，病情复杂多变。因各种温邪性质不同以及其涉及病变部位不同，所以在病位重心及其证候上表现出不同类型。邪热壅肺者，以发热、口渴、汗出、咳嗽气喘为见证，系由外邪化热入里，壅阻肺经气分所致。热炽阳明，发为壮热、烦渴、汗多、舌红苔黄燥、脉洪数等，系由邪入阳明之经，里热亢盛弥漫所致。阳明热结者，可见日晡潮热、腹满硬痛拒按、大便秘结、舌苔黄燥、脉沉实等邪入阳明之腑，燥实结阻不通之症。湿热中阻者，发为身热不扬、渴不欲饮、脘痞腹胀、舌苔黄腻、脉濡数等症，系由湿热阻滞中焦，脾胃气机不畅所致。热郁少阳则以发热、头痛、口苦而渴、呕恶、胸胁胀满、小溲黄赤、舌红苔黄、脉弦数为主症，系由温热病邪郁发于胆腑气分所致。气分邪热除波及上述肺、肠、脾胃、胆腑外，还可见发为燥热伤肺、热郁胸膈、热灼胸膈、邪留三焦、邪伏膜原、肠热下利、热蕴膀胱等，临床需在气分证辨证要点的基础上辨明病位。

3. 辨阴伤程度

温病过程中病邪进入气分，邪正交争愈烈，津液耗伤愈重，若不及时正确治疗，温邪可进一步由气分深入营血分，病情加剧，形成正虚邪少的局面。里热壮盛，逼津外泄则"汗多"，里热津伤则"口大渴"，可见其津伤之势加重。邪入阳明胃肠，与积滞糟粕相搏，转成阳明腑实证，因燥结不通，邪热无从排泄，更伤津液，且病虽在腑，却上可扰心，下可劫灼津液，煎熬肾水而见便秘、腹满硬痛、舌苔焦躁等。阳明气分证后期，高热虽除，但邪热未尽，温邪渐解，肺胃津液耗伤，症见低热，口舌干燥而渴，干咳少痰，纳差，舌红而干等。

4. 辨病势进退

气分证是温病病变过程中正邪剧争阶段，邪气猖獗，正气未衰尚可抗邪，若施治及时得当，正能驱邪使病在气分得解；若失治误治则邪可深入营血分，机体由功能失调向实质损伤发展，病势转危，因此气分证为病势进退之关键阶段。气分证邪正剧争，此际证候表现虽较典型，但却易于变化，临床辨析气分证候，在明确其证候性质的基础上，要密切关注证候的动态变化，尤要审察是否有邪热内传之虞，如观察是否有身热夜甚，舌质由红转红绛，心烦躁扰，肌肤斑疹隐隐等邪热入营之先兆症状；是否出现汗多肢冷、神倦息促等正气外脱征象。掌握证候的传变趋向，注意动态观察，及早采取有效的防治措施，截断其病变发展。

（三）营分证

1. 辨邪入深浅

营分证多由卫分或气分传变而来，为病情转重的阶段。邪入营分可有乍入营分、初入营分、深入营分。须随邪热入营深浅不同而立法遣药，乍入营分、初入营分，由气分邪热炽盛波及营分所致者，治以清气分热为主，辅以凉营，宜透热转气；而深入营分，尤以清营泄热为主。另外，营分证还须谨察有无外窜血络之势与内闭心包之机，从而在上述辨邪热入营浅深基础上施以辨治。

2. 辨特殊证候

营分证阶段需高度重视传变及病势，在此阶段有三个特征性症状，即身热夜甚、神志异常、舌质红绛。身热夜甚既不同于卫分的寒热并见，亦有别于气分证之但恶热不恶寒。营气通于心，心主神明，心包为心之外围，代心以受邪，故邪热入营，往往闭阻心包而神志异常。邪热初入营分，邪热扰神，多表现为心烦不寐；随营分之热转盛，则神志见证亦相应加重，多表现为躁扰不卧，时有谵语等。若营热炽盛兼邪热内陷心包，则出现神昏谵语甚或昏愦不语的严重神志异常见证。舌质红绛却一般无苔垢，《温热论》有"其热传营，舌色必绛"之论，营热蒸腾则口干不甚渴饮而舌质红绛，可见舌质红绛是营分证重要指征之一。

3. 辨体质差异

营分证之营热阴伤多由气热伤阴发展而成，热闭心包则可由卫分直陷而致，故平素心阴亏虚者，更易内陷入营；小儿脏腑娇嫩，形气未充，邪热入营，极易产生闭窍动风之变；年老体弱者，邪入营分，劫灼营阴后易于内陷深入，且极易导致内闭外脱之变。产妇血室空虚，一旦邪热入营，极易内陷而成热入血室之证。平素心虚有痰者，热入营分后，极易内闭包络，即"平素心虚有痰，外热一陷，里络就闭"。素有"瘀伤蓄血"者，热邪传营后极易形成瘀热互结之证。因此，注意患者体质差异，分析其对证候发展变化之影响。

（四）血分证

1. 辨神志变化

心主血藏神，邪热深入血分，扰乱心神，可见躁扰不安，甚者神昏谵语。神志异常的轻重程度及其表现差异，对于判断邪热的轻重、病机的变化有重要意义。一般来说，血热较轻者多表现为身灼热而躁扰不安，甚或偶有谵语；热毒炽盛者可为昏狂谵妄；血热致瘀，瘀热扰乱心神则可致如狂、发狂等神志异常；营血热邪内陷心包，灼液为痰闭阻清窍，则可见神昏谵语或昏愦不语。

2. 辨病变脏腑

血分证为营分证进一步发展而来，主要伤及心主血脉及肝藏血之功能。邪热灼伤血络，迫血妄行而动血，发为多部位、多窍道、大量急性的出血，如吐血、衄血、便血、尿血、发斑等。且因病种不同，病位重心有异，伤络迫血的部位有别而出现不同部位的出血见证。如风温、暑温等病过程中可因热伤阳络而出现咯血、衄血，其病变脏腑在肺。湿温病过程中由于湿热化燥灼伤阴络而致大便下血，其病变脏腑在肠。辨清出血部位，明确病变脏腑，对加强遣方用药具有极其重要的意义。

3. 辨瘀血程度

血分证的病机为热盛迫血耗血，热瘀互结。瘀血形成与邪热迫血妄行致阴血离经，或阴血耗损，血行涩滞等因素有关，病机复杂。临床上因瘀而致"迫血"难以控制，"迫血"又可形成新的"瘀血"，二者互为因果，恶性循环，甚者可发为血瘀气脱。故辨证需尤其注重瘀血表现，分析其轻重程度、舌象变化、斑疹色泽、出血部位以及脉象变化等。及时依据瘀血的轻重而准确应用活血化瘀之法，为正确治疗血分证的关键。

4. 辨正气盛衰

血分证为温病过程中最为深重之阶段，临床辨证尤需密切关注正气盛衰，及时判明预后转归，若现正气欲脱之征兆，则需及时抢救。辨察的着眼点主要在于审察发热、汗出、面色、神情、气息和脉象等表现及其动态变化。如在病程中发现患者有面色苍白、大汗淋漓、神情萎靡、四肢不温、脉微细欲绝等，则为正气欲脱或外脱之兆，临床应予高度重视。此际若可辨证准确、及时有力地采取治疗措施，可阻断病情的进一步发展恶化，否则可造成严重后果。

四、卫气营血治疗原则

根据《素问·至真要大论》"治热以寒""热者寒之"的原则，治疗温热病应以寒凉药物为主。叶天士根据温病卫气营血证候不同的病机变化，提出"在卫汗之可也""到气才可清气""入营犹可透热转气""入血……直须凉血散血"的治疗原则，且卫、气、营、血阶段不同，选用寒凉药物各异。治卫分证候应采用辛凉清解之品，以解除表邪，使邪气去，营卫通而汗外出。治疗气分证候，应采用寒凉清热之品，以清除里热。治疗营分证候，应以清营凉血之品，加入轻清宣透气分之药，清透营分邪热。治疗血分证候，应采用凉血散血之品，以凉血散瘀。

第二节　三焦辨证

三焦辨证是清代著名温病学家吴鞠通在《内经》《难经》三焦相关理论基础上，综合历代医家有关三焦生理病理论述，结合自身丰富的临床经验总结而成，用以辨治外感热病的辨证理论，其揭示温病由上至下、由浅至深的传变发展层次，以及三焦所属不同脏腑的病理变化及其证候特点，是指导温病临床辨治的依据，补充卫气营血辨证的不足，使温病学辨证理论体系更趋于系统完善。

一、三焦辨证源流

（一）源于《内经》《难经》

1. 部位之"三焦"

《灵枢·营卫生会》云"上焦出于胃上口，并咽以上，贯膈而布胸中……中焦亦并胃中，出上焦之后……下焦者，别回肠，注于膀胱而渗入焉"；《难经·三十一难》亦有"上焦者，在心下，下鬲，在胃上口""中焦者，在胃中脘，不上不下""下焦者，当膀胱上口"之论述，将三焦视为人体上中下三个不同部位的划分，即胃上口至胸膈为上焦，中焦指胃腑所在部位，下焦指大肠、膀胱等所居部位，合而称之为"三焦"。

2. 脏腑之"三焦"

《素问·五脏别论》云："夫胃、大肠、小肠、三焦、膀胱，此五者天气之所生也，其气象天，故泻而不藏。此受五脏浊气，名曰传化之腑。"此"三焦"为参与饮食物的消化、吸收、传导变化的五腑之一。《灵枢·本输》曰："三焦者，中渎之府也，水道出焉，属膀胱，是孤之府也。""孤"乃独一无二之意，称三焦为"孤之府"因其为人体最大的腑。

3. 功能之"三焦"

三焦的生理功能，《灵枢·营卫生会》云："上焦如雾，中焦如沤，下焦如渎。"指上焦心、肺之升散、输布精微的功能，将水谷精微敷布周身，如雾露一般；中焦沤渍食物，有腐熟水谷的作用；下焦如小沟渠，有渗利、导泄水湿的作用。《难经·三十一难》记载上焦"主内而不出"，中焦"主腐熟水谷"，下焦"主分别清浊，主出而不内，以传导也"，与《灵枢·营卫生会》所论基本一致。

（1）水液代谢通道　三焦为水液运行之通道，《素问·灵兰秘典论》曰："三焦者，决渎之官，水道出焉。"《灵枢·五癃津液别》则载："三焦出气，以温肌肉，充皮肤，为其津，其流而不行者为液。天暑衣厚则腠理开，故汗出。……天寒则腠理闭，气湿不行，水下留于膀胱，则为溺与气。"明确指出三焦为水液运行之通道。因三焦通行阳气，故具有气化作用。阳气推动水液运行，二者是不可分离，在三焦的气化作用下，津液得以敷布于肌肉、皮肤而起到充养作用。三焦气化作用亦可使水液从腠理排出体外而为汗，从膀胱排出体外而为尿。因此，三焦又有"水道"之称，三焦是气道也必然是水道。

（2）原气之别使　《难经·六十六难》云："三焦者，原气之别使也，主通行三气，经历于五脏六腑。""原气"即真气，一身之气，分别称为上焦之宗气、中焦之中气、下焦之元气，"主通行三气"，指通行上、中、下三焦之气。"经历于五脏六腑"，指使一身之气在五脏、六腑、胸腔、腹腔及全身其他各部位运行，而全身各部位皆包容于三焦之中，故三焦为人体原气运行的通道。

（二）发展于历代

汉代张仲景《伤寒杂病论》中三焦之概念已涉及三焦的病理变化。仲景除运用六经、八纲、脏腑辨证外，首次将三焦辨治运用至临床，作为诊断、辨别病位、治疗疾病的依据。如《伤寒论》230条："阳明病，胁下硬满，不大便而呕，舌上白苔者，可与小柴胡汤。上焦得通，津液得下，胃气因和，身濈然汗出而解。"论述下焦不固的滑泄证时，有："伤寒服汤药，下利不止，心下痞硬，服泻心汤已，复以他药下之，利不止，医以理中与之，利益甚。理中者理中焦，此利在下焦，赤石脂禹余粮汤主之。复不止者，当利其小便。"文中所说的"中焦""下焦"即反映下利的不同病位所在。《金匮要略》有"热在上焦者，因咳为肺痿；热在中焦者，则为坚；热在下焦者，则尿血，亦令淋秘不通"等记载。

此后诸多医家的著作中在论具体病证时，已多提及"三焦"病位之概念。如隋代巢元方《诸病源候论》之"客热者，由人腑脏不调，生于虚热，客于上焦，则胸膈生痰实，口苦舌干；客于中焦，则烦心闷满，不能下食；客于下焦，则大便难，小便赤涩"。

金元时期医家亦进一步将三焦用于病机论述及辨治疾病，如刘河间不仅在《素问病机气宜保命集》"热论""吐论""泻痢论"等多处论述外感、内伤疾病的三焦病机变化，且以三焦作为外感热病的分期。在《素问病机气宜保命集·小儿斑疹论》中称斑疹"首尾不可下者，首曰上焦，尾曰下焦"。首曰上焦者，指疾病的初期，尾曰下焦者，指疾病的后期。刘河间对三焦之认识对后世影响颇深，如叶天士有"仲景伤寒先分六经，河间温热须究三焦……议三焦分清治，从河间法"之论。王好古亦以三焦阐释病机、指导辨治。罗天益则在《卫生宝鉴》中对热病提出按邪热在上、中、下焦与气分、血分之不同病位而制方用药的主张。

明末温病学家吴又可在《温疫论》中论述阳明腑实证时亦曾用三焦概念来分析病机："肠胃燥结，下既不通，中气郁滞，上焦之气不能下降，因而充积，即膜原或有未尽之邪，亦无前进之路。于是表里、上中下三焦皆阻，故为痞满燥实之证。"可见吴又可所论之三焦主要指胸腹范围的上下部位而言。

清代喻嘉言尤重视温疫之三焦病变定位，其《尚论篇》云："然从鼻从口所入之邪，必先注中焦，以次分布上下……此三焦定位之邪也。"并提出三焦分治原则："上焦如雾，升而逐之，兼以解毒；中焦如沤，疏而逐之，兼以解毒；下焦如渎，决而逐之，兼以解毒。"清代叶天士在创立卫气营血理论阐明温病病机的同时，亦论述三焦所属脏腑病机变化及其治疗方法。叶天士辨治温病，虽以卫气营血辨证为纲，但同时非常重视三焦分证，正如《临证指南医案》暑门杨案中指出："仲景伤寒先分六经，河间温热须究三焦。"论痧证辨治时强调"须分三焦受邪孰多……上焦药用辛凉，中焦药用苦辛寒，下焦药用咸寒"。其以三焦辨证处方的具体案例亦不胜枚举。据统计，叶天士温热医案53例中，有32例运用三焦辨治。薛生白将三焦概念运用于阐述湿热病中，开创湿热病的三焦学说，提出诸多湿热病的病机概念，如"少阳三焦""湿蒙上焦""湿伏中焦""湿流下焦"等，以及"邪由上受，直趋中道，多归膜原""膜原者，外通肌肉，内近胃腑，即三焦之门户，实一身之半表半里也""病在二经之表者，多兼少阳三焦"等。至此以三焦理论揭示湿热病的一般演变规律，形成针对湿热之邪在三焦不同部位而分别立法用药的辨治体系。

（三）完善于鞠通

吴鞠通依据《内经》《难经》之三焦部位理论及所属脏腑辨治温病，承袭张仲景六经脏腑病机与辨证理论，汲取刘河间等历代医家病从三焦分治的学术观点，引申叶天士温热时邪当分三焦之旨，于卫气营血辨证基础上，参三焦所属脏腑的病理变化与温病发生发展规律，结合鞠通自身治疗温病的丰富经验，创立三焦辨证。此三焦辨证纲领涵盖至少有五：其一，辨温病病变部位与脏腑；其二，辨温病证候性质；其三，辨温病病程与传变；其四，提出温病三焦治疗大法，"治上焦如羽，治中焦如衡，治下焦如权"；其五，对温病死证亦从三焦分述。尤须注意鞠通之三焦辨证并非简单地将病位分为上、中、下三焦，而是精妙地将六经辨证和卫气营血辨证的内容融入其中，即先以三焦为纲分上下之浅深，继以六经分脏腑经络之具体，以卫气营血分表里之层次，形成纵横交织、相辅而行的立体温病辨证论治体系。

二、温病三焦辨证的临床意义

温病三焦理论主要用于阐述温病发生发展过程中三焦所属主要脏腑的病变部位、病机变化、证候类型等，其与脏腑辨证多有相似之处。但二者又有区别，三焦辨证是可基本反映温病全过程的病机演变的动态规律，预测温病的发展趋向，判断温病的预后，并体现治疗方面的主要法则。三焦辨证理论除运用于外感热病（包括温热性温病、湿热性温病）的辨证论治外，亦在内科杂病、外科、妇科、儿科等临床各科中得到广泛应用。

三、三焦辨证的应用

（一）上焦病证

温病上焦病证主要包括手太阴肺和手厥阴心包的病变。一般发生在温病初起，多为温病的初期阶段，在临床辨证过程中需兼顾类证的鉴别、变证的分析、动态变化的观察等。

1. 手太阴肺病证

（1）首辨病因属性　手太阴肺病证临床应首辨病因之温热、燥热、湿热。温热之邪犯肺之初，常见发热、微恶风寒、咳嗽、头痛、口微渴、舌边尖红赤、舌苔薄白欠润、脉浮数等，若感邪较重或肺卫之邪不解，由卫入气，则出现身热、汗出、咳喘、口渴、苔黄、脉数等。湿热或暑湿邪气犯肺，则可见卫受湿遏、肺气失宣的病理变化，即吴鞠通云"肺病湿则气不得化"，症见恶寒、身热不扬、胸闷咳嗽、苔白腻、脉濡缓等。燥热伤肺多发于秋季，咳喘伴见明显燥热之象，如口鼻干燥、咽干痒痛、舌苔薄白而干等。

（2）结合卫气营血辨证区分病变层次　温病在手太阴肺，临证时当依患者咳喘之微甚、痰之多少、热势高低、恶寒与否、口渴程度以及舌苔、脉象表现等，结合卫气营血辨证辨析手太阴病位之浅深、病情之轻重。邪在手太阴肺卫者，当见发热微恶风寒并见、头痛、咳嗽、口微渴、舌边尖红、苔薄白欠润、脉浮数等症；邪入肺经气分者，即见高热汗出而不恶寒、口渴、喘咳气急或咯吐黄稠黏痰、苔黄、脉滑数等。温邪波及营分可见发疹，邪入血分可见咯血。

（3）辨察兼证变证　温邪袭肺，常因兼夹他邪或病机变化而形成兼夹证候，如兼湿、夹痰，以及素禀阴亏气虚等。临床辨证须根据不同的证候，结合素体状况，全面分析，确定治法，以免贻误病机。温病肺热兼湿多与素禀脾虚多湿或发病季节雨多湿重等因素有关，常伴有湿阻征象，如胸闷、脘痞、苔腻等。兼血络瘀滞者，除素有"瘀伤宿血"外，更有邪热壅肺不解，肺气壅实太久，进一步导致血络瘀滞使然；可见胸闷刺痛或痰中带有瘀血。兼阳明腑实热结者多在痰热壅肺、肺气不降的基础上而致腑气不通、燥实内结，故除高热咳喘外，必伴腹满便秘等。

另外，邪在肺卫，就其证候性质而言，虽病情大多轻浅，但在疾病发展过程中亦因体质虚弱或感邪太重致病情突变。临床上比较常见的如正虚邪陷、逆传心包等，此为邪犯肺卫阶段之变证，常来势急骤，病情严重，预后不良，临床应高度重视。

2. 手厥阴心包病证

（1）辨明病因证候　手厥阴心包病证主要包括热闭心包和湿蒙心包两类。前者为热邪内陷营分或内传心包，引起心包络机窍闭阻，出现以神志异常为主的病理变化，症见身热灼手、神昏、肢厥、舌蹇、舌绛等。后者为气分湿热酿蒸痰浊，蒙蔽心包的病理变化，症见身热不扬、神志昏蒙、时清时昧、脘腹胀满、舌苔垢腻等，气分湿邪内阻，其湿重于热者为白苔厚腻，热重于湿者为黄腻苔。

（2）详察夹痰夹瘀　热入心包为温病发病过程中一危重证候，不仅病势深重，且病机复杂，常兼夹他证。况兼证又与邪在心包之主证互为因果、相互影响，令病情更加复杂多变。如两厥阴同病，心包证易兼见动风，风火相扇，风动痰生，痰得热则痰更胶黏，热附痰而热愈留恋，痰热随火上壅更致包络阻闭；心主血脉，热闭心包易致血络瘀滞，瘀塞心窍，则窍闭愈益难开。此外，热闭心包兼阳明腑实者，邪在心包、阳明两处，若不开心包，徒攻阳明，即为治不中的，但阳明浊气太甚，则亦可上干包络，加重心包病变。故临床在识得主证的基础上应注意辨察兼证，并分析其因果联系，实为正确诊治的重要环节。

（3）审察动态突变　热闭心包虽邪热内陷病情危重，但其性质尚属实证，诊治正确及时尤可救治，但如邪闭太甚，正不敌邪，则可在内闭的基础上进一步导致正气溃败，而形成"内闭外脱"的严重局面，此际患者易于危亡。因此，在辨析心包证时，必须密切注意因闭致脱的发生，而患者的面容、气息、脉象等变化则应为临床辨析的着眼点，以便于及时有效地救治。

3. 上焦温病转归

上焦温病一般多见于温病初起。感邪轻者，若正气充足，治疗及时妥当，多从表解，不再传变；若感邪重者，温邪可由卫入气，而成肺热壅盛等病机变化。上焦手太阴肺病不解，亦多传入中焦，导致中焦病变。邪热犯肺严重者则可出现化源欲绝之危象。若患者心阴心气素虚，肺卫热邪可内陷逆传心包，甚至内闭外脱而死亡。诚如吴鞠通所论上焦温病死证"在上焦有二：一曰肺之化源绝者死；二曰心神内闭，内闭外脱者死"。

（二）中焦病证

温邪传入中焦一般为外感热病的中期或极期阶段，这一阶段临床症状较明显，病位较明确，证候类型较多，病情变化复杂，持续时间较长，是温病三焦辨证中的一个常见且重要阶段。中焦病证包括手足阳明及足太阴脾的病变。

1. 阳明温病

（1）辨病因证型　温病阳明病证阶段就病因性质而言有温热与湿热之别。若邪热伤津，燥屎与热内结，皆大便秘结、下利而多纯利恶臭稀水、不带粪便之热结旁流，且舌苔必见黄燥，甚则焦黑起刺等；若湿热病邪为患，易于肠中积滞搏结，可见大便溏而不爽、色如败酱、形似藕泥、苔黄垢而腻。前者应急下存阴；后者宜轻法频下。此外，尚有邪热与瘀血、痰浊相搏结者，临证当需详辨。而若温邪未与有形之邪相结，亦当辨其温热、燥热、湿热之不同。

（2）察证之经腑　温病阳明经证、腑证在性质上均属里热实证，均有发热、口渴、苔黄等邪热在里见证。阳明经证属无形邪热亢炽，蒸腾内外，弥漫全身，病势升散，临床以热炽津伤，里热外蒸的"四大"见证为主要表现，而无胃肠有形实邪内结的征象；阳明腑证为邪热与肠中燥屎相结而成的有形实邪结聚，其病位则以肠腑为主，病机以热结阴伤，腑气壅实为主要特点，临床除具有一般里热津伤见证外，必有腹满胀痛、便秘或热结旁流、苔黄厚焦燥等燥屎内结肠腑的表现，此为辨别阳明腑实的主要依据。

（3）审津伤传变　邪入阳明，邪气亢盛而正气不衰，正邪剧争，热势壮盛，轻者伤胃肠津液，重则耗肝肾真阴。热灼津伤，口燥烦渴的基础上可致津气俱伤而伴见背微恶寒、脉洪大芤等症。若再进一步发展，甚可现身热骤退、汗出不止、喘喝欲脱、脉散大等津气欲脱、化源欲绝之变。阳明热结更易伤津，《温病条辨》云："温病之不大便，不出热结液干二者之外。"此"液干"既是原因，也指结果。因而有急下存阴、滋阴攻下等法。但腑实阴伤较之胃热伤津又有其自身的特点，即腑实内结，不仅极易消烁胃津肠液，且阳明大实不通，还可进一步深入下焦克伐少阴癸水而成"土燥水竭"之变。因此，临床应辨析区分热结与液干之轻重缓急，以选择相应治法，谨防"中焦病不治，即传下焦"。

（4）辨证候兼夹　　温病阳明热结阶段的兼证颇多，常见的如兼痰热阻肺、热闭心包、热结小肠等，在病位上并不局限于中焦肠腑，而见脏腑合病，病情多较复杂。在临床辨证时必须全面分析，明确有无兼夹以及兼夹证的类型。温病阳明腑实证亦可因邪气太盛或正气素虚以及失治、误治等因素，而产生"虚"的变化，从而形成邪实正虚的复杂局面，常见如阴虚腑实、气液两虚腑实等。临证可见严重的气阴亏损之象与严重的腑实热结并见之证。这种虚实相兼的证候，病情复杂，易于变化，甚至造成严重后果，因此必须密切注意患者的神色、气息、脉象以及口舌润燥等方面，以了解机体正邪之盛衰。

2. 足太阴温病

（1）首辨湿热偏重　　温病湿热困阻中焦，有湿偏重、热偏重以及湿热并重之异。足太阴脾的病证湿重热轻者，脾为湿困，气机郁阻，病变偏重于脾，症见身热不扬、胸脘痞满、泛恶欲呕、舌苔白腻，或白苔满布或白多黄少等。湿重于热，转化成热重于湿时，则病机以阳明胃热为主，兼太阴脾湿未化，症见阳明气分热炽之"四大症"与太阴脾湿之脘痞身重、苔黄微腻并见之候。辨别湿和热的轻重对于明确证候性质和病位重心，制订治疗方药等至关重要。

（2）次辨虚实转化　　湿困太阴大多可由湿重于热逐步转化成热重于湿，继则可化火化燥，灼伤肠络而产生大便下血，此证属血分证，严重者可成气随血脱的危局。如素禀阳气偏虚，或湿邪太重而久困不化者，亦可致"湿胜阳微"之证，而见脾阳受损甚或脾肾阳虚之虚寒证。因此，临床辨证须知常达变，注意审察有无变证征兆，及早作出判断，采取有效的防治措施。

（3）再辨动态变化　　湿困太阴，久羁中焦气分，湿郁化热，湿热交蒸，亦会影响到上焦肺的气化；中焦之邪也可引起在下之二便失常；邪犯中焦还可表现为邪阻膜原，出现寒热往来，但寒甚而热微，舌苔白厚腻浊如积粉；湿热弥漫三焦则上中下三焦之湿热症状俱见，然其证候不断变化，即可呈蒙上、流下、蕴中、蒸外之态。

3. 中焦温病的传变

邪在中焦，邪热虽盛，正气尚未大伤，可祛邪外出而解。但若病情较重，腑实津伤，真阴耗竭殆尽，或湿热秽浊偏盛，困阻中焦，弥漫上下，阻塞机窍，皆可危及患者生命。诚如吴鞠通指出中焦温病死证有二："一曰阳明太实，土克水者死；二曰脾郁发黄，黄极则诸窍为闭，秽浊闭塞者死。"

（三）下焦病证

温病之不兼湿者，邪自上焦、中焦深入至下焦，已处于温病的后期阶段，此际正虚邪亦衰，主要病位包括足少阴肾和足厥阴肝。温病之兼湿者，因湿热弥漫，蒙上流下，则波及三焦，虽以中焦为病变中心，仍可见湿热浊邪蕴结下焦之证，病位以大肠、膀胱为主。

1. 足少阴肾病证

足少阴肾的病证是指温病后期邪热久羁下焦所致的真阴欲竭、阴虚内热、邪少虚多之候。

（1）掌握临床特点，明确证候性质　　下焦足少阴的病变多由上焦病、中焦病不愈传变而来，病位在肾，主症为肾精虚损、阴虚内热为主，有低热、手足心热甚于手足背、舌绛不鲜、脉虚等虚热见证，非实火之象，治疗勿犯"虚虚"之戒。此阶段可表现以下主要病机：阴虚火炽，若见心烦不得卧、舌红、脉细数等火旺阴伤者，即可诊断为此；邪虽少而深留阴分者则可见到夜热早凉、热退无汗之特征表现；重者因阴精严重亏损，脏器失养而心神疲惫，急重者则可出现阴精耗竭，阳不潜藏，时时欲脱的险恶证候。

（2）区别阴伤轻重，审察发展趋势　　足少阴肾病证基本矛盾为热灼真阴，肾阴耗损，虽病势深重，但在程度上仍有轻重可分。一般而言若见身热、心烦不得卧等水不济火、心火亢炽之"虚中夹实"之证，或临床仅以阴虚内热之象表现为主者，其真阴耗损尚轻。若并见心中憺憺大动、神倦、脉虚等阴伤较重之象，此证情可进一步发展为阴虚动风和阴竭气脱两种趋向。前者是由"水不涵木"

而致虚风内动；后者则是在肾阴枯竭的基础上阴阳离决导致正气外脱，临床以汗出淋漓、心中震震、舌强神昏、脉细促欲绝等为辨证要点。因此，临床辨证时，必须通过区别病势轻重，注重动态观察，分析其演变趋向，从而为正确救治和推断转归打好基础。

2. 足厥阴肝病证

（1）辨察虚风特点，判断轻重预后　温病足厥阴肝病证系在肾精虚损之病机变化基础上发展而成，性质属虚风，即所谓"水不涵木"。它与下焦热灼真阴证有着内在联系。临床辨证除根据病程阶段、形成特点进行分析外，重视动风表现的差异（诸如抽搐强度、幅度、频率等）以及热势高低、舌象、脉象进行综合分析。此外，阴虚动风的程度有轻重不同，阴精耗损愈重则虚风愈甚，虚风愈甚，则病情愈重，预后愈差。故必须根据阴精耗损程度及动风的轻重表现进行区分，以判断病变转归及权衡治疗用药的轻重缓急。

（2）详审虚实兼证，明辨缓急变证　温病后期足厥阴肝病证以虚为主，常见邪少虚多之候，但临证不可忽视实邪为祟，如痰瘀留滞经脉、阻闭机窍之变，从而出现虚中夹实的复杂局面。此须根据患者的具体证候，如肢体活动、语言表达情况、舌脉等进行辨析。此外，虚风内动证在证情表现上有轻重缓急之分。其初但觉手指抽动，此为痉厥之渐；继则痉厥并作，可伴见心中憺憺大动，甚则心中痛等心失所养之症。临床若在痉厥的基础上，并见神倦脉虚、舌绛苔少、喘而汗出等症，则提示已有时时欲脱之险。

3. 温病兼湿之下焦辨证

（1）审察病变部位　下焦湿热证或因湿热邪气直犯下焦，或中焦湿热不解而传下焦而致。"下焦如渎"，决渎流通，灌渗水液，泌别清浊，排泄二便，故下焦湿热证候，病在大肠和膀胱者，主以湿邪流注下焦，阻滞气机所致。湿热阻于大肠，传导失职，则大便不通或大便不爽或痢疾腹痛；湿热阻于膀胱者，气化失常，则有小便不行，或淋沥热痛等水道不通之证。无论大便不通抑或小便不行，必兼有一派湿象，须与热结大肠与热结膀胱相鉴别。另外，湿热之邪蒙上留下，故须兼顾弥漫上焦之肺、心及中焦脾胃湿热见证。

（2）辨明湿热轻重　下焦湿热证候亦有湿重于热、热重于湿之别。湿重于热，湿热阻滞于膀胱者，下窍闭塞，气化不行，水道不利，故见小便不通；兼弥漫上、中焦者，则发为小便不通、热蒸头胀、身重而痛、神识昏蒙、呕恶不食、口干而不欲饮、舌苔白腻、脉濡。湿重于热，湿热阻滞于大肠者，气机闭塞，腑气不通，则少腹胀满而硬、大便不通；兼弥漫上、中焦者，因湿热上蒸蒙蔽清窍，以及湿热中阻，脾胃升降失司，而发为少腹胀满而硬、大便不通、头晕胀如裹、神识昏蒙、脘痞呕恶、舌苔垢腻、脉濡。热重于湿，湿热侵及膀胱，湿热阻滞，水道不利，下窍闭塞，而发为身热口渴、尿频而急、溺时热痛、淋沥不畅、尿浑色黄甚则因热邪灼伤血络而尿中带血、舌苔黄腻而干、脉数。热重于湿，湿热下注大肠，腑气不通，气血壅滞腐败，发为痢疾之候者，见身热口渴、下利腹痛、里急后重、便下脓血、肛门灼热、舌苔黄腻、脉滑数。

4. 下焦温病的转归

邪传下焦多系外感热病的后期，一般为邪少虚多。若正气渐复，至正能敌邪，尚可祛邪外出而逐渐痊愈。但若阴精耗尽，阳气失于依附，则可因阴竭阳脱而死亡。

四、三焦治疗原则

吴鞠通在《温病条辨·治病法论》中精辟地指出三焦治疗用药的原则："治上焦如羽（非轻不举）；治中焦如衡（非平不安）；治下焦如权（非重不沉）"。因上焦病位最高，非轻清上浮之气不能上达，故多选质轻或味薄气轻之品为宜，并有剂量较小、煎煮时间较短等含义。中焦乃脾胃所在，为气之升降出入枢纽，治疗应注意"平"，用药既不可过于轻清而走上，又不可过用沉坠趋下，当调整脾胃升降，使之恢复平衡为要；再者，由于中焦病证每为湿热之邪所致，对其治疗应权衡湿与热之侧重，治湿与治热不可偏于一边，亦含"平"之意。肝肾为精血之根本，居于下焦，邪热伤及肝血肾精，必用浓浊厚味之血肉有情之品、重坠沉降之介石之类方可抵达病所，且用药剂量较大、煎煮时间较长。吴鞠通所论三焦治则对于外感、内伤疾病的治疗用药均有重要的指导意义。

第三节　卫气营血辨证与三焦辨证的关系

卫气营血辨证与三焦辨证的理论，各有其独立的辨证体系，但同时又是相辅相成的，不能完全独立分割。二者既有联系，又有区别，它们共同构成了温病辨证理论体系的核心。卫气营血辨证和三焦辨证在温病的辨证意义上是一致的，二者均用于分析温病病变性质、病变部位、病势轻重、病情传变及证候类型等，为进一步确定治疗原则提供依据。卫气营血辨证主要是分析温病发展过程中不同层次、不同阶段的表现，三焦辨证则主要阐述温病病变不同阶段相应脏腑的不同层次的病变表现，二者形成了较完整的温病辨证论治体系。因此，只有将二者有机地结合起来，才能够比较准确地、全面地认识温病由表入里、由浅入深、由实转虚的整个发展过程。

上焦肺卫病证，相当于卫分证。但上焦病变中邪热壅肺而无表证者，则属于气分证范围；上焦肺热盛极而入血伤及肺络，引起咯血者，则又涉及血分证范围。上焦病变的邪陷心包证，可归属于营分证范围。中焦足阳明胃、手阳明大肠以及足太阴脾的病证均属气分证范畴，气分病变不仅限于中焦阳明胃肠及足太阴脾，也包括上焦手太阴肺经气分的病变。总体而言，气分证的范围较广，只要温邪不在卫表，又未深入营血，皆可属于气分证范围。中焦阳明胃热过盛而迫血妄行，引起斑疹者，属气血同病的病变；而中焦湿热化燥化火入血伤及肠络而便血者，亦属血分证范围。足少阴肾、足厥阴肝等下焦病变，则与动血耗血，瘀热互结的血分病变有明显的区别：前者是热伤肝肾真阴、精血，其证属虚，后者病变以热盛迫血为主，病变不限于下焦，其证属实，或属虚实相杂之候。

卫气营血辨证和三焦辨证理论虽有很多共同点，但也有不同点，二者不能相互替代，而应结合起来，灵活运用。温病的病变部位，一般不超越卫气营血辨证所涵盖的病变层次和范围。所以一般先以卫气营血辨证确定病变浅深层次及其发展趋势，再用三焦辨证确定病变的具体脏腑部位。在临床上，卫气营血辨证与三焦辨证相辅而行，经纬交错，才能将病变层次及部位，病证类型及性质，病势轻重及转归等辨析清楚而准确，从而归纳出准确的病机，为制定准确的治法和选择方药提供可靠的理论依据。

第四节　温热类与湿热类温病的辨治思路

温热类温病是指由不兼夹湿邪的温邪，如风热病邪、温热病邪、暑热病邪、燥热病邪等所引起的一类急性外感热病，主要包括风温、温热、暑温、秋燥、冬温等。由于其致病邪气属阳热性质，具有火热、酷烈、活动等特性，所以此类温病以起病较急、热象明显、传变较快、易伤津耗液、易内陷生变等为特征，治疗以清热祛邪为主，并注意时时顾护阴津，忌刚喜柔。

温热类温病的致病因素为单纯阳热性质的病邪，其所致疾病主要以人体卫、气、营、血的功能障碍和有形物质的损害为病理基础，病程中卫气营血传变规律较为明显，故多采用卫气营血辨证，判断病情的浅深轻重，分析疾病的发展和预后，指导临床的治疗。邪热亢盛和阴津损伤是温热类温病病变过程中邪正相争之主要矛盾，故清热和养阴是治疗温热类温病的两大法则。临证当根据病程的久暂、病位的浅深、邪热的多寡、阴津的沛乏、兼变之有无，确定清热与养阴的主次轻重及具体运用。

湿热类温病是指感受兼有湿邪的温邪如湿热病邪或暑湿病邪等所致的一类急性外感热病，主要包括湿温、暑湿、伏暑等。此类温病四时可见，但多发于气候炎热、雨湿较盛的夏秋季节；由于湿性氤氲黏滞，所以此类温病较之温热类温病传变缓慢，病程较长，缠绵难愈，病情复杂多变。一方面，湿为阴邪，易于阻滞气机、伤及阳气；另一方面，热为阳邪，伤人阴液，因此有伤阴、伤阳的不同转归。治疗以宣气化湿，分消清解三焦湿热为主，并注意分解湿热，顾阴护阳。

湿热类温病的病因具有阴阳双重属性。证候方面：一是多以脾胃为中心而弥漫全身的湿热症状；二是阴阳合邪的某些矛盾性症状，如身热不扬，面色不红呈淡黄，不烦躁但呆钝，渴而不欲饮，知饥而不欲食，大便数日不下但不燥结等，须细加辨识。治疗方面：因病邪为湿热相合，故容易互相牵制。病在上焦，治以芳香宣化为主；病在中焦，治以辛开苦降为主；病在下焦，治以淡渗利湿为主。清热药多用苦寒，但苦能化燥伤阴，寒可遏湿难解；祛湿药多偏温燥，然温能助热增邪，燥则易伤阴津。故在临床中必须审度病势，合理遣方用药，力求做到清热不碍湿，祛湿不助热，而同时还需顾及阴津盛衰的情况。治疗忌柔喜刚，切忌刚猛之剂，否则将造成邪未去而正已伤之态，而致困顿。湿热类温病的病理变化，主要反映了温邪对人体卫气营血及三焦所属脏腑的功能失调及实质损害，故临床上多将卫气营血辨证和三焦辨证有机结合，共同用于湿热类温病的辨治，借以归纳证候类型，分析其病变性质，分清湿与热孰多孰少，明确病变部位，确立治疗方法，从而更好地辨证施治。

1. 卫气营血辨证在温病辨治中的临床应用要点是什么？
2. 三焦辨证在温病辨治中的临床应用要点是什么？
3. 卫气营血治疗原则与三焦治疗原则在临床上如何灵活运用？
4. 湿热类温病如何辨别湿热偏重程度？
5. 温热类温病与湿热类温病在营血分证阶段有何异同？

第一节　吴又可与《温疫论》述评

一、生平简介

吴有性（1582—1652），字又可，号淡斋，江苏吴县（今苏州）人，居太湖中洞庭山，明末清初著名医学家。历史上对吴又可的记载非常有限，仅在《清史稿》《四库全书总目提要》等文献中有简单的介绍。吴又可生活于明末时期，政局动荡，战争连绵，灾荒不断，疫病流行。据《明史》记载：从永乐六年（1408 年）至崇祯十六年（1643 年），共发生大疫流行达 19 次之多，遍布全国大江南北，造成了大量的人口死亡，一定程度上影响了明王朝的灭亡。其中以崇祯十四年（1641年）发生的温疫大流行最为惨重，彼时山东、浙江、南北直隶等地疫病猖獗，染病者众多，或至阖门传染。时医多治以伤寒法，治之无效，有延期失治而死者，有妄投补剂、攻补失序而死者，有急证缓药而死者，死者不计其数。《吴江县志》记载："一巷百余家，无一家仅免，一门数十口，无一口仅存者。"吴氏生平亲历多次温疫流行，深感"守古法不合今病，以今病简古书，原无明论，是以投剂不效"，医者之误，痛心疾首，在诊病施药中，吴氏努力探赜温疫的辨证施治规律。静心穷理，推究病源、病位、传变规律，他根据自己的临床经验，力创新说，于崇祯壬午年（1642 年）撰成《温疫论》二卷，补遗一卷，形成了一套温热病的辨证论治方案，作为第一部论温疫专书，《温疫论》一书完全脱却伤寒窠臼，粗具体系，对温病学说的发展影响甚大。自此，不但温疫证治有绳墨可循，又将温热与瘟疫逐步合为一家，充实了中医学关于传染病的内容。

二、吴又可的主要学术思想

（一）创戾气致疫学说

明代以前，历代医家对于疫病病因的认识不一，如时气说、瘴气说、伏气说等，然而多数医家均认同"百病皆生于六气"之说。晋·王叔和认为，"天应暖而反大寒，夏应热而反大凉，秋应凉而反大热，冬应寒而反大温"等"非其时而有其气"的时行之气是引起疫病发生和流行的主要原因。隋·巢元方承袭王氏之说，把疫病的病因归结为外界不正常的气候条件，仍未脱离伤寒"六淫"致病的范畴。疫病的肆虐使吴又可积累了丰富的临床经验，在借鉴前人经验的基础上，潜心钻研，推究病源，认为温疫发病的原因并非由"六淫"或"非时之气"所致，而是由自然界中存在的另一种异气从口鼻而入所致的感染，因而提出了"戾气"的概念。他指出："夫温疫之为病，非风、非寒、非暑、非湿，乃天地间别有一种异气所感。"创造性地提出了疫病病因的"天地之疠气"说。吴氏进一步提出疠气"无形可求，无象可见，况无声复无臭，何能得睹得闻""其来无时，其着无方""来而不知，感而不觉"的特点，认为疠气具有物质性，是自然界中的客观存在，虽视之不能见，嗅之不能闻，听之不可得，却真实存在于呼吸之间；疠气具有强烈的传染性，如"今感疫气者，乃天地之毒气"，用"毒"来表示疠气强烈的传染性；疠气还具有致病多样性，如"杂气为病，一气自成一病"，杂气有如日月星辰，种类繁多，性质各异，不同的杂气导致不同的病证，如大头瘟、虾蟆瘟、痘疮、斑疹、疟痢、瓜瓤瘟等。

（二）倡温疫表里辨证，始入膜原，传变有九

吴又可通过多次对温疫大流行的观察，引用《内经》中"膜原"的概念，在《温疫论》中较系统地论述了温疫的"邪伏膜原"说和疫病的九种传变形式，解释疫病的侵袭途径、病理特点、传变规律，最早探讨了疫病的传变规律。吴又可结合临床实践认为，张仲景治疗伤寒的六经辨证无法有效指导温疫病的治疗，故提出了治疗温疫的表里辨证法，他认为温疫发病初期，既无外感表证，亦无里证，反出现先憎寒、后发热，脉不浮而数的临床表现。这种似表非表，似里非里的症状，称之为"邪伏膜原"，提出"邪自口鼻而入，则其所客，内不在脏腑，外不在经络，舍于夹脊之内，去表不远，附近于胃，乃表里之分界，是为半表半里，即《针经》所谓横连膜原是也"，清晰地指出膜原既不在脏腑，又不在经络，而是在胃腑附近。认为疠气侵入人体之后，随即潜伏于人体最隐蔽的半表半里之膜原，即在"外"的经络与"内"的胃腑的相交关联之处。实际上，吴又可用"邪伏膜原"不仅表示邪气伏藏位置，它已经成为疾病发展到某一病理阶段的病位病机的概括，属于"半表半里"证阶段。膜原乃疫邪盘踞之处，"营卫所不关，药石所不及"，为气血、药力难达之所。温疫的传变从半表半里之膜原开始。由于伏邪盘踞在膜原，内外隔绝，表气不能通于内，里气难以达于外，故伏邪一时不能透尽。伏邪不尽，则变证迭起，层出不穷，反复难愈，这就是九传的病理基础。故疫邪侵袭人体，由口鼻而入，客于膜原，或表或里，必择一途而出，其传变方式共有九种，或传向体表，或传变入里，亦有表里分传的情况。传变方式、部位虽复杂多变，但主旨均为"祛邪外出"，以膜原为出发点，不离表里间之膜原，正如吴又可所论述："夫疫之传有九，然亦不出乎表里之间而已矣。"

（三）以祛邪为第一要义，兼以扶正

温疫乃为感受天地间戾气所致，戾气作为疫病的病因，为外邪，其气恶厉、暴虐，发病急骤，病势较重。吴又可认为疫病当以"逐邪为第一要义""邪不去则病不瘳，延缠日久，愈沉愈伏""一窍通，诸窍皆通，大关通而百关尽通也"。因此，在温疫的治疗中，吴氏非常重视逐邪，他提出"客邪贵乎早逐"，运用汗、吐、下三法逐邪，认为"汗、吐、下三法，总是导引其邪，打从门户而出，可为治法之大纲，舍此皆治标云尔"，他强调在临证中，应创造通行条件以便逐邪，并告诫切不可妄用寒腻补剂，以免遏伏病邪。吴又可尤其擅长攻下之法，《温疫论》中用近半数篇幅、设数节专论攻下法，如"急证急攻""应下诸证"等篇，他认为祛邪外出的关键在于宣畅人体郁滞之气机，运用下法以求治疗，只有体内气机通畅，给邪以出路，才能逐邪外出，因此下法是为逐邪之根本大法。临床所用方剂虽仍以仲景之"三承气汤"为主，但其根据临床实践经验，结合温疫的病变特点、传变规律，扩大了方剂的应用范围，另创制三消饮、承气养荣汤及小儿太极丸等有效方剂，为后世医家治疗温疫提供了有益借鉴。

（四）温疫治法分消表里

吴又可在温疫的证治中，大胆提出"守古法不合今病"的观点，跳出伤寒的固有模式，针对温疫发病半表半里的特征，开创性地确立了疏利膜原、分消表里、攻下逐瘀、汗法解表等疫病治疗大法。吴又可受《内经》中"结者散之"观点的影响，认为温疫初起，疫邪潜伏膜原，非表非里，宣法、透法、下法等皆非所宜，故创开达膜原，清热燥湿泄浊的达原饮以除伏于膜原之邪气。戾气侵

入半表半里的膜原后并非一成不变，而是根据机体的正气与侵入病邪毒力的强弱对比而发生变化，其既可以向表传变，又可以向里传变。从而出现表、半表半里、里三个部位同时发生病变的病理现象，此时既需要消除向里传入的疫邪，又需要消除向外传出的疫邪，还需要清除膜原的余邪，也就是内、外、中三消，故吴又可创制三消饮以分消表里之邪。疫邪毒气自膜原溃散开来，郁结渐散，邪气离开膜原溃散，未出体表，但此时体内外气机已然畅通，全身的防御机能及抗邪力增强。故此时病人汗出增多，并出现"长而洪数"的脉象，脉搏如洪水一样来盛去衰，并有大汗、口渴引饮、通身发热等气分热盛的症状。吴又可认为"气属阳而轻清"，而且"邪在气分则易疏透"，主张从战汗而求顿解。历代医家常常拘于"下不厌迟"之说，对于热病运用承气汤非常谨慎，不敢早投多用，然而，吴又可却大胆提出"有是证投是药"，及时使用承气汤方，可不必拘于是否有结粪。对于疫毒邪热入于胃腑，根据传入的微甚，吴氏常选用大、小承气及调胃承气汤治疗。

三、《温疫论》的主要内容及学术价值

吴又可所著《温疫论》一书，成书于1642年，刊行以来，版本多达80余种，其明末刻本和清初刻本今均已不存。该书在温疫的病因、病机、辨证、传变及治疗等方面均有创见，发前人之未发，为后世温病学的发展作出了巨大的贡献。

《温疫论》是一部中医传染病学专著，全书不重序次，随笔札录而成。除"原序"外，分上、下2卷，共载论83篇，上卷有"原病""瘟疫初起""传变不常"等50篇，下卷有"杂气论""论气盛衰"等33篇。阐述温疫的病因、病机、辨证、兼证、预后、治疗禁忌、瘥后等。补遗，乃成书后所续入，共3篇，载"正名""伤寒例正误""诸家温疫正误"各章。

《温疫论》是中医学外感热病史上，继《伤寒论》之后的又一巨作，突破了《伤寒论》原有的框架，从病因、病机、辨证论治等多方面细致探讨了温疫与伤寒的异同，有数篇专论温疫名实和疫疠证治，创立了辨治外感温热病的新学术流派，对后世温病学说的发展具有极大影响，直至现代仍然具有现实指导意义。戴天章誉："吴又可先生，贯穿古今，融以心得，著时行瘟疫一论，真可谓独辟鸿蒙，揭明于中天矣。"《温疫论》的学术成就，主要体现在以下三个方面：第一，创"疠气"致病说，打破了"百病皆生于六气""非其时有其气"的发病观，其"疠气"的物质性观点，比人类发现病原微生物早两百余年，在温疫病因学上具有开创性意义，标志着温疫学说从伤寒学说中独立出来，也为温病学理论体系的建立奠定了初步的基础。第二，探求温疫的传染途径，吴又可打破传统的外邪自皮毛而入的观点，认为疫邪自口鼻而入，伏藏于膜原，据其疫邪性质、感邪轻重、体质强弱等因素分为表里九传，为临床实践的辨证论治奠定了理论基础。第三，关于温疫的治疗方法，吴又可以"客邪贵乎早逐"为原则，认为在疫病的早期，人体"气血未乱，肌肉未消，津液未耗，病不至危殆，投剂不至掣肘，愈后亦易平复"。治疗的关键在于掌握膜原及表里，邪伏膜原治宜疏利，疫邪出表当汗解，邪传入里须攻下。吴又可对于下法的运用颇具心得，临床尤其重视大黄的应用，对后世温病学的发展产生了极大的影响。温疫是热性疾病，易伤津耗液，吴又可结合临床实践提出温疫初解以养阴为主，切不宜温补的治疗原则。吴又可还提出了"以物制气，一病只有一药之到病已"的专方专药的治疗思想，对疫病治疗的有效药物做了有益的探索。《四库全书总目提要》评价此书曰："[吴氏]著为此书，瘟疫一证，始有绳墨之可守。亦可谓有功于世矣。"《清史稿》谓："古无瘟疫专书，自有性书出，始有发明。其后有戴天章、余霖、刘奎，皆以治瘟疫名。"吴氏所开创的外感温疫的病因及传受途径，实开我国传染病学之先河，影响深远。

总之，吴又可的《温疫论》是中国医学史上第一部关于温疫病的专著，是吴又可丰富临床实践的结晶，对当代传染性疾病的辨证论治具有重要的指导意义。

第二节　戴天章与《广瘟疫论》述评

一、生平简介

戴天章（1644—1722），字麟郊，晚号北山，清代著名医家，学者尊称为"北山先生"，江苏上元（今江苏南京）人。戴天章少师林青雷习举子业，他好学强记，博览群书，对天文、地理、射弋、书、画、琴、弈之类，无不研习，尤其精通医理。《上元县志》记载："戴天章，字麟郊。邑庠生。少师林青雷，习举子业，好学强记，所读经史，能通部逆背，如瓶泻水。壮为文，干禄不足，于是求有用之学，自天文地理射弋，以及书画琴弈之类，无不探微极要。尤精医理，博览沉思，活人无算，谢之金，挥不受，四方淹雅名流至，必下榻请教。"可见其博闻强识，医德高尚，医术高超。他擅长温病的诊治，对临床温病的辨治有精妙见解，一生著作颇丰，著有《伤寒》《疟论注》《咳论注》《杂病》《广瘟疫论》等十余种著作，但多遗失或未刊行，现存著作中以《广瘟疫论》成就及影响最大。戴氏极其推崇吴又可，继承并发挥其所倡之"杂气论"，尤其对吴氏的《温疫论》推崇备至。他认为吴又可在瘟疫病诊治方面颇有心得、别具一格："至吴又可先生，贯串古今，融以心得，著时行瘟疫一论，真可谓独辟鸿蒙，揭日月于中天矣。"但惋惜当时诸医家均墨守成规，拘泥于"法不离伤寒，方必宗仲景"的固有思想，对《温疫论》只是粗略研读，以致"不用其法，或虽见其书而不能信"。戴天章诊治瘟疫，重在辨证，他认为诸医家不用又可法的根本原因在于"知其名而未得其辨证之法耳"，并非知而不用。于是他在《温疫论》原本上进行注释、删改、增订，并融以自身学术思想、临床经验于 1675 年著成《广瘟疫论》一书。全书共四卷，以伤寒立论，以瘟疫对比著说的方式深刻揭示了寒温异同，进一步完善了瘟疫病的证治，1878 年陆懋修将《广瘟疫论》加以删订补充，改名《广温热论》。清末何廉臣在《广温热论》基础上参考前人著作，综合印证，补订内容，并将原书分为二卷，书名《重订广温热论》。

二、戴天章的主要学术思想

戴天章在广泛继承吴又可学术思想和证治经验的基础上，结合自身临床实践经验，加以增删、补订、整理，补充了吴又可在疫病诊治方面的不足，丰富了瘟疫理论，其学术思想主要体现在以下三个方面。

（一）详辨寒温异同

戴天章认为，即便《温疫论》已言明寒温有别，时医仍多以伤寒法辨治瘟病，认为伤寒之法无所不包，以致临床疗效不显。他认为伤寒与瘟疫通体皆异，万不能以伤寒之法阐释瘟疫，欲明辨寒温，尤须于见证之始慎重细辨，于是在吴又可《温疫论》的基础上，开篇立义，以对比论述的方式提纲挈领地阐释寒温之异。戴天章论述风寒与瘟疫异同主要从病邪性质、受邪途径、传变方式等三个方面加以辨别。从邪气性质而言，风性疏泄，寒性凝泣，他认为风寒二气虽有不同，然皆冷而不热，其中人也，郁而不宣，方其初受在表，均宜温散；而瘟疫乃由伏气而成，属湿温二气合而伤人，热而不冷，其中人也，立蒸而腐败。方其初传在表，即宜凉解。两者病邪性质各异，决定了治法有别。从受邪途径而言，戴天章认为：风寒之邪由表渐传入里，且因其病邪性质属凉，必待入里化热，始可攻下凉解，故言伤寒汗不厌早，下不厌迟；瘟疫乃邪气内伏，由里出表，虽言出表，而里未必全无邪恋，故言瘟疫下不厌早，汗不厌迟，因邪气性质属温热，故误用、滥用温散，始则引热毒燎原，进而可伤及阴津。从传变而言，戴天章认为风寒之邪从表渐至入里，故传变多自太阳为始，至阳明而少阳；而温疫乃湿温二气合而伤人，自口鼻而入，直入中焦，伤津耗液，使邪易留恋在里。故温疫见表证时，未有不兼见里证者。

（二）重视气、色、舌、神、脉辨证

戴天章结合大量的临床实践认为瘟疫、伤寒鉴别的关键在于"尤慎于见证之始"，对于瘟疫病的诊断，主张从气、色、舌、神、脉等方面进行五位一体的综合辨证分析，发前人之未发，使得瘟疫在辨证治疗上更加详备和准确。具体而言，伤寒邪气伤人，一般无臭气触人，间或有之者，亦只作腐气，不作尸气，而疫邪伤人，由于温热的熏蒸，最易发生异常的气味。疫邪乃天地之杂气、非臊、非腥、非焦，属腐败之气，直走中道，熏蒸内脏，故瘟疫于起病之初即可闻及尸气、不可名状；伤寒之邪主收敛，敛则急，面色多绷急而光洁。瘟疫之邪主蒸散，散则缓，面色多松缓而垢晦。故疫热熏蒸津液上溢，表现在头面部多为头目垢滞，面色晦暗秽垢；风寒在表舌多无苔，或苔薄白而滑，渐传入里方由白而黄，由黄而燥，由燥而黑。瘟疫一见头痛发热，舌上即有白苔，且厚而不滑，或色兼淡黄，或粗如积粉，若传经入胃则兼二三色；因风寒为天地正气，人气与之乖忤而后成邪，故不令人神昏；疫毒为火热之气，心为火脏，故极易神明受扰而出现神志异常之症。疫邪使人神情异常，大多烦躁者居多，或如痴如醉，扰乱惊悸，及问其所苦，则不自知，即间有神清能自主者，亦多梦寐不安，闭目即有所见；伤寒之邪从皮毛而入，一二日脉多浮，或兼紧，兼缓，传里后方不见浮脉；瘟疫从中道而变自里而出表，一二日脉多沉，自里透表后，脉始不沉，乃不浮不沉而数，或兼弦兼大而皆不浮，其至数则模糊而不清楚。五辨中言及嗅尸气，观面色垢晦，察舌苔积粉，审神志昏昧，别脉象浮沉等理论，均来源于戴天章临证积累的丰富经验，确为分辨瘟疫的关键所在，特别对于风寒外感及瘟疫病初起的辨别具有重要的临床意义。

（三）以汗、下、清、和、补为温疫主要治法

戴天章结合自身的临证经验，认为瘟疫的治疗应以汗、下、清、和、补五法为主，且应注意其特殊的含义。故在《广瘟疫论》中分列五法，并通过五种治法在伤寒、瘟疫中的不同应用深刻阐释汗、下、清、和、补五法在瘟疫治疗中的特殊意义，进一步明确瘟疫的治法治则。戴天章认为，汗法的运用，重在把握汗法使用的时机，提出瘟疫"汗不厌迟"的原则，且瘟疫病使用汗法的关键在于"疫邪汗法不专在乎升表，在乎通其郁闭，和其阴阳"。戴天章认为，下法为治疗瘟疫的常法，瘟疫病里热蕴蒸，苦寒下夺，釜底抽薪，可使郁热有外泄之机，故瘟疫病下法旨在下其郁热，且应用下法宜早不宜迟，即"下不厌早"。临床实践证明，在瘟疫中及早使用下法，可调畅气机，泻其郁热，对于提高疗效、缩短病程大有裨益。清法在瘟疫的治疗中应用广泛。戴天章指出："时疫为热证，未有不当清者。"他认为汗、下之法皆属清法，清法亦可作为汗、下两法的补充，三者亦分亦合，既可单独运用，又可联合使用。凡清热之要，重在把握热邪的深浅，根据热邪部位之深浅不同而选用合适的药物治疗。戴天章在《广瘟疫论》中提出的"和法"实质上为两种相互对立的治法同用，所谓"寒热并用之谓和，补泻合剂之谓和，表里双解之谓和，平其亢厉之谓和"的四和治法，可见戴天章所述和法实际上寓有汗、下、清、补等法，扩展了和法的临床应用。

三、《广瘟疫论》的主要内容及学术价值

戴天章所著《广瘟疫论》一书，约成书于 1675 年。该书以吴又可的《温疫论》为基础，采用伤寒、瘟疫对比著述的方式详细阐释了病发于里的温热病的辨证施治，对伏气温病的脉因证治的阐发作出了突出贡献。

《广瘟疫论》目前流传版本众多，现今仍广为流传的主要是《广瘟疫论》《瘟疫明辨》《广温热论》及《重订广温热论》4 个版本。《广瘟疫论》为清代戴天章所著，成书之后，以稿本编入存存书

屋，未直接刊刻。后被仿刻为歙县郑奠一之书，改名《瘟疫明辨》。其后被戴氏孙祖启发现，祖启于是以存存书屋稿本为原本，以"广瘟疫论"为名重新校刻行世。此后，该书就有《广瘟疫论》和《瘟疫明辨》两种底本行世。至 1866 年，陆懋修（九芝）在《广瘟疫论》基础上增删补改为《广温热论》，并将其收录于《世补斋医书》中。何廉臣于 1911 年在陆九芝《广温热论》的基础上进行重订，为区别于前书，改名《重订广温热论》。《广瘟疫论》共 4 卷，另附方 1 卷，其中第一卷主要以伤寒、瘟疫对比论述的方式阐释了辨气、辨色、辨舌、辨神、辨脉的瘟疫五辨，主要内容有嗅尸气、察面之色泽垢滞、观舌苔积粉、测神昏谵妄、脉象初起多沉、继则模糊不清等，发前人所未发，实为全书之精华。另分列五兼十夹证详辨瘟疫与风寒之异，深刻阐释其病因、病机及治疗原则。戴天章认为："疫邪见证千变万化，然总不离表里二者。"故于第二卷列瘟疫常见表证症状 31 个，第三卷列常见里证症状 40 个，以辨气、色、舌、神、脉五辨作为主要诊法，辅之以五兼十夹证，详述其表里证之鉴别诊断、病机、治法，并归纳总结其治疗方药，为后世医家临床鉴别诊断瘟疫症状提供了有益借鉴。第四卷主要论述了包括汗、下、清、和、补在内的治疫五法，以及瘟疫的遗复证、妇人、孕妇、小儿等篇。主要采用伤寒、瘟疫对比论述的方式详细论述五法的概念及各自的应用范围，针对临床上多种常证、变证，归纳、总结有效方药的加减应用。卷末列戴天章临床辨治瘟疫常用方药，为戴氏多年临证实践的宝贵经验。整本书主要论述了瘟疫的辨别、症状表现以及治疗方法、选方用药等。

综上所述，戴天章所著《广瘟疫论》是温病学的经典著作之一，上承并发挥了吴又可的学术思想，采用寒温对比著述的方式阐释温热病的辨证论治，整书虽只有四卷，但短小精练，条理明晰，一目了然。开创了温热病鉴别诊断的先河，使温病学理论脱离伤寒体系而独立，成为辨证寒温病不可多得的专书，也是集理法方药于一体的温病学重要著作。

第三节 叶天士与《温热论》述评

一、生 平 简 介

叶桂（1667—1746），字天士，号香岩，别号南阳先生，晚号上津老人，清代著名医学家，温病四大家之一。祖籍安徽新安歙县，祖上迁居至江苏吴县（今江苏苏州）。叶桂出生于医学世家，少承家学，其曾祖叶隆山、祖父叶紫帆、父亲叶阳生，均精通医理，医术精湛。叶桂 12 岁即随父学医，昼则从师习儒，夜则从父学医，精勤不倦。14 岁时父亲去世，他幼孤且贫，为求生计，开始行医接诊，同时拜其父亲门人朱君学医，他不仅聪敏过人，勤奋好学，熟读《内经》《难经》等古籍，且虚怀若谷，善于向他人学习，闻人有擅长医道者，即以弟子礼事之。据传至 18 岁时，他拜师学习过的名医共 17 位，其中不乏王子接、周扬俊、马元仪、祁正明等著名医家，后世称其"师门深广"。他博采众家，且能融会贯通，自成一家，声名远播，除家传儿科外，兼通各科，于杂病论治颇多建树，对脾胃、中风、虚劳、痰饮、络病等方面亦颇有心得，每起沉疴危症，名著朝野，擅名于雍、乾之际五十余年，"种福堂""眉寿堂"即叶氏悬壶之堂号。《清史稿》称赞其"治病多奇中""于疑难证，或就其平日嗜好而得救法；或他医之方，略与变通服法；或竟不与药，而使居处饮食消息之；或于无病时预知其病；或预断数十年后；皆验"。故《清史稿》记载："大江南北，言医辄以桂宗，百余年来，私淑者众。"叶桂一生活人无数、伤病盈门，无暇著书立说，现存医著多由后人搜集、整理而成，主要著作包括《温热论》《临证指南医案》《未刻本叶氏医案》《叶氏医案存真》等，其中以《温热论》影响最大，至今仍被奉为经典。临床尤擅诊治温热病，经验丰富，以治疗时疫温病之痧痘等症为专长，他是中国最早发现猩红热的医家，对温病的传染途径、发病部位及临床辨证治疗等方面，均有独到的见解，是温病学的奠基人之一。

二、叶天士的主要学术思想

叶天士在广泛继承前人学术思想的基础之上，结合自己丰富的临床实践及经验体会，对温热病的认识形成了一套完整的证治理论体系，对指导温病临床辨证论治具有重要意义。其学术思想主要体现在以下三个方面。

（一）阐明温病发生发展规律

叶天士在《温热论》开篇即言"温邪上受，首先犯肺"，首次明确提出温病的病因乃"温邪"伤人，以别于"冬伤于寒""戾气"等病因理论。他在继承吴又可"邪从口鼻而入"之说的基础上予以发挥，认为温病初起之时即存在表证阶段，根据《内经》"肺之合皮也，其荣毛也"的理论，提出温邪侵袭人体的途径乃自口鼻而入，病变部位为肺，而非"病在太阳""邪伏肌肤""邪伏少阴""邪伏膜原"等说。叶天士根据临床实践，认为温邪侵袭人体，表证不解可出现入里或热扰心神等不同的临床表现，结合吴又可"病势进退，从外解者顺，从内陷者逆"的理论，提出"逆传心包"及"卫之后方言气"的温病传变规律，指出温病有顺传、逆传两种转归。关于温病及伤寒的辨证，叶天士认为，两者虽同属外感热病，且邪气均由表入里、由浅入深，但因其病因不同，病理性质各异，故"论治法则与伤寒大异"。伤寒为感受风寒之邪而成，化热较慢，正如："伤寒之邪留恋在表，然后化热入里。"而温病为温邪上受所致，"温邪则热变最速"。两者病情性质不同，故初起治疗伤寒宜用辛温重剂发汗以散寒，温病宜以辛凉轻剂清解以透邪。温邪入于气分，有邪留三焦之证，亦如伤寒中少阳病，而伤寒为邪在半表半里，枢机不利，治以和解少阳，温病乃湿热阻遏三焦，治以分消走泄。温病邪留三焦不解，传入阳明气分而致里结阳明，均可用下法，"伤寒邪热在里，劫烁津液，下之宜猛"，如大承气汤。温病如果是"湿邪内搏，下之宜轻"，如小承气汤、小陷胸、泻心之类。至后期，伤寒邪传三阴，寒盛阳虚，用桂附之类以温养；温病传营血，热甚耗血、动血，治宜生地、丹皮、阿胶、赤芍之类凉血、散血。由此阐明温病发生、发展的规律，确立了辨证论治的大纲。

（二）创立卫气营血辨证论治体系

叶天士为明确温病的证治规律，阐明温病与伤寒的不同证治，以《内经》卫气营血学说为基础，发挥《难经》之旨，创温病卫气营血辨治纲领，使得临证立法处方有据可查、有法可依。他提出："大凡看法，卫之后方言气，营之后方言血。在卫汗之可也；到气才宜清气；乍入营分，犹可透热，仍转气分而解……至入于血，则恐耗血动血，直须凉血散血。"执简驭繁地概括出温邪侵袭人体的表里、深浅层次，总结了温病发生发展的一般规律，把温病发生发展的过程按卫、气、营、血划分为四个阶段，阐明了温病发展过程中的病理变化，揭示了温病传变的一般规律，奠定了外感温热病的治疗大法。叶天士认为，温邪由口鼻而入侵犯人体，首先犯肺，出现一系列肺卫见证，当遵"在卫汗之可也"治以辛凉透解之品，使邪从外解。如外邪不解，可传变入里，一则顺传入气分，二则逆传入心包。顺传入气分，出现发热、不恶寒、反恶热等一系列里热见证，宜遵"到气才可清气"治以辛寒清气之剂以透热外达。邪入营分，可见烦躁难宁、入夜不寐、斑疹隐隐、舌质红绛等热扰心神、热伤营阴等见证，宜遵"入营犹可透热转气"治以清气透营之品，同时注意顾护阴液。邪入血分，可见身热、吐血、便血等一系列热盛动血症，宜遵"入血就恐耗血动血，直须凉血散血"治以凉血养阴、活血散血。此阶段为温热病最重笃的阶段。卫气营血辨证体系的创建，奠定了温病学辨证理论体系的基础。

（三）丰富和发展了温病诊断学的内容

叶天士对于温病的诊断颇有心得，独具匠心。尤其是通过辨舌、验齿、辨斑疹白㾦以诊断温病的方法，发前人之未发，对于临床实践具有重要的指导意义，至今仍被奉为圭臬。叶天士临床重视温病的舌诊，在验舌方面，对舌苔、舌质的变化，论述精详，他根据温病过程中的病情变化，结合实践经验，将舌苔分为白苔、黄苔、黑苔三种类型，舌质分为淡红舌、绛舌、紫舌三种，诊病时辅以舌苔的润泽、厚薄变化，互为参照，诊察病情。"再温热之病，看舌之后，亦须验齿。"对于温病验齿，叶天士认为"齿为肾之余，龈为胃之络""齿垢由肾热蒸胃中浊气所结"，而温热邪气易耗胃津、肾液，出现齿及齿龈的多种病理改变。故创造性地提出临证可根据齿的润燥，结瓣的色泽，有无齿痛、齿血、齿垢及齿的动态等情况来判断温病的进展，尤为独到。叶天士对于温病辨斑、疹、白㾦亦极有创见，临证重视斑、疹、白㾦的辨析，他认为"斑属血者恒多，疹属气者不少""若斑色紫，小点者，心包热也；点大而紫，胃中热也"。并提出根据斑疹的色泽先辨阴阳，阳证斑疹多为红紫色，正如："按方书谓斑色红者属胃热，紫者热极，黑者胃烂。"治以清化之法。阴证斑疹多为淡红色，宜治以温补，所谓："如淡红色，四肢清，口不甚渴，脉不洪数，非虚斑即阴斑。"且根据斑疹的形态、色泽等可判断斑疹的预后，斑疹色黑、光亮、四旁有赤色环绕、发出后神清气爽属预后较佳，斑疹色黑、晦暗、发出后神志昏迷属预后不良。此外，叶天士提出白㾦乃湿热伤肺所致，虽邪出而气液枯，需以甘药补之。这些临证经验极大地丰富了温热病的诊治。

三、《温热论》的主要内容及学术价值

叶天士所著的《温热论》一书，成书于 1746 年前后，相传为叶天士门人顾景文根据其口述内容整理而成。该书传本有二：其一为刊行于 1812 的"华本"，为华岫云收载于叶天士《临证指南医案》中的《温热论》，后王孟英收入《温热经纬》，名《叶香岩外感温热篇》；其二为首刻于 1792 年的"唐本"，为唐大烈载入《吴医汇讲》中的《温证论治》，后由章虚谷纳入《医门棒喝》，名《叶天士温热论》，并作系统注释。两个版本基本内容相同，仅条文顺序及文字叙述略有差异。该书为叶天士临床诊治温热类疾病的经验结晶，极大地充实并丰富了温病学说的内容。

《温热论》为温病学专著，共 1 卷，分为"外感温热"与"三时伏气外感"两篇，全书共 37 段，仅 3700 余字，但短小精悍，言简意赅，内容极其丰富，代表了叶天士主要的温病学术思想。

全篇主要论述温病感受途径、传变规律、治疗大法和卫气营血辨证纲领以及舌、齿、斑、疹、白㾦等的辨析方法及其诊断意义，并论妇人胎前产后、经水适来适断之际所患温病的证候和治疗。《温热论》为温病学说的形成开创了理论和辨证的基础。书中创立的卫气营血辨证论治方法，表明温病的病理变化主要是卫气营血的病机变化。在诊断上则发展、丰富了察舌、验齿、辨斑疹白㾦等方法。对一些常见急症热病，如时疫和痘麻斑疹等，叶天士都有独到看法和妥善治法。他的许多治法方剂，经吴鞠通的整理而成为广传后世的效验名方。《温热论》自问世以来，一直被后世推崇备至，它不仅对温病学，而且对整个中医学都有着深远的影响。清代乾隆后期，又出现了一批研究温病的著名江南医家，其中佼佼者有吴鞠通、章虚谷、王孟英等，他们也都是叶天士的私淑弟子。

《温热论》的学术特点主要体现在以下三个方面：第一，承前启后。叶天士经过长期的临床实践，观察到温热与伤寒大异，遂在继承《内经》《难经》的基础之上，继承《伤寒论》六经辨证思维模式，用卫气营血概述温病的病位、病机、传变、治法等，使温病学说形成完整的理论体系。第二，创卫气营血辨证体系。叶天士承袭前人经验，结合温病特点，悉心总结，提出温病的卫气营血辨证体系，奠定了温病的理论基础，并指出温病常可挟风、挟湿两途，治法亦有不同。第三，重视顾护阴液。温邪化热最速，易伤津耗液，叶天士在温病的治疗中十分重视顾护阴液，防止津液受损，如"心胃火燔，灼烁津液，即黄连、石膏亦可加入""急急泻南补北"等论述均体现叶天士在温病的治疗中重视养阴保津的学术思想。第四，用药精当，治法灵活。《温热论》立法严谨，选药精妙，配伍得当，叶天士擅用清法，用药则分辛寒、甘寒、苦寒、咸寒的不同，根据病情的不同采用不同的清解里热法。他还十分注意分三焦用药，认为"谓温热时邪，当分三焦投药，以苦辛寒为主"。

体现了叶天士灵活精妙的临床思维。

总之，《温热论》是叶天士温病学理论的总结，它系统阐释了温病的病因、病机、传变规律及治则方药，补充了《伤寒论》中温病内容的不足，丰富、完善了温病学理论，起到了承前启后的重要作用，实乃温病学的奠基之作。其后吴鞠通在《温热论》的基础上提出了温病的三焦辨证，使温病学形成独立的体系，日臻完善。

第四节　薛雪与《湿热条辨》述评

一、生平简介

薛雪（1681—1770），字生白，号一瓢，又号槐云道人、磨剑山人，晚年自称放牛老朽，斋名"扫叶庄"，清代温病四大家之一，与叶桂同时而齐名。原籍山西河津，祖上迁居至江苏吴县（今江苏苏州）。薛氏成长于书香门第，自幼即嗜音韵，键户读书，考中邑庠生。早年曾拜吴中诗文大家叶燮为师，与陶蔚、沈德潜、沈岩等先后同窗学习，精研诗词，博览群书，文学造诣颇深，并以画墨兰而闻名，兼通儒道，尤善养生，在《易》学研究方面颇有心得，善技击、喜拳术，文武兼备，博学多通。乾隆初年，两征博学鸿词科均不就，遂弃政从医，性孤傲，公卿延之不肯往。后因其母患湿热病，愈加坚定了其精勤于医学的决心，乃肆力于医学，悉心研医，技艺日精，处方用药，独具特色，尤精于温热病。往往着手成春，药到病除，其声名远播，誉满杏林。袁枚赞其"九州传姓氏，百鬼避声名"。《清史稿》记载其："于医时有独见。断人生死不爽，疗治多异迹。"薛氏不仅医术精湛，且医德高尚，时常免收诊金，赈济患者，在吴中享有很高的声誉。薛雪一生从医，活人无数，在医术上敢于独辟蹊径，有独到的见解，著有《湿热条辨》《医经原旨》《薛生白医案》《扫叶庄医案》等著作，其中以《湿热条辨》流传最广，临床尤擅治疗湿热病，在湿热病的辨证论治方面，颇多建树，丰富了温病学的内容。

二、薛雪的主要学术思想

薛雪在广泛继承前人学术思想和证治经验的基础之上，加以整理、发挥，初步形成了一套湿热病辨证论治体系，奠定了湿热类温病诊疗实践的理论基础，丰富了温病学的内容。其学术思想主要体现在以下两个方面。

（一）阐释湿热病的病因病机

薛雪在《湿热条辨》中对湿热病的致病因素、病机特点、传变规律等作出了详细阐释。他认为，湿热病是感受湿热邪气所致，与时令密切相关的外感热病。长夏初秋，气候溽暑，天气下迫，地气上蒸，即"热为天气，湿为地气"，人处于气交之中，怯者则着而成病，所谓："太阴内伤，湿饮停聚，客邪再至，内外相引，故病湿热。"故湿热病病因取决于内外两端，外因不离湿、热，人体内在因素决定是否发病。关于湿热病的感邪途径，薛雪提出："湿热之邪从表伤者，十之一二；由口鼻入者，十之八九""湿热之邪不自表而入，故无表里可分"。认为湿热病邪轻者，可随风邪由表伤人，如风湿，而湿热之邪重者，必由口鼻而入。薛雪亦提出："膜原者，外通肌肉，内近胃府，即三焦之门户，实一身之半表半里也。邪由上受。直趋中道，故病多归膜原。"认为膜原处于经络脏腑之间，邪气从上而受，易犯膜原，详细地阐释了湿热邪气侵犯人体的三种途径。其学术思想与吴又可的"凡人口鼻之气，通乎天气，本气充满，邪不易入。本气适逢欠亏，呼吸之间，外邪因而凑之"一脉相承。薛雪强调"邪自口鼻而入，则阳明为必由之路"，认为湿热病的病机关键及传变规律皆与中焦脾胃密切相关，从根本上鉴别了湿热病与伤寒及其他温热病，亦是《湿热条辨》立论的核心要义。

（二）提出湿热病的论治原则

薛雪结合临床实践认为湿热病邪具有"蒙上、流下、上闭、下壅"以及闭阻三焦的特点，提出"湿热之邪，不自表而入，故无表可分，而未尝无三焦可辨，犹之河间治消渴以分三焦者是也"，认为湿热病辨证当以三焦辨证为纲领，重视表里、八纲、脏腑、卫气营血等多种辨证方法综合运用，治疗当立足于分解湿热、分利三焦，创造性地发展了刘河间三焦分治学说。薛雪强调，湿热之邪在上焦时，多以芳香宣化的轻清之剂宣通上焦气机，以复肺气宣降而湿热邪自除，并提出"若投味重之剂，是与病情不相涉"，可予五叶芦根汤方、黄连苏叶汤方等；湿热之邪在中焦时，需当区别病在阳明或太阴，若偏湿盛者，则治以太阴，以辛开、辛泄、辛香、苦温之剂燥湿泄热。若以热偏盛者，则治以阳明胃腑，以清热燥湿之剂清热燥湿，如苍术白虎汤。若湿热已化燥而热结阳明者，则治以攻下泄热之法；若湿热留滞下焦者，则当用分利渗湿之法，所谓"独以分利为治"，或再兼以开泄中上，清源洁流。薛雪在具体的选方用药及煎服法等方面亦别具匠心，常根据具体病情的需要变换药量轻重、剂型及配伍，体现了其对于湿热病的深刻理解。

三、《湿热条辨》的主要内容及学术价值

薛雪所著《湿热条辨》一书，撰年不详，有舒、江、吴、顾四种版本。据王孟英考证，始出于舒松摩重刻的《医师秘笈》中。薛雪的《湿热条辨》虽不逾万言，却短小精悍，系统地论述了湿热病的病因、病机、证治选方，尤其是对于湿热病的病机和治疗方面，建树颇丰，是一本理论联系实际的温病学典籍。《湿热条辨》共1卷，46条，为湿热病专书，每条均附有薛雪自注。其中38条系统论述了湿热病的病因、病机、临床表现及治法方药，8条论述了湿热性质的病变，如暑病、痢、寒湿等。其中所阐述的湿热病的诸多理论和治法多为后世所宗。后章虚谷、王孟英先后为其注释。雷少逸、何廉臣、叶子雨等医家亦多引录称赞。王孟英还根据该书内容曾予补订，并另加按语，辑入《温热经纬》卷四，名为《湿热病篇》。

《湿热条辨》首次全面、系统地阐释了湿热病的病因、病机、病位、感邪途径、病机演变及其与伤寒、温病的异同，丰富并充实了温病学的内容，立论严谨，论理详明，述症确凿，方药精当，对临床湿热病及杂病的辨证论治具有重要的指导意义。《湿热条辨》的学术特点主要体现在以下五个方面：第一，湿热病以中焦脾胃为病变中心。薛雪认为，中焦脾胃为湿热病的发病重心，湿热邪气侵袭，首伤阳明、太阴二经，兼入少阳厥阴，并引入"正局"与"变局"的概念，易于辨识。病机的转化亦是由脾胃之气的虚实决定的，提出"中气实则病在阳明，中气虚则病在太阴"。对临床分析湿热病的病理特点及病机演变具有现实指导意义。第二，薛雪结合湿热病的致病特点，提出宜采用以三焦辨证为主、多种辨证方法相互为用的综合辨证方法。临证不仅重视分利三焦，还强调病邪属表、属里、湿偏重、热偏重，以及燥化、寒化等诸方面，并结合表里辨证、卫气营血、脏腑辨证以及伤寒六经辨证等多种辨证方法，以针对湿热病复杂多变的病证特点，特色鲜明。第三，结合湿热之偏盛确定治则治法。薛雪认为："湿热两分，其病轻而缓，湿热两合，其病重而速。"湿热之邪最忌相合而伤人，"若湿热一合，则身中少火悉化为壮火"。据此，薛雪临证以湿热是否相合以及湿热偏盛为依据确定治则治法，至今仍有效指导临床湿热病的治疗。第四，治疗始终贯彻养阴救阳。湿热病乃湿热相合，在发展过程中，每易伤阴损阳，故薛雪既强调养阴、保津，又重视扶阳、养阳。尤其重视对阳明胃津的顾护，所谓："胃津不克支持，则厥不回而死矣""恐胃气受伤，胃津不复也"。亦对于湿热困伤阳气的病机治法有明确的论述。第五，湿温病亦可使用汗、下之法。薛雪提出湿热病"既有不可汗之大戒，复有得汗始解之法，临证者当知所

变通矣"。根据临床实际，不拘泥旧说，灵活运用。

总之，《湿热条辨》的学术思想渊源于《内经》、远踪于《伤寒论》、传承吴又可《温疫论》、叶天士《温热论》，博采众家。全面、系统地阐释了湿热病的病因、病机、主证、变证及治疗，初步建立了湿热病的辨证论治体系。后世医家赞其："其见之也确，其言之也详，其治之也得其宜，可为后世法，莫能出其范围者。"对于推动中医温病学说的形成和发展，起到了重要的作用。

第五节　吴鞠通与《温病条辨》述评

一、生 平 简 介

吴瑭，字配珩，号鞠通，江苏淮阴人（今江苏淮安市淮安区人），清代著名医学家。其生卒年代，一般有两说：一说 1736～1820 年（《中国医学人名志》《中国医学史》《中医各家学说》等），即清乾隆嘉庆之间；一说 1758～1836 年，即乾隆道光之间。根据吴氏著述和多篇序文推算，以后说为可靠。吴氏青年时攻科举习儒，19 岁时父亲病故，于是弃儒学医，26 岁时游京师，参与《四库全书》医书部分的抄写检校工作，涉猎颇广。其间读到吴又可《温疫论》，后深受启发，又研读晋唐以前各家学说，于医学知识大有长进。细察诸家得失，各有取言，专力于《内经》《难经》《伤寒论》《金匮要略》等医籍的研习，得吴又可之启迪，师叶天士之心法，精思详辨，于温病多具心得，临证施治十余年，处方用药，每获捷效。1793 年（癸丑）前后，北京发生温疫大流行，其救活了许多人，从此医名大振。在经历了这次大疫之后，吴鞠通痛感当时对温病的治疗毫无规矩，患者"不死于病而死于医"，遂发愤著书立说，历时 6 年，于 1798 年写成《温病条辨》一书。其后，他除数次返乡省墓并游历于江浙一带以外，大部分时间生活在北京，前后达五十年之久。1831 年著成《医医病书》，一方面为"生民死于俗医之不明道"而目击神伤，一方面是为补《温病条辨》"未及内伤之杂症"之缺。1836 年，吴鞠通逝世于北京。

二、吴鞠通的主要学术思想

吴鞠通广泛继承前人理论和证治经验，加以整理、加工、提高，形成了一整套温病辨证诊疗体系，丰富了温病学的理论内容。其学术思想主要体现在以下六个方面。

（一）创立温病三焦辨治纲领

叶天士为明确温病与伤寒的不同证治，并考虑到温病的不同阶段及不同层次的病机特点、诊断要点和治疗等方面，创温病卫气营血辨治纲领。然而，仅仅以卫气营血四个阶段还不能全面准确地反映病变所在脏腑和部位。因此，在应用卫气营血辨证的同时仍需加入脏腑辨证的内容。当然，叶天士也提出了"温热须究三焦"，但其并未对三焦辨证进行深入阐释。吴鞠通通过自己丰富的临床实践深刻地体会到，温病的发生、发展与三焦所属脏腑的病机变化有密切的关系，而且在温病过程中，这些脏腑的传变和治疗有一定的规律。他创立了温病三焦辨证理论，三焦辨证法就是将人体分为上、中、下三部分。上焦以心肺为主，中焦以脾胃为主，下焦包括肝、肾、大小肠及膀胱，由此创立了一种新的人体脏腑归类方法。并在这一基础上又提出了三焦的治疗原则。

（二）阐释温病的发病及传变规律

吴鞠通在《温病条辨·上焦篇》就提及温病的病因及受邪途径，"凡病温者，始于上焦，在手太阴"，表明温邪从口鼻而入，鼻气通于肺、肺合皮毛，因此温病发病多始于肺卫。此外，吴鞠通还提出："温病由口鼻而入，鼻气通于肺，口气通于胃。肺病逆传，则为心包。上焦病不治，则传于中焦，胃与脾也。中焦病不治，即传下焦，肝与肾也。始上焦，终下焦。"温病初起邪多从口鼻而向下犯肺，所以开始时多表现为上焦肺卫见证。继则病邪有传胃与传心包之不同，故可以分别引起热盛阳明和热闭心包。如传入中焦邪热亢盛可导致热伤胃阴，如邪热进一步耗及肝肾真阴，到疾病后期就可以出现真阴耗伤或虚风内动。这一传变反映了温病由表及里、由轻转重、由实到虚的发病规律。所以，这一观点实际上是对叶氏《温热论》中有关温邪发病、传变规律的阐述和补充。

（三）提出温病的治疗原则

吴鞠通根据上中下三焦病变的邪正特点及所用治法的特点将温病发展全过程的治疗原则概括为"治上焦如羽，非轻不举；治中焦如衡，非平不安；治下焦如权，非重不沉"，极大地丰富了温病的治则治法。因为"肺位最高，药过重则过病所，少用又有病重药轻之患"，故而提出"治上焦如羽"，选用药物性味偏轻薄而不用过于苦寒沉降之品，剂量不宜过重，煎药时间也不宜久，以达"轻可去实"之效。所谓"治中焦如衡"，是因邪在中焦，其势已盛，而人体正气尚实，故治疗以祛邪为主，邪去则人体阴阳可恢复平衡。在选方用药上，即不宜味薄质轻者，又不可用味厚质重者，介于二者之间，故称为"衡"。同时，中焦病变每有伴热盛阴伤或表现为湿热蕴阻，用药又当权衡其邪正虚实或湿热偏盛，以防偏倚之弊，类似以秤量物的"衡"。"治下焦如权"，是指因下焦病变系肝肾真阴耗竭，甚则阴虚而动风，故其治疗每取味厚质重之品以滋补真阴，平息虚风，药性下降，与秤之陀，即"权"之义相似。

此外，吴鞠通运用对比的手法对外感病和内伤病的治疗原则进行了阐述："治外感如将，兵贵神速，机圆法活，去邪务尽，善后务细，盖早平一日，则人少受一日之害。治内伤如相，坐镇从容，神机默运，无功可言，无德可见，而人登寿域。"这不仅对温病学术的发展有着极其深远的历史意义，而且对当前中医临床辨治内伤病和外感病尤其是温病有着极其重要的现实指导意义。

三焦辨证以脏腑辨证为主要内容，但又与内伤杂病的脏腑辨证有所区别，三焦辨证应用于温病学中，不是孤立地对某脏某腑进行辨证，而是反映出温病传变的动态规律，同时体现了温病治疗的主要法则，自此温病学的理论体系已趋于完善，温病学的发展走向成熟。

（四）力主寒温有别

吴鞠通认为在治疗外感热病时必须严格区分寒温，辨证论治，不能稍有所偏。在《温病条辨·上焦篇》中提到："天地运行之阴阳和平，人生之阴阳亦和平，安有所谓病也哉！天地与人之阴阳，一有所偏，即为病也。偏之浅者病浅，偏之深者病深；偏于火者病温病热，偏于水者病清病寒，此水火两大法门之辨，医者不可不知。烛其为水之病也，而温之热之；烛其为火之病也，而凉之寒之，各救其偏，以抵于平和而已。非如鉴之空，一尘不染，如衡之平，毫无倚着，不能暗合道妙，岂可各立门户，专主寒热温凉一家之论而已哉！瑭因辨寒病之源于水，温病之原于火也，而并及之。"因此，吴氏在温病的分类中提出兼湿与不兼湿；在治疗中提出了"喜刚忌柔""喜柔忌刚"的问题；秋燥中提出了胜气和复气的问题；湿病中提出了"热湿"与"寒湿"的问题；温病病后调理中提出了益阴和复阳的问题等。吴氏力主寒温有别的基本论点，是在继承《伤寒论》的基础上，通过医疗实践，对中医外感热性病认识上的提高、突破和深化。并将这一思想始终贯穿于《温病条辨》全书的理法方药之中。

（五）辨病分温热湿热，立养阴诸法

吴鞠通明确从性质上以是否夹湿把温病分为温热和湿温两大类，并从脉证治方面一一记述并加以鉴别。如《温病条辨·中焦篇》中汪廷珍所言："温热、湿温，为本书两大纲。温热从口鼻吸受，并无寒证，最忌辛温表散，但当认定门径，勿与伤寒混杂，再按三焦投药，辨清气血营卫不失先后

缓急之序，便不致误。湿温为三气杂感，浊阴弥漫，有寒有热，传变不一，全要细察兼证，辨明经络脏腑气血阴阳，湿热二气偏多偏少，方可论治，故论湿温方法，较温热为多，读者以此意求之，无余蕴矣。热证清之则愈，湿证宣之则愈……一为阳病，一兼阴病。"

温病最易伤津耗液，诚如叶天士所言"热邪不燥胃津必耗肾液"，吴鞠通据此进一步补充和发挥，在前人的基础上进一步诠释了"留得一分津液，便有一分生机"的重要治疗思路。按三焦部位的不同，吴鞠通认为上焦以透热兼以养阴；中焦以泻热兼以保阴；下焦以育阴兼以搜邪。具体来说，有以人参乌梅汤、麦冬麻仁汤等为代表的酸甘化阴法；有以大定风珠等为代表的酸甘咸寒化阴法；有以连梅汤等为代表的酸苦酸甘化阴法；有以参芍汤等为代表的辛甘酸甘合化阴法；有以增液汤、清营汤等为代表的咸寒苦甘化阴法；有以冬地三黄汤等为代表的甘苦化阴法；有以雪梨浆、五汁饮、牛乳饮等为代表的甘凉甘寒化阴法。吴鞠通强调温病伤阴是病机关键，在三焦辨证理论基础上治疗温病阴伤具有深远的临床指导意义。

（六）承前人之成就，化古方为今用

吴鞠通善于学习研究前人的医学成就，并根据自己的心得体会立方遣药，因而他创立的许多方剂有师古而不泥于古，尊经而不拘于经的特点。例如《伤寒论》中治疗阳明腑实证有大承气汤、小承气汤、调胃承气汤三首，而吴鞠通在《温病条辨》中又化裁出宣白承气汤、导赤承气汤、增液承气汤、新加黄龙汤等，这个增补的过程就体现了对《伤寒论》学术的继承和发展。《温病条辨》为温病详立规矩而羽翼伤寒，系统论述了温病的证治规律和理法方药。此书一出，被当代医家所重视和推崇，汪廷珍为之作序，认为其"述先贤之格言，摅生平之心得"。

三、《温病条辨》的主要内容及学术价值

吴鞠通所著的《温病条辨》一书，成书于1798年，刊刻于1813年。该书以三焦为纲，结合卫气营血，对温热病的辨证论治进行了系统的论述，由此形成了吴鞠通以三焦为纲，九种病名为目，温热、湿热分类的理法方药俱全的温病辨证论治体系。

《温病条辨》共6卷，约11万字。卷首除序言、凡例外，设"原病篇"，引《内经》文19条，其下分注，以溯温病学说之源。卷1为上焦篇，论述各种温病的上焦证，列治法58条，方46首；卷2为中焦篇，论述各种温病及寒湿证的中焦证，列治法102条，方88首；卷3为下焦篇，阐明温病下焦证的证治方药，共列治法78条，方64首；卷4为"杂说"，设短论18篇，分论与温病病因病机诊断治疗善后等有关的问题；卷5为"解产难"，专论产后调治与产后惊风诸证；卷6为"解儿难"，议小儿急慢惊风及痘症等。《温病条辨》继承了《内经》《难经》中以六气统外感性疾病的理论，以六淫进行辨病，将温病分为风温、温热、暑温、湿温、秋燥、冬温、温毒、瘟疫、温疟等9种，同时在论述中又附列了寒湿。每种温病下，细设条文，辨证施治。条文首立病所病因，次述脉证，继明治则，再列方药，且自注病机、鉴别诊断及方药原理。在体裁上采用"自条自辨"的写作方法，逐条叙证，简明扼要，并在每一条后自加注释以阐述其未尽之义。

《温病条辨》立论新颖，条理分明，理法方药自成系统，理论密切联系实际，促进了中医温病学术的发展和临床辨治水平的提高。《珍藏医书类目》评价《温病条辨》说："可为之温病之津梁也。"因此后世称此书为"温病的传世之作"，吴鞠通也被奉为羽翼仲景之功臣。《温病条辨》的学术特点主要体现在以下几个方面。

第一，创立三焦辨治纲领，兼顾卫气营血。《温病条辨》中所列各病，每一种疾病也都是以三焦为纲进行辨证，即始于上焦，终于下焦。在三焦辨证之中，同时又结合了卫气营血辨证问题，例如风温、温热、瘟疫、冬温等病，其在上焦时，可以出现卫分证，也可以出现气血两燔证，也可以出现营分证，也可以出现血分证。说明《温病条辨》中辨病与三焦、卫气营血辨证的关系的内在联系。

第二，辨明寒温之异，重视清热保津。吴鞠通认为伤寒、温病有水火之异。寒病之原，原于水，温病之原，原于火。伤寒是寒邪，是水气，膀胱是水腑，寒邪先伤足太阳膀胱经，是以水病水。温病是温热，是火之气，肺者金之脏，温热先伤手太阴肺经，是以火乘金。这是伤寒温病病机最根本的区别。因火能克金，而温热克伤上焦，《温病条辨》在辨伤寒温病的水火阴阳之理论指导下，便选用了"三焦"辨证，以有别于伤寒"六经"分证，体验到阳能伤阴而温热最易耗液，便大力倡导了养阴保液之法，以有别于伤寒之着重扶阳保阳。全书贯穿着"认证无差"的要旨。处处启发后人要从病因、感染途径、传变规律、病理病机、临床证候、辨证方法、治疗原则、运用方药等方面来区别伤寒与温病的差异，使温病学说脱离伤寒而独树一帜。

第三，祛邪扶正同治，明确治疗禁忌。吴氏强调，在治疗温病时既要祛除病邪，又要顾护正气，并且在祛邪时提出"随其所在，就近而逐之"以及"逐其余邪"的观点，在护正方面提出"顾护津液""预护其虚"，进一步体现了邪正并重，邪正合治的思想，丰富了温病的祛邪扶正治法。此外还将温病的各种治疗禁忌进一步明确，例如"白虎之禁"、温病发汗之禁、湿温治疗三禁、斑疹治禁、淡渗之禁、苦寒之禁、数下之禁、下焦病治禁、下后食禁等。

第四，判断是否夹湿，分为温热湿热。吴鞠通在《温病条辨》中对所列九种常见的温病进行归类论述：如将风温、温热、瘟疫、温毒、冬温、秋燥等归为"纯热不兼湿"的温热类；将湿温、暑温、伏暑等归为"温病之兼湿"的湿热类。温热、湿热两类温病，在病因病机、症候表现、治疗等方面均各有异同，归类后能执简驭繁，易于掌握。

《温病条辨》的学术思想是在《内经》《伤寒论》及历代医家的学术成就的基础上发展起来的。特别是吸取了《伤寒论》及《临证指南医案》的学术思想，系统地论述了温病学说，从而把《伤寒论》的学术思想大大地向前推进了一步。理法方药严谨，观点阐述明确，不愧为一部具体体现温病学术思想的专著。

第六节　杨栗山与《伤寒瘟疫条辨》述评

一、生平简介

杨璿（1705—1795），别名杨浚，字玉衡，号栗山，清代中州夏邑（今河南夏邑）人。康熙四十四年（1705年），杨栗山生于河南省归德府夏邑县，自幼聪敏好学，读宋儒名臣言行录，便立志以韩魏公韩琦、司马光等名臣为榜样，通读四书五经，并对其进行注录，因很有见地，有"国士"之称。雍正戊申年（1728年），24岁的杨玉衡科举考试成为秀才，当时录取他的老师于公广批其卷云："三试经义论策，沉潜理窟如话家常，有关世教，有裨治道，有切于民生，日用粹然，儒者之言，此国士之风也，他日必非常人。"乾隆时，成为贡生。后杨氏乡试屡试不第，信其命如此，不可相强，故而转治于医。"余留心此道，年近四旬，乡闱已经七困，肇于乾隆九年甲子，犹及谢事""熟复《灵》《素》，更详热论"，专治岐黄之术。可见其于年近四十之时方才正式研究医学。

杨栗山一生曾经历了多次的瘟疫流传。乾隆乙亥、丙子、丁丑，夏邑连歉，瘟疫盛行，死者枕藉，杨氏用升降散，救大证、怪证、坏证、危证，后来将此方传施亲友，贴示集市，全活甚众。杨氏有鉴于"世之凶恶大病，死生人在反掌间者，尽属温病，而发于冬月之正伤寒，百不一二，仲景著书独详于彼而略于此"。深痛世人"于病寒病温两者之辨不明，故处方多误，以致杀人""无人不以温病为伤寒，无人不以伤寒方治温病，泥淆不清，贻害无穷"。"虽河间、安道已悉证治不同而未能穷其源。"杨氏面对 "瘟疫盛行，死者枕藉"的残酷现实，对伤寒和温病进行了深入细致的研究，积累了丰富的临床实践经验。晚年寓居江苏溧水县，正值当地瘟疫流行，以其方疗之者，每获良效，为了"不惟救耳目所接之人，而且欲救天下之人"，于是"集群言之粹，择千失之得零星采辑，参以管见，在七十九岁高龄，著成《伤寒瘟疫条辨》，"务辨出温病与伤寒另为一门，不复掺入《伤寒论》中，以误后学"，并表明"吾人立法立言，特患不合于理，无济于世耳。果能有合于理，有济于世，最违之，庸何伤"。真实地抒发了杨栗山高尚的品德和胸怀。乾隆六十年（1795 年），无子而卒，享年九十岁。

二、杨栗山的主要学术思想

杨栗山继承了《内经》《难经》《伤寒论》等医学经典，又广纳历代医家之精华，其中尤推崇刘河间、王安道、张璐、喻嘉言、吴又可等医家的学术精华，结合自己长期的临证经验，不断开拓创新，形成了极具特色的学术思想，主要体现在以下三个方面。

（一）治病须知运气

杨栗山曾说："天以阴阳而运六气，须知有大运，有小运，小则逐岁而更，大则六十年而易。"还提出："有于大运则合，岁气俱违者，自从其大而略变其间也，此常理也。有于小则合，于大相违，更有于大运岁气俱违者，偶尔之变，亦当因其变而变应之。"由此可知，杨栗山于临证中已注意到大运条件与温病发病的关系了，他强调"治病须知大运"。此外，还提到当大运、小运不相合时不可拘束于小运，即其所谓"遗其本而专事其末也"。

（二）寒温须明晰

发病方面，杨栗山总结出温病病机是感受清邪、浊邪。此二气并非风、寒、暑、湿、燥、火六气之属，而是天地间别有的一种杂气，其作用于天地就会"上涸空明清静之气，下败水土污浊之气"；侵犯于人，亦必导致人体气滞血凝，清浊相混，充斥奔迫于上、中、下三焦，火邪闭脉而伏，由内达外，从血分出，发为温病。而伤寒发病则为天地之常气的作用，即感受风寒，自阳而阴，从表入里。杨栗山认为杂气与六淫截然不同，概括其有五大特点：一是种类"无穷"、"其气各异"，为一切疫病毒邪之总称，因其气各异，故谓之杂气；二是杂气皆毒，对人体的危害重于六淫；三是杂气存在于天地之间"无形无声"，人体不易觉察，不似六淫之寒热温凉，人易感觉；四是各种杂气均有地域性、时间性和传染性；五是传染性的大小取决于杂气的强弱。

杨栗山提出了"温热之邪，直行中道，初起阳明者十之八九"的中焦说。"一发则炎热炽盛，表里枯涸，内外大热""一热即口燥咽干而渴，脉多洪滑，甚则沉伏"，呈现一派中焦热盛的证候。这一观点有别于吴又可的膜原说，对温疫病的传变有重要指导意义。

杨栗山还从脉象进行区分，第一，温病发病为天地杂气自口鼻直中中焦，充斥奔迫三焦，为邪气直中，故气口脉盛；第二，温病病机为怫热郁滞停留肌肉之分，因病位不属于表，故温病脉象为不甚浮沉，但中取洪、长、滑、数；第三，因阴阳相抟，故寸口脉阴阳俱紧。而伤寒则因感冒风寒，为天地之常气，故其传变遵循由表入里、由阳入阴顺序。受气于气分则病位尚浅，故脉象表现为浮紧或浮缓之不同。

治法上，杨栗山特别强调伤寒温病初病之时的治法，均应以发表为关键。杨氏"发表"是基于伤寒辛温发汗解表之法，引申为温病初病之时的辛凉透泄之法。这是因为，伤寒初病病位轻浅，由感受触冒风寒之邪自外传内，治疗时用辛温药物开腠理而发汗解表，用麻黄、桂枝、青龙之类；温病初病因得于天地杂气、内有怫热郁滞，惟用辛凉苦寒清泄里热，如升降散、双解之剂等。若使用辛温药物病情势必加重，甚至死亡。

（三）治法重逐秽

杨栗山认为温病则由天地杂气所致，或有劳逸失度、情志失调等内伤之因，怫热郁滞由内而发。

温病伏热之毒的具体治疗方法，杨氏以《伤寒论》"凡治温之病，可刺五十九穴"为大法。在此基础上，杨氏发挥为三焦分治，根据三焦不同生理特性，分别用升而逐之、疏而逐之、决而逐之兼以解毒之法，使伏热之毒得解。杨氏治疗温病非泻则清、非清则泻，按病情轻重缓急施治，指出温病"或该从证，或该从脉"，唯求病之本源为要。

三、《伤寒瘟疫条辨》的主要内容及学术价值

杨栗山于 1784 年著写《伤寒瘟疫条辨》一书（简称《寒温条辨》），影响深远。该书对伤寒与温病的病因、病机、治疗原则以及方药进行了详细剖解，条分缕析，解释确当。书中逐条辨析，故称"条辨"。全书共分六卷，卷一为总论，共二十一条，辨伤寒温病之病因、病机及治疗大法之区别；卷二、卷三为辨证，共列七十一条，对伤寒温病常见诸证进行辨析；卷四、卷五为医方辨，计选方一百一十八首，附方三十四首，其中绝大多数为前人成方；卷六为本草辨，阐述了治疗伤寒瘟疫常用药物的性味归经、功效主治，后附成方或是验案，便于读者阅读理解药物之功能效用。该书上溯《内经》《难经》《伤寒杂病论》，旁参《外台秘要》《伤寒直格》《伤寒明理论》《医经溯洄集》《类经》《温疫论》《伤寒缵论》等书，对伤寒与温病的病因、病机及治法进行了分析。其学术思想主要体现在以下三个方面。

（一）立论溯源《内经》

在《伤寒瘟疫条辨》中，杨栗山多次引用《内经》的原文，作为自己立论和理法方药的依据，并多有发挥。杨栗山在诊断温病时很重视脉诊，其理论源于《内经》。如《脉义辨》中引《内经》有关脉义的原文作为温病脉诊的理论基础，曰："脉至而从，按之不鼓，诸阳皆然。王太仆注曰：言病热而脉数，按之不鼓动于指下者，此阴盛格阳而致之，非热也。又曰：脉至而从，按之鼓甚而盛也。王太仆注曰：言病证似寒，按之而脉气鼓动于指下而盛者，此阳甚格阴而致之，非寒也。"诊察疾病时，杨栗山遵从《内经》中"能和脉色，可以万全"之旨，认为"看病者，得先要察色，然后审证切脉，参合以决吉凶也"。在温病的转归中，杨栗山也很重视《内经》理论。如《卷三·复病》中因饮食所伤所导致的食复，引用《内经》中"帝曰：热病已愈，时有所遗者何也？岐伯曰：诸遗者，热甚而强食之故也。若此者皆已衰，而热有所藏，因其谷气相搏，两热相合，故有所遗也。帝曰：病热当何禁之？岐伯曰：病热少愈，食肉则复，多食则遗，此其禁也"。故杨栗山强调在温病即将痊愈时，"慎勿便与粥食，只宜先进稀糊，次进浓者，须少与之，不可任意过食，过食则复，此一著最为紧要"。在组方配伍方面也遵从《内经》"热淫于内，治以咸寒，佐之以苦"之训，杨栗山认为温病内有盛热，所以治温十五方中多用苦寒之药。

（二）温病法宗仲景，阐明伤寒与温病病因、发病途径之不同

《卷一·温病脉证辨》中指出："《伤寒论·平脉篇》曰：寸口脉阴阳俱紧者，法当清邪中于上焦，浊邪中于下焦。清邪中上名曰洁也；浊邪中下名曰浑也；阴中于邪，必内栗也。"认为此为"温病脉证根源也"。由此可见，杨栗山受张仲景影响极深，对其评价极高。书中提到：《伤寒论》曰凡治温病，可刺五十九穴"此段明言温病治法与伤寒不同"。认为张仲景"于伤寒则用温覆消散，于温病则用刺穴泻热""可知温病伤寒划然两途矣"，而后世用伤寒方治温病，乃是由于王叔和"搜罗遗稿，编为序例"的过程中"杂以己意，以温病为伏寒暴寒，妄立四变换入《伤寒论》中"。所以杨栗山主张宗张仲景，认为"读仲景书，一字一句都有精义，后人知千方万论，再不能出其范围，余又何辩乎"。

杨氏认为："伤寒得天地之常气，先行身之背，次行身之前，次行身之侧，自皮肤传经络，受病于气分，故感而即动。认真脉证治法，急以发表为第一义……温病得天地之杂气，由口鼻入，直

行中道，流布三焦，散漫不收，去而复合，受病于血分，故郁久而发。因有因外感，或饥饱劳碌，或焦思气恼触动而发者。一发则邪气充斥奔迫，上行极而下，下行极而上，即脉闭体厥，从无阴证，皆毒火也。"

（三）创立治温新法，化裁十五首治温方

杨栗山在书中强调温疫基本病机为三焦火毒"怫郁内炽"，故应急以逐秽为第一义，以清泻三焦热毒。认为是因"杂气由口鼻入三焦，怫郁内炽"所致，用药以辛凉苦寒为主；并具体体现于治温十五方中。对于温疫的治法，也吸收了吴又可"逐邪为第一要义""勿拘于下不厌迟说"的观点，并有所创新，提出"温病热胜即下""下不厌早"。虽然杨栗山深受吴又可的影响，但是在温疫传变上却与其不同，指出"独惜泥在膜原半表半里，而创为表里九传之说，前后不答，自相矛盾，未免白圭之玷"，主张上中下三焦传变，并确认温病有表证，有里证，也有半表半里证。并且还创制升降散为后世医家所常用，杨栗山定治温方剂 15 首，升降散为首方、总方。《伤寒瘟疫条辨·卷四·医方辨》中对升降散分析为："而升降散，其总方也，轻重皆可酌用……是方以僵蚕为君，蝉蜕为臣，姜黄为佐，大黄为使，米酒为引，蜂蜜为导，六法俱备，而方乃成……君明臣良，治化出焉。姜黄辟邪而靖疫；大黄定乱以致治，佐使同心，功绩建焉。酒引之使上；蜜润之使下导，引导协力，远近通焉，补泻兼行，无偏胜之弊，寒热并用，得时中之宜。所谓天有覆物之功，人有代覆之能，其洵然哉。"升降散升清降浊，升降相因，则内外通和，怫热郁结顿消。因此，杨栗山称此方能治"表里三焦大热，其证不可名状者"，在其方下列可治之症 20 余条。以升降散为基础，根据郁热之轻重，轻者清之，共 8 方；重者泄之，共 6 方，共成治温 15 方，为后世治疗伏热温病疏通气机以退热提供了治疗新思路。

《伤寒瘟疫条辨》的内容引用了众多前辈医家的学术观点和思想，杨栗山在前人经验的基础上，遵师而不泥古，敢于立新，创立了以升降散为代表的治温病十五方，对温病学的发展起到了重大作用。杨栗山在《卷一·温病与伤寒治法辨》中表明自己在学术上对前人的继承："多采王刘二公，并《缵论》《绪论》《温疫论》《尚论篇》，及诸前辈方论，但有一条一段不悖于是者，无不零星凑合，以发挥仲景伤寒温覆消散，温病刺穴泻热之意，或去其所太过，或补其所不及，或衍其所未畅，实多苦心云。"后世称该书为"发千古未发之秘"，具有较高的理论及实用价值。

第七节　余师愚与《疫疹一得》述评

一、生平简介

余霖（1723—1795），字师愚，江苏常州桐溪人，曾寄居安徽桐城，清代著名温病学家。余师愚少时习儒，屡试不就，后弃儒从医，究心岐黄。乾隆二十九年（1764 年），京师大疫，时医用景岳之法及又可之法皆不效，其父亦在此次疫病中被用伤寒辛温发汗之法误治身亡，余师愚悲愤交加，后弃举学医，遍览百家之学，潜心钻研疫病，受刘河间火热论、吴又可温疫论的影响较大，加之在研读《本草纲目》时发现石膏"性寒大清胃热，味淡而薄能解肌热，体沉而降能泄实热"，遂在临证中反复实践、深入研究，体会石膏的妙用，发现温疫的治疗，"非石膏不足以取效耳"，其以重剂石膏大清疫热，创立了清瘟败毒饮一方，大清气血热毒，其辨证施治方法及方药在乾隆五十八年（1793 年）暑疫中取得了显著成效，其因高超的理论与临床水平而名噪当时，成为当时的治疫名家。其临证常常重用石膏清泻无形燥火，故有"余大剂"之称。余氏根据 30 年的临床实践经验，著成《疫疹一得》一书，对后世影响深远。

二、余师愚的主要学术思想

余师愚侧重于疫疹的研究，于疫疹的诊断治疗等方面颇有新得，见论独树一帜。其学术思想主要体现在以下四个方面。

（一）认为火毒为疫疹主因

余师愚重视岁时运气与疾病发生发展的关系，详参天时，审证求因，认为温疫为感受四时不正之疠气而致，疠气为无形之毒，毒为火也，危害甚大，因此对疫疹病因的认识突出于"火毒"二字，即温毒火邪。火毒之窝巢在胃，阳明胃火可随十二经气血弥漫全身。《疫疹一得》中对疫病五十二症的病因病机等进行了阐述，如"头痛倾侧"一症，"头额目痛，颇似伤寒，然太阳、阳明头痛不至于倾倒难举；而此则头痛如劈，两目昏晕，势若难支。总因毒火达于两经，毒参阳位，用釜底抽薪之法，彻火下降，其痛立止，其疹自透。误用辛香表散，燔灼火焰，必转闷症"，认为总由火毒达于两经（太阳阳明），毒参阳位所致；腹痛一症，"胃属湿土，列处中焦，为水谷之海，五脏六腑十二经脉，皆受气于此，邪不能干。弱者著而为病，偏寒偏热，水停食积，皆与真气相搏而痛，此言寻常受病之源也。至于疫疹腹痛，或左或右，痛引小腹，乃毒火冲突，发泄无门。若按寻常腹痛分经络而治之，必死。如初起，只用败毒散，或凉膈散加黄连，其痛立止"，认为乃毒火冲突，发泄无门所致；"谵语"一症，"心主神，心静则神爽；心为烈火所燔，神自不清，谵语所由来矣"，属于心为烈火所燔所致。

（二）注重斑疹的辨析

作为温病诊断的重要内容，辨斑疹，余氏对此有卓然的认识。余师愚认为火毒为疫疹的主要病因，斑疹是火毒的外在表现，曰："火者疹之根，疹者火之苗也。"通过疫疹的色泽、形态、分布和发出过程等，结合患者的症状、脉象等，判断病邪性质、病位浅深、病邪轻重、病势进退及疫病预后。在疫疹色泽方面，提出疫疹以红活荣润为佳，淡而不荣、娇艳干滞、深红为血热较重，颜色艳红为热极之象；疫疹色泽由红活向淡红、深红、艳红或紫黑发展，是病势加剧的征象，反之则病势向愈。在疫疹形态方面，余师愚言："余断生死，不在斑之大小紫黑，总以其形之松浮紧束为凭耳。"他认为斑疹"松活浮于皮面，红如朱点纸，黑如墨涂膏肤，此毒之松活外现者，虽紫黑成片，可生；一出虽小如粟，紧束有根，如履底透针，如矢贯地，此毒之有根锢结者，纵不紫黑亦死"。即斑疹松活浮洒于皮面，不论色泽之红、黑，均为热毒外现的征兆，虽有恶症，亦可救治；若斑疹紧束有根，坚硬纵深，其色青紫甚或紫黑，多见于胸背，属胃热将烂之色，宜清胃凉血，使斑疹松活色退，则预后良好。就发疹过程而言，疹发迅速，为正能胜邪；若疹发较迟，为正虚邪盛，"其发越迟，其毒愈重"，预后不佳。结合患者脉象及临床表现来看，若疫疹兼六脉细数沉伏、四肢逆冷、头汗如雨等症状，为阳盛格阴，预后较差。

（三）甄别伤寒与温疫之异

虽然《温疫论》论述了温疫与伤寒的异同，但时医仍旧固守伤寒之法治疗温疫，因此，余氏对温疫与伤寒进行了详细比较与分析，提出以"热""寒"为区分要点及"伤寒无斑疹"的观点。余师愚认为疫病初起，症状与伤寒类似，后人多以伤寒之法治疗，此为误治。因此余师愚在《疫疹一得》"疫疹提要""论疫与伤寒似同而异"等篇中，从伤寒与温疫的临床表现、病机等对二者进行了区别，指出"伤寒初起，先发热而后恶寒；疫症初起，先恶寒而后发热，一两日后，但热而不恶寒""太阳、阳明头痛不至如破，而疫则头痛如劈，沉不能举""伤寒无汗，而疫则下身无汗，上身有汗，惟头汗更盛""少阳之呕，胁必痛、耳必聋；疫症之呕，胁不痛、耳不聋""太阴自利者，腹必满；疫症自利者，腹不满"。余氏明确划清了伤寒与温疫的界限，为临床疫症的辨识提供了可靠依据。

（四）治疫重视清热解毒

余师愚认为"毒火盘踞"是热疫的主要病因，"热者寒之"，治疗强调清热解毒，尤其是清胃泄热。"既曰毒，其为火也明矣"，强调治疗疫疹不可发表、攻里，认为"一经表散，燔灼火焰，如火得风"，其焰愈炽，攻里则会伤及中焦，损伤阴液，邪毒易乘虚而入。针对时医滥用发表、攻里之法，导致邪毒乘虚而入、变证繁多，出现四肢逆冷、神志昏迷、舌卷囊缩等恶候，提出以清热解毒为疫疹治疗的基本法则，主张"用药必须过峻数倍于前人"，以大剂直捣病所。创立了大清气血热毒之清瘟败毒饮方，该方为白虎汤、犀角地黄汤、黄连解毒汤三方加减而成，主治"一切火热，表里俱盛，狂躁烦心，口干咽痛，大热干呕，错语不眠，吐血衄血，热盛发斑"。余氏注解："斑疹虽出于胃，亦诸经之火有以助之。重用石膏直入胃经，使其敷布于十二经，退其淫热；佐以黄连、犀角、黄芩泄心肺火于上焦，丹皮、栀子、赤芍泄肝经之火，连翘、玄参解散浮游之火；生地、知母抑阳扶阴，泄其亢盛之火而救欲绝之水；桔梗、竹叶载药上行；使以甘草和胃也。此大寒解毒之剂，重用石膏，先平甚者，而诸经之火自无不安矣。"

三、《疫疹一得》的主要内容及学术价值

余师愚所著《疫疹一得》一书，为温病通论著作，著于乾隆五十九年（1794 年），刊行于嘉庆十六年（1811 年）。该书就疫疹的病源、诊断、治疗及预后提出了一些创见，有重要的理论价值和临床实用价值。《疫疹一得》虽以疫疹命名，但其书中所述并不局限于疫疹，还包括疫病，所含甚广。该书分为上、下两卷，上卷结合五运六气理论，主要论述疫疹的发病、病症、辨证论治等，主张参合天时运气的变化规律，随症施治，知常达变，方能应手取效，其内容系统、精要。提出疫疹"不宜表下"，而当以清瘟败毒为治。并具体列述了热性瘟毒敷布十二经所出现的疫病常见 52 症的表现，包括瘟疫病的各种凶险症状。下卷介绍了疫病瘥后 20 症及其调护方法；通过鉴别疫疹形色，判断病邪深浅及其预后；列出了疫疹治疗的常用 30 首方剂。卷末附有验案 12 则。其学术价值主要有以下两个方面。

（一）辨治疫病斑疹

余师愚详细论述了疫疹的病因病机、临床表现、诊断及鉴别诊断、治疗及预后等。根据疫疹发生的气候及临床表现，认为斑疹是由热性瘟毒入胃所致，病机以热毒为主，重视正气在疫病发生、进展、预后中的作用，体质壮实之人，胃气盛实，疫邪不能入胃，故不出现斑疹；体质虚弱之人，热性瘟毒可直接入胃，疫病早期即可见斑疹。斑与疹二者均由血分热毒，伤络破血，外出肌肤所致，二者病机相同，仅形态有异。脉象方面，余师愚认为疫疹必现数脉，根据脉位可推及疾病深浅，如脉见浮大而数，病位较浅，瘟热邪气可随汗而透散，脉见沉数，病位较深，需投以大剂清热解毒药物，扭转疾病态势，若脉象若隐若现、沉取不应，此为恶候，属邪气病位深伏，预后不佳。余师愚提出根据斑疹的形态来判断浮热疫毒的浅深程度，形态"松浮"，其色红、紫、赤或黑，如同洒于皮肤表面，是疫毒轻浅的表现，形态"紧束"，根脚较深，仿如从肉中钻出一样，形状像浮萍露出水面的部分，预示预后不良，即"松而且浮，洒于皮面"者预后良好，"紧束有根"者险恶，预后较差。

（二）创清瘟败毒饮等方治疗疫疹

针对疫疹的治疗，创立清热泻火、凉血解毒消斑之法。清瘟败毒饮为该法的代表方剂，是余师

愚治疗火热毒邪所致的热疫及热疫发斑的主方，主治温疫热毒、气血两燔证。该方系白虎汤、黄连解毒汤及犀角地黄汤三方组合而成，具有诸方协同作用。余师愚认为瘟热客胃，十二经为火燔。斑疹之发，虽出于胃，但亦有十二经之火助之，故重用石膏直入胃经，敷布于十二经，以清除邪热；佐黄连、犀角、黄芩以清泄心、肺经之火于上焦，以丹皮、栀子、赤芍，疏泄肝经之火，连翘、玄参解散浮游之火，生地、知母抑阳扶阴，泄其亢盛之火，而救欲绝之水，桔梗、竹叶载药上行，使以甘草和胃，且能解毒利咽。《本草纲目》记载石膏性大寒，味淡而薄，大清胃热，能解肌热，同时体沉而寒，又能泻实热。余师愚认为应当重用石膏，先平火势最甚者，则诸经之火无以挂虞。余师愚根据患者火热毒邪的程度，按照石膏、生地、犀角、川黄连四味主药的不同用量，分为大、中、小三种剂量，如文中所说"疫证初起，恶寒发热，头痛如劈，烦躁谵妄，身热肢冷舌刺唇焦，上呕下泄。六脉沉细而数，即用大剂，沉而数者，用中剂，浮大而数者，用小剂"，大剂生石膏用六至八两，小剂用八钱至一两一钱。清瘟败毒饮是大清气血、寒凉泻火解毒之重剂，适用于温热病极期邪深毒盛、气营或气血两燔的重证、险证。

清瘟败毒饮具有较高的临床价值，近现代用此方治疗流行性乙型脑炎、流行性脑脊髓膜炎、猩红热等热性病症，显现出显著的疗效，对温病学派有深远影响。疫疹一得在外感热病的治疗方面，补充了《伤寒论》的不足，在温疫论治方面，与《温疫论》相得益彰，进一步丰富了温疫病的辨证施治内容。

王孟英高度评价余师愚："独识淫热之疫，别开生面，洵补昔贤之未遂，堪为仲景之功臣。"《疫疹一得》为其集 30 年行医经验所著，全书对火热毒邪所致的温疫证治作了系统论述，对后世疫病的治疗产生了较大影响，具有重要的临床实用价值。

第八节　王孟英与《温热经纬》述评

一、生平简介

王士雄（1808—1863），字孟英，晚号梦隐，别号潜斋、半痴山人、随息居士。浙江钱塘（今浙江杭州）人，祖籍安化（今甘肃庆阳），后移居盐官（今浙江海宁）。出身于医学世家。其曾祖父王学权曾撰《医学随笔》，祖父王国祥曾辑注《医学笔记》，其父校订《医学随笔》遗稿。孟英耳濡目染，自幼聪慧，亲承庭训，孜孜不倦，立志精研岐黄之术，虽幼年失怙，生活坎坷，但佐理盐业之余，钻研医籍。孟英深研医理，实践丰富，医术高超，而立之年，即名噪一方。时战乱频发，疫疠流行，孟英感时医不辨温病与伤寒，以补为喜，致伤夭无数，故专研温病，潜心临证，其医术精湛，医德高尚，对温病认识独到，著述丰富，其著述及评注主要有《温热经纬》《随息居重订霍乱论》《王氏医案》《王氏医案续编》《王氏医案三编》《归砚录》《潜斋简效方》《重庆堂随笔》《鸡鸣录》《古今医案按选》《言医选评》《柳州医话良方》《洄溪医案按》等。《温热经纬》是其中影响最大的，是中医温病学重要著述。王孟英被誉为"温病学派四大家"之一，对温病学的发展作出了巨大贡献。

二、王孟英的主要学术思想

清朝时期，江南地区，瘟疫流行。时医寒温混淆，滥投温补，致死者众。为纠正时弊，"开医家之智慧，扩病者之生机"，王氏勤求古训，博采众长，结合临床，对温病进行阐发，著述颇丰，他既是理论大家，也是临床大家。其学术思想主要体现在以下六个方面。

（一）阐发温病病因之暑、温、热

《温热经纬》将古代医家与温病相关的论述与文献收录其中，突出体现了其对温病的认识。在病因认识方面，王孟英突出温病病因的温热特性，反对时医认为外感病因均为伤寒的主张，认为"温热为阳邪，火必克金，故先犯肺"。对暑热本质也有独到见解，认为暑为阳邪，暑热同气，言"其首先犯肺者，乃外感温邪。若夏至后则渐热，故病发名曰暑。盖六月节曰小暑，六月中曰大暑，与冬至后小寒、大寒相对待，是病暑即病热也。乃仲圣以夏月外感热病名曰暍者，别于伏气之热病而言也"。王氏对暑、湿分而言之，反对"暑必夹湿"之说，"暑令湿盛，必多兼感，故曰夹，犹之寒邪夹食，湿证兼风，俱是二病相兼，非谓暑中必有湿也。故论暑者，须知为天上烈日之炎威，不可误以湿热二气并作一气始为暑也，而治暑者，须知其夹湿之多焉"，治宜清泄暑热。对辨治暑证有重要实际意义。

（二）阐明温病病机之顺传与逆传

叶天士《外感温热篇》中指出温病的病机传变，"温邪上受，首先犯肺，逆传心包"，但叶氏只云"逆传"，而未明言温病顺传，因此理解较难、争议颇多，诸家见解不一，如章虚谷从五行生克方面，认为"心属火，肺属金，火本克金，肺邪反传于心，故曰逆传也"；吴鞠通从三焦病变方面，认为凡温病，始于上焦，在手太阴，肺病逆传，则为心包，上焦失治，传中焦，终下焦。王孟英言："肺开窍于鼻，吸入之邪，先犯于肺，肺经不解，则传于胃，谓之顺传，不但脏病传腑为顺，而自上及中，顺流而下，其顺也有不待言者，故温热以大便不闭者易治，为邪有出路也。若不下传于胃，而内陷于心包络，不但以脏传脏，其邪由气分入营，更进一层矣，故曰逆传也。"明确指出邪气由肺入心（心包）、由气分入营分均为逆传，高度概括了顺传与逆传的含义、关系及预后，贴合临床，有助于理解叶氏之说。

（三）指出温病发病类型有伏气温病与新感温病

温病的发病类型有两种，即伏气温病和新感温病。明清以前，重视伏气温病说，认为伤寒是一切外感热病的主要原因，用伤寒阐释温病病因。伏邪学说理论源于《素问·生气通天论》："冬伤于寒，春必温病。"感受外邪，伏于体内，过时而发者，谓之伏气温病；感受外邪，即时发病者，谓之新感温病。叶天士《温热论》、陈平伯《外感温病篇》、吴鞠通《温病条辨》、薛生白《湿热病篇》等著作的相继问世，提高了人们对新感温病学说的重视程度。王孟英根据临床实际，指出"或不知有伏气为病，或不知有外感之温"，力倡伏邪、新感并存，并认为新感可以引动伏邪发病，"新邪引动伏邪者，初起微有恶寒之表证"。王氏之论，言简意赅，影响深远。

（四）诊察温病注重切按胸腹

叶天士在《外感温热篇》中提出了温病的常用诊察手段：辨舌、验齿、辨斑疹白㾦，王孟英对其进行了发挥，突出切诊中的切按胸脘。指出："凡视温证，必察胸脘，如拒按者，必先开泄……虽舌绛神昏，但胸下拒按，即不可率投凉润，必参以辛开之品，始有效也。"察胸腹，可以辨温病是否兼夹痰湿，以指导立法用药。若温病胸腹拒按，苔白不渴者，必有痰湿内阻，治必先用开泄之品，若舌绛神昏，胸下拒按者，痰浊闭阻较重，不可轻投凉润，必参以辛开之品以化痰浊，痰去则热透，其神自醒，若先予凉润，不但不能直清其热，反易凉药助痰病险，实属孟英经验之谈。

（五）温病治疗全程重视养阴保津

王孟英发现温邪容易伤阴，《温热经纬》谓："用药之道亦如此。又曰：实其阴以补其不足，此一句实治温热之吃紧大纲。盖热病未有不耗阴者，其耗之未尽则生，尽则阳无留恋，必脱而死也。"

明确指出温热病过程中容易出现津液耗损，阴液未能及时补充而耗尽，则阳无所附，阴阳离决，故温病辨治，必滋阴养液，且要早期濡养津液。因此，王孟英温病诊疗临证中十分注重养阴，并将养阴保津法贯穿于温病诊疗始终。王氏主张用药清淡甘凉，以濡养肺胃，肺胃津充则五脏六腑俱得其养，邪气出路顺畅，避免邪热壅闭，其用药喜用沙参、麦冬、石斛、玉竹、百合、玄参、西洋参之类。此外，清泄热邪，可以祛邪养阴。王孟英言"凡病偏于阳者，必不足于阴""热不清，则津液不复"，故养阴之法，必须着眼于消除病邪，病邪得祛，则气机得通，津液得布。王孟英重视肺胃之津，其谓："清肃肺胃，展气化为充津。"肺胃宣降功能复常，则津守液还。王孟英还常用食品代替药物养阴生津。

（六）温病治以轻解，善创新方

王孟英诊治温病指出："仲景论伤寒，又可论疫证，麻桂、达原不嫌峻猛。此论温病，仅宜轻解……乃上焦之治，药重则过病所。"主张治疗温病以轻解为法，认为轻可去实，轻小之剂可宣可泄。邪在卫分（上焦肺卫），治以轻清宣透，谓"上焦温证，治必轻清"，宜轻清宣透。邪在气分，治以轻清清气。王孟英认为，"所谓清气者，但宜展气化以轻清，如栀、芩、蒌、苇等味是也"，不宜乱投厚朴、茯苓、枳壳等寒凉药物。邪气留连气分，可轻清宣泄，用轻清之品，清气生津，以使气机疏畅，邪气松达，邪从汗解。邪入营血，治以轻清透解，清营泄热，凉血散血，轻透营分之邪，和通气血，畅达邪气。王孟英师古而不泥古，活用古方，擅创新方。如自创蚕矢汤、连朴饮治疗霍乱；创制甘露消毒丹治疗湿热时疫；创王氏清暑益气汤治疗暑热内盛，气津两伤。

三、《温热经纬》的主要内容及学术价值

《温热经纬》一书，成书于1852年，刊行时间不详（一说刊行时间为1863年）。该书以《内经》《伤寒论》《金匮要略》中有关热病的论述为经，上以溯流清源，下以叶天士《外感温热篇》《三时伏气外感篇》、陈平伯《外感温病篇》、薛生白《湿热病篇》、余师愚《疫病篇》等清代诸家温病学著作的温病条文为纬，故以"经纬"名书，附以后世诸家注释，并结合自己的临证体会逐段添加按语，结构清晰，理法分明，旁征博引，系统全面，是极具学术价值的温病学文献汇编，对完善温病学术理论体系具有重要意义。

该书分为5卷，约13万字。书写体例分为引文、注释、按语、评语四个部分，卷1为辑录《内经》中有关温热暑病理论的条文，并征引历代医家注释，从病因、病机、证候、治法等方面加以阐明；卷2为张仲景之《伤寒论》《金匮要略》温热病、疫病内容之集注及重要按语；卷3分为叶天士"外感温热篇""三时伏气外感篇"，为叶天士论述温病的相关条文及重要按语；卷4收录陈平伯、薛生白、余师愚有关湿热、温热病及疫病的论述，广集诸家重要评论及按语；卷5为方论，收载温热病临床常用方剂114首，其中以仲景方为多，详列其方药组成、煎服方法、诸家方论、按语等。

《温热经纬》对温病理论起到了一个重要的梳理与集成的作用，基本上反映了清末以前温病学说发展的水平。该书是后人了解温病学说演变、深入探讨温热病理法方药的重要著作，为温病集大成之作，后人亦尊孟英为"温病学之集大成者"。《温热经纬》的学术特点主要体现在以下五个方面。

（一）寒温融合，兼收并蓄

伤寒与温病为外感热病中的两大重要病种。《温热经纬》中不仅收入了叶、陈、薛、余四家之论，而且收入了《内经》及《伤寒论》《金匮要略》的相关条文，加之卷5采辑了许多仲景之方，孟英肯定了《内经》及仲景著作对温病诊治的重要指导作用，体现了其"寒温融合，兼收并蓄"的重要思想。

（二）进一步阐明和发挥伏气温病和外感温病

王孟英明确提出，温病的发病形式有新感与伏气两种，认为新感温病多由表及里，由浅入深；提出伏气温病由血及气，若治疗得当，其传变为自里达表，伏邪深沉，则病难治，王孟英还论述了伏气温病不同阶段的临床表现、舌脉特征等。其对伏气温病的阐发高度发挥了叶天士卫气营血辨证理论。

（三）明晰"逆传""顺传"理论

孟英认为："温邪始从上受，病从外解则不传矣。……不从外解，必致里结，是由上焦气分以及中下二焦为顺传。惟包络上居膻中，邪不外解，又不下行，易于袭入，是以内陷营分者为逆传也。然则温病之顺传，天士虽未点出，而细绎其议论，则以邪从气分下行为顺，邪入营分内陷为逆也。"对顺传传变机制作了明确解释，"肺胃大肠一气相通，温热须究三焦，以此一脏二腑为最要。肺开窍于鼻，吸入之邪先犯于肺，肺经不解则传于胃，谓之顺传。不但脏病传腑为顺，而自上及中，顺流而下，其顺也有不待言者"，在叶天士温病卫气营血传变规律基础上，释解了叶氏所言之"逆"，也弥补了叶氏未言之"顺"之理，是对温病传变过程相关问题的经典解读，为后人习学温病之传变机制起到了指引作用。

（四）辨明暑邪特性及暑病治法

王孟英对暑有独到认识，反对暑分阴阳，认为暑之性为火热之气，暑为阳邪，暑不一定必兼湿邪。"暑统风、火，阳也。寒统燥、湿，阴也。言其变化，则阳中惟风无定体，有寒风、热风；阴中则燥、湿二气，有寒、有热。至暑乃天之热气，流金砾石，纯阳无阴。"创制王氏清暑益气汤治疗暑病。

（五）温病辨治重视养阴存津

王孟英继承了叶天士、吴鞠通等温病学家的学术思想，在温病辨治中重视养阴存津，阴津存亡与温病预后密切相关。"耗之未尽者，尚有一线生机可望；若耗尽而阴竭，如旱苗之根已枯矣。"进一步提高了顾护津液思想在温病辨治中的突出作用。还善于利用常见的一些食品来代替药物养阴生津，如用青果、萝卜汁（名青龙白虎汤）清养肺胃；用梨汁（名天生甘露饮）养胃阴；用甘蔗汁（名天生复脉汤）养肺胃阴津等。

《温热经纬》"以轩岐仲景之文为经，叶薛诸家之辨为纬，纂为《温热经纬》五卷。其中注释，择昔贤之善者而从之，间附管窥，必加'雄按'二字以别"，直抒胸臆，语句精实，冀医"将温、暑、湿、热诸病名了然于胸中"，该书承前启后，对温病学作了较系统的整理和提高，发人深思，备受后人称道。

第九节　刘松峰与《松峰说疫》述评

一、生平简介

刘奎，字文甫，晚号松峰，诸城（今属山东潍坊）人，具体生卒年份不详，约生于雍正末年，卒于嘉庆初年，享年八十五岁，清代著名医家。因其晚年隐居于五莲松朵山下，故自号松峰老人。刘奎出身于官宦世家，其父刘引岗，一生为官，且精通医理，其祖父刘棨官至四川布政使，叔父任东阁大学士、首席军机大臣，其叔兄弟刘墉官至吏部尚书、体仁阁大学士。刘松峰自幼受庭训熏陶，勤读经史子集，具有深厚的文学功底，且精研《素问》《灵枢》《难经》及诸家名著，后师从于名医郭右陶、黄元御诸家，对疫病的治疗颇有见地。刘松峰推崇吴又可的《温疫论》，认可吴又可论治疫病的思想，且对其思想进行了补充和发挥。他不仅擅长诊治疫病，且多有著书立说。刘松峰一生奔波于京师、长安等地，有感于疫病治疗缺乏特定疗法，以致时医多以伤寒法治疗的弊端，在研究中医经典及各家论述的基础上，结合自己的实践认识，撰写了《松峰说疫》一书，此外，刘松峰还著有《濯西救急简方》《松峰医话》《景岳全书节文》《四大家医粹》《瘟疫论类编》等书。

二、刘松峰的主要学术思想

刘松峰推崇吴又可《温疫论》的学术思想，因此多继承其思想并加以发挥补充，在论治疫病方面颇多见长。其学术思想主要体现在以下四个方面。

（一）首创"三疫"说

刘松峰首先将疫病分为瘟疫、寒疫和杂疫三类。《松峰说疫》言："疫病所包甚广，而瘟疫特其一耳。又添杂疫、寒疫，各着方论，而症治始备，随编辑酌定""瘟疫者，不过疫中之一症耳，始终感温热之疠气而发，故以瘟疫别之。此外尚有寒疫、杂疫之殊，而瘟疫书中，却遗此二条，竟将瘟疫二字平看，故强分瘟病、疫病，又各立方施治，及细按之，其方论又谩无差别，殊少情理，断不可从也"。感受温热疠气者为瘟疫，感受四时暴寒邪气者为寒疫，杂疫寒热性质皆有，种类多样，症状千奇百怪，没有特定的治疗原则与治疗方法。

（二）阐发瘟疫六经治法

刘松峰遵《伤寒论》六经证治之说，创立了瘟疫六经治法。瘟疫六经病症有其内在传变规律，分为太阳经、阳明经、少阳经、太阴经、少阴经、厥阴经，如太阳经头痛热渴症、太阳经烦热燥渴症、阳明经目痛鼻干症、阳明经目痛鼻干呕吐泄利症、少阳经胁痛耳聋症、少阳经三阳传胃症、太阴经腹满嗌干症、少阴经干燥发渴症、厥阴经烦满囊缩症，按照伤寒理法治疗。例如，瘟疫太阳经头痛热渴症，出现头项痛，腰脊强，发热作渴，为卫闭营郁，治以清营热而泄卫闭，凉金补水而开皮毛，用元霜丹（浮萍、麦冬、元参、丹皮、芍药、甘草、生姜、大枣）治疗；太阳经出现身痛、脉紧、烦躁、无汗等症，为寒性闭藏，卫阳过闭，邪不能泄，营郁莫达，用浮萍黄芩汤（浮萍、黄芩、杏仁、甘草、生姜、大枣）清散经络之热。阳明经目痛鼻干症，为阳明燥热在经，治宜凉泄经络，用素雪丹（浮萍、石膏、麦冬、元参、葛根、丹皮、白芍、生姜）加减治疗；阳明腑证，出现汗出、潮热、谵语、腹满、便秘等症，为经热郁蒸、腑热内作，用大小承气汤酌加养阴凉血之味以使脏阴续复，营郁外达。少阳经胁痛耳聋症，为相火炎蒸，当以清凉和解之法，散其炎烈，红雨丹（柴胡、黄芩、芍药、甘草、丹皮、元参、生姜）主之；少阳经出现目眩、耳聋、口苦、咽干、胸痛等症，宜清散经邪，杜其入腑，用小柴胡加花粉芍药汤（柴胡、黄芩、半夏、甘草、生姜、芍药、天花粉）治疗。太阴经腹满嗌干症，治宜清散皮毛，泄阳明之燥，而滋太阴之湿，黄酥丹（浮萍、生地、炙草、丹皮、芍药、生姜）主之。少阴经干燥发渴症，治宜清散皮毛，泄君火之亢，益肾水之枯，紫玉丹（浮萍、生地、知母、元参、炙草、天冬、生姜）主之。厥阴经烦满囊缩症，治宜清散皮毛，泄相火之炎，滋风木之燥，苍霖丹（浮萍、生地、芍药、当归、丹皮、甘草、生姜）主之。

（三）首创瘟疫统治八法

刘松峰创制了解毒、针刮、涌吐、罨熨、助汗、除秽、宜忌及符咒"瘟疫统治八法"。刘松峰认为毒气与瘟疫相为终始，以解毒为第一要义，首创两首方剂用于解毒，即金豆解毒煎和绿糖饮。"针刮"法，即针法和刮法，针法包括刺法和挑法，"用针直入肉中曰刺""将针尖斜入皮肤向上一拨，随以手摄出恶血曰挑"。涌吐即通过涌吐使病邪得以发散，刘松峰认为瘟疫不论病发几日，大吐则为吉兆，"将欲汗解也"，认为吐法使用较少，但其确有效。罨熨法是把药末或药物粗粒炒热捣烂，用布包住，挤出汁液，熨于患处的方法。关于助汗法，刘松峰认为"不论伤寒、瘟疫，而汗之之功，为甚巨矣"，提出"汗无太速，下无太迟"之说。瘟疫流行，皆疫邪秽气鼓铸，通过焚烧、佩带药物以除秽，既能治病，又能防病。刘松峰重视疫病治疗期间的护理问题，言："治瘟疫，虽以用药为尚，而宜忌尤不可以不讲也。不知所宜，不能以速愈；不知所忌，更足以益疾。"刘氏用符咒法预防瘟疫的实质是通过心理暗示调动机体的正气，以达到抵御邪气之目的。

（四）记载特色避瘟方、除瘟方

刘松峰总结清代以前历代医家的疫病预防思想，并广收民间及医书记载有效防疫验方，结合其临证经验，提出诸多详尽的疫病预防方法及方药，于《松峰说疫》中记载了69首避瘟方（其中有符咒3方）、49首除瘟方。包括汤剂、散剂、丸剂、酊剂、水浸剂等多种剂型，以及内服、噙化、熏烧、悬挂佩戴、纳鼻、嗅鼻、塞鼻取嚏、探吐、点眼、手握、药浴、涂抹等多种方法，多法配合。如避瘟丹，"烧之能避一切秽恶邪气"，用苍术、乳香、甘松、细辛、芸香、降真香，六药等分，糊为丸豆大，每用一丸焚之，良久又焚一丸，略有香气即妙。老君神明散，以苍术一钱、桔梗二钱五分、细辛一两、炮附子一两、乌头四两，"共为细末，带于身边，可免瘟疫。不可服"。

三、《松峰说疫》的主要内容及学术价值

《松峰说疫》一书成书于乾隆四十七年（1782年）。该书继承了《温疫论》等疫病名著的学术思想，以及《内经》五运六气学说，并加以发挥和补充，对疫病的分类、治法、方药等进行了系统论述。首创三疫说，将疫病分为瘟疫、寒疫和杂疫。强调治疗疫症要善于变通，创制"瘟疫统治八法"。并且总结中国古代预防瘟疫的办法撰写了"避瘟方"，同时还对治疗疫病的药物加以补充和修正，在治疗瘟疫症方面独树一帜。

《松峰说疫》为温病通论著作，全书共6卷。卷1曰"述古"，该卷广参《内经》以及张仲景、张凤逵、吴又可、刘南瑛、卫逊亭等人关于疫病的论述，以明其学有渊源；卷2曰"论治"，先列总论12条，详论瘟疫名义、立方用药、舍病治因、疫症种类等，次举瘟疫统治八法、瘟疫六经治法、瘟疫杂症治略，并设杂症简方及应用药；卷3曰"杂疫"，广收清代民间72种杂疫，如葡萄疫、捻颈瘟、虾蟆瘟、大头瘟、瓜瓤瘟、杨梅瘟、疙瘩瘟、软脚瘟、绞肠瘟、鸬鹚瘟等，并各附简便良方，再列举了放痧、刮痧、治痧诸法及用药禁忌；卷四曰"辨疑"，共列14条，对前人关于疫病之论，结合自身临证心得详加辨析。卷5曰"诸方"，设避瘟方、除瘟方二大门类，约120余首，其中有采自前人治瘟之方，有自己裁定之方，并各附有方药症治，对疫病治疗用药进行了修正和补充；卷6曰"运气"，是承《内经》五运六气学说和"人与天地相参"思想，以五运六气推算自然气候的变化与疫病发生的关系。

《松峰说疫》的学术特点主要体现在以下两个方面。第一，疫病分三类。刘松峰认为疫病包含广泛，按照疫病性质，将其分为瘟疫、寒疫与杂疫三类。论述了各类疫病的病因、临床表现、治法等。分而言之，瘟疫始终为感受温热之疠气而发，邪从经络或口鼻而入，属热证，病位在膜原（半表半里），表里分传，"瘟疫之来，多因人事之相召，而天时之气运适相感也。故气机相侵，而地气又复相应，合天地人之毒气而瘟疫成焉"。治宜速逐，以辛温或辛凉以散邪，或芳香解秽，或解毒清下。寒疫乃感受天时之暴寒所发，春夏秋冬皆有，治法有发散、解肌。杂疫症状千奇百怪，寒热皆有，平素治法不能奏效，需四诊合参。"平素治法治之不应，必洞悉三才之蕴而深究脉症之微者，细心入理，一一体察，方能奏效，较之瘟疫更难揣摩。盖治瘟疫尚有一定之法，而治杂疫竟无一定之方也。"第二，疫病治疗。刘松峰认为疫病症状繁多且变化多端，提出治疗疫病要善于变通，曰：

"疫症千变万化，治之不可胶执，亦不可师心所顾。同志君子，神明而变通之是，则余之浓望也。"总结归纳了古代疫病治法，提出"瘟疫统治八法"，即解毒、针刮、涌吐、罨熨、助汗、除秽、宜忌及符咒。其中，"解毒"是"瘟疫统治八法"的第一要法。刘松峰认为"瘟疫之来，多因人事之相召，而天时之气运适相感也。故气机相侵，而地气又复相应，合天地人之毒气而瘟疫成焉"，认为毒气与瘟疫相为终始，治以"折其毒气自瘥"，拟定金豆解毒煎、绿糖饮清热解毒。刘松峰认为汗法居汗、吐、下三法的首位，认为"邪之中人，非汗莫解也"，强调"瘟疫虽不宜强发其汗"，若"其人秉赋充盛，阳气冲激，不能顿开者，得取汗之方以接济之，则汗易出，而邪易散矣"，提出"汗无太速，下无太迟"，宜缓汗之。此外，刘松峰认为吐法含有发散之意，也能发瘟疫之汗。此外，刘氏还认为瘟疫之火，因邪而生，治疗应以祛邪为先，邪散而火自退，苦寒之剂非但不能达到祛邪之效，反而会损伤人体阳气。因此，提出慎用黄连、黄柏、龙胆草、苦参等大苦大寒之药，可使用生地、二冬、元参、丹皮、栀子、黄芩、银花、犀角、茅根、竹沥、童便、葛根、石膏、人中黄辈等清热泻火药。刘氏还论述了石膏、大黄和芒硝这三味苦寒药物，认为"石膏虽大寒，但阴中有阳，其性虽凉而能散，辛能出汗解肌，最逐温暑烦热，生津止渴，甘能缓脾，善祛肺与三焦之火，而尤为阳明经之要药。凡阳狂、斑黄、火逼血升、热深、便秘等症，皆其所宜。唯当或煅或生，视病之轻重而用之耳。大黄虽大寒有毒，然能推陈致新，走而不守。瘟疫阳狂、斑黄、谵语、燥结、血郁，非此不除。生恐峻猛，熟用为佳。至于芒硝，虽属劫剂，但本草尚称其有却热疫之长，而软坚破结非此不可，但较诸石膏、大黄，用之便当审慎矣。夫以大黄、石膏之功能，彰彰若是，较之只有寒凉凝滞之性者，其宜否不大相径庭也哉！此治瘟疫者之所不可阙也欤。"因此，瘟疫的治疗可使用三承气、白虎汤等方。

刘松峰在《松峰说疫》自序中言："就自所经历者，聊抒管见，以羽翼又可，当亦谈疫者之所不斥也。"在吴又可的对温疫的认识基础上，刘松峰进一步论述了疫病的分类、治疗等，其学术思想对中医疫病学说的完善和发展有一定贡献。

第十节　雷少逸与《时病论》述评

一、生　平　简　介

雷丰，字松存，号侣菊，又号少逸，祖籍福建浦城，后随其父辗转迁居至三衢（今浙江衢州），生于道光十三年（1833 年），殁于光绪十四年（1888 年），为清末名医。其父雷逸仙曾弃儒学医，师从三衢名医程芝田，诗文医术皆出众，享有盛名。雷少逸自幼聪颖，勤勉好学，历览诸家之书，引申触类，继承家学，随父学医，躬身实践，悬壶于市，论理精确，多能取效，故也以医术闻名，尤其擅长治疗时证。雷少逸谨承其父"一岁中杂病少而时病多，若不于治时病之法研究于平日，则临证未免茫然无据"之志，感"从古至今，医学充栋，而专论时病者盖寡"，结合个人临诊心得，著有《时病论》一书。此外，雷氏爱好风雅，在丝竹、书画方面亦有颇深的造诣。在著书方面，雷氏尚有《药引常需》《脉诀入门》《药赋新论》《雷少逸医案》《病机药论》等书流传。由《脉诀入门》《病机约说》《方歌别类》《药赋新编》组成的《医家四要》一书，为雷少逸之子雷大震及雷少逸之弟子程曦、江诚三人将雷氏素日选读之书，共同整理辑录而成，是一部较好的中医入门读物。

二、雷少逸的主要学术思想

雷少逸对温病理论的主要贡献集中体现在对时病的命名分类、鉴别辨析、治则治法、方药运用等方面。其学术思想主要概括为以下三个方面。

（一）注重四时六气，知时论证

时令是论治时病的前提。雷少逸在《时病论》自序中言："医道之难也！而其最难者尤莫甚于知时论证，辨体立法。盖时有温、热、凉、寒之别，证有表、里、新、伏之分，体有阴、阳、壮、弱之殊，法有散、补、攻、和之异，设不明辨精确，妄为投剂，鲜不误人。"一年有春、夏、秋、冬四季更迭，四季有寒、热、温、凉主气变化，加之五运六气的流转，都是影响时病的因素，感受不同时气，可引起不同时病或影响时令病性质。因此，雷氏诊治时病，十分重视时令节气。各种时病有明显季节性，"盖春温者，由于冬受微寒，至春感寒而触发。风温者，亦由冬受微寒，至春感风而触发。温病者，亦由冬受微寒，寒酿为热，至来春阳气弛张之候，不因风寒触动，伏气自内而发。温毒者，由于冬受乖戾之气，至春夏之交，更感温热，伏毒自内而发。晚发者，又由冬受微寒，当时未发，发于清明之后，较诸温病晚发一节也"。

（二）倡导法随证立，以法代方，灵活变通

临床辨治时病，雷少逸提出"首先论证，其次立法，其次成方，又其次治案，医者能于此熟玩，自然融会贯通""弗执定某证之常，必施某法，某证之变，必施某法，临证时随机活法可也"。雷氏认为，自张仲景以来，成方无数，但"古人成方，犹刻文也"，临证不能直接挪用，应当详参患者体质之虚实和疾病之新久，灵活立法，以法代方，审病虚实，通其活法。要针对病机确立指导方剂的具体治法，"方即是法，法即是方"。在立法方面，雷氏认为无一定之常法和一定之变法，重要的是掌握不定之活法。知常达变，才能活用古方。观其立法、遣方、用药，多随机应变。如《时病论》中，春伤于风，先列举了解肌散表法、微辛轻解法、顺气搜风法、活血祛风法、宣窍导痰法、辛温解表法、辛凉解表法等法，法后带有药方及方解。在遣方用药方面，亦反对胶柱鼓瑟，常以轻灵活泼，如凡是四时太阳阳明少阳合病之轻证，均宜柴葛解肌汤加减治之，"无太阳证者，减羌活；无少阳证者，减柴胡；下利减石膏，以避里虚；呕逆加半夏，以降里逆"。

（三）重视宣达透邪，顾护津液

雷氏强调温病之初虽有表证，但总以宣肺泄卫为主，而慎用发表助汗之剂，如辛温解表法（防风、桔梗、杏仁、广陈皮、淡豆豉、葱白）治春温，用此方代麻黄，为葱豉汤合宣肺之杏仁、桔梗以利气机而宣达透邪，通治寒伤于表；凉解里热法（鲜芦根、大豆卷、天花粉、生石膏、生甘草）治暑温、冬温，君药芦根，其味甘，其性凉，其中空，不但能去胃中之热，且能透肌表之邪，诚凉而不滞之妙品，大胜寻常寒药；辛凉解表法（薄荷、蝉蜕、前胡、淡豆豉、栝蒌壳、牛蒡子）治风温，温邪上受，首先犯肺，佐以蒌壳、牛蒡开其肺气，气分舒畅，则新邪伏气，均透达矣。针对伏气温病，若无新感引动者，需尽早彻透其邪。"清凉之剂，凉而不透者多"，所以雷氏治以凉透为主，创清凉透邪法，取轻清透药，使"伏邪得透，汗出微微。温热自然得解"。温热最虑阴竭，故雷氏强调"凡一切温热，总宜刻刻顾其津液"，如里热熏蒸而汗多者，用清热保津法，热在胃腑者，用润下救津法。

三、《时病论》的主要内容及学术价值

《时病论》是首部论述时令病的专著，成书于光绪八年（1882年），同年，刊刻于世。其书以《素问·阴阳应象大论》"冬伤于寒，春必温病""春伤于风，夏生飧泄""夏伤于暑，秋必痎疟""秋伤于湿，冬生咳嗽"之论为纲，以四时六气之病为目，首述时病的病因、病理、症状特点及立法依据，次列自拟诸法及常用成方并详加注释，卷后附己之临证验案，案论结合，说理详明，立法切要。全

书遵《内经》、仲景之说，兼择喻嘉言、程芝田之长，强调时病的治疗需"按四时五运六气分治"。书中所言时病，也称为时令病，即四时感受六淫（风寒暑湿燥火）为病，属于外感病，具有发热等症状，但与时疫不同，时令病没有传染性，不会造成流行。因此，本书所论述的时病即瘟疫类疾病以外的季节性疾病（外感病）。

《时病论》共8卷，附论1卷。各卷之中，以四时为主线，阐述不同季节时病的发生、发展及证治特点，先罗列常见时病病种（共76种），再示"拟用诸法"（共60法），继而列举"备用成方"（共104首），最后附以"临证治案"（共87则），书末附有13篇医论。全书文笔流畅，条理清晰，理法方药俱全，且有雷氏个人经验治案，理论紧密联系实际，因此非常适用于临床。《时病论》的学术特点主要体现在以下三个方面。第一，知时论证，按时分病。时病的发生与四时主气密切相关，"春时病温，夏时病热，秋时病凉，冬时病寒"，故雷氏论治时病，强调注重把握时令节气，言："时医必识时令，因时令而治时病，治时病而用时方，且防其何时而变，决其何时而解，随时斟酌。"书中阐释了四季不同时病的病因、辨证、立法、用药等。"冬伤于寒，春必温病"之下，列举了春温、风温、温病、温毒和晚发5种病；"春伤于风"之下，列举了伤风、冒风、中风、风寒、风热、风温、寒疫7种病；"春伤于风，夏生飧泄"之下，列举了飧泻、洞泄、寒泻、火泻、暑泻、湿泻、痰泻、食泻等18种病；"夏伤于暑"之下，列举了伤暑、冒暑、中暑、暑厥、暑咳、暑瘵、霍乱、痧气、秽浊、疰夏等14种病；"夏伤于暑，秋必痎疟"之下，列举了暑疟、风疟、寒疟、湿疟、温疟、瘴疟、瘅疟、牝疟、痰疟、食疟、疫疟等19种病；"秋伤于湿"之下，列举了伤湿、中湿、冒湿、湿热、寒湿、湿温、秋燥7种病；"秋伤于湿、冬生咳嗽"之下，列举了痰嗽、干咳2种病；"冬伤于寒"之下，列举了伤寒、中寒、冒寒、冬温4种病。第二，以法统方，方随法出。"方使人规矩，法令人巧"，雷少逸提倡以法统方，拟用诸方皆以法名之。如"春伤于风"，解肌散表法，治风邪伤卫，头痛畏风，发热有汗等证，药用嫩桂枝、白芍药、粉甘草、生姜、大枣，桂枝走太阳之表，专驱卫分之风；白芍和阴护营，甘草调中解热，姜辛能散，枣甘能和，又以行脾之津液，而调和营卫者也。微辛轻解法，治冒风之证，症见头微痛，鼻塞，咳嗽，药用紫苏梗、薄荷梗、牛蒡子、苦桔梗、栝蒌壳、广橘红，风冒于皮毛，皮毛为肺之合，故用紫苏、薄荷以宣其肺，皆用梗而不用叶，取其微辛力薄也。风为阳邪，极易化火，辛温之药，不宜过用，所以佐牛蒡之辛凉，桔梗之辛平，以解太阴之表，及栝蒌壳之轻松，橘红之轻透，以畅肺经之气，气分一舒，则冒自解矣。顺气搜风法，治风邪中经，左右不遂，筋骨不用，药用台乌药、陈橘皮、天麻、紫苏、甘菊花、参条、炙甘草、宣木瓜、桑枝，乌药、陈橘皮以顺其气，天麻、苏、菊以搜其风，佐参、草辅其正气，木瓜利其筋骨，桑枝遂其左右之用也。活血祛风法，治风邪中络，口眼歪斜，肌肤不仁，药用全当归、川芎、白芍、秦艽、冬桑叶、鸡血藤胶、橘络，鸡血藤胶、川芎以活其血，全当归、白芍补益营血，秦艽为风药中之润品，散药中之补品，且能活血荣筋，冬桑叶滋血祛风，橘络以达其络，络舒血活。尚有宣窍导痰法、辛温解表法、辛凉解表法、清热保津法、两解太阳法。第三，古方新用，知常达变。《时病论》中记述了雷少逸自创的基本处方共60首，多为雷氏化裁古方、结合临床经验而制，雷少逸言"诸法皆丰所拟，乃仿古人之方稍为损益"，既要师法于古方，又要不拘泥于古方，"诸论皆本《内经》、诸贤之说，毫不杜撰。但内有先宗其论，后弃其方，或先驳其偏，后存其法，非既信又疑，盖欲择善而从。丰即偶有一得，亦必自载明白，俾阅者了然，并以寓就正之意"。如化痰顺气法，治痰气闭塞，痰疟、痰泻，其组方是在二陈汤基础上加广木香、厚朴，以行其气，气得流行，则顺而不滞。清凉荡热法治疗三焦温热，脉洪大而数，热渴谵妄，其组方是在白虎汤的基础上加连翘、西洋参、细生地，连翘、西洋参清上焦之热以保津，细生地泻下焦之热以养阴。宣透膜原法治湿疟寒甚热微，身痛有汗，肢重脘懑，其组方是在达原饮的基础上加减而成，方中去知母之苦寒及白芍之酸敛，仍用朴、槟、草果，达其膜原，祛其盘踞之邪，黄芩清燥热之余，甘草为和中之用，拟加藿、夏畅气调脾，生姜破阴化湿，湿秽乘入膜原而作疟者。雷氏治疗时病，辨证灵活地应用书中的六十法，并随时斟酌，防其随时而变，决其随时而解。如春伤于风为时令之常，治宜解肌发表，若春应温而反寒，成寒疫之证，治宜辛温解表，若春应温而过热，成风热之证，治宜辛凉解表，后两者乃感时令变气致病，时令之气不同，治法、病程、传变、预后均有差异。故无论治常证之法，抑或治变证之法，都应根据病机变化，灵活掌握，而不胶柱鼓瑟。

雷氏继承前人理论，勇于开拓，对《内经》天人合一思想体会深刻，并用该相关理论阐述时病的发生及其临床实践，在此基础上总结出一套较为系统的时病分类辨治体系，其中记载的治法和成方，因其疗效而广为流传。《时病论》为温病学中切实用的重要著作，有较高的临床价值。

第十一节　俞根初与《通俗伤寒论》述评

一、生 平 简 介

俞根初（1734—1799），名肇源，字根初，浙江山阴（今浙江绍兴）陶里村人。因在兄弟中排行第三，乡间咸称俞三先生。其世祖俞亨宗公曾为宋代隆兴进士，据《绍兴府志》记载："仕至秘阁修撰，后为刑部尚书。"至明代洪武年间（1368—1398），乃由亨宗后裔俞日新公迁居陶里村，遂始操医业，之后世代承袭，迄至俞根初时，已历十数代。

俞根初出生于世医家庭，对岐黄之学自幼耳濡目染，加之生性慧悟，且勤奋好学，才及弱冠即已通晓《内经》《难经》等轩岐经典，而对伤寒一门研习尤深，颇见功力。不仅论病议证多有卓识，而且临证治病更是每每应手奏效，屡起重笃之疾，而立之年就已名噪乡里。俞根初行医近半个多世纪，擅长诊治伤寒时证，日诊百余人，声名远扬，老幼皆知。俞根初学识博古通今，善采众长，不拘泥前贤学说，且十分看重临床实务经验。他曾说："熟读王叔和，不如临证多，非谓临证多者不必读书也，亦谓临证多者乃为读书耳。"何秀山在《通俗伤寒论·序》中亦评论俞根初说："其学术手法，皆从病人实地练习、熟验而得不拘泥于方书也，一在于其经验耳。"俞根初博采众长，熔伤寒、温病于一炉，独树一帜，自成一家，为"绍派伤寒"的创始人。嘉庆四年（1799 年），病逝，享年 65 岁。

二、俞根初的主要学术思想

何秀山称俞氏："其学识折中仲景，参用朱氏南阳、方氏中行、陶氏节庵、吴氏又可、张氏景岳。"可见其学识之广。俞根初治学严谨，取百家之长，成一家之言。

（一）创六经气化辨治体系

俞根初宗仲景，兼参诸家学说，将经络与脏腑气血肢体紧密地结合在一起，视其为一个有机整体，并将传统的气化学说与六经辨证、脏腑辨证、气血辨证结合起来，根据疾病的演变规律，创造性地提出"三化"学说，形成了其辨治外感的六经气化辨证体系。既不同于伤寒学派，又异于温病学派，独能探微索奥，自成一家之言，为后世医家辨治外感病奠定了理论基础。

俞根初的六经既是脏腑经络的六经，也是气化的六经。俞氏借鉴了方有执六经分部的理论，以六经为纲、以胸腹为分界点，分为胸腹之外的六个形层、胸腹的六个分部，又整合了《内经》脏腑经络标本的理念，将上述六经分部的内容与人体脏腑相联系，构成了"五脏六腑、四体百骸，周身内外，所有无一物不在其中矣"的六经。明确了六经的物质实体后，俞根初又引入了六经气化来分析和归纳六经的生理和病理特性，从而确定了其独特的六经基础理论。俞氏整合了《伤寒论》六经证候，提出了火化、水化和水火合化（三化）的六经证候传变规律，形成了完备的六经辨证理论。

（二）伤寒温病兼收并蓄

俞根初力主寒温融会，根据张景岳《景岳全书·伤寒典》阐述伤寒之汗法、下法、补法、慎用苦寒药物的学术观点，强调勘病、辨证、论治的统一，以风温伤寒、春温伤寒、湿温伤寒、秋温伤寒、冬温伤寒等统称四时外感热病。以六经为支架，融会卫气营血和三焦的外感病辨证施治，无论伤寒还是温病兼收并蓄，参以己见。俞氏认为"伤寒二字，统括了四时六气外感证"，并把伤寒分为五个基本类型，即本证、兼证、夹证、坏证和变证。并明确指出"伤寒为外感百病之总名"，并列"温病""暑病"专篇，隶于伤寒名下。"仲景著《伤寒杂病论》以伤寒二字，统括四时六气之外感证"；认为"六经钤百病"，强调六经辨伤寒（包括寒、温两类外感症），伤寒六经并重皆须按经审证，但六经证候之变化不外表里寒热虚实气血八端，如其所言："凡勘伤寒，既明病所之表里，病状之寒热，尤必明病人之气血，病体之虚实。"如此才能心中了了，执简驭繁。"以六经钤百病，为确定之总诀，以三焦赅疫证为变通之捷径"。融六经、三焦一炉，创立寒温一统论，诞生了"绍派伤寒"。

三、《通俗伤寒论》的主要内容及学术价值

《通俗伤寒论》原系俞根初手稿，共3卷，记录方剂101首。是俞氏行医40余年，诊余之暇，将临证心得所悟，记录成篇，俞氏认为："惟中风自是中风，伤寒自是伤寒，湿温自是湿温，温热自是温热，然皆列入伤寒门中，因张仲景著《伤寒杂病论》，当时不传于世，晋代王叔和以断简残编，补方造论，混名曰《伤寒论》，而不名曰四时感证论，从此一切感证，通称伤寒，从古亦从俗。俞氏亦从俗，故是书取名为《通俗伤寒论》。"俞氏与清绍兴名医何秀山常切磋医技，一日，俞氏出示《通俗伤寒论》手稿，并赠送给何秀山。《通俗伤寒论》约成稿于乾隆四十年（1775年）。前后曾经几位医家加工，如何秀山的按语，多为经验之谈；其孙何廉臣等复为增订，综合了张仲景以后直至近代各家的伤寒、温热学说。1911年《通俗伤寒论》首次在裘吉生主编的《绍兴医药月报》上陆续刊出。并在该社出版的《医药丛书》中以单行本出版。然而刊行未到三分之二时，至民国十八年（1929年）8月因何廉臣先生谢世，何廉臣之子幼廉、筱编力请曹炳章先生助其整理，并由曹氏执笔。曹氏又补其缺漏，仍将前印之稿，分编分章分节，重新编定，卷册匀分为十二卷。其原文不删一字，原书之中下未成二册，如是照何廉臣预定目录编次，整理残稿，依次编述，其原稿有未就缺失者，曹氏根据平时与何氏朝夕讨论的经验学识，为其撰补，之间有实验心得、另列"廉勘"之后，附入发明之，历时二载，名为《增订通俗伤寒论》，于1932年由上海六也堂书局出版，全书增为四编十二卷十二章。如此，斯书得以完璧，并于1948年以《校勘通俗伤寒论》本由重庆中西医药图书社重版发行。该书学术思想主要体现在以下三个方面。

（一）以六经八纲分证，成六经形层说

俞根初认为由于感邪的轻重及各人体质的差异，证候是不断变化的，《通俗伤寒论》曰："凡勘伤寒，必先明表里寒热，有表寒，有里寒，有表里皆寒，有表热，有里热，有表里皆热，有表寒里热，有表热里寒，有里真热而表假寒，有里真寒而表假热。"《通俗伤寒论》的六经八纲分证学说，是与传变、脏腑、气化学说合论。如里寒证是寒邪直中阴经而成，这是从疾病传变角度来阐明证候之性质。总之，《通俗伤寒论》揭示的六经学说，以实用为准则，运用形层、八纲、脏腑、经络、气化等综合论述，发展了仲景的六经学说。

俞根初所创立的六经形层说，主要内容有两个方面：一是从人体内外形层立说，尝曰："太阳经主皮毛，阳明经主肌肉，少阳经主腠理，太阴经主肢末，少阴经主血脉，厥阴经主筋膜。"这种三阳经以机体内外立论，三阴经以临床主症立说，对指导临床无疑有很大帮助。二是从人体上下形

层立说，《通俗伤寒论》认为："太阳内部主胸中，少阳内部主膈中，阳明内部主脘中，太阴内部主大腹，少阴内部主小腹，厥阴内部主少腹。"人体是一个有机的整体，脏腑内在的病变，其症状能反映于外；反之，在外之病变，也能影响内在脏腑。六经形层说不仅体现经络、脏腑内在联系及对外感病的作用，更重要地说明了疾病是运动的，其运动规律常以这种形层进退。

（二）明确六淫致病重传变

俞根初认为四时外感病是以风、寒、暑、湿、燥、火六淫侵入人体而成。所以，《通俗伤寒论》立足实践，明确六淫致病理论，不仅对六淫所致的疾病进行全面的论述，而且对六淫之用药有专门研究，按照六淫的各个不同的特性，与相关理论进行论述。如风邪以脏腑、经络相合。《通俗伤寒论》从风有善行数变的性质出发，阐明风邪自外入内，先郁肺气，故风病药以宣气泄卫为特长，轻则用薄荷、荆芥，重则用羌活、防风。再论脾经主用天麻、川芎，肾经主用独活、细辛，胃经主用白芷，小肠经主用藁本，大肠经主用防风，三焦经主用柴胡，膀胱经主用羌活。另外，对风郁变热，热则耗液成痰，可用川贝、胆星、竺黄、蛤粉、竹沥。

《通俗伤寒论》提到："病无伏气，虽感风寒暑湿之邪，病尚不重。重病皆新邪引动伏邪者也。惟所伏之邪，在膜原则水与火互结，病多湿温；在营分则血与热互结，病多温热。邪气内伏，往往屡夺屡发，因而殒命者。"由此可见，俞根初注重外感病传变途径，认为外感六淫之病的轻重，与其伏邪、新感的疾病类型不同有关，伏邪的位置不同，会产生不同的疾病。

（三）创制新方疗四时外感

《通俗伤寒论》中共创 101 方，组方灵活，寓意精微，故该书以善创新方治四时外感病闻名。其类型主要有以下两种：一是辨别病因，选择适当药物配伍，以顺势达邪为原则。如犀地清络饮（犀角汁、丹皮、连翘、淡竹沥、鲜生地、生赤芍、原桃仁、生姜汁，先用鲜茅根、灯心煎汤代水、鲜石菖蒲汁两匙冲）治疗瘀热互结之神志昏迷证，此证之病因是热邪陷入心包，耗阴滞血为瘀，血热是其根，血瘀是其果。故用《千金》犀角地黄汤凉通络瘀为君，但神昏之症，必用轻清灵通之品，始能开窍以通络，臣以连翘透包络以清心热，桃仁行心经以活血，络瘀必有津液停滞为痰，佐以姜、沥、菖蒲辛润以涤痰涎，茅根凉血清热与灯心有清心降火之用，引邪下达之妙。二是重视邪正关系，注重脏腑气血之特点，以阴阳平衡为准则。如羚角钩藤汤（羚角片、霜桑叶、京川贝、鲜生地、双钩藤、滁菊花、茯神木、生白芍、生甘草、淡竹茹）是凉肝息风之方，以治肝热动风之证。其他尚有蒿芩清胆汤、加减葳蕤汤、七味葱白汤等，有较高的临床价值，为医者所习用。

此外，俞根初还重视四诊合参，在《通俗伤寒论·伤寒诊法》中提到："凡诊伤寒时病，必先观病人两目，次看口舌，以后用两手按其胸脘至小腹，有无痛处，再问其口渴与不渴，大小便通与不通，服过何药，或久或新。察其病之端的，然后切脉辨证。以症证脉。必要问得其由，切得其象，以问证切，以切证问。"俞根初对于外感病的治法不仅望、闻、问、切四诊合参，而且要问病之新久，询治疗经过，审所服之药物方剂，全面而细致。其尤重望诊，望诊宜先观目，"五脏六腑之精皆上注于目，目系则上入于脑，脑为髓海，髓之精为瞳子。凡病至危，必察两目，视其目色以知病之存亡也"。次对看口、察舌、验齿十分重视。强调四诊合参，望闻问切不能偏废。

俞根初一生虚怀若谷，是一位敬同道，重医德，敢于创新的一代名医。正如连建伟教授所说：从张景岳改写真阴真阳的辨证关系，凝成《景岳全书》功泽后世，到俞根初澄清"温邪""寒邪"之说，首创"绍派伤寒"，造福一方，都有高度的原创性。

下篇　温病学经典原著精选

第一章

《温疫论》选读与案例精讲

一、原　病

原文　病疫之由，昔以为非其时有其气。春应温而反大寒，夏应热而反大凉，秋应凉而反大热，冬应寒而反大温，得非时之气，长幼之病相似以为疫。余论则不然。夫寒热温凉，乃四时之常，因风雨阴晴，稍为损益，假令秋热必多晴，春寒因多雨，较之亦天地之常事，未必多疫也。伤寒与中暑，感天地之常气，疫者感天地之疠气。在岁运有多寡，在方隅有厚薄，在四时有盛衰。此气之来，无论老少强弱，触之者即病。邪从口鼻而入，则其所客，内不在脏腑，外不在经络，舍于夹脊[1]之内，去表不远，附近于胃，乃表里之分界，是为半表半里，即《针经》[2]所谓横连膜原[3]是也。

【词解】

[1] 夹脊：又称"伏脊"，指脊柱两旁的部位。

[2] 《针经》：现一般指《灵枢经》。

[3] 横连膜原：出自《素问·疟论》："邪气内薄于五脏，横连膜原。"此处指病位为半表半里。

【释义】

本节主要提出温疫的病因病位与感邪途径。吴又可认为，温疫的病因并非"非时之气"，而是感"天地之疠气"，并指出了"疠气"致病的周期性、地域性、季节性及人群普遍易感性。同时，吴氏强调，疫病初起，疠气从口鼻而入侵袭人体，邪气伏于膜原，膜原是病机和证候概念，即"半表半里"。

二、温疫初起

原文　温疫初起，先憎寒而后发热，日后但热而无憎寒也。初得之二三日，其脉不浮不沉而数，昼夜发热，日晡[1]益甚，头疼身痛。其时邪在夹脊之前，肠胃之后，虽有头疼身痛，此邪热浮越于经，不可认为伤寒表证，辄用麻黄桂枝[2]之类强发其汗，此邪不在经，汗之徒伤表气，热亦不减。又不可下，此邪不在里，下之徒伤胃气，其渴愈甚。宜达原饮。

达原饮：槟榔二钱，厚朴一钱，草果仁五分，知母一钱，芍药一钱，黄芩一钱，甘草五分。上用水二盅，煎八分，午后温服。

【词解】

[1] 日晡：指申时。十二时辰是古代的计时单位，每一时辰相当于 2 小时，子时相当于晚上 11

时至次日1时，申时相当于下午3～5时。

[2] 麻黄桂枝：指《伤寒论》麻黄汤、桂枝汤。

【释义】

本节主要论述瘟疫初起，邪在膜原的临床表现及治法方药。温疫初起，临床表现为多先憎寒，继而兼见发热，日后则但发热而不憎寒。起初二三日内，脉不浮不沉而数，发热日晡益甚，伴头疼身痛。病轻者苔现薄白，病重者白苔厚如积粉，满布舌面。其治疗原则是直击病位，使邪气溃败，速离膜原，即疏利透达，方用达原饮，以槟榔、草果仁、厚朴三药为主药，透达膜原，三味药性偏温燥而擅于祛湿、逐秽、行气、消积，对于湿热秽浊之疫邪有较好的祛除作用。配伍黄芩、知母、芍药、甘草，起解热、养阴、和中等作用。温疫初起邪在膜原，既不属表证，又不属里证，因而其治疗忌用辛温发汗解表，误汗则徒伤表气；又不可攻下，误下则徒伤胃气。

达原饮辨证要点：憎寒壮热，舌红苔垢腻如积粉。

现代本方常用于疟疾、流行性感冒、病毒性脑炎属温热疫毒伏于膜原者。

【名家医案】

发热（陈潮祖医案）

黄某，男，78岁。成都市农机学院家属。1981年7月20日初诊。1981年7月20日患者来我院附院治病。车到附院门前，恰逢陈老从附院经过，求治于先生。问其病情，家属代述：寒战高热已逾数日，服用西药无效。观其舌边深红，苔如积粉，燥涩乏津，脉数有力，遂书方如下：草果15g，槟榔15g，厚朴15g，知母15g，黄芩15g，白芍20g，生甘草10g。上方水煎服，每日1剂，连服3～6剂。

后病人家属来告：上方连服5剂，热退身凉。1个月以后全身脱皮，撕之即落。再历2个月，昔之两鬓白发，由白转青。因其全身表皮尽脱，弱不禁风，惟有卧床休养。次年春节以后，乃是黄公与其夫人结婚60周年，黄公兴致勃勃不听夫人、子女之劝，坚持要起床与夫人摄影留作纪念，感受风寒，数日不起而逝，此公之逝，实有憾焉。

（贾波，沈涛，2010. 陈潮祖医案精解. 北京：人民卫生出版社：1-2.）

【案例精讲】

吴有性在《温疫论》中述达原饮能治疗瘟疫初起，其时邪在伏脊之前，肠胃之后。并认为此处位居半表半里，即《素问·疟论》所谓"横连膜原"是也。陈老认为：连缀于内脏与躯体的膜，无处不有，无所不包，故称膜原，是少阳三焦的组成部分。此证疫从口鼻而入，客于膜原，水道失调，湿浊阻滞营卫运行之机，阳气不能达于体表，初起可恶寒战栗，思近烈火，继则郁极而通，体若燔炭，呈湿遏热伏的憎寒壮热证象，苔如积粉，舌质红，则为湿遏热伏的诊断依据。盖湿浊壅滞三焦则苔厚，热为湿浊所遏故舌红。此证治宜芳化湿浊以宣透膜原，决其壅阻以疏通三焦，俾秽浊去则水道通，营卫和而诸症解。

【后世发挥】

余奉仙：所谓疫疟者，以其有传染之性。其治疗之法，若依常法，多不应手。予常以吴氏之达原饮为主方。其先寒后热者，合小柴胡汤以和解之；先热后寒者，合小承气汤以消导之，寒甚者加姜芍，热甚者加芩连，每每取效。

（余奉仙，2009. 医方经验汇编. 北京：人民军医出版社：83.）

朱良春：因本方偏于香燥，易于伤津助热，时疫或疟疾，一定要湿重热轻，而见到胸闷、舌苔垢腻者，使用本方，方为适宜。其次，常山、草果，经过临床证明，对于疟疾确有良好的疗效。但常山具有毒性，服后易于呕吐（用酒或醋炒，能防止呕吐），通常用量最多不宜超过三钱，且不可常用。

（朱良春，缪正来，2017. 汤头歌诀详解（修订版）. 北京：中国中医药出版社：140-141.）

李士懋：（达原饮）应用指征：①脉数实或濡数；②舌苔厚腻而黄，或如积粉；③症见寒热、头身痛或但热不寒。此方本治温疫初起者，然门诊罕见此病，而多见高热不退，或发热经月甚至数月不退，输液消炎，甚至用激素，效仍差者，转请中医诊治。此等病人，只要符合上述三点应用指征，疗效甚佳，往往一二剂则热退。

（李士懋，田淑霄，2015. 李士懋田淑霄医学全集（上卷）. 北京：中国中医药出版社：490.）

三、表 里 分 传

原文　温疫舌上白苔者，邪在膜原也。舌根渐黄至中央，乃邪渐入胃。设有三阳现证，用达原饮三阳加法。因有里证，复加大黄，名三消饮。三消者，消内消外消不内外也。此治疫之全剂，以毒邪表里分传，膜原尚有余结者宜之。

【释义】

本条论述三消饮证（表 2-1-1）。

表 2-1-1　三消饮证

表现	病位/方药
温疫见白苔	邪在膜原
舌根渐黄至中央	邪渐入胃
邪气溃散波及三阳经	三消饮

表里分传是温疫病九传之一，指伏于膜原的病邪，既外犯三阳经而出现表证，又渐化热入胃而出现里证。吴氏创立三消饮以治之。三消饮是达原饮加羌活、葛根、柴胡以疏表，加大黄以通腑，为表里双解之剂。方中达原饮疏利膜原之邪，羌活入太阳、葛根入阳明、柴胡入少阳，共除三阳经之邪，大黄除在里之邪，姜枣调和护中。诸药合用，能消内、消外、消不内外之邪，溃散膜原之邪，分消表里之邪，故吴氏称之为"治疫之全剂"。

【名家医案】

方某某，女，67 岁，因"发热 8 天，加重伴腹泻 3 天"于 2020 年 2 月 3 日就诊于武汉紫荆医院。患者自述 8 天前着凉后出现发热，体温高达 38.6℃，伴畏寒、乏力、纳差、呕吐，便意频繁但排不出，无头昏头痛，无鼻塞流涕，无咯血盗汗，自行口服药物（具体不详）后症状较前稍好转。3 天前患者无明显诱因出现水样便，每天 3～4 次，伴右侧胸痛、头晕、浑身乏力、厌油，伴咳嗽咳痰、呼吸困难，行走困难，前往武汉市第七医院发热门诊就诊，胸部 CT 示肺部感染不排除病毒性肺炎，予莫西沙星等药物口服，未见明显好转，遂来武汉紫荆医院就诊，辅助检查：外院门诊胸部 CT 示肺部感染，不除外病毒性肺炎，遂以"疑似新型冠状病毒肺炎"为诊断收入院治疗，后被确诊为"新型冠状病毒肺炎（重型）"。既往体健。入院时症见：精神食欲欠佳，睡眠尚可，水样便，每日 3～4 次，小便正常，体力明显下降。入院后予抗感染、抗病毒、止咳化痰、解痉平喘、护胃、止泻、调理肠道菌群、补液等支持对症治疗后发热反复，遂中医治疗。2020 年 2 月 6 日查胸部 CT 提示双肺见多发片状磨玻璃影及索条影。

2020 年 2 月 9 日初诊：无发热，轻微咳嗽咳痰，时有胸闷，乏力，纳差，厌食油腻，寐可，小便调，大便稀。舌红苔薄黄，脉数。方药组成：厚朴 10g，槟榔 10g，黄芩 10g，白芍 10g，知母 10g，草果 6g，半夏 6g，甘草 3g，川贝母 10g，藿香 6g，5 剂。

2020 年 2 月 11 日二诊：食欲增加，无呕吐，大便 2 天未解，舌淡红，苔薄白，嘱大黄 6g 泡服。

2020 年 2 月 12 日三诊：咳嗽咳痰减轻，口干，畏寒，排大便 2 次。

2020 年 2 月 13 日四诊：昨夜复发热，体温 39℃，舌质红，苔薄黄黏腻，调整处方为三消饮，方药组成：厚朴 10g，槟榔 10g，草果 10g，知母 10g，白芍 10g，黄芩 10g，甘草 3g，羌活 6g，葛根 6g，柴胡 6g，大黄 6g，生姜 3g。

2020 年 2 月 14 日五诊：畏寒加重，腹泻，舌红苔黄滑黑，上方继服。

2020 年 2 月 15 日六诊：无发热，畏寒、乏力、食欲不振明显改善，大便不成形，舌淡红，苔薄黄白相间。上方继服。2020 年 2 月 20 日回访，患者咳嗽咳痰明显好转，大便成形，每日 2 次，无乏力，纳寐可，小便略频。2020 年 2 月 21 日复查胸部 CT 提示病变较前吸收。

【案例精讲】

本病例初诊时脉虽无滑、濡，苔未见厚、腻等湿象，但据其症状胸闷、乏力、纳差、厌食油腻、便稀可知，此乃脾虚湿聚所致。结合舌脉，此为湿郁日久，化热所致。因湿重于热，故发热不明显。脾为湿困，气血生化乏源，故乏力；脾虚运化能力减退，故纳差、厌食油腻。脾虚湿聚，流注肠间，故便稀；水湿停聚，阻滞气机，故胸闷。综上，应用以寒热并调、清热除湿并举之达原饮为主方治疗，加半夏以燥湿化痰；加川贝母以清热化痰，且其与知母合用，防热盛伤阴，可润肺止咳；加藿香以化湿祛浊。二诊时，大便 2 天未解，加用大黄以清热泻下，导湿热外出。湿性缠绵，故易出现发热反复，伴有畏寒，舌红苔薄黄黏腻，考虑邪已达表、半表半里，故可用消内消外消不内外之三消饮治疗。此后随诊，诸症减轻，舌由红变淡红，苔由黄黏腻转为薄黄白相间，此为湿热渐除，疾病呈向愈之势。

（王强，赵林华，唐爽，等，2021. 透达膜原理论在新型冠状病毒肺炎中的应用. 吉林中医药，41（3）：296-300.）

四、注意逐邪勿拘结粪

原文 温疫可下者，约三十余证，不必悉具，但见舌黄心腹痞满，便于达原饮加大黄下之。设邪在膜原者，已有行动之机，欲离未离之际，得大黄促之而下，实为开门祛贼之法，即使未愈，邪亦不能久羁。二三日后，余邪入胃，仍用小承气彻其余毒。大凡客邪贵乎早逐，乘人气血未乱，肌肉未消，津液未耗，病人不至危殆，投剂不至掣肘，愈后亦易平复。

【释义】

本篇论述了攻下法的目的与时机、邪热与结粪的关系等方面，强调了攻下的目的在于逐邪。

伤寒、时疫皆能传胃，始异而终同，用承气汤辈顺势利导，导邪而出，逐邪治本。疫邪须及早祛逐，乘气血未乱，津液未耗，肌肉未消，病情未至危笃之际，力求祛邪有力，处方不必掣肘，尽早拔去病根，则易痊愈。病久失下，燥结助长邪热，只要结粪一通，邪热乃泄。关键在于逐邪勿拘结粪，因为早祛其邪则不致燥结。

吴氏重视下法，强调早用下法，但不是妄用下法，掌握邪正双方的情况以及病情之缓急，然后对症下药。

【名家医案】

（蒲辅周医案）

梁某，男，28 岁，住某医院。诊断为流行性乙型脑炎。病程与治疗：病已六日，曾连服中药清热、解毒、养阴之剂，病势有增无减。会诊时，体温高达 40.3℃，脉象沉数有力，腹满微硬，哕声连续，目赤不闭，无汗，手足妄动，烦躁不宁，有欲狂之势，神昏谵语，四肢微厥。昨日下利纯青黑水，此虽病邪羁踞阳明、热结旁流之象，但未至大实满，而且舌苔秽腻，色不老黄，未可予大承气汤，乃用小承气汤法微和之。

服药后，哕止便通，汗出厥回，神清热退，诸证豁然，再以养阴和胃之剂调理而愈。

【案例精讲】

此患者症见腹满微硬，谵语欲狂，热结旁流，目赤肢厥，身热无汗，脉沉有力，乃里闭表郁之征，虽屡用清热、解毒、养阴之剂，而表不解，必须下之。下之则里通而表自和，若泥于温病忌下之禁，当下不下，里愈结，表愈闭，热结津伤，可造成内闭外脱。

（薛伯寿，薛燕星，2018. 蒲辅周医学经验集. 北京：北京科学技术出版社：135.）

五、辨明伤寒时疫

原文　或曰：子言伤寒与时疫有霄壤之隔，今用三承气，及桃仁承气、抵当、茵陈诸汤，皆伤寒方也。既用其方，必同其证，子何言之异也？

曰：夫伤寒必有感冒之因，或单衣风露，或强力入水，或临风脱衣，或当檐出浴，当觉肌肉粟起，既而四肢拘急，恶风恶寒，然后头痛身痛，发热恶寒，脉浮而数。脉紧无汗为伤寒，脉缓有汗为伤风。时疫初起，原无感冒之因，忽觉凛凛，以后但热而不恶寒。然亦有触因而发者，或饥饱劳碌，或焦思气郁，皆能触动其邪，是促其发也。不因所触无故自发者居多；促而发者，十中之一二耳。且伤寒投剂，一汗而解，时疫发散，虽汗不解。伤寒不传染于人，时疫能传染于人。伤寒之邪，自毫窍而入，时疫之邪，自口鼻而入。伤寒感而即发，时疫感久而后发。伤寒汗解在前，时疫汗解在后。伤寒投剂可使立汗，时疫汗解，俟其内溃，汗出自然，不可以期。伤寒解以发汗，时疫解以战汗。伤寒发斑则病笃，时疫发斑则病衰。伤寒感邪在经，以经传经；时疫感邪在内，内溢于经，经不自传。伤寒感发甚暴，时疫多有淹缠二三日，或渐加重，或淹缠五六日，忽然加重。伤寒初起，以发表为主，时疫初起，以疏利为主。种种不同。其所同者，伤寒时疫皆能传胃，至是同归于一，故用承气汤辈，导邪而出。要知伤寒时疫，始异而终同也。夫伤寒之邪，自肌表一径传里，如浮云之过太虚，原无根蒂，惟其传法，始终有进而无退，故下后皆能脱然而愈。时疫之邪，始则匿于膜原，根深蒂固，发时与营卫交并，客邪经由之处，营卫未有不被其所伤者。因其伤，故名曰溃，然不溃则不能传，不传邪不能出，邪不出而疾不瘳。然时疫下后多有未能顿解者何耶？盖疫邪每有表里分传者，因有一半向外传，则邪留于肌肉，一半向内传，则邪留于胃家。邪留于胃，故里气结滞，里气结，表气因而不通，于是肌肉之邪，不能即达于肌表。下后里气一通，表气亦顺，郁于肌肉之邪，方能达发于肌表，或斑或汗，然后脱然而愈。伤寒下后无有此法。虽曰终同，及细较之，而终又有不同者矣。

或曰：伤寒感天地之正气；时疫，感天地之戾气，气既不同，俱用承气，又何药之相同也？曰：风寒疫邪，与吾身之真气，势不两立，一有所着，气壅火积，气也，火也，邪也。三者混一，与之俱化，失其本然之面目，至是均为邪矣，但以驱逐为功，何论邪之同异也。假如初得伤寒为阴邪，主闭藏而无汗，伤风为阳邪，主开发而多汗，始有桂枝、麻黄之分，原其感而未化也。传至少阳，并用柴胡，传至胃家，并用承气，至是亦无复有风、寒之分矣。推而广之，是知疫邪传胃，治法无异也。

论中辨伤寒、时疫两邪之异甚确，辨治法始异终同而终又不同甚详。

【释义】

本篇从病因病机、传变规律、治疗预后等方面比较了伤寒与温疫的异同。

1. 伤寒与温疫的鉴别（表 2-1-2）

表 2-1-2　伤寒与温疫的鉴别

鉴别要点	伤寒	温疫
病因	有感冒之因，感天地之正气（寒邪）	感天地之戾气，无感冒之因
感邪途径	自毫窍入	自口鼻而入
传染	不传染于人	能传染于人
发病	感而即发，感发甚暴	感而后发；常淹缠二三日或五六日逐渐加重，或忽然加重
病位	邪在六经	邪伏膜原
传变	感邪在经，以经传经	感邪在内，内溢于经，经不自传
	自肌表一径传里，始终有进而无退	始则匿于在膜原，每有表里分传
初起证候	肌肤寒栗，四肢拘急，恶风寒，头身痛，发热，脉浮而数，脉紧无汗为伤寒，脉缓有汗为伤风	忽觉凛凛以后，但热而不恶寒
初起治疗	发表为先，一汗而解	疏利为主。时疫发散，虽汗不解
发斑	不能发斑；斑后病笃	可以发斑；斑后病衰
汗解	汗解在前；解以发汗	汗解在后；解以战汗

2. 伤寒与温疫在治法上异中有同

寒邪与疫邪侵袭人体，皆可气壅火积。如其传入胃腑，都可使用承气汤，攻下逐邪。伤寒与温疫所感邪气、发病部位不同，则早期治疗不同，邪传入里，若病证相同，其治亦同。正如伤寒始用麻黄汤、伤风始用桂枝汤，一经传入少阳、阳明，则勿论伤风、伤寒，概用小柴胡和承气汤，而不再分伤风、伤寒。因此疫邪伤胃，其治法与伤寒没有差异。但伤寒之邪，由表传里，有进无退，演变很快，能收一下即愈之效；而温疫下后，大多数不能顿解。疫邪伏匿膜原，根深蒂固，当其被激发，则与营卫相争，营卫受伤，称为邪气溃散。如果邪气匿伏不溃，则疫邪不传；疫邪不传，则邪不能出；邪不排除，则温疫不愈。邪离膜原，每有表里分传之变，即一半之邪向外传而滞于肌肉，一半之邪向内传而留于胃腑。邪留胃腑，里气结滞，内外壅闭，表气不通，留于肌肉之邪亦不能透达，投以承气攻下逐邪，则里气通达，表气和顺，有的发斑而愈，有的随战汗而解。所以伤寒与温疫虽称应用下法相同，而仔细比较，二者仍有差别。

吴氏这篇论述，使长期以来寒温不分、守古法治今病等紊乱局面得以澄清。吴氏所称伤寒发斑则病情重笃，温疫发斑则邪从外解，观之临床并不尽然。伤寒、温疫发斑皆是病情较重的标志，当审慎辨之，不可拘泥。

六、发斑战汗合论

原文　凡疫邪留于气分，解以战汗；留于血分，解以发斑。气属阳而轻清，血属阴而重浊。是以邪在气分则易疏透，邪在血分恒多胶滞，故阳主速而阴主迟。所以从战汗者，可使顿解；从发斑者，当图渐愈。

【释义】

本篇将发斑战汗归属气血，从生理、病理、治疗及预后方面进行比较（表 2-1-3）。

表 2-1-3　发斑战汗的比较

治法	病位	病情	预后
战汗	留于气分	轻浅	易于疏解
发斑	留在血分	深重	缠绵难解

吴氏强调战汗属气，发斑属血，指导了疫证的治疗及预后判断，对后世温病诊治有指导意义。

七、战　汗

原文　疫邪先传表后传里，忽得战汗，经气输泄，当即脉静身凉，烦渴顿除。三五日后，阳气渐积，不待饮食劳碌，或有反复者，盖表邪已解，里邪未去，才觉发热，下之即解。疫邪表里分传，里气壅闭，非汗下不可。汗下之未尽，日后复热，当复下复汗。温疫下后，烦渴减，腹满去，或思饮食而知味，里气和也。身热未除，脉近浮，此邪气拂郁于经，表未解也，当得汗解。如未得汗，以柴胡清燥汤和之，复不得汗者，从渐解也，不可苦求其汗。应下失下，气消血耗，既下欲作战汗，但战而不汗者危。以中气亏微，但能降陷，不能升发也。次日当期复战，厥回汗出者生，厥不回，汗不出者死。以正气脱，不胜其邪也。战而厥回无汗者，真阳尚在，表气枯涸也，可使渐愈。凡战而不复，忽痉者必死。痉者身如尸，牙关紧，目上视。凡战不可扰动，但可温覆，扰动则战而中止，次日当期复战。战汗后复下后，越二三日反腹痛不止者，欲作滞下也。无论已见积未见积，宜芍药汤。

芍药汤

白芍（一钱）　当归（一钱）　槟榔（二钱）　厚朴（一钱）　甘草（七分）

水姜煎服。里急后重，加大黄三钱；红积，倍芍药；白积，倍槟榔。

【释义】

战汗是先振战而后汗出的症状，为热病病程中，正邪相争的一种临床表现。当外邪侵袭人体后，始终存在着正气与邪气的相互斗争，在一定的条件下机体调动体内一切力量与病邪作激烈的斗争，可以发生战汗，若正气能战胜邪气，则病邪随战汗而解，疾病转向痊愈，这是一种好现象；若正不胜邪，战栗而不能出汗，说明邪气有内陷的趋势，或者虽汗出而正气也随之外脱，都属危重之证。吴氏在本篇中有战而"厥回汗出者生，厥不回，汗不出者死，以正气脱，不胜其邪也"和"战而不复，忽痉者必死"等论述，就是说明战汗的种种不同转归，与人体正气的强弱密切相关。

吴氏认为在战汗发生时，旁人勿可扰动他，可用衣被覆盖取暖。后世医家王孟英在《温热经纬》中说："将战之时，始令多饮米汤或白汤……以助其作汗之资。"可作为临床参考。

【名家医案】

（陈绍宏医案）

吴某，男，84 岁。因"腹痛 2 周加重伴腹泻 1 周"于 2015 年 8 月 4 日急诊来院。中医四诊：少神，面容淡漠，发热，脐周间断钝痛，水样泻，急迫欲便，暴注下泄，臭秽不堪，每天 5～6 次，便后肛门灼热，腹中胀气，游走鸣叫，咳嗽，咯少量白痰，饮食量少，食欲差，食后腹胀尤甚，难寐，舌质红，苔黄厚腻，脉沉弱。中医诊断：腹痛（湿热内生，脾气亏虚型）；西医诊断：副伤寒，乙型副伤寒沙门菌感染。治以清热行气化湿、益气健脾止泻，选方葛根芩连汤合香砂六君子汤。处方：葛根、炒白术、防风、茯苓、木香各30g，黄芩、陈皮、法半夏、大腹皮各15g，党参、酒白芍、砂仁、藿香、枳壳、佛手各20g，黄连10g。4剂，每天1剂，水煎3次，每次服100mL，每天3次。

经中西医结合治疗后患者脐周钝痛明显减轻，呈间断性，水样便，大便臭秽，每天3次，便后肛门灼热，仍腹胀，无发热。偶有咳嗽，咯白色泡沫痰。8月7日，患者突发腹部钝痛，腹泻、腹胀，水样便，次数频繁、量多，1小时腹泻7次。表情淡漠，脱水貌，双侧上胸部散在少量玫瑰疹。治以清热化湿、调和气血，选方芍药汤合葛根芩连汤。处方：粉葛、白芍、薏苡仁各30g，黄芩、黄连、槟榔、大血藤、败酱草、当归、木香各15g，肉桂5g，炙甘草10g。3剂，每天1剂，水煎3次，代水饮，频服。后期予以益气健脾药物健脾扶正善后，总疗程14天。于患者发热、腹痛、腹胀、腹泻等症状消失后第5天、第10天分别行尿、粪便培养检查，均未见异常。门诊随访3个月，未再复发。

【案例精讲】

本病属腹痛、瘟疫等范畴。国医大师陈绍宏指出，本病的主要病机在于疫毒内侵。因此，无论邪气在血或是在胃肠，皆需通导疫毒外出，或促进疫毒内消，使正气得以恢复正常，余邪随之自解。本病辨证为表邪未解，湿热毒邪内盛（胃肠炎型）。治疗当以清热燥湿，调和气血，解表散邪；选方葛根芩连汤合芍药汤。葛根芩连汤出自《伤寒论》，具有解表清里之功；芍药汤出自《素问病机气宜保命集》，具有清热燥湿、调和气血之用。两方相合，内清胃肠毒邪，外散邪气，具有泄浊生新、导邪外出之功。

（孟凡琳，焦旭，卢云，等，2017. 以通为用辨证论治副伤寒医案1则.新中医，49（10）：166-168.）

八、解后宜养阴忌投参术

原文 夫疫乃热病也，邪气内郁，阳气不得宣布，积阳为火，阴血每为热抟。暴解之后，余焰尚在，阴血未复，大忌参、芪、白术。得之反助其壅郁，余邪留伏，不惟目下淹缠，日后必变生异证。或周身痛痹，或四肢挛急，或流火结痰，或遍身疮疡，或两腿钻痛，或劳嗽涌痰，或气毒流注，或痰核穿漏，皆骤补之为害也。凡有阴枯血燥者，宜清燥养荣汤。若素多痰，及少年平时肥盛者，投之恐有腻膈之弊，亦宜斟酌。大抵时疫愈后，调理之剂投之不当，莫如静养节饮食为第一。

清燥养荣汤：知母，天花粉，当归身，白芍，地黄汁，陈皮，甘草，加灯心煎服。表有余热，宜柴胡养荣汤。

柴胡养荣汤：柴胡，黄芩，陈皮，甘草，当归，白芍，生地，知母，天花粉，姜、枣煎服。里证未尽，宜承气养荣汤。

承气养荣汤：知母，当归，芍药，生地，大黄，枳实，厚朴，水姜煎服。痰涎涌甚，胸膈不清者，宜蒌贝养荣汤。

蒌贝养荣汤：知母，花粉，贝母，栝蒌实，橘红，白芍，当归，紫苏子，水姜煎服。

【释义】

本篇论述温疫后期，余邪未尽，提出"宜养阴忌投参术"的治疗大法，创制一系列"养荣汤"，养阴祛邪，善后收功。

温疫是以发热为主症的病证。疫邪内伏，阳为邪郁，化为火毒，与血相搏，耗损阴血。疫邪骤解，余热尚存，阴血未复者，大忌人参、黄芪、白术之温补助邪。误用参、术，余证缠绵难除，亦变生他证，诸如疮疡、劳嗽、流火结痰、气毒流注、痰核穿漏、周身疼痛、四肢拘急、两腿钻痛等。

温疫解后，凡阴枯血燥者，宜滋养营阴、凉润燥热，用清燥养营汤。若表有余邪者，则用柴胡养荣汤以养阴润燥、清散余邪。若里证未尽，则用承气养荣汤以滋阴攻下。若咳嗽吐痰，胸膈痞闷者，用蒌贝养荣汤以甘润化痰、凉肺止咳。若平素多痰，或素禀肥胖者，慎用滋腻之剂。一般而言，温疫愈后，静养和调节饮食尤胜于汤药治疗。

针对疫病后期阴伤或兼有余邪之证，吴氏制定的四个养荣汤能养阴护液和血，对后世治疗温病注重养阴法影响较大。如吴鞠通之增液汤、增液承气汤，即受承气养荣汤的启发而制定。至于人参、黄芪、白术等温补药物，温疫后期一般慎用或禁用，但其后期呈现气虚或阳虚时，亦可应用。此外，吴氏列举出的种种变生异证，似不能概咎其温补所致。

【名家医案】

患者张某某，男，43 岁。2020 年 2 月 9 日初诊。主诉：发热、咳嗽、气喘 3 天，新型冠状病毒核酸检测阳性，确诊为新型冠状病毒肺炎住院隔离治疗。就诊前患者曾自行服用连花清瘟胶囊、蒲地蓝口服液、清热解毒口服液等中成药，入院后予以抗病毒、营养支持治疗。中医辨证：湿热闭肺、肺失宣降。其间予以麻杏石甘汤、竹叶石膏汤等方加减。经隔离住院治疗 16 天后患者未再发热，咳嗽等症状减轻，复查新型冠状病毒核酸检测阴性，患者自觉少许乏力，阵发性心悸，伴皮肤瘙痒、干燥，挠之脱屑。现病史：于 2020 年 2 月 25 日出现稍干咳，阵发性心慌，咽干、目涩，夜间尤甚，吞咽无津，伴皮肤瘙痒、干燥，挠之脱屑，舌暗红、少苔，脉弦细。查血常规、胸片、心电图未见明显异常。

予以处方清燥养荣汤加减：生地黄 30g，知母 15g，天花粉 30g，当归 15g，赤芍 30g，陈皮 20g，甘草 10g，牡丹皮 15g，蛇床子 30g，黄精 30g，2 剂一日，共 3 剂。服药第 2 天患者诉吞咽无津症状稍有减轻，继服，3 剂药后患者诉咽干、目涩、皮肤瘙痒等症状明显减轻，偶有阵发性心慌，原方减牡丹皮、蛇床子、黄精，加麦冬 15g，五味子 15g，太子参 30g 合生脉散以益气滋阴养心。服药 5 天后患者症状明显缓解出院，出院后继续前方巩固疗效。

【案例精讲】

该患者属于温病后期邪气去、正气衰，且前期过用苦寒清热剂，损伤津血正气，导致出现皮肤干燥、心悸、咽干目涩等一派阴虚之象，选用清燥养荣汤滋阴养血。方中生地黄、当归以补血养阴、润燥宁心，赤芍、牡丹皮清热凉血、活血化瘀，知母、天花粉清余热兼生津液，黄精补肾阴以助阴液之根本为臣，陈皮健脾和胃以助生化有源，蛇床子祛风止痒为佐，甘草调和诸药为使。服药后患者症状逐渐缓解，调整处方合生脉散益气养阴敛心，服后病瘥。

（文利红，万坤镇，张宏，等，2020. 清燥养荣汤在新型冠状病毒肺炎恢复期的应用. 中药药理与临床，36（2）：61-63.）

九、杂　气　论

原文　日月星辰，天之有象可睹；水火土石，地之有形可求；昆虫草木，动植之物可见；寒热温凉，四时之气往来可觉。至于山岚瘴气、岭南毒雾，咸得地之浊气，犹或可察，而唯天地之杂气，种种不一，亦犹草木有野葛巴豆，星辰有罗计荧惑，昆虫有毒蛇猛兽，土石有雄硫砒信，万物各有善恶不等，是知杂气之毒亦然。然气无形可求，无象可见，况无声复无臭，何能得睹得闻？人恶得而知是气也？其来无时，其着无方，众人有触之者，各随其气而为诸病焉。其为病也，或时众人发颐；或时众人头面浮肿，俗名为大头瘟是也；或时众人咽痛，或时咽哑，俗名为蛤蟆瘟是也；或时众人疟痢，或为痹气，或为痘疮，或为斑疹，或为疮疥疔肿；或时众人目赤肿痛，或时众人呕血暴亡，俗名为瓜瓤瘟、探头瘟是也；或时众人瘿痎，俗名为疙瘩瘟是也。为病种种，难以枚举。大约病遍于一方，延门合户，众人相同，皆时行之气，即杂气为病也。为病种种是知气之不一也。盖当其时，适有某气专入某脏腑经络，专发为某病，故众人之病相同，非关脏腑经络或为之证也，不可以年岁四时为拘。盖非五运六气所能定者，是知气之所至无时也。或发于城市，或发于村落，他处安然无有，是知气之所着无方也。疫气者亦杂气中之一，但有甚于他气，故为病颇重，因名之疠气。虽有多寡不同，然无岁不有，至于瓜瓤瘟、疙瘩瘟，缓者朝发夕死，急者顷刻而亡，此又诸疫之最重者，幸而几百年来罕有之，不可以常疫并论也。至于发颐、咽痛、目赤、斑疹之类，其时村落中偶有一二人所患者虽不与众人等，然考其证，甚合某年某处众人所患之病纤悉相同，治法无异。此即当年之杂气，但目今所钟不厚，所患者稀少耳。此又不可以众人无有，断为非杂气也。杂气为病最多，然举世皆误认为六气。假如误认为风者，如大麻风、鹤膝风、痛风、历节风、老人中风、肠风、疠风之类，概用风药，未尝一效，实非风也，皆杂气为病耳。至又误认为火者，如疔疮、发背、痈疽、流注、流火、丹毒，与夫发斑、痘疹之类，以为诸痛痒疮皆属心火，投芩、连、栀、柏未尝一效，实非火也，亦杂气之所为耳。至于误认为暑者，如霍乱吐泻、疟痢暴注、腹痛绞肠痧之类，皆误认为暑，作暑证治之，未尝一效，与暑何与焉？至于一切杂证，无因而生者，并皆杂气所成，盖因诸气来而不知，感而不觉，惟向风寒暑湿所见之气求之。既已错认病原，未免误投他药。刘河间作《原病式》，盖祖五运六气，百病皆原于风寒暑湿燥火，无出此六气为病者，实不知杂气为病，更多于六气。六气有限，现在可测，杂气无穷，茫然不可测。专务六气，不言杂气，岂能包括天下之病欤！

【释义】

《温疫论》专设"杂气论"，是对温疫病因讨论的重要篇章，阐述了杂气的性质、致病特点等，其内容包括以下几个方面（表2-1-4）：

表2-1-4　杂气特点

特点	解释
杂气是多种致病因素的总称	杂气是具有毒性、传染性的特殊致病因素，致病多为疫病
不同的杂气引起不同的疫病	杂气的种类繁多，其毒力大小不同，感触杂气种类不一，引起的疫病也不尽相同
杂气有专入某脏腑某经络，专发为某病的特性	不同的杂气入侵不同的脏腑经络，发生不同的疫病
杂气的蔓延流行	杂气的蔓延流行不受时间、地区的限制，不为年岁四时所拘，不因五运六气所定
杂气致病广，六气致病有限	杂气致病广泛，远远多于六气所致之病，而六气致病是有限度的

吴氏论述了杂气的特异性，一是致病病种的特异性，即不同的杂气引起不同的疾病；二是致病

部位的特异性，即不同的杂气选择性地入侵不同的脏腑经络等。同时，提出温疫的流行有散发性，易引起大流行，从而丰富了中医学关于流行病学的内容。

十、主　客　交

原文　凡人向有他证尪羸[1]，或久疟，或内伤瘀血，或吐血便血咳血，男子遗精白浊，精气枯涸，女人崩漏带下、血枯经闭之类，以致肌肉消烁，邪火独存，故脉近于数。此际稍感疫气，医家病家，见其谷食暴绝，更加胸膈痞闷，身疼发热，彻夜不寐，指为原病加重，误以绝谷为脾虚，以身痛为血虚，以不寐为神虚，遂投参、术、归、地、茯神、枣仁之类，愈进愈危。知者稍以疫法治之，发热减半，不时得睡，谷食稍进，但数脉不去，肢体时疼，胸胁锥痛，过期不愈。医以杂药频试，补之则邪火愈炽，泻之则损脾坏胃，滋之则胶邪愈固，散之则经络益虚，疏之则精气愈耗，守之则日削近死。盖但知其伏邪已溃，表里分传，里证虽除，不知正气衰微，不能脱出，表邪留而不去，因与血脉合而为一，结为痼疾也。肢体时疼者，邪与荣气抟也；脉数身热不去者，邪火并郁也；胁下锥痛者，火邪结于膜膈也；过期不愈者，凡疫邪交卸，近在一七，远在二七，甚至三七。过此不愈者，因失其治，非坏证即痼疾也。客邪交固于血脉，主客交浑，最难得解，久而愈锢，治法当乘其大肉未消，真元未败，急用三甲散，多有得生者。更附加减法，随其平素而调之。

三甲散：鳖甲，龟甲并用酥炙黄为末各一钱。如无酥，各以醋炙代之，川山甲土炒黄为末五分，蝉退洗净炙干五分，僵蚕白硬者切断生用五分，牡蛎煅为末五分。咽燥者斟酌用，䗪虫三个，干者劈碎，鲜者捣烂和酒少许，取汁入汤药同服，其渣入诸药同煎，白芍药酒炒七分，当归五分，甘草三分。水二盅煎八分，沥渣温服。若素有老疟或瘅疟者，加牛膝一钱、何首乌一钱。胃弱欲作泻者，宜九蒸九晒，若素有郁痰者，加贝母一钱，有老痰者，加瓜蒌霜五分，善呕者勿用，若咽干作痒者，加花粉、知母各五分，若素燥嗽者，加杏仁捣烂一钱五分，若素有内伤瘀血者，倍䗪虫，如无䗪虫，以干漆炒烟尽为度，研末五分，及桃仁捣烂一钱代之。服后病减半勿服，当尽调理法。

【词解】
[1] 尪羸：音 wānglèi，指瘦弱之人。

【释义】
本篇论述了正虚疫邪陷于经脉，与营血相结，主客交浑，即所谓"主客交"病证（也称"主客受病"）的临床表现及其治法，吴氏创制三甲散治之。

凡是平素身体羸弱而又有其他疾病，如久病疟疾，或内有瘀滞，或吐血、便血、咯血，男子遗精白浊、精气衰弱，女子崩漏带下、血枯经闭，导致肌肉瘦削，邪火独盛于体内，脉搏动近于数脉。这种情况下，稍微感受疫气，医生和病家看到病人骤然绝谷不食，又出现胸膈痞闷、身疼发热、彻夜不寐，就认为是原来的病加重了。误认为不进食是脾虚所致，身痛是血虚所致，不寐是神虚所致，遂投以参、术、归、地、茯神、枣仁之类补气健脾、养血安神之品，越补病情越重。熟知这种病情的医生，投以疫病的治疗方法，发热减半，时常得睡，饮食渐增，但脉仍数，肢体时疼，胸胁锥痛，过一定时间病也没有治愈。医生以各种不同药频频试用，投以补药则邪火越盛，投以泻药则脾胃受损，投以滋补之剂则邪气胶固愈甚，投以散邪之剂则经络更虚，投以疏泄之剂则精气更耗，甚至死亡。

总体而言，只了解伏邪已溃散，表里分传，里证已除，但不知正气衰微，不能托邪出表，疫邪留而不去，与血脉交浑合一，演变成痼疾。邪气与营气相搏，则肢体疼痛；邪火郁闭，则身热不退，脉数；邪火搏结于膜膈，则胁下锥痛。超过一般病愈时间而没有痊愈者，疫邪交混，病情复杂。一般疫邪消散，短则七天，长则十四天，甚至二十一天，超过这些时间仍不能痊愈者，大多因治疗不当，变为复杂的坏证，或发展为难治的痼疾。所谓痼疾，指外来的邪气，胶固于血脉之中，邪气与正气交浑不分，合而为一，最难分解，病程越长，邪气盘踞牢固，越难解除。治疗上，乘大肌未消、真元未败之际，急投三甲散，多有生还者。

三甲散中鳖甲、龟甲、牡蛎，咸微寒，滋阴潜阳泄热，化痰软坚散结；鳖甲入厥阴，穿山甲入络，䗪虫入血，以攻隐伏之邪，通络、逐瘀、破积、疗癥；蝉蜕（蝉退）、僵蚕，疏透宣泄，透邪达表；当归、白芍药养血和血，甘草调和诸药。诸药合力，滋阴养血以扶羸，通络化瘀以逐邪，化痰软坚以破结，痼结去而正不伤，邪正兼顾。然总归为逐邪之剂，不可久用，虚羸感疫之人，服用本方之后，病情减半，则停药，改用其他的调理方法。

吴氏三甲散治主客交浑之证，素体虚羸，精血虚亏，感受疫邪，不能托邪外达，深入阴血者。实师仲景法，脱胎于鳖甲煎丸、大黄䗪虫丸二方，重视血络之疫邪，不忽视素体之虚，用异类灵动之物，入络搜剔血络中之疫邪。给后世温病医家很大启示，如薛生白增损三甲散（鳖甲、穿山甲、地鳖虫、僵蚕、柴胡、桃仁）治湿热温病；叶天士创久病入络说，用虫蚁药搜剔络中之邪，治疗各类疾病；吴鞠通创三甲复脉汤，用于温病后期治疗。

【名家医案】

黄某，女，51岁。2009年3月20日初诊。患者1年前出现不明原因的干咳，气急未予治疗。1个月前突然出现活动性呼吸困难呈进行性加重。入院检查CT示：肺间质呈毛玻璃样改变。血气分析见低氧血症，遂入院治疗。予激素和抗生素等对症治疗1个月后症状未见明显好转，改求中医诊治。刻诊：患者干咳阵阵，自觉有痰难咯，胸闷气短，活动后尤甚，舌暗红，苔少欠润，脉细。西医诊断：特发性肺纤维化。中医诊断：肺痿；证属气阴亏虚，痰瘀阻肺。治宜滋阴益气，清肺活血通络。方用三甲散加减。药物组成：制鳖甲30g，制龟板30g，炮穿山甲6g，牡蛎30g，地鳖虫10g，牡丹皮12g，赤芍药12g，莪术10g，太子参30g，麦门冬10g，知母10g，黄芩10g，瓜蒌10g，鱼腥草30g，炙款冬花10g，蒸百部10g，矮地茶20g。日1剂，水煎2次取汁300ml，分2次服。服7剂。

2009年3月28日复诊：自述咳嗽明显减少，无痰。续服上方6个月临床症状基本好转，CT复查示两肺玻璃样影明显减小、变淡。

【案例精讲】

肺间质纤维化以弥漫性肺泡炎和间质纤维化为基本病理改变，早期症状不明显，以活动性呼吸困难、喘气、乏力、消瘦为主要临床表现，X线胸片检查可见弥漫性阴影，限制性通气障碍、弥散功能降低，血气分析见低氧血症。王灿晖认为本病属中医学肺痿、胸痹范畴。本病病初在气分，久病入血分，病情呈现本虚标实的证候，气阴两虚为本，痰、热、瘀阻滞肺络为标。总的病机为肺之气阴两虚，痰浊瘀血相互胶结阻滞脉络。故治疗以扶正气培其本，化痰瘀结治其标。三甲散加减方中制鳖甲、制龟板、炮穿山甲、牡蛎、地鳖虫、牡丹皮、赤芍药、莪术活血化瘀软坚散结；太子参、麦门冬、知母益气养阴，扶助正气；黄芩、瓜蒌、鱼腥草、炙款冬花、蒸百部、矮地茶清肺泻热，宽胸散结止咳。诸药合用，使阴液补，正气充，血脉和，瘀血散。

（赖明生，刘涛，翟玉祥，2010. 王灿晖应用三甲散治疗杂病临床举隅. 河北中医，32（3）：327-328.）

十一、统论疫有九传治法

原文　夫疫之传有九，然亦不出乎表里之间而已矣。所谓九传者，病人各得其一，非谓一病而有九传也。盖温疫之来，邪自口鼻而感，入于膜原，伏而未发，不知不觉。已发之后，渐加发热，脉洪而数，此众所同，宜达原饮疏之。继而邪气一离膜原，察其传变，众人多有不同者，以其表里各异耳。有但表而不里者，有但里而不表者，有表而再表者，有里而再里者，有表里分传者，有表里分传而再分传者，有表胜于里者，有里胜于表者，有先表而后里者，有先里而后表者，凡此九传，其病则一。医者不知九传之法，不知邪之所在，如盲者之不任杖，聋者之听宫商，无音可求，无路可适，未免当汗不汗、当下不下，或颠倒误用，或寻枝摘叶，但治其证，不治其邪，同归于误一也。

所言但表而不里者，其证头疼身痛发热，而复凛凛，内无胸满腹胀等证，谷食不绝，不烦不渴，此邪气外传，由肌表而出，或自斑消，或从汗解。斑则有斑疹、桃花斑、紫云斑，汗则有自汗、盗汗、狂汗、战汗之异，此病气使然，不必较论，但求得汗得斑为愈。凡自外传者为顺，勿药亦能自愈，间有汗出不彻，而热不退者，宜白虎汤；斑出不透，而热不退者，宜举斑汤；有斑汗并行而愈者，若斑出不透，汗不彻而热不除者，宜白虎合举斑汤。

间有表而再表者，所发未尽，膜原仍有隐伏之邪，或二三日后，四五日后，依前发热脉洪而数，及其解也，斑者仍斑，汗者仍汗而愈，未愈者，仍如前法治之，然亦稀有。至于三表者，更稀有也。

若但里而不表者，外无头疼身痛，继而亦无三斑四汗，惟胸膈痞闷，欲吐不吐，虽得少吐而不快，此邪传里之上，宜瓜蒂散吐之，邪从其减，邪尽病已。若邪传里之中下者，心腹胀满，不呕不吐，或大便燥，或热结旁流，或协热下利，或大肠胶闭，并宜承气辈导去其邪，邪减病减，邪尽病已。上中下皆病者，不可吐，吐之为逆，但宜承气导之，则在上之邪，顺流而下，呕吐立止，胀满渐除矣。

有里而再里者，愈后二三日或四五日，依前之证复发。在上者仍吐之，在下者仍下之，再里者乃常事，甚至有三里者，然亦稀有也。虽有上中下之分，皆为里证。

若表里分传者，始则邪气伏于募原，募原者，即半表半里也。此传法以邪气平分，半入于里，则现里证，半出于表，则现表证，此疫病之常事。然表里俱病，内外壅闭，既不得汗，而复不得下，此不可汗，强求其汗，必不得汗，宜承气汤先通其里，里邪先去，邪去则里气通，中气方能达表。向者郁于肌肉之邪，乘势尽发于肌表矣，或斑或吐，盖随其性而升泄之也。诸证悉去，既无表里证而热不退者，募原尚有已发之邪未尽也，宜三消饮调之。

若表里分传而再分传者，照前表里俱病，宜三消饮，复下复汗如前而愈，此亦常事。至有三发者，亦稀有也。

若表胜于里者，募原伏邪发时，传表之邪多，传里之邪少，何以治之？表证多而里证少，当治其表，里证兼之；若里证多而表证少者，但治其里，表证自愈。

若先表而后里者，始则但有表证而无里证，宜达原饮。有经证者，当用三阳加法。经证不显，但发热者不用加法。继而脉洪大兼数，自汗而渴，邪离募原未能出表耳，宜白虎汤辛凉解散，邪从汗解，脉静身凉而愈。愈后二三日或四五日，依前发热，宜达原饮。至后反加胸满腹胀，不思谷食，烦渴，舌上苔刺等证，加大黄微利之。久而不去，在上者宜瓜蒂散吐之，如在下者，宜承气汤导之。

若先里而后表者，始则发热，渐加里证，下之里证悉除，二三日内复发热，反加头疼身痛脉浮者，宜白虎汤。若下后热减不甚，三四日后，精神不慧，脉浮者宜白虎汤汗之。服汤后不得汗者，因精液枯竭也，加人参覆卧则汗解。此近表里分传之证，不在此例。

若大下后，大汗后，表里之证悉去，继而一身尽痛，身如被杖，甚则不可反侧，周身骨寒而痛，非表证也，经气渐回，身痛自愈。

凡疫邪再表再里，或再表里分传者，医家不解，反责病家不善调理，以致反复，病家不解，每咎医家用药有误，致病复起，彼此归咎，殊不知病势之所当然，绝非医家病家之过，但得病者精神完固，虽再三反复，可以随复随治而愈，惟虚怯者不宜耳。

间有延挨失治，或治之不得其法，日久不除，精神耗竭，嗣后更医，投药固当，现在之邪拔去，因而得效，殊不知募原尚有伏邪，一二日内，前证复起，反加循衣摸床，神思昏愦，目中不了了等证，大凶之兆也。病家不咎于前医耽误时日，反咎于后医生之而又杀之，良可叹也！当此之际，攻之则元气几微，是求速死；补之则邪火益炽，精气枯燥；守之则正不胜邪，必无生理矣。

【释义】

本篇论述了温疫的九种传变情况，当因证而知变，因变而知治（表2-1-5）。

表 2-1-5 温疫九传

病位	病机	治法或代表方
但表不里	仅现表证，而无里证	汗出不透，身热不退者，宜服用白虎汤；发斑者，若斑出不透，身热不退，宜服用托里举斑汤；若斑出不透，汗出不彻，而亦身热不退，则宜治以白虎汤合举斑汤
表而再表	表解之后，复现表证	如上法
但里不表	仅现里证，没有表证	若邪留胸膈，宜瓜蒂散吐之；若邪留脘腹，脐气不通宜承气汤通导疫邪；若上、中、下三部俱病者，仅宜承气汤逐邪
里而再里	里证解后，复现里证	在上焦者以催吐为治，在下焦者攻下导邪
表里分传	表证里证并现	表里俱病，宜用承气汤，先通其里，祛除在里之邪，里气通利，则中气可以向肌表之外透达，郁滞在肌肉之邪，亦随之外透。膜原伏邪未尽，宜服用三消饮
表里分传再分传	表里分传之后，复现表里之证	三消饮
表胜于里，或里胜于表	膜原伏邪，即为表胜于里；传里者多，传表者少，即里胜于表	表胜于里者，治表为主，治里为辅；里胜于表者，专主治里，里解表自愈

续表

病位	病机	治法或代表方
先表后里	先见表证，后见里证	膜原伏邪初传于表，则见表证而无里证者，治宜达原饮；邪离膜原而欲从表传之征，又未能尽达于表，宜用白虎汤；疫邪刚传入胃腑，当用达原饮加大黄；若病久不愈，其在上者，宜用瓜蒂散吐之；其在下者，宜用承气汤通下逐邪
先里后表	先见里证，后见表证	先里，当用承气汤通导其里，里证得除。后表，宜用白虎汤。若里证已经解除，身热略减，精神不振，脉浮，宜用白虎汤加人参

　　吴氏温疫"九传"，病状与治疗看似纷繁复杂，总不离表里，其治不离汗和吐下两途。在表，或白虎汤以汗解，或举斑汤以斑解，或疫邪初传外于表而无里者，用达原饮疏利透解，兼三阳经证者，有三阳经加法；或先见里证，下之里解；但见表证，正气不足，津液虚亏者，用白虎汤加人参助之。在里，若病在上者，以瓜蒂散吐之；若病在下者，以承气汤通导之；若先见表证，表解之后，疫邪初传入里者，用达原饮加大黄微利之。吴氏所列九传证治，提纲挈领，圆机活法，不可刻舟求剑，一成不变。

　　【名家医案】
　　王某，女，67岁。2002年9月4日初诊：发热寒战，体温在40～42℃持续一个月。寒战时虽盖3床被仍恶寒。住院经服药、输液未效。头昏沉、胸脘痞闷，恶心不食，尿频急，腰痛，便日二三次，不稀。血压（140～200）/（90～100）mmHg。尿蛋白（+++）。住院考虑肾病，拒绝肾穿刺出院。脉沉数有力，寸旺。舌红苔黄腻。证属：邪伏募原。法宜：溃其伏邪，开达募原。方宗达原饮：槟榔10g，青蒿30g，草果8g，厚朴9g，常山9g，青皮9g，黄芩12g，知母7g，藿香12g。3剂，水煎服。日3服。
　　2002年9月7日二诊：药后汗出，近虽未热，但脉仍沉伏而数，舌苔仍黄厚。湿热遏伏未解，恐其复热，上方4剂，继服。
　　2002年9月11日三诊：未发热。脉沉数，两寸浮大，大于关尺3倍，舌红苔黄厚，面潮红。尿蛋白（+），血压140/90mmHg。属湿遏热伏，郁热上冲。初诊方加大黄5g，栀子12g，石膏30g。
　　2002年9月22日四诊：上方加减，共服15剂。未再热，已无任何不适。尿蛋白（±）。血压140/90mmHg，脉沉滑数，舌可，中尚有黄腻苔。仍予清利湿热，宗甘露消毒丹加减：茵陈18g，滑石15g，白蔻仁6g，藿香12g，川木通7g，白茅根15g，金钱草15g，坤草15g，石菖蒲9g，连翘12g，黄柏6g，栀子10g，苍术9g。上方共服14剂，未再热，停药。
　　【案例精讲】
　　湿热相搏，"身热不扬"，此话多解为身热不高，此乃衍文敷义。湿热相搏者，照样可高热，而且可高热稽留，此案即是。身热不扬，当热象不甚张扬解。如热盛当脉数、烦躁、口渴引饮、面赤、便干、溲赤等；而湿热相搏者，相对脉缓，表情呆滞、渴不喜饮、面垢、便溏、溲浊等，此即身热不扬。因热为阳邪，而湿为阴邪，湿热搏结，互相掣碍，又相互为疟，湿遏热伏，热蒸湿横，难解难分。
　　此案寒热，乃湿热搏结，阻隔募原。募原外近肌肉，内近胃腑，表里不通，经久不愈。必溃其募原之伏邪，使表里通达，热透乃愈。而溃其伏邪者，非达原饮之燥烈莫属。三仁汤等方，虽亦清化湿热，但力薄难溃募原伏邪。吴鞠通谓达原饮过于燥烈实未识此方之妙。
　　服达原饮后，湿热挫，伏热得透，勃然上冲，致阳脉浮大，甚于关尺3倍，呈关格之势。阳虽大，按之有力，非阳上脱，故不足虑。乃湿缚乍松，湿热虽稍挫，仍然遏邪，伏热不得外达而上冲。法当清其上冲之热，折其势，予原方加石膏、栀子清泄，加大黄泄热下行。四诊脉沉滑数，苔黄腻，乃湿热未靖，继予甘露清毒丹清利湿热。

（李士懋，田淑霄，2015. 论汗法. 北京：中国中医药出版社：60-62.）

附

一、除湿达原饮

原文 《活人》曰：其人伤湿，又中于暑，名曰湿温。两胫逆冷，腹满头目痛，妄言多汗，其脉阳浮而弱，阴小而急，茯苓白术汤、白虎加苍术汤。切勿发汗，汗之名中暍，必死。而吴氏引《活人书》曰：宜术附汤加人参、香薷、扁豆主之。《金鉴》曰：温病复伤于湿，名曰湿温，其症两胫逆冷，妄言多汗，头痛身重胸满，宜白虎加苍术、茯苓，温湿两治。若脉大有力，自汗烦渴者，人参白虎汤加白术主之。轻者十味香薷饮、清暑益气汤增损用之。按古人治法不过如斯。但《金鉴》曰：温病复伤于湿曰湿温，而《活人》则曰伤湿而又中暑曰湿温。味其义意，当遵《金鉴》为是。盖伤湿而又伤暑，只可谓之伤暑湿，而不可谓之湿温也。夫曰湿温者，是湿而兼瘟也。或先瘟而中湿，或先湿而患瘟，与暑何涉焉。第瘟疫兼湿又最难辨。□□□□□□□□□□□□□□□□□（原文缺）唯于一身尽痛，痛极且不能转侧，恶饮汤水，目中视物皆红黄，身目色微黄，而无谵妄等症者，辨之始得。而湿症之中，又有湿热、寒湿之分，总宜白术茯苓汤。湿热者，小便赤涩如马溺，混浊色白，且有烦热大便秘结诸症，宜人参白虎汤加白术主之，或四苓散、大小分清饮、茵陈饮之类，皆可择用。若天久阴雨，湿气过胜，其人脏腑虚，大便滑，小便清，乃是寒湿，宜术附汤。但瘟疫发在热时，且兼湿热者多，而兼寒湿者少，术附汤不可用。若服茯苓白术□□□□□□□□□（原文缺）等汤不应，则用除湿达原饮，分治瘟与湿，诚一举而两得也。北方风高土燥，患此者少，惟南方水乡卑湿，天气炎热，患者恒多。春冬感者恒少，而夏秋患者恒多。所宜随其时地而变通之。至于前所引《活人》云：湿温切勿发汗，而《金匮要略》则云：湿家身烦痛，可与麻黄加白术汤，发其汗为宜。《景岳全书》又曰：凡湿从外入者，汗散之，将谓止中湿者宜汗，而兼温者不宜汗。何以《准绳》湿温门中，既引《活人》云不宜汗，又引《金匮》曰宜汗，更引成氏云湿家发汗则愈。是湿温一门，前后又自相矛盾，殊不可解。愚意瘟疫始终不宜发汗，虽兼之中湿，而尚有瘟疫作祟，是又当以瘟疫为重，而中湿为轻，自不宜发汗，当用和解疏利之法，先治其瘟，俟其自然汗出，则湿随其汗，而与瘟并解矣。或瘟解而湿仍在者，当于湿证门中求之，故治湿诸方俱不开列。

除湿达原饮（自定新方）：

槟榔二钱，草果仁五分，研，厚朴一钱，姜汁炒，白芍一钱，甘草一钱，栀子五分，研，黄柏五分，酒炒，茯苓三钱。

如兼三阳经症，仍酌加柴、葛、羌活，瘟而兼湿，故去知母，而换黄柏，以燥湿且能救水而利膀胱；去黄芩换栀子，泻三焦火而下行利水；加茯苓利小便而兼益脾胃。三者备而湿热除矣。再加羌活等药，风药亦能胜湿，湿除温散，一举两得。此方分两不过大概，临症加减用之。

石草散治湿瘟多汗，妄言烦渴：

石膏煅，炙草等分，共末，浆水调服二钱。

（《松峰说疫·卷之二·论治·瘟症杂症治略·瘟疫兼湿》）

二、新定达原饮

原文 如叶氏云，伏暑内发，新凉外束，确多是证。初起恶寒发热，午后较重，状似疟疾而不分明；继而但热不寒，热甚于夜，恶心胸闷，口干不喜饮，至晨得汗，身热稍退，而胸腹之热不除，日日如是，往往五七候始解，治法须辨其舌。舌苔白腻而厚，或中虽黄黑，而边仍白滑，膜原湿遏热伏也。宜用新定达原饮加藿香、青蒿达膜原而解外邪。

新定达原饮：真川朴八分，花槟榔钱半，草果仁五分，枳壳钱半，焦山栀三钱，淡豆豉三钱，青子芩二钱，桔梗钱半，鲜荷叶包六一散三钱，知母三钱。先用活水芦根二两、北细辛三分煎汤代水。

（《重订广温热论·卷之一·论温热即是伏火》）

三、达原饮减知母、芍药，加藿香、半夏、生姜

原文 治湿疟寒甚热微，身痛有汗，肢重脘懑。

厚朴一钱，姜制，槟榔一钱五分，草果仁八分，煨，黄芩一钱，酒炒，粉甘草五分，藿香叶一钱，半夏一钱五分，姜制，加生姜三片为引。

此师又可达原饮之法也。方中去知母之苦寒及白芍之酸敛，仍用朴、槟、草果，达其膜原，祛其盘踞之邪，黄芩清燥热之余，甘草为和中之用，拟加藿、夏畅气调脾，生姜破阴化湿，湿秽乘入膜原而作疟者，此法必奏效耳。

（《时病论·卷五·拟用诸法五·宣透膜原法》）

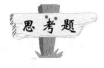

1. 吴又可对疫病的病因病机认识与古人有何不同？
2. 瘟疫初起，邪伏膜原，苔如积粉明是湿浊壅阻证象，何以要配伍生津之知母、白芍？

一、第 一 条

原文　温邪[1]上受[2]，首先犯肺，逆传心包[3]。肺主气，属卫；心主血，属营。辨营卫气血，虽与伤寒同，若论治法，则与伤寒大异。

【词解】

[1] 温邪：温病的病因。

[2] 上受：口鼻位于人体上部之头面部，温邪侵入多经口鼻，故曰上受。

[3] 逆传心包：邪在上焦，肺卫不解，又不顺传中焦阳明气分而直犯心包，出现神昏谵语的病变过程。

【释义】

此条为叶天士所提出的卫气营血辨证的辨证纲领，阐述了温病的病因、感邪途径、发生发展规律、病机变化及与伤寒辨治的区别。

叶天士认为温病的病因是"温邪"，突出了温病病因的温热性质。温邪多经口鼻侵入人体，即"上受"，而肺司呼吸，开窍于鼻，故温邪首先侵犯肺卫。温病初起邪在肺卫，病情较轻、病位较浅，叶天士在第二条与第八条提到"初用辛凉轻剂""在卫汗之可也"，若治疗及时准确，则病邪可外解，即不传。若邪不外解，病变由肺卫传入阳明气分，即顺传，病势相对较轻。若人体素虚或邪气太盛，手太阴肺卫病变不经气分阶段而直接进入手厥阴心包，则为逆传，逆传较顺传则病势较重。

叶天士将温病的发展阶段分为卫、气、营、血，反映出表里深浅的不同病理变化，卫、气分阶段多与肺有关，属于功能性失常；营、血分阶段多与心有关，多属于器质性损害。一般而言，邪在卫分病情较轻，顺传至气分阶段则病情较重，逆传心包或病传营分则病情更重，邪入血分则病情危重。

温病与伤寒均为外感热病，二者传变均符合由表入里、由浅入深的一般规律，即"同"。温病运用卫气营血辨证，在治法上，邪在卫分多运用辛凉以解表，到气才可清气，入营主以清营凉血、透热转气，入血分则用凉血散血之法；温邪易耗伤津液，故治疗过程中应注重顾护阴液。伤寒采用六经辨证，初起太阳表证运用辛温以解表；传入阳明，经证用清法、腑证用下法；邪在少阳则用和解之法；邪入三阴则分别有不同治法，以温补为主；伤寒因感受寒邪，易损耗阳气，故治疗过程中应注意顾护阳气。温病与伤寒在治疗上差异甚大，即叶天士谓"若论治法，则与伤寒大异也"。

【名家医案】

化脓性扁桃体炎（赵绍琴医案）

张某某，男，30岁。

初诊：二日来身热不甚，但咳，痰吐不多，口微渴而苔薄白，病已两天，本属风热侵犯于卫，肺失宣降，应服桑菊饮治之。但误服桂枝汤一剂，并饮红糖生姜水取汗。今晨身热颇壮，体温39.7℃，咽红肿痛，且有白腐，咳嗽，痰中带血，胸宇刺痛，头痛口干，渴饮思凉，两脉弦滑且数，舌绛干裂，心烦，昨夜不能入睡，今晨神志不清，大有神昏谵语之势。本为风热犯卫，肺失清肃，前医错认为风寒犯表，以辛温之剂，发汗解表，孰不知汗为心液，误汗伤阴。况本为热邪，而又用辛热之品，势必促其温热内陷，神昏谵语。急以宣气热兼以疏卫，凉营分以开神明之法。此风温化热，逆传心包，防其增重：蝉衣 3g，僵蚕 6g，连翘 12g，银花 12g，杏仁 9g，片姜黄 6g，竹茹 9g，菖蒲 9g，鲜茅芦根各 30g，生石膏 24g，1 剂。

二诊：药后身热渐退，体温 39.1℃，神志较清，咽红肿痛皆减，干咳，痰中血渍未见，昨夜已得安睡。昨进疏卫凉营之剂，今日神苏热减，病势好转，再以前方加减为治：前胡 3g，僵蚕 6g，蝉衣 3g，连翘 9g，银花 12g，姜黄 6g，知母 6g，生石膏 15g，焦三仙各 9g，鲜茅芦根各 30g，2 剂。

三诊：身热退净，体温 37.2℃，咽红肿痛已止，咳嗽已微，夜寐较安，大便通而小溲短少，舌白苔厚腻，质略红，两脉弦滑皆细，数象已无。温邪误汗以后，阴分已伤，前服清热凉营之剂，病势大减。再以清气热、肃降化痰之法：生紫菀 3g，前胡 3g，杏仁 6g，川贝 6g，黄芩 6g，鲜茅芦根各 30g，焦三仙各 9g，3 剂。

四诊：病已基本痊愈，仍有一二声咳嗽，原方继进 3 剂，再休息 1 周，忌荤腥甜黏之味即愈。

（彭建中，杨连柱，1996. 赵绍琴临证验案精选. 北京：学苑出版社：2-3.）

【案例精讲】

外感病初起治疗的关键在于区分寒温邪气，以免辛温辛凉法的误用。叶天士指出"温邪上受，首先犯肺"，当以辛凉清解，若治不得法，误认作伤寒而用辛温法，助热则邪张，且易致逆传心包等危重症的发生。此案初起本为邪在肺卫证，误用辛温桂枝汤导致邪热迅速化火成毒，入肺蚀咽，见咽红肿痛、咳嗽、痰中带血、胸痛等气分热毒之象。又见神志不清、舌绛干裂等神志异常伴阴液大伤表现，邪热渐逼营分之象已显现，谨记叶天士温邪"逆传心包"之诫，当防心窍闭阻的发生，急以凉营开神明，宣气热兼以疏卫，给热邪外解之机。方用银翘散与升降散的合方，体现"火郁发之"与辛凉剂并举的治疗特色。二诊药后身热渐退，说明邪热得以外解，效不更方，乘胜追击。三诊邪热已去，身热退净，数象已无。大便通而小溲短少，两脉弦滑皆细，为温邪、误汗皆伤阴液所致，舌白苔厚腻，为痰邪尚在。治以清气分余热以复阴，并肃降化痰，加用生紫菀、前胡、杏仁、川贝、黄芩等药善后。整个治疗过程辨证清晰，循医理立法，用药轻灵活泼，体现赵老"四两拨千斤"的治疗特色。

【后世发挥】

瞿岳云教授认为温病之发不全自肺卫开始，"某些温病发病一开始，既不见卫分证候，也不见肺症表现，而直接呈现气分、营分证候或其他脏腑的病理表现。如暑温病，发病急骤，初起即见壮热，烦渴，汗多等热盛阳明气分证，而无卫分见证。叶天士自己亦云'夏令受热，昏迷若惊，此为暑厥'，'夏暑发自阳明'，即是此意"。

（瞿岳云，2019. 悟变中医. 长沙：湖南科学技术出版社：353-354.）

田春礼：往往人体感受外邪，感染途径为邪从上受，由口鼻而入，侵犯鼻肺，是顺传心并非逆传心包，是逆传阳明，并非顺传阳明。明确了温邪上受，首先犯肺，顺传心的理论对于治疗由肺系疾病引起的肺心疾病，可起到未雨绸缪、防微杜渐的指导作用。

（魏锦峰，田雨河，2011. 田春礼临床经验集. 太原：山西科学技术出版社：182.）

姜良铎教授根据多年诊治温热病的临床经验认为，"温邪上受，首先犯肺"，之后应该有两条传变通路：其一是顺传于肺，由气及津，气郁津停，为湿为痰，气不流津，气不摄津，而成肺痹；其二是"逆传心包"。这两个病机的演变过程，都会使患者的病情在短时间内急转直下，危及生命，所以详细分析这一演变过程，对于治疗此类疾病有重要的临床意义。

（刘涓，康雷，王兰，2021. 姜良铎教授谈"温邪上受，首先犯肺，气郁津停"的辨治.
环球中医药，14（1）：122-124.）

二、第 二 条

原文 盖伤寒之邪留恋在表，然后化热入里；温邪则化热最速。未传心胞，邪尚在肺，肺合皮毛而主气，故云在表。初用辛凉轻剂。挟风，加薄荷、牛蒡之属；挟湿，加芦根、滑石之流。或透风于热外[1]，或渗湿于热下[2]，不与热相搏，势必孤矣。

【词解】

[1] 透风于热外：指温邪在表挟风的治疗方法，即于辛凉中加轻清疏散之品，如薄荷、牛蒡等，使风从表出，不与热相搏，热自易清。

[2] 渗湿于热下：指温邪在表挟湿的治疗方法，即于辛凉中加甘淡渗湿之品，如芦根、滑石等，使湿从下分利，不与热相搏，热自易解。

【释义】

本条论述了伤寒与温病传变的不同以及邪在卫分挟风、挟湿的治法区分。

伤寒因感受寒邪，初起寒邪束表、郁遏卫阳而成表寒证，寒郁化热后逐渐内传入里而成里热证，其传变过程相对较长；而温病感受温热邪气，初起温邪袭表、肺卫失宣而见肺卫表热证，热邪传变迅速，邪热易内传入里，邪气甚者则易逆传心包或内陷营血，即"化热最速"。

上条曰"温邪上受，首先犯肺，逆传心包"，可知温邪首先侵犯肺卫。若温邪尚未逆传心包，邪仍在肺卫者，因肺合皮毛而主气，即病仍在表。温邪在表，治疗多用辛凉宣透、轻清疏泄之品以宣散表邪，切不可误用辛温发汗之法助热伤阴，以致生变。温邪易兼挟风邪或湿邪为患，治疗挟风者，则在辛凉轻剂中加入薄荷、牛蒡等辛散之品，使风从表出，不与热相搏，热自易清；治疗挟湿者，则在辛凉轻剂中加入芦根、滑石等淡渗利湿之品，使湿从下分利，不与热相搏，热自易解。

三、第 三 条

原文 不尔，风挟温热而燥生，清窍[1]必干，谓水主之气[2]不能上荣，两阳相劫[3]也。湿与温合，蒸郁而蒙蔽于上，清窍为之壅塞，浊邪害清[4]也，其病有类伤寒。验之之法，伤寒多有变症，温热[5]虽久，总在一经为辨。

【词解】

[1] 清窍：此处指眼、耳、鼻、口等头面部诸窍。

[2] 水主之气：此处泛指人体的津液。

[3] 两阳相劫：风与温热皆属阳邪，故曰"两阳"。风热相合，耗劫津液，清窍失养，可出现口咽干燥等症状。

[4] 浊邪害清：湿与热合谓之"浊邪"。湿热蒙蔽于上，阻遏清阳，清窍为之壅塞，可出现耳聋、鼻塞等症状。

[5] 温热：此处指温热挟湿，非单纯之温热。

【释义】

本条进一步阐明温邪挟风、挟湿的不同证候表现、病机特点及湿热证与伤寒的鉴别。

温邪与风邪均为阳邪，两阳相合，势必耗伤津液，人体津液不能上荣于头面部诸窍，则会出现眼、耳、鼻、口等头面清窍干燥的证候特点；湿为阴邪，温为阳邪，二者相合，湿裹热邪，湿热交争弥漫而蒙蔽于上，阻遏清阳，则出现耳聋、鼻塞、头目昏胀，甚或神识昏蒙等清窍壅塞的证候。

"其病有类伤寒"，指的是温热挟湿初起有头痛、无汗、身重疼痛等表现与伤寒太阳病初起类似，但伤寒初起因寒邪束表、卫阳郁遏而无汗，寒凝经脉，经气不利而头痛、身重疼痛，寒邪郁而化热后入里，传入少阳、阳明或三阴，随着病情发展、病邪入里，在不同的病情发展阶段，症状表现会不断发生变化；而温热挟湿初起，卫表为湿热之邪所困而无汗，湿热郁遏清阳而头痛，湿性重浊而身重疼痛，但湿性滞，温热挟湿的病位以中焦脾胃为主，流连气分时间较长，相对伤寒传变较慢，变化较少。

【名家医案】

1. 风温（黄凯钧医案）

某头痛发热，咳嗽喘促，脉左浮数。风温上受，用清解法：薄荷六分，光杏仁三钱，连翘五钱，象贝二钱，广橘红八分，桑叶五钱，生甘草三分，枇杷叶三大片，去毛净。又两服，头痛发热顿除，唯略有喘嗽，前方去薄荷、连翘，加栝蒌皮、紫菀、白前各一钱五分，两服即痊。

（曹炳章，2007. 清代名医医话精华. 唐菊香，方汀，编校整理. 北京：农村读物出版社：46-47.）

2. 斑疹伤寒（李斯炽医案）

刘某，男，成年。1972年4月15日初诊。主诉高烧不退，咽喉疼痛，小便黄少，不思饮食，全身乏力。经西医检查，诊断为斑疹伤寒。诊得脉浮微数，舌苔黄腻，此为风温夹湿之候。治宜疏风清热，除湿运脾，用银翘散合三仁汤加减：银花9g，连翘9g，芦根9g，滑石12g，冬瓜仁12g，杏仁9g，厚朴9g，淡豆豉9g，枯黄芩9g，木通6g，甘草3g。服上方一剂后，高烧即退，顿觉精神爽快。连服数剂后，咽已不痛，诸症即解。后以调理脾胃而收全功。

（李斯炽，2016. 李斯炽医案206例. 北京：中国中医药出版社：25-26.）

【案例精讲】

风温为外感风热邪气所致。风热阳邪，从口鼻而入，先犯肺卫，肺卫失宣而见肺卫表热证，治宜遵吴鞠通"治上焦如羽，非轻不举"的原则，用轻清之品从上焦疏泄温邪。即"初用辛凉轻剂"，辛以宣透，凉以清泄，切不可误用辛温发汗法助热伤阴，而生变证。医案1所感风热邪气，为两阳相合，则邪热上攻头面内扰于肺，除发热外又见头痛明显，咳嗽。喘促之象说明肺热较重，而左脉浮数说明风邪袭卫，当透风于热外，叶天士言在辛凉轻剂中"挟风，加薄荷、牛蒡之属"，取其辛散疏风，使风从表出之意。方中以薄荷为首，与杏仁、连翘、桑叶、甘草同用，体现辛凉轻剂桑菊饮之意。喘促已显，加枇杷叶、象贝、广橘红止咳化痰。医案2斑疹伤寒，见浮微数脉，为温病卫分邪气未解，治以辛凉之剂银翘散，但舌苔黄腻，黄苔说明邪热转重，合入黄芩加强清里热的作用；腻象说明夹有湿邪，故方中加入滑石、冬瓜仁、杏仁、厚朴、木通清利湿邪，体现"渗湿于热下，不与热相搏"，孤立热邪的治疗原则。药与证合，则服一剂后高烧即退。

【后世发挥】

萧龙友：治疗风温或以宣肺化痰，或以清肺降气，总不离清法。用药以清润为主，如生地、沙参、黄芩等，多用对药，如知贝母、天麦冬，尤喜用梨汁、梨皮、荸荠、藕节、荷叶等鲜药以生津润燥，清热消积和胃。清肺热而兼顾脾胃，不离保胃气存津液之治则。

（张绍重，2018. 萧龙友医集. 北京：中国中医药出版社：3.）

邢鹂江：流气化湿法是治疗湿温及温病夹湿的一种方法。它采用微苦微辛、轻清流动、平淡芳香的药物，在流动三焦气机，展开气化的前提下，分消湿热，祛邪外出。其清热不在苦寒，化湿不在温燥，透表不在辛温，具有明显特色。

（邢鹂江，2018. 邢鹂江临床实验录. 合肥：安徽科学技术出版社：287.）

吴银根：肺系湿热证常与肺气不宣、肺失肃降、肺气不固、痰湿蕴结、痰浊黏滞相关联，且痰为阴邪，加上湿邪，临床上痰浊壅阻、痰湿蕴结、痰热胶着常是肺系疾病的难点，临证用宣湿化湿燥湿药物，同时清肺以解热（黄芩、连翘、野荞麦根、鱼腥草、蒲公英、紫花地丁），补脾以助肺气（党参、黄芪、白术、怀山药、黄精），降气纳气以助气化（当归、沉香、苏子、仙灵脾、巴戟天、鲜山药），活血通络以搜肺络之邪（蜈蚣、全蝎、蝉蜕、僵蚕、甲片），灵活运用化痰、养阴、益肾之品，对湿痰、热痰或久咳不愈之肺部病证常有桴鼓之效。

（吴银根工作室，2009. 吴银根学术经验撷英. 上海：上海中医药大学出版社：87-88.）

赵绍琴：治湿温症必得微汗遍及周身，至双脚趾缝中亦似潮润，斯为邪透尽之征。若误用寒凉滋腻，则湿邪愈盛，邪不得出矣。湿温虽禁发汗，然必得汗出，乃得邪解。

（彭建中，杨连柱，1996. 赵绍琴临证验案精选. 北京：学苑出版社：35.）

四、第 四 条

原文 前言辛凉散风，甘淡驱湿，若病仍不解，是渐欲入营也。营分受热，则血液受劫，心神不安，夜甚无寐，或斑点隐隐，即撤去气药[1]。如从风热陷入者，用犀角、竹叶之属；如从湿热陷入者，用犀角、花露[2]之品，参入凉血清热方中。若加烦躁，大便不通，金汁[3]亦可加入；老年及平素有寒者，以人中黄[4]代之，急速透斑为要。

【词解】

[1] 撤去气药：指除去治疗邪在卫气分时所用的散风渗湿等药。

[2] 花露：此处指菊花露，或金银花露。

[3] 金汁：即粪清。为取健康人的粪便封于缸内，埋入地下，隔 1～3 年取出其内的清汁即是。具有清热凉血解毒的作用。

[4] 人中黄：又名甘中黄、甘草黄。为甘草末置竹筒内，于人粪坑中浸渍后的制成品。具有清热凉血解毒的作用。

【释义】

本条论述温病邪入营分的证候表现及治疗。

叶天士在第二条论述了邪在卫分挟风应使用辛凉轻清疏散之品，使风从表出，即"或透风于热外"；邪在卫分挟湿则在辛凉之品中加入甘淡渗湿之物，使湿从下分利，即"或渗湿于热下"。若病仍不解，或因邪热太盛，或因正气不足等，邪热传入心营而致病情急剧变化。营阴为血液的组成部分，热入营分，则必灼伤阴血。营气通于心，营热内扰，则心神不安、夜甚无寐；营热窜扰血络，迫血妄行，可见斑点隐隐。此时治疗则应注重清营养阴透热，除去透风渗湿等药，根据陷入营分的病邪性质随证加减用药。

若是风热之邪陷入营分，用犀角清营解毒，外加竹叶之类透泄热邪；若是湿热之邪陷入营分，用犀角清营解毒，外加花露之类清泄芳化。若兼见烦躁、大便不通，则为热毒壅盛于内，加入金汁以清热凉血解毒；但金汁性极寒凉，老年阳气不足或素体虚寒者当慎用，可以人中黄代之。营分热盛，斑点隐隐，可知邪热仍有外泄之势，治疗则以泄热外达为急务，治法为清热解毒、凉血透邪，即"急速透斑为要"。要注意此"透斑"非升散透发之法，辛温升透之品有助热伤阴之弊。

【名家医案】

1. 外感（王孟英医案）

顾竹如孝廉令媛，患感十余日，耳聋不语，昏不识人。而客未入室，彼反先知。（热极而神外越。）医以为祟。凡犀角地黄、牛黄清心、复脉等汤，遍服无效，（药不误，特病重药轻耳。）已摒挡后事矣。所亲濮根匡嘱其延诊于孟英，脉至滑数，舌不能伸，苔色黄腻，遗溺便秘，目不交睫者已四昼夜，（下证已悉备。）胸腹按之不柔。与白虎汤去米、草，加石菖蒲、元参、犀角、鳖甲、花粉、杏仁、竹叶、竹黄、竹沥，投一剂即谵语滔滔，渠父母疑药不对病，孟英曰：不语者欲其语，是转机也。再投之，大渴而喜极热之饮，又疑凉药非宜。孟英姑应之曰：再服一剂，更方可也。三投之，痰果渐吐。四剂后，舌伸便下，神识渐清。乃去菖蒲、石膏、犀角、鳖甲，加生地、石斛、麦冬、贝母。数帖，（温病后阴必耗竭，宜急救其阴，转方甚合法。）热尽退，而痰味甚咸。又去杏、贝、竺黄，加西洋参、牡蛎、龟板、苁蓉，服之全愈。逾年失怙，继遭祝融，郁损情怀，误投温补，至戊申年殒。（叶氏云：温邪中人，首先犯肺，其次则入心，正此病也。虽不用下剂，而通经透络之品大剂用之，亦足以荡涤邪秽。）

（王士雄，1997. 王孟英医案. 陆士谔，辑. 达美君，等校注. 北京：中国中医药出版社：8-9.）

2. 疹毒内陷（董建华医案）

田某某，男，2 岁。1960 年 3 月 12 日就诊。

发烧六天不退，第二天出现麻疹，第四天伴喘促，体温 38℃，全身充血性皮疹，中间尚有正常皮肤，两眼结合膜充血，鼻翼煽动，两肺散在细湿啰音。血化验：白细胞 7.6×10^9/L，中性粒细胞百分比 77%，淋巴细胞百分比 21%，单核细胞百分比 2%。西医诊断：麻疹合并病毒性肺炎。经用青、链、吸氧，病情不见好转，请中医会诊。诊时见：发烧、呼吸困难，呈潮式呼吸，全身充血性皮疹紫暗不鲜，喉间痰声辘辘，神昏躁动，舌红绛少津，苔黄，脉浮数。辨证：痰热郁闭，温毒内陷，疹不外透。立法：凉营开窍，宣肺疹透。方药：生地 10g，连翘 6g，生石膏 12g，丹皮 6g，葛根 3g，麻黄 2.4g，杏仁 6g，牛蒡子 4.5g，竹沥 10g（冲），另用安宫牛黄丸一粒化服。

二诊：服上药 4 剂，安宫牛黄丸二丸，体温转正常，神志清，疹色已转红润，呼吸转平，鼻仍稍有煽动，口唇起疱，脉细数。邪热外透，肺气已宣，但心肺余热未尽，继进凉营清热之剂：生地 10g，竹叶 3g，川贝母 3g，黄连 1.5g，杏仁 6g，黄芩 6g，生甘草 1.5g，陈皮 3g，服 2 剂，痊愈出院。

（谢路，1988. 温病阐微. 北京：中国医药科技出版社：119-120.）

【案例精讲】

温病具有起病急、变化快、易出现危重症的特点。若邪热较重，或治不得法逆传心包，或病重药轻传入营血，皆为需急治之证。"心神不安，夜甚无寐，或斑点隐隐"即为热入营分征象。邪热入营，扰及心神为突出临床表现，轻则心烦、不寐入夜尤剧，重则神昏谵语，或可伴见斑疹。案中患者病温十余日，耳聋不语，昏不识人，为邪热入心营，清窍被蒙所致。医案 1 王孟英据脉滑数，舌强硬短缩，苔色黄腻，遗溺便秘，胸腹按之不柔，不寐四昼夜，辨气分邪热仍盛，痰热闭阻心营，处方气营同治，以白虎汤加花粉、杏仁、竹叶等清气分之热，石菖蒲、竹黄、竹沥化痰以助开窍，以元参、犀角、鳖甲清营透热。药后谵语滔滔、大渴而喜极热之饮，皆为所闭塞之气机欲通未通之象。4 剂后，舌伸便下，神识渐清，说明心包络气机已通。乃去清热之品，加生地、石斛、麦冬、贝母，以养阴扶正，以救温邪所耗之阴。邪热尽退后，而痰味甚咸。又加西洋参、牡蛎、龟板、苁蓉等滋补真阴，如复脉汤之意，直至痊愈。从其后患者误服温补而殒，说明患者极可能素体阴液偏亏，故感温邪而易出现邪入心营之重症。孟英之前医者犀角地黄、牛黄清心、复脉等汤凉营凉血开窍无效，盖因气分邪热不解，痰热不化，则营分心包气闭难开，故营热外透无路。而从此案"识敌、布阵、步步为营"、治法先后有序，可见孟英临床医理谙熟，心思缜密。医案 2，麻疹第四天全身充血性皮疹，神昏躁动，舌红绛，呈现典型的邪热入营表现。呼吸困难，鼻翼煽动，两肺散在细湿啰音，说明热毒已入肺脏，病属重症。遵叶天士之论当以凉血清热方治之，方以安宫牛黄丸凉营开窍，合用麻杏石甘汤加味宣肺清热疹透。二诊营热外透，肺气得宣，但脉见细数之象，说明心营肺中余热未解，阴液以伤，处方生地用量独大，以凉营养阴，配以杏仁、黄芩、竹叶、黄连等分别清透肺中心营余热。

【后世发挥】

李莹：紫癜性肾炎……热盛伤络型。此型以大量紫癜为主要表现。热毒炽盛，迫血妄行，损伤血络，出血较重，可出现肉眼血尿，烦躁不安，口干喜凉饮，舌红绛。治宜清热解毒、凉血散瘀。方用犀角地黄汤加银花、连翘、玄参、茜草、白茅根、紫草、藕节等。此型为"营分受热，血液受劫，心神不安，斑点隐隐"。治疗应"撤去气药，急重透斑"为要。

（刘新瑞，张绍轩，2016. 李莹学术思想与临床经验集. 北京：科学技术文献出版社：56.）

宋乃光：叶天士指出"急急透斑为要"，这里所说的"透斑"，实际是指透达热毒，使斑能顺利外透，邪热不致壅结于里之意，与营分证的"透热转气"的治疗目的一致。临床对于斑疹不易外透、里热壅结者，加大黄等通下之品，可取里气宣通、热毒松达、斑疹反易外透之效，此亦寓有透斑之意。这是叶氏对营分证治疗的补充，主要适用于血分证发斑者的治疗，切不能把"透斑"理解为辛散提透。吴鞠通在《温病条辨》中有"发斑者，化斑汤主之；发疹者，银翘散去豆豉，加细生地、丹皮、大青叶，倍元参主之……禁升麻、柴胡、当归、防风、羌活、白芷、葛根、三春柳""若一派辛温刚燥，气受其灾而移热于血，岂非自造斑疹乎"之论述，银屑病的斑疹同样不宜透发。

（肖培新，张弛，2017. 宋乃光温病学临证心法. 北京：中国中医药出版社：183.）

五、第　五　条

原文　若斑出热不解者，胃津亡也，主以甘寒，重则如玉女煎，轻则如梨皮、蔗浆之类。或其人肾水素亏。病虽未及下焦，每多先自彷徨，此必验之于舌。如甘寒之中加入咸寒，务在先安未受邪之地[1]，恐其陷入耳。

【词解】

[1] 先安未受邪之地：指在治疗已病脏腑的同时，按其将传变的趋向，扶助未病脏腑正气，以防病邪陷入。

【释义】

本条论述了斑出热不解的病机及治疗。

温病发斑为阳明热盛，内迫营血，邪有外透之机，斑出后热势应逐渐减退。若斑出热仍不解，为邪热旺盛，损耗胃津，阴液亏虚不能济火，即"胃津亡"。治疗当以甘寒之剂清热生津，热盛伤津重者用玉女煎之类清胃热、滋肾阴；轻者用梨皮、蔗浆等甘寒滋养胃阴之品。若患者素体肾水亏损，则邪热易乘虚深入下焦，劫灼肾阴而加重病情。临床诊断则需重视舌象变化，若见舌质干绛甚则枯萎，虽未见明显肾阴被灼的症状，治疗中也需在甘寒滋养胃阴的基础上，加入咸寒之品以滋补肾阴，以防病情陷入，达到未病先防的目的。

【名家医案】

1. 斑出神昏案（王九峰医案）

斑出而神昏谵妄如故，温邪内陷，犹未解也。反以为斑已发出，可以无虑，此语人谬。勉拟叶氏之法，轻清凉血以透斑，芳香逐秽以开窍，必得汗出神清，庶可勿药有喜。予：犀角，玄参，连翘，鲜石斛，牛黄清心丸，银花，金汁。

（刘松林，陈雨，2019. 王九峰经典医案赏析. 北京：中国医药科技出版社：14.）

2. 温病失治，火郁三焦（彭胜权医案）

患者，男性，34 岁，广东高州人。2004 年 4 月 7 日初诊。

主诉：发热 4 个月。

现病史：2003 年 12 月始出现发热、咳嗽，在当地医院（高州）治疗不效，遂来广州求医。于广州市某中医院住院治疗 1 个月不效。于 2004 年 2 月 11 日又至广州市某大型西医院住院治疗。曾进行多次血、尿细菌培养，结果均为阴性，进行多次多部位影像学检查及多次骨髓检查，认为"可基本排除感染性疾病、血液病及恶性肿瘤"。曾使用多种抗生素治疗，每于使用后热势升高，拟诊为"多种药物过敏反应"，停用抗生素，使用激素治疗（甲泼尼龙 80mg/d，维生素 D 联用氢化可的松 200mg/d），亦不能控制病情。发热每于午后加重，入夜尤甚，体温高达 40℃。近日病情加重，夜间热甚时出现神昏谵语。遂邀彭师会诊。诊时症见：发热（体温 39.4℃），神清，口渴，头面、双上肢见斑疹色紫红，咳嗽有痰，大便 3 天未解，体尚壮实，纳可。舌暗红，苔薄黄腻，脉滑数。

中医诊断：温病迁延日久。

西医诊断：不明原因发热；多种药物过敏反应？

辨证：火郁三焦，充斥上下，内迫营血，胃之阴津受损。

治法：宣泄郁火，清胃生津。

以升降散合化斑汤治疗。处方：生石膏（先煎）30g，大黄（后下）8g，僵蚕、姜黄、知母各10g，蝉蜕6g，甘草5g，玄参20g，丹皮12g，赤芍、红条紫草、粳米各15g。

二诊（2004年4月8日）：服药后，当晚体温降至35℃，家属急来电话询问，知患者"身凉汗多，神清"，此为津气损伤，急以益气养阴：西洋参15g，麦冬、五味子各10g。

三诊（2004年4月10日）：2天后复诊，热势渐退，每日最高体温不超过38.5℃，全身散在斑疹，出至手足心，大便通畅，舌红，苔薄腻。邪热已减，气血同病，兼以痰湿。当清热化痰，凉血化斑，以化斑汤合温胆汤治疗：生石膏（先煎）、水牛角（先煎）各30g，玄参、茯苓各20g，粳米15g，甘草5g，枳壳、竹茹、知母、法半夏各10g，陈皮6g，生姜3片，大枣5枚。

四诊（2004年4月14日）：午后夜间热甚，天明汗出身凉，体温波动于37.5～38.2℃。胸闷，咳嗽，痰可咯出，脘痞，纳差，舌略红，苔黄腻。治以蒿芩清胆汤：黄芩12g，青蒿（后下）、法半夏、枳实、竹茹各10g，陈皮、青黛（包煎）各6g，茯苓20g，滑石（先煎）15g，甘草5g。服药后热退，继以参苓白术散加减善后治疗半个月，痊愈出院。

（于征淼，2018. 岭南温病学派古今验案发挥. 北京：中国中医药出版社：33-35.）

【案例精讲】

叶天士有斑疹宜见不宜见多之说。温病中出现斑疹既可见于邪热转重入营血，也可见于邪热以斑疹形式外透，而斑出邪热不得外解又与胃中阴津充足与否密切相关。医案1斑出而神昏谵妄如故，说明温邪转重，内陷闭阻心包，为病情转重的表现，不可刻板执念，认为邪出而轻视病情，故一面开窍，一面因势利导凉营透邪，方选清营汤之意，凉中有透，合牛黄清心丸，开窍治急，金汁增凉营解毒之力而不伤正。医案2发热4个月不解，体温最高40℃，每于午后加重，入夜尤甚，甚时有神昏谵语，大便3天未解，舌暗红，苔薄黄腻，脉滑数，同时可见头面、双上肢斑疹色紫红。斑疹紫红、神昏说明邪热已入营血，同时口渴、大便3天未解，发热4个月的病程，足以说明气分邪热未解，阴液已损。细思，斑疹出而热不解者，除邪热怫郁稽留外，当复有胃津受损原因。故以升降散宣泄郁火，合化斑汤解毒化斑，清胃生津，重用咸寒的玄参。三诊热势渐退，体温不超过38.5℃，全身散在斑疹，舌红，苔薄腻。继治以化斑汤，以温胆汤清泄胃中痰热，畅营血分邪热外达之路。四诊余湿留于气分少阳三焦，以蒿芩清胆汤收功。

【后世发挥】

周筱斋：在温热病治疗中，以未伤则护阴，已伤则救阴为主要法则。叶天士在治疗中提到当斑出热不解时，是"胃津亡也"，主以甘寒借救胃津，这就是救阴的法则。更考虑到"或其人肾水素亏，虽未及下焦，先自彷徨，在甘寒之中加入咸寒，务在先安未受邪之地，恐其陷入"，这是护阴的法则，是救中焦已伤之阴而护下焦未伤之阴。

（卢祥之，2008. 名中医经验撷菁：医窗夜话. 北京：人民军医出版社：57.）

宋乃光：斑疹的外发为邪热外透之象，一般情况应该热势减退，如斑已出而热势仍不解，则反映了热毒炽盛，消烁胃津，而津伤则不能济火，水亏火旺而热更呈燎原之势，此即叶氏所谓"胃津亡"的后果。叶氏提出，对其治疗要先予滋养肾阴，防患于未然，在甘寒清热生津的同时加入咸寒之品，如玄参、龟甲、阿胶之类以滋肾阴，即"务在先安未受邪之地，恐其陷入易易耳"。

银屑病的典型表现为红斑、脱屑，红斑是血热表现，血热盛易伤阴，脱屑也是因为热邪耗伤阴血，血虚不能濡养肌肤所致，故其整个治疗过程中都应该顾护阴液。这与温病学说的"留得一分阴液，便多一分生机"的说法一脉相承。

（肖培新，张弛，2017. 宋乃光温病学临证心法. 北京：中国中医药出版社：184.）

冯志荣："先安未受邪之地"就是采用特效方药，针对病原和即将产生的病理变化，截断其进犯之机，主动有效地控制住病情的发展。临证需要详查病机，紧抓病机，预察未来，防止疾病进一步发展转变。"先安未受邪之地"的思想充分体现了先证而治，既病防变的原则。

（谢席胜，2018. 冯志荣. 北京：中国中医药出版社：130.）

六、第 六 条

原文 若其邪始终在气分流连者，可冀其战汗[1]透邪，法宜益胃[2]，令邪与汗并[3]，热达腠开，邪从汗出。解后胃气空虚，当肤冷一昼夜，待气还自温暖如常矣。盖战汗而解，邪退正虚，阳从汗泄，故渐肤冷，未必即成脱症。此时宜安舒静卧，以养阳气来复，旁人切勿惊惶，频频呼唤，扰其元气。但诊其脉，若虚软和缓，虽倦卧不语，汗出肤冷，却非脱症；若脉急疾，躁扰不卧，肤冷汗出，便为气脱之症矣。更有邪盛正虚，不能一战而解，停一二日再战汗而愈者，不可不知。

【词解】

[1] 战汗：温病过程中，突然发生的全身战栗，肢冷爪青，脉沉伏，继而全身大汗淋漓的表现，称为战汗。

[2] 益胃：此处指温邪始终流连气分的治疗大法，即以轻清之品，清气生津，宣展气机，并灌溉汤液，以振奋正气，使邪气随汗外透。

[3] 邪与汗并：指温邪入侵，使阳气奋起抗邪，蒸腾汗液，使邪气随汗液一同从皮肤外泄。

【释义】

本条论述了温邪始终在气分流连者的治法，战汗形成的机理、临床表现、预后调护及与脱证的鉴别。

温邪始终在气分流连，说明正气未虚，邪正交争，相持于气分。此时应用"益胃"之法，以轻清之品，清气生津，宣展气机，并灌溉汤液，以振奋正气，使邪气随汗外透。

若邪不胜正，战汗而解，胃中水谷之气匮乏，卫阳外泄，肌肤一时失去温煦，"当肤冷一昼夜"，待阳气恢复，肌肤得到温煦，即可温暖如常。其调护则应保持环境安静，使患者安舒静卧，以养阳气来复，不可见其肤冷则误以为脱证，惊惶失措，频频呼唤，扰其元气，不利于患者恢复。

战汗而解与脱证需仔细鉴别。若脉象虚软和缓，则为邪正交争、正盛邪退之象，并非脱症；若脉急疾，患者神志不清、躁扰不卧，肤冷汗出，便为正气外脱、邪热内陷之危象。还有邪盛正虚者，一次战汗后病邪不能尽解，须停一二日，待正气恢复后再作战汗才可获愈。

【名家医案】

1. 温邪未透，汗出乏源案（余听鸿医案）

常熟旱北门外孙祠堂茶室妇。

始因温邪未能透彻，延之四十余日，邀余诊之。脉细数郁于内，着骨始见，肌枯肉削，干燥灼热无汗，热亦不甚，耳聋舌强，言语涩謇不清，溲少，大便泄泻如酱色，舌色底绛而上有烟煤之色，眼白珠淡红，鼻干不欲饮，手足瘈疭。余曰：此乃温邪深入于里，汗未透彻，此症当战汗于骨髓之间，若不战汗，热不得泄，阴液烁尽亦死，若战汗不出亦死。且先以甘凉重剂养肺胃之阴，以作来日助其战汗之资，故先进生地、麦冬、玄参、石斛、梨汁之类一剂，肌肤较润，泄泻亦稀。

复诊进以大剂复脉汤，加鸡蛋黄二枚调服，生地黄一两，阿胶三钱，麦冬六钱，生白芍三钱，炙甘草二钱，石斛六钱，生牡蛎一两，煎浓汁服。余曰：此药服下，令其安寐，不可扰乱，到天明时如能冷汗淋漓，手足厥冷，目反口张，遍体冷汗，切勿惊慌呼唤，倘战不透，亦死证也。若服此药汗不出，腹膨无汗，此正不胜邪，战汗不出，亦不治矣。日晡服下，至四鼓，果然遍体冷汗，脉静肢冷，目反不语。举家因余预嘱，故静以待之，直至日中，汗收神醒，热退泻止。后服甘凉养胃，存阴泄热，数剂而愈。所谓战汗者，热伏于少阴、厥阴、肝肾之间，要从极底而出，故服大剂甘凉咸寒，使其下焦地气潮润，而雾气上腾为云，肺气滋润，天气下降为雨矣。若遇此等症，专于止泻发汗清热，必不能保全也。

（何丽清，储开博，2019. 余听鸿经典医案赏析. 北京：中国医药科技出版社：42.）

2. 急性肺炎（李斯炽医案）

谢某，女，77 岁，退休教师。1972 年 10 月初诊。患者突发高烧，微觉恶寒，无汗，头目昏晕，干咳无痰，已数日不能进食，口中烦渴，频频索饮果汁水和葡萄糖水，几天来未曾大便，小便色黄。诊得脉象浮大而数、重按乏力，舌干红无苔。

患者因系街邻，平时常来求诊，知其素禀阴亏，有高血压。从其现症观察，显系风热犯肺，渐欲化热入里之征。其高烧、烦渴、尿黄、脉象数大，为温邪已传入气分症状。但尚觉微恶风寒，无汗，知其卫分症状尚未全解。再从头昏、脉浮分析，固属表邪未尽，但亦应包含阴虚因素，因表症仅有头昏而无目眩，此则阴虚阳亢，复兼风热之邪，故有头目昏眩之症。脉浮大而数，应属风热，但重按乏力，故知其应兼有阴虚阳亢之象。再以其素禀阴亏，热病伤津及干咳无痰，舌干红无苔等现症观察，阴虚应属无疑。阴液亏耗则胃津缺乏，消化受到影响，故仅索饮水浆，而不能进食；胃气不得下降，且兼食少，故数日不得大便。因尚有表证，不得以胃家实论治而妄用攻下。

治法当以清解气分为主，稍加辛凉透发，并佐以生津和胃。故用知母、芦根、连翘、竹茹以清热护阴；稍加银花、薄荷辛凉透表；用天花粉、麦冬以养阴液；用杏仁、枇杷叶以下气止咳；用生谷芽、甘草以和胃调中。处方如下：银花 9g，薄荷 6g，知母 9g，芦根 9g，天花粉 12g，枇杷叶（去毛）9g，连翘 9g，竹茹 9g，杏仁 9g，生谷芽 12g，甘草 3g，麦冬 9g。

二诊：患者服上方 2 剂后，诸症得以改善，热势稍缓，精神转佳，能进少许饮食，已能勉强撑持下床，但仍干咳不止，渴而思饮。

因患者急于弄清所患何种病，即雇三轮车去某医院，经医院透视检查，确诊为急性肺炎。因途中颠簸，复感风寒，刚返回家中，即感手足逆冷，继而昏迷不醒，小便失禁，举家惊慌。因其年事过高，认为系虚脱症状。其家人亦粗知医理，一面准备急煎参附以回阳，一面急来求诊。初去时见患者昏睡在床，面色苍白，四肢逆冷，指甲发青。诊其脉已不似前之浮大而数，重按乃得沉数之脉。患者未曾有过房事，肾气向来充足，而今命门之脉仍然根气尚足。因思魏柳州曾说："脉象双伏或单伏而四肢逆冷或爪甲青紫，欲战汗也。"此因风温之邪欲解，而复受寒气郁遏，邪正交争之时，不得因其有昏迷、失溲之症而即谓之虚脱。其昏迷、失溲者，是去医院检查过程中元神受扰之故也。明代方隅《医林纯墨》说："当战不得用药，用药有祸无功。"乃对其家属说：不可乱用参附，亦不可频频呼唤再扰其元神。从其脉象判断，并非危症，乃守护片时。见患者眼目渐睁，并自述口中烦渴。思仲景《伤寒论》桂枝汤条下有啜粥以助汗之训，叶香岩《外感温热篇》亦说："若其邪始终在气分留连者，可冀其战汗透邪，法宜益胃，令邪与汗并，热达腠开。"患者已多日缺少谷气，其胃中空虚可知，乃令其家属煮米取浓汤加入葡萄糖以益胃增液助其战汗。

三诊：翌日，其家属又来舍求诊说：昨日迭服浓米汤葡萄糖液后，晚上即全身颤抖，继而漐漐汗出，今日精神爽快，体温正常，知饥欲食，但仍干咳思饮，小便微黄，大便未解。诊得脉又转浮大，但不似前之疾数；舌质红净无苔，已不似前之干燥，面色亦稍转红润。自述已无恶寒感觉，头目昏晕现象亦有减轻，全身无力。知其温热之邪通过战汗已衰其大半，目前应以养肺胃之阴为主，并兼透其余邪。处方如下：玄参 9g，麦冬 9g，桔梗 6g，菊花 9g，桑叶 9g，沙参 9g，枇杷叶（去毛）9g，竹茹 12g，百合 12g，甘草 3g，杏仁 9g，生谷芽 12g。

四诊：服上方 3 剂后，诸症继续减轻，但饮食尚未完全恢复正常。全身乏力，微咳，舌仍红净，脉仍浮大。拟参苓白术散加减以善其后：泡参 9g，白术 9g，茯苓 9g，百合 12g，莲子 12g，桔梗

6g，麦冬 9g，枇杷叶（去毛）9g，芡实 12g，甘草 3g，山药 12g，瓜蒌 20g。患者服上方 4 剂后，饮食增进，诸症消失。经随访至 1975 年 12 月，她已 81 岁，仍然比较健康。

（李斯炽，2016. 李斯炽医案 206 例. 北京：中国中医药出版社：115-117.）

【案例精讲】

温邪稽留深伏日久，未现营血分急重热症，而始终在气分流连，则耗伤阴液，阴愈伤，则正气愈亏，无力驱邪外出，而成正邪相持之势，战汗为此形势下邪气外解的途径之一。医案 1 见发热四十余日，而热势不甚，肌枯肉削，脉细数着骨等阴液大伤的表现。甚至肾阴伤而舌上苔薄黑如烟煤，肝阴不能濡养筋脉而手足瘛动。此时应用"益胃"之法，以轻清之品，清气生津，宣展气机，并灌溉汤液，以振奋正气，使邪气随汗外透。医者欲解以战汗，并当先资汗源，即养肺胃津液，先进生地、麦冬、玄参、石斛、梨汁之类一剂。此为"储粮备战"，意在驱邪。药后"肌肤较润"说明津液尚有可挽回之机。复诊进以大剂复脉汤，加鸡蛋黄，以资先天肾阴之本，"此药服下，令其安寐"意在保养元气。阴气借药力之助，奋起驱邪而得战汗。其后"汗收神醒，热退泻止"说明邪气外解，战汗功成。此案化解阴液将劫，邪气盘踞之危局，可见用药立法如用兵之谋虑。医案 2 初诊时已高热干咳数日，脉象浮大而数、重按乏力，舌干红无苔，阴液重伤之象已显。二诊出现面色苍白，四肢逆冷，指甲发青，伴小便失禁的厥逆证。厥证当分阴阳虚实，从脉已不似前之浮大而数，重按乃得沉数之脉看，非大虚之厥，肾气尚有根，因复感风寒，邪热闭郁愈甚。与欲作战汗机理及表现相似，"法宜益胃"，即补充胃中津液以助汗源为正治之法。故"乃令其家属煮米取浓汤加入葡萄糖以益胃增液助其战汗"。战汗后邪热外解，但未尽退，仍干咳尿黄，大便不解，治法当乘胜追击，养肺胃之阴为主，并兼透其余邪，方取沙参麦冬汤之意。服药 3 剂，阴津得复，胃气尚若，以参苓白术散加减益气和中养阴。此案治疗之妙在二诊识得战汗先兆，未"乱用参附"救逆，从而避祸，复治以复肺胃之阴为主，从而取功。

【后世发挥】

蒲辅周：大热退后，身冷脉静，如天时酷热，骤然大雨，炎热顿息，风凉气爽。今脉息皆平静，颇能安睡，黏汗不息，余热续出之象，非脱勿惧。若汗后身凉脉燥，呼吸气促，烦躁不宁，珠汗发润，鼻煽膈动，即是脱证。任其熟睡，慎勿呼之，待睡醒后，只以西洋参 9g、大麦冬 18g，煎水频频与之，兼徐徐进清米汤，不可与食。

（周国琪，陈晓，2010. 内经理论临床应用. 上海：上海科学技术出版社：97.）

吴南京：结合叶桂的战汗之论，自能明白战汗之理。但温热病的战汗之法，是因为温热之邪一直留于气分，说明病邪不是很严重。否则不可能会一直停留在气分不深入，但气分之症也见发热，说明人的正气还是很虚弱，果真是正气虚弱，也不可能会使邪气一直留于气分，但因为一直发热阴分必伤，所以吴鞠通总结叶桂之经验，复脉养阴以扶内，使身体有抗邪祛邪之能。

（吴南京，2017. 医道存真 3 中医传承笔记. 北京：中国科学技术出版社：58.）

七、第 七 条

原文 再论气病有不传血分，而邪留三焦，犹之伤寒中少阳病也。彼则和解表里之半，此则分消上下[1]之势。随症变法，如近时杏、朴、苓等类，或如温胆汤之走泄[2]。因其仍在气分，犹有战汗之门户[3]，转疟之机括[4]也。

【词解】

[1] 分消上下：是邪留三焦的治疗方法，即温邪夹痰湿阻遏三焦，致使三焦气机郁滞，治疗宜用杏、朴、苓之品开上、畅中、渗下，以宣通三焦气机，化痰利湿，分消上中下三焦的病邪，又称"分消走泄"。

[2] 走泄：是温邪夹痰湿郁滞三焦的治法。针对邪热、痰湿、气滞的病机，治宜宣展气机、清泄痰热，以祛除郁阻于三焦的痰湿。

[3] 门户：此指出路。

[4] 机括：此指机会。

【释义】

本条论述了邪留三焦的治疗与转归。

温邪久羁气分、留滞三焦，不内传营血，使气机郁滞、水道不利，易形成温热夹痰湿证。邪留三焦与伤寒少阳证均为半表半里之证，伤寒少阳证为邪郁足少阳胆经，枢机不利，治疗当用小柴胡汤和解表里；而邪留三焦为湿热阻遏三焦，气机不利、气化失司，治疗当分消走泄、宣通三焦，如杏仁、厚朴、茯苓等理气渗湿之物，或如温胆汤清热利湿化痰，以宣通三焦气机，即"分消上下之势"，治疗时应分辨湿与热孰轻孰重，随症加减变化。

邪留三焦阶段转归的关键在于能否促使邪随汗解。湿热病邪久在气分不解，正盛邪实，用分消走泄之法宣通三焦气机，可望通过战汗或转为疟状，使邪随汗出，逐邪外达而解。

【名家医案】

1. 分消走泄法治湿热充斥三焦案（费绳甫医案）

通州万选青患湿温，发热，有汗不解，口干苔黄，脘闷心烦，作恶呕吐，大便泄泻，小溲不利，身重头胀。余诊其脉细弦，此湿热充斥三焦，治宜分消。方用酒炒黄芩一钱，酒炒黄连二分，豆豉三钱，茯苓皮三钱，冬瓜子四钱，川通草一钱，大腹皮钱半，桑叶一钱，薄橘红一钱，鲜竹茹一钱。两剂而愈。

（盛增秀，江凌圳，2018. 古代名家湿热病证医案选评. 北京：中国中医药出版社：109.）

2. 湿温初起，邪留三焦（丁甘仁医案）

高左　身热旬余，早轻暮重，夜则梦语如谵，神机不灵，遍体色黄，目黄溺赤，口干欲饮，舌干灰腻，脉象左弦数右濡数。伏邪湿热逗留募原，如盦酱然。湿热挟痰，易于蒙蔽清窍，清阳之气失旷，加之呃逆频频，手足蠕动，阴液暗耗，冲气上升，内风煽动，湿温黄疸，互相为患，颇虑痉厥之变！急拟生津而不滋，化湿而不燥，清宣淡渗，通利三焦，勿使邪陷厥阴，是为要策。方拟：天花粉三钱，朱茯神三钱，鲜石菖蒲一钱，黑山栀二钱，益元散（包）三钱，柿蒂十枚，嫩钩藤（后入）三钱，西茵陈二钱五分，嫩白薇一钱五分，炒竹茹一钱五分，白茅根（去心）二扎。

（肖万泽，2015. 丁甘仁经典医案赏析. 北京：中国医药科技出版社：273.）

【案例精讲】

《类经·藏象类》中说三焦即"脏腑之外，躯体之内，包罗诸藏，一腔之大府也"。即三焦与胆皆属少阳，为半表半里，外邪侵袭，则表现为寒热往来或寒热起伏。三焦又主水湿运行，如《素问·灵兰秘典论》："三焦者，决渎之官，水道出焉。"从王冰注："引导阴阳，开通闭塞，故官司决渎，水道出焉。"可知气机通畅是其通行水道的基础。湿热邪气为患，湿遏热伏，热郁愈盛，甚则成毒；热蒸湿动，弥漫四溢，炼湿成痰。三焦为祛除湿热痰饮邪气的通道。

医案1为湿温病，湿热邪气为患。发热汗出，心烦苔黄等热象已显，湿热并重。脘闷，作恶呕吐，与身重头胀，二便不利并见，说明湿热邪气已弥漫三焦，故以桑叶、豆豉宣上，大腹皮、橘红畅中，茯苓皮、冬瓜子、川通草等渗下，配伍清热药，体现分消上下、随症变法。

医案2为湿温重症，见昏谵、发黄、痉风等表现。口干欲饮，舌干灰腻，脉象左弦数右濡数，又提示湿热俱重。风火相煽，阴液暗耗，筋脉失养，则手足蠕动。湿热郁而成毒，则目黄遍体色黄。需急化湿、清热、淡渗、化痰、宣透、生津等法合用，通利三焦。其巧妙之处在于化湿不伤阴，清热不遏气，生津不助湿，宣而不散气，敛而不留邪，邪退诸险症自平，而驱邪之要道即为三焦，体现于菖蒲、茵陈、益元散的配伍使用。

【后世发挥】

叶一萍：治疗三焦湿热证，始终将宣展气机，分消上下，贯穿于受邪脏腑组织器官的治疗。用蒿芩清胆汤、黄芩滑石汤、三仁汤等方剂，每将杏仁、滑石、通草共用，以杏仁开上焦，滑石利下窍，通草通利三焦水道。使弥漫于三焦的湿邪，能因势利导，分消走泄，从而达到邪去病愈的目的。

（叶一萍，2013. 叶一萍临证思辨辑要. 北京：中国中医药出版社：45-46.）

赵金铎：邪留三焦，贵在宣畅三焦气机。凡表里之气，莫不由三焦升降出入，而水道则由三焦而行。叶天士指出："气病有不传血分，而邪留三焦，犹之伤寒中少阳病也，彼则和解表里之半，此则分消上下之势。"（《温热论》）叶氏之论，既指出少阳病与三焦病机有共同处，即病在气分不入血分，少阳与三焦皆表里上下之枢，同为少阳经脉，病变有相似之处；又指出病机有表里上下之分，从而和解表里、分消上下又各不同。因而少阳胆与三焦均须气机条畅，一有阻滞，病即生焉。

（赵金铎，2018. 赵金铎临床经验集. 朱建贵，整理. 北京：中国中医药出版社：23.）

八、第 八 条

原文 大凡看法，卫之后方言气，营之后方言血。在卫汗之可也，到气才宜清气[1]。乍入营分，犹可透热，仍转气分而解，如犀角、元参、羚羊等物是也。至入于血，则恐耗血动血，直须凉血散血，如生地、丹皮、阿胶、赤芍等物是也。若不循缓急之法，虑其动手便错耳。

【词解】

[1] 清气：即清气泄热。

【释义】

本条论述了卫气营血病机的深浅层次及治疗大法。

温病初起邪在卫分，病情较轻，后内传入气分，病情加重。卫气分病变以功能失调为主。邪在气分未得正确治疗，继续内传入营分，病情更重，最后邪陷血分，病情最为深重。此为卫气营血的病机传变规律。

邪在卫分，主以汗法。此汗法并非辛温解表之法，而是辛凉开肺，使邪从汗解，忌用辛温之物，以防助热伤津；也不可过用寒凉之品，以免凉遏邪气，使邪气不得外透。气分证治疗当以清气泄热为主，初入气分多用轻清透邪之法，热毒深重或成里结者，则可用苦寒清降之物。清气之法不可早投滥用，以防寒凉郁遏邪气，不利于邪气外透。邪热入营，治疗当清营热、养营阴，如犀角、玄参、羚羊角等物，佐以轻清之品，如银花、连翘、竹叶等物，使营分之热转出气分而解。邪入血分，可耗伤血液，或热邪迫血、血溢脉外而出现出血或瘀血，即"耗血动血"，治疗则应"凉血散血"，既要清血分热邪，如用犀角、丹皮等物，又要滋养所耗之血液，用生地、阿胶等物以养血，还要消散瘀血，如用赤芍、丹皮等物。

临床上应辨清卫气营血四个阶段的病机、证候特点，分清病势的轻重缓急，从而确立治法与用药。

【名家医案】

1. 风温（董建华医案）

刘某，男，7岁。

1960年3月15日初诊：初起微有恶寒，旋即发烧，体温高达40.6℃，头痛无汗，微咳口渴喜饮，饮食不振。舌苔边白中微黄，脉象浮数。辨证：温邪初感，卫气不宣。立法：辛凉透表，清热解毒。方药：金银花10g，连翘10g，竹叶10g，荆芥5g，牛蒡子6g，薄荷3g（后下），豆豉10g，甘草15g，桔梗5g，芦根10g，山栀5g（2剂）。

复诊：服药后微微汗出，热势降至 37.4℃，口渴，不思食，微咳，舌苔薄少津，脉缓。余热未尽，肺胃津伤，再以清热生津为治：金银花 6g，薄荷 1.5g（后下），杏仁 6g，甘草 1.5g，石斛 10g，连翘 6g，炒谷芽 10g，炒麦芽 10g。服 1 剂，病告愈。

（董建华，2018. 董建华临证治验录. 董乾乾，饶芸，整理. 北京：中国中医药出版社：165.）

2. 风温（裘吉生医案）

吴君

初诊：壮热烦躁，气急咳嗽痰黄，口渴恣饮，便秘尿赤而少，脉来滑数而洪，苔黄干而舌红，温邪不从外解，入里壅滞肺胃，法当辛凉开肺、泄热保津。清炙麻黄一钱半，生石膏一两先入，飞滑石四钱包，肥知母三钱，青子芩一钱半，净连翘三钱，光杏仁三钱，天花粉三钱，淡竹叶三钱，生甘草一钱。一剂。

二诊：药后热降喘平，口渴恣饮已减，咳嗽胸胁作痛，痰黄微带血丝，脉象洪滑仍数，苔黄舌红如前，肺胃邪热未戢，更加脉痹络伤，再拟清泄宣络，慎防邪陷心营。生石膏八钱先入，肥知母二钱，光杏仁三钱，青子芩一钱半，瓜蒌皮三钱，嫩前胡一钱半，广郁金一钱半，连翘三钱，淡竹叶三钱，鲜白茅根八钱，枇杷叶三钱刷毛。一剂。

三诊：药后诸症好转，方既应手，无须更辙，原方守进，二剂。

四诊：热退腑气已通，咳嗽胸痛减轻，口干纳不振，热灼津伤未复，脉细微滑略数，苔薄舌光微红，今当清肺养胃，以熄炉内余焰：干芦根八钱，青子芩一钱半，天花粉三钱，光杏仁三钱，川贝母二钱，金石斛三钱，米炒麦冬二钱，新会白八分。二剂。

（裘诗庭，2008. 裘吉生临证医案. 北京：中国中医药出版社：44-45.）

3. 荨麻疹（林鹤和医案）

彭某，男，22 岁。1989 年 7 月 20 日来诊。昨日食鲜虾后下肢出现米粒大小红疹，瘙痒难忍，继而波及全身。经用西药，症状缓解。今晨红疹复现，颜色鲜红，融合成片，高出皮肤，伴有剧烈刺痛，发热（体温 39.2℃），口渴饮冷；舌质红绛少津，苔薄黄；脉弦细数。证属邪热传营、气阴两伤。处方：石膏 60g，大生地 30g，钩藤 30g，北沙参须 9g，玄参 9g，丹参 9g，连翘 9g，紫草 9g，知母 9g，麦冬 20g，金银花 15g，生甘草 6g。服 1 剂后，体温降至 38.2℃，风疹大部分消退，舌质红，舌面津液来复。再服 3 剂，痊愈。

（卢祥之，2008. 名中医经验撷菁：医窗夜话. 北京：人民军医出版社：91.）

4. 热入血分出血（梁贻俊医案）

徐某，男，10 个月。初诊日期：1964 年 9 月 9 日。

患者自 8 月 8 日发现蚊子咬伤部位发青及身上有一块青紫，8 月 15 日则见两大腿大片紫斑与血点相杂，经某医院诊为血小板性紫斑，住院治疗服激素未效，于 9 月 7 日自行出院，来我院治疗。刻下：哭闹不已，烦躁不安，自己打自己，不入睡，注射镇静药只睡 2～3 小时，汗多，食乳尚可，大便干，小便黄，有臊味，右耳采血部位出血不止（采血后已 1 小时），全身有大小不等的血斑与出血点，头、颈部、上腭均有出血点。脉弦细数，指纹紫过命关。检查：血小板 $1×10^9/L$，出血时间 30 分钟，血红蛋白 120g/L，白细胞 $16.7×10^9/L$，红细胞 $4.09×10^{12}/L$。中医诊断：血证。辨证：热入血分，神志不宁。治法：清热凉血，养阴安神。方药：乌犀角（另煎）0.5g，远志 6g，生地炭 10g，丹皮 3g，茯神 10g，杭白芍 10g，栀子炭 10g。

9 月 11 日复诊：患儿烦躁已缓解，夜已能安睡，未再出新紫斑，大便色黑有沫，日泻 6～7 次，左手指纹已退至气关，舌苔微白，脉数象减。上方改犀角为 0.25g，加扁豆 15g、谷芽 10g、白术 6g、茅根 10g、血余炭 10g，服药月余，血小板上升至 $180×10^9/L$，全身出血均消失，一切正常，4 个月后随访血小板 $200×10^9/L$，出凝血时间正常。

（梁贻俊，2017. 梁贻俊临床医案优选. 北京：中国医药科技出版社：6.）

【案例精讲】

医案 1 初起即高热伴微有恶寒、口渴，与伤寒恶寒体痛不同，为温邪外袭，"发热，不恶寒而渴者，为温病"，以卫气营血辨证，舌苔边白中微黄，脉象浮数，说明病在卫分，邪渐化热，治以辛凉疏卫，银翘散加味，山栀清里热。温邪伤津最速，二诊加入石斛、炒谷芽、炒麦芽和胃生津。

医案 2 壮热，口渴，舌红苔黄，脉洪数为典型的气分证临床特征。气急咳嗽说明痰热在肺，治以麻杏石甘汤合黄芩、滑石、竹叶等清利邪热。二诊邪热未退，络伤痰中带血丝，据卫气营血辨证，"慎防邪陷心营"，加入郁金、白茅根凉血通络。终以清肺养胃，以息炉内余焰为法，重用芦根收功。

医案 3 荨麻疹，因食物诱发，突然起病，类似外邪骤袭，见发热（体温 39.2℃），以红疹为临床特征，故参用温病卫气营血辨证。口渴饮冷，舌质红绛少津苔薄黄，脉弦细数，为邪热传营、气热未解，方取加减玉女煎之意，加入连翘、紫草、金银花解毒治疹。

医案 4 血小板性紫斑，蚊子叮咬后突然起病。指纹紫过命关，说明里热重；全身有大小不等的血斑与出血点、烦躁不安，脉弦细数，与血分证临床特征相似。故治以清热凉血，养阴安神，用药仿犀角地黄汤之意，因右耳采血部位出血不止及出血点，适当加入炭类止血药，如生地炭、栀子炭。

【后世发挥】

赵绍琴：温邪郁于肺卫，属"火郁发之"之例，亦即汗之令其疏散也，当用辛凉清解之法。辛能宣邪，凉可清热，轻清举上，清解肺卫热邪，邪去热清，卫疏三焦通畅，营卫调和，津液得布，自然微微汗出而愈。因表解里和，自然邪透汗泄，虽则不发汗而达到了汗出的目的，"汗之"它不是方法而是目的。此即"在卫汗之可也"的意义之所在。

（赵绍琴，2001. 赵绍琴临床经验辑要. 杨连柱，彭建中，整理. 北京：中国医药科技出版社：23.）

黄兰魁："到气"是温邪在卫不解而内传的重要一途。邪热传气，病变范围宽，受害脏腑多，病程也较长。或邪热壅肺，或热在胸膈。或阳明热盛，或热解阳明，或邪热在胆，或湿热在脾。不过其总的临床特点，表现为邪热交争剧烈，而是呈现出一派邪实正盛的症候。章虚谷云："不恶寒而恶热，小便色黄，已入气分矣。"总结出邪热在气的证候特点。

对于邪在气分之治，叶氏明确提出"可清气"。但由于邪热有初入和在气之分，热势有盛热、热结之别，故清气法的具体应用，就有轻清宣气，辛寒清热和苦寒直折的区别。

（黄兰魁，2016. 黄兰魁中医临证五十年学治集. 兰州：甘肃科学技术出版社：344.）

柴瑞霁：热入营分，首以清透营热为要。因营分介于气分、血分之间，营分邪热的出路在于外透气分而解，若清营过于苦寒凉遏，不仅有伤阴之弊，且易内逼热邪深入血分。故清透营热，多用清灵透发之品，既清解营热，又使营热外透；兼顾养阴生津，固护营阴，以免热邪入血动血。可见，清营透热是"透热转气"的重要前提，若离此前提，营分邪热难以清解，更谈不上有透达之机。

（柴瑞霁，2016. 中国现代百名中医临床家丛书：柴瑞霁. 北京：中国中医药出版社：324.）

王长洪：血热炽盛，耗血动血，而致出血瘀血。瘀血与热互结，阻滞脉络，故凉血必须配伍散血。散血之法，不单纯是活血化瘀，宜通血脉，滋阴养液亦不可少。阴液充足则其聚可散，其流亦畅，二者相辅相成。

（林一凡，高文艳，陆宇平，2013. 国医名师王长洪临证医验. 北京：人民军医出版社：11.）

九、第 九 条

原文 且吾吴[1]湿邪害人最多，如面色白者，须要顾其阳气，湿胜则阳微也。如法应清凉，用到十分之六七，即不可过凉，盖恐湿热一去，阳亦衰微也。面色苍者，须要顾其津液，清凉到十分之六七。往往热减身寒者，不可便云虚寒而投补剂，恐炉烟虽熄，灰中有火也。须细察精详，方少少与之，慎不可漫然而进也。又有酒客[2]，里湿素盛，外邪入里，与之相搏，在阳旺之躯，胃湿[3]恒多，在阴盛之体，脾湿[4]亦不少，然其化热则一。热病救阴犹易，通阳最难。救阴不在补血，而在养津与测汗；通阳不在温，而在利小便，较之杂症有不同也。

【词解】

[1] 吴：地名，江苏吴县，即现在的江苏一带。此处泛指江南地势低下、雨水较多、水网遍布的地域。

[2] 酒客：指嗜好饮酒的人。

[3] 胃湿：指湿热侧重于胃者，热重于湿。

[4] 脾湿：指湿热侧重于脾者，湿重于热。

【释义】

本条论述了湿邪的致病特点及治疗方法。

吴地即现在的江苏一带雨水较多、气候潮湿，患湿热病者较多，指出了湿邪致病的地域性及叶天士的因地制宜思想。湿热既能损伤阳气，又可化燥伤阴。应观察患者面色，若面色白而无华者，其素体阳虚，感湿邪进一步损伤阳气，即"湿盛则阳微"，治疗时注意顾护阳气，不可过用清凉之法，用到十分之六七即可，清凉之法亦耗伤阳气，过用则湿热去，阳亦微。若面色苍且形体消瘦者，则素体阴虚，感受湿热易湿从燥化而伤阴，治疗时应顾护阴液，清凉之法用到十分之六七，患者热退身凉，不可误认为是虚寒证而妄投温补之品，须防余邪未尽，温补之品助热而再生他变。

湿邪伤人有"外邪入里，里湿为合"的特点，因各种原因而损伤脾胃之气，导致脾失健运，湿邪蕴滞于里，而有里湿。里湿素盛，感受外湿，内外因相互作用而发病。脾为湿土之脏，胃为水谷之海，湿土之气同类相召，因此湿热之邪致病多以脾胃为病变中心，且随人体体质的不同而有不同的病机变化。"阳旺之躯"，胃火较旺，脾气不虚，则湿易化热，多见热重于湿的证候，即"胃湿恒多"；"阴盛之体"，脾气亏虚，不能运化水湿，多见湿重于热的证候，即"脾湿亦不少"。尽管不同体质的患者湿热各有偏重，但随着病程发展，湿邪逐渐化热化燥，即"然其化热则一"。

温热为阳邪，易耗伤津液，治疗以清热生津为主，生津之品性多寒凉，用于温热病既能生津又可清热，容易掌握运用，即"热病救阴犹易"。而湿热易困清阳，阻滞气机，治疗时既需清热，又需化湿。但清热之品多苦寒，苦寒太过则损伤脾气、凉遏气机，易加重湿邪；化湿之品多芳香苦燥，易助长热势，治疗不当则邪气不解，加重病情，阳气愈困，即"通阳最难"。

温邪入里易化燥伤阴，温病治疗过程中应注意祛邪救阴，此救阴并不是补阴血，补血药滋腻厚重，反会恋邪助邪，温病治疗中应注意顾护阴液、清热生津、慎用发汗以存津。湿热易阻滞气机，阳气不通，而出现脘痞腹胀、肢冷不温等表现，不可误用温阳之品助邪，而应清热化湿、宣通气机，淡渗利湿法在祛湿中起着重要作用，使湿去而阳无所困。

【名家医案】

1. 湿温（陈念祖医案）

阴虚夹湿之体，感受时令外邪，初起头觉胀痛，背微恶寒，发热不扬，舌苔白腻，大便溏，此症固其常候，乃因误投香燥消散之剂，胃津暗受耗劫，以致神昏嗜卧，斑疹隐约可辨，舌苔白滑，胸不满而反知饥，乃无形湿热，已有中虚之象，毋令液涸增变乃吉。予：连翘二钱，桔梗一钱五分，淡竹茹三钱，甘草五分，牛蒡子二钱，前胡一钱，石菖蒲一钱，橘红八分，天竺黄一钱，神曲一钱，枇杷叶三钱，薄荷七分，郁金一钱。水同煎服。

（马昆，王艳丽，2009. 重订补注《南雅堂医案》. 北京：人民军医出版社：262.）

2. 肠伤寒（赵绍琴医案）

华某某，男，30岁。

初诊：身热6～7日，体温39℃，头晕目沉，面色淡白，胸中满闷不舒，周身酸楚乏力，大便略溏，小溲短黄，腰际酸沉，夜寐不安。经某中医治疗，先服银翘解毒丸，后又服汤剂，甘寒清气热，以生地、元参、知母、沙参等为主。药后大便溏泄，身热加重，周身乏力，舌白滑润，根部厚腻，两脉沉濡，按之无力，近似迟缓，小溲短少，口淡无味。病属素体中阳不足，脾胃运化欠佳，外受暑湿之邪，留连不去，误服甘寒之品，湿邪增重，气机受阻，三焦不利。湿重于热，故面色淡白，唇口不华，脉象亦为寒湿遏阻中阳之象，拟以芳香宣化，疏调气机，以畅胸阳。俟湿化阳复，气机宣畅，则三焦通利，病自渐愈。忌食甜、黏及有渣滓食物。予：淡豆豉 12g、炒山栀 3g、藿香叶（后下）10g、陈香薷（后下）1.5g、焦苍术 4.5g、厚朴 4.5g、白蔻仁 3g、杏仁泥 10g、川连 2g、半夏 10g、陈皮 4.5g、鲜煨姜 3g、冬瓜皮 20g，2 剂。

二诊：药后身热渐退，体温 38.5℃，头晕沉重渐解，胸闷渐轻，胸部头额略见小汗，大便仍溏，小溲赤短，腰痛，周身酸楚乏力，苔白滑腻，根部略厚，两脉弦滑力弱，按之濡缓。此为暑热湿邪互阻不化，且过服甘寒，脾阳受遏，三焦不通，气机不畅，再以芳香宣化，通阳祛湿：淡豆豉 12g、炒山栀 3g、藿香叶（后下）10g、香白芷（后下）6g、白蔻仁 4.5g、杏仁 10g、半夏 12g、厚朴 6g、炒薏米 12g、焦苍术 4.5g、川连 2g、煨姜 3g、茯苓皮 12g，2 剂。

三诊：叠服芳化通阳祛湿之剂，自觉遍体潮润，已下至两腿，胸中满闷大减，气分亦畅，头部沉重渐解，小溲通畅色深，体温 37.8℃，大便今日已渐成形，腰痛，周身酸楚乏力，舌苔白腻略厚，脉象已转濡滑，较前有神。暑湿互阻不化，连服芳香宣解，湿邪渐减，热象亦轻，再以宣化上、中二焦，希图 3 周热退为吉：白蒺藜 10g、香豆豉 12g、嫩前胡 3g、香青蒿 4.5g、制厚朴 4.5g、焦苍术 6g、焦薏米 10g、制半夏 10g、白蔻仁 3g、煨姜 2g、杏仁泥 10g、白米 30g 炒焦煎汤代水，2 剂。

四诊：身热已退净，体温 36.6℃，头部尚觉微痛，大便通畅，咳嗽痰多，口淡无味，舌苔白腻，两脉和缓有神，湿温 3 周而解。遍体潮润，唯胃纳欠佳，脘闷仍不思食。再以辛泄余邪，调和阳明。病虽向愈而正气未复，由虚涉怯，意中事也。饮食寒暖，备宜小心。予：白蒺藜 10g、香青蒿 4.5g、粉丹皮 4.5g、厚朴花 4.5g、川连 2g、川贝母 10g、杏仁 10g、香砂枳术丸（布包）15g、范志曲（布包）12g、香稻芽 10g、新会皮 3g、白米 30g 炒焦煎汤代水，3 剂。3 剂之后，诸恙皆安，停药后 1 周而饮食二便皆正常，遂渐康复。

（彭建中，杨连柱，1996. 赵绍琴临证验案精选. 北京：学苑出版社：32-35.）

【案例精讲】

医案 1 为阴虚夹湿之人外感温邪，因而呈现发热不扬，舌苔白腻，大便溏，但治以芳香宣化，若过用香燥消散之品，更伤其阴，邪热渐逼营分，则神昏、斑疹隐隐，湿邪仍阻于气分，则舌苔白滑，胸不满而反知饥。营热难转气分，阴伤正亏阳邪无制更易猖狂。肺主一身之气，气化则湿亦化。故急当宣化湿邪，透营热外达。方用银翘散合上焦宣痹汤化裁。连翘、桔梗、牛蒡子、薄荷外透温邪；上焦宣痹汤由枇杷叶、郁金、射干、白通草、香豆豉组成，苦辛通阳，轻宣肺痹，治太阴湿温，气分痹郁而哕者，肺胃气机同调；菖蒲、橘红、天竺黄、郁金化痰开窍。故阴虚夹湿之人不可过用寒凉，亦不可过用温燥引邪内陷。

医案 2 发热，伴见面色淡白，胸中满闷不舒，便溏，而周身热象不显。复服银翘解毒丸，甘寒清气热汤剂，伤阳助湿，故大便溏泄，舌白滑润，两脉沉濡，小溲短少，口淡无味等湿邪内阻的表现更加突出，身热加重为湿遏阳气，邪深闭于里，正邪相争所致。因证本素体中阳不足，外受暑湿之邪所致，治法不宜清热生津。阳气不运则湿邪难解，温阳则助暑邪，故治以芳香宣化，宣畅三焦，开湿邪外出之路，仿藿朴夏苓汤处方。经叠服芳化通阳祛湿之剂，遍体潮润，胸中满闷大减，说明湿邪渐解，小溲通畅色深，舌苔白腻略厚，体温 37.8℃，说明邪仍未净，在前法基础上加入青蒿、白蒺藜增强清透之力。6 剂汤药后，身热退，以和中祛湿，清余热为法而收功。此案提示，临证首辨阴阳的重要性，也展示了"如面色白者，须要顾其阳气，湿胜则阳微也。如法应清凉，用到十分之六七，即不可过凉，盖恐湿热一去，阳亦衰微也"。

【后世发挥】

孔嗣伯：外感湿热与内伤湿热有内在的病机联系，都离不开脾胃的失调，不过前者是外因，后者是内因，在辨证上是相通的。内伤湿热内缘于中气的不足或嗜酒、嗜肥甘厚味。如薛生白所说"太阴内伤，湿饮停聚，客邪再至，内外相引，故病湿热。此皆先有内伤，再感客邪"。叶天士也说："外邪入里，里湿为合""且吾吴湿邪害人最广"。如睑缘炎，见到患眼痒痛并作，睑弦红赤溃烂，出脓出血，眵泪胶黏，舌红苔黄腻，可参照湿热在中焦气分的辨证及方药治疗。

（支楠，2013.孔嗣伯眼病证治经验.北京：人民军医出版社：25.）

胡思荣："热病救阴犹易，通阳最难，救阴不在血，而在津与汗，通阳不在温，而在利小便"，取其通阳不在温补之意，忘其清热利湿之形。在论治肺心病过程中，痰饮热化实为常见，湿（痰）热之邪蒙蔽清窍，湿热互结，胶着难解，痰饮无从泄，正气无恢复。虽为虚证，慎用补法，应首先适度祛邪。灵活运用温药除其湿，兼用寒凉药清其热，采用中病即止之法则，临床首先运用逐水排浊之药。

（左明晏，许从莲，2017.胡思荣中医临床带教录.北京：中国科学技术出版社：85.）

十、第　十　条

原文　再论三焦不从外解，必致里结，里结于何？在阳明胃与肠也。亦须用下法，不可以气血之分，谓其不可下也。惟伤寒热邪在里，劫烁津液，下之宜猛；此多湿邪内搏，下之宜轻。伤寒大便溏为邪已尽，不可再下；湿温病大便溏为邪未尽，必大便硬乃为无湿，始不可再攻也。

【释义】

本节讨论了湿温病邪结阳明的治法，湿温病与伤寒里结于阳明运用下法的区别。

（1）湿温病在气分病理变化，湿温病里结阳明的临床表现及治法　从湿温病的病理转归来看，本条承接前条论述湿热之邪的发展趋势，湿热之邪在气分可从三焦分解，如不得从外解，仍留恋在气分，未入血分，可转入阳明胃与肠，而致湿热积滞胶结于阳明胃肠，肠道传导失司，形成里结阳明之证。湿热性质的温病，如湿温、伏暑等，常见此种证型，与温热性质的温病、伤寒阳明腑实证所形成的邪热与燥屎搏结于肠腑虽然病位相同，但病机特点有别，临床表现的便下特点不同，此证可见大便溏而不爽、色黄如酱、气臭秽较甚等，可伴见身热不退，腹胀满，苔黄腻或黄浊等症状，阳明腑实证可见大便秘结或热结旁流，伴见日晡潮热，神昏谵语，腹部硬满疼痛，舌红苔黄、灰、黑而燥，脉沉实有力等临床表现，两者均需用下法，但具体下法有别。

（2）湿温病与伤寒里结于阳明运用下法的区别　伤寒阳明腑实证是邪热与肠中燥屎相搏结，津液受劫，治疗上选用通腑泻热法，下之宜猛，方可用三承气汤。病情向愈，停用下法的指征是大便由硬转溏，提示燥热已除不可再下。湿温病里结阳明是湿热积滞胶结肠腑，便下多溏而不爽，治疗上选用轻法频下，下之宜轻，此证临床要连续攻下，但制剂宜轻，因势利导，不宜峻剂猛攻，方可用枳实导滞汤。病情向愈，停用下法的指征是大便由溏转硬，提示湿邪已尽，不可再下。故两者均用下法，一用轻法频下，一用通腑泻热法。

【名家医案】

急性肠炎（沈开金医案）

贺某，女，20岁。1996年1月5日初诊。患者于1周前怕冷发热，入院时表现：发热（体温40℃），神清，大便溏薄（每日3～4次），脘腹痞胀，恶心、纳差，血及小便常规正常，胸透（–）。大便常规：白细胞（++），红细胞少。西医按急性肠炎治以补液，并加抗生素治疗，体温降至38.6℃，再用西药无效而请中医会诊。刻诊：发热（体温38.6℃），神情略显呆滞，脘腹痞胀，按之灼手，大便溏而薄（绛色），肛灼，滞下不爽，舌苔黄腻，脉濡数。中医诊断：伏暑（邪结肠腑，湿热蕴结）。治以清化湿热，导滞通腑。方用枳实导滞汤化裁。枳实、白术、焦山楂、焦神曲、黄芩、泽泻、川厚朴、佩兰各 10g，川黄连 4g，槟榔、连翘、葛根各 10g，茯苓 15g，生大黄 6g。3 剂后大便通畅，脘腹痞胀、灼热减轻，体温降至 37.8℃，原方更进 3 剂，热平，脘腹诸症除。原方去川厚朴、槟榔，加木香 10g，白芍 10g，大黄减为 4.5g，更进 3 剂，诸恙消失，停中药，嘱节饮食，观察 1 周正常。

（沈开金，2003. 伏暑验案四则. 江西中医药，（5）：9-10）

【案例精讲】

枳实导滞汤是《重订通俗伤寒论》中治疗温病湿热积滞搏结于肠腑的名方，体现的是轻法频下之法，本法的具体应用，章虚谷、宋佑甫认为"小陷胸、泻心等，皆为轻下之法也"，后俞根初有所发挥，认为暑湿夹滞胶着肠腑，需再三缓下清化，暑湿积滞方尽。正如《重订通俗伤寒论》所云："每有迟一二日，热复作，苔复黄腻，伏邪层出不穷。往往经屡次缓下，再次清利，伏邪始尽。"在具体的运用中，要连续攻下，但制剂宜轻，因势利导，即所谓"轻法频下"，不宜峻剂猛攻。本方停用指征，以胃肠邪尽，湿热夹滞之证消失，大便转硬为度。本案症见发热，脘腹痞胀，按之灼手，大便溏而薄（绛色），肛灼，滞下不爽，舌苔黄腻，脉濡数，病机为暑湿夹滞胶着肠腑，故用本方清化湿热，导滞通腑。

【后世发挥】

章虚谷：胃为脏腑之海，各脏腑之邪皆能归胃，况三焦包罗脏腑，其邪之入胃尤易也。伤寒化热，肠胃干结，故下宜峻猛；湿热凝滞，大便本不干结，以阴邪淤闭不通，若用承气猛下，其行速而气徒伤，湿仍胶结不去，故当轻法频下。如下文所云小陷胸、泻心等，皆为轻下之法也。

（《医门棒喝·卷六》）

王孟英：伤寒化热，固有阳邪，湿热凝滞者，大便虽不干结，黑如胶漆者有之，岂可目为阴邪，谓之浊邪可也。

（《温热经纬·卷三》）

宋佑甫：无形之邪，必依有形之物而搏结，如痰滞湿是。不下，势必蒸烁伤阴。如小陷胸汤、黄连泻心汤。

（《南医别鉴·卷上》）

陈光淞：不可以气血之分谓不可下者，气指温病言，血指伤寒言。盖寒伤营，热伤气，伤寒由膀胱传胃，胃与膀胱均多血，温邪由肺及三焦，肺与三焦均主气也。所以为此言者，恐人误会，谓温邪留于气分在上，不与伤寒入里同而不敢下也。……所谓下之宜轻而不厌频者，诚以浊邪粘滞，搏结不坚，到处可以留着，非猛鸷之力一击之所能去也。

（《温热论笺正》）

十一、第十一条

原文 再人之体，脘在腹上，其位居中，按之痛，或自痛，或痞胀，当用苦泄[1]，以其入腹近也。必验之于舌，或黄或浊，可与小陷胸汤或泻心汤随症治之。若白不燥，或黄白相兼，或灰白不渴，慎不可乱投苦泄。其中有外邪未解，里先结者，或邪郁未伸，或素属中冷者，虽有脘中痞痛，宜从开泄[2]，宣通气滞，以达归于肺，如近世之杏、蔻、橘、桔等，轻苦微辛，具流动之品可耳。

【词解】

[1] 苦泄：是"苦寒泄热"的简称，即用苦寒药清泄或降泄里热的方法。主要治疗湿热内阻之证。

[2] 开泄：是以轻苦微辛的药，宣畅气机，透邪外出，以祛湿化浊，使邪从上、从外而解，治

疗湿热为患而湿尚未明显化热之证。

【释义】

本节论述湿热痰浊邪结胃脘的不同证型、治法，以及苦泄与开泄临床应用时舌诊与腹诊特点。

（1）苦泄法的应用 舌诊苔见或黄或浊，腹诊可见按之疼痛，或自痛，或痞满胀痛，为湿热或痰浊蕴结于胃脘，当用苦泄，应用苦寒泄降之品，因其入腹近，因势利导，故以泄为顺。其中偏于痰热者，用小陷胸汤；偏于湿热者，用泻心汤。两方都有辛开苦降、调畅气机之功，调节脏腑侧重于中焦脾胃。

（2）开泄法的应用 舌诊苔见白不燥，此为湿未化热；苔见黄白相兼，此为外邪未解初入气分；苔见灰白不渴，此为寒湿痰水等阴邪内聚，或素体中焦虚寒、脾湿内盛。无论虚实，都存在湿阻气滞的病机，临床亦可见胃脘痞胀，但治疗上当用开泄，不可用苦泄，因为"苦泄"多为寒凉之品，用之有遏湿伤阳之弊。开泄即以轻苦微辛，流通气机之品，开泄上焦，宣通中焦，药物如杏、蔻、橘、桔等。在治疗上强调宣通气机，调节脏腑包括上中二焦的肺、脾胃，即"宣通气滞，以达归于肺"，因肺主一身之气，能通调水道，肺气得宣，气机得畅，湿浊自去，痞闷自消，即所谓气化则湿化。

【名家医案】

痞（叶天士医案）

杨 疟母用针，是泄肝胆结邪。瘦人疟热伤阴，梦遗，五心烦热，亦近理有诸。继患脘膈痞闷，不饥食减，大便不爽，乃气滞于上。与前病两歧，焉得用滋阴凝滞之药？思必病后饮食无忌，中焦清浊不和所致。杏仁、土瓜蒌、桔梗、半夏、黑山栀、枳实、香附汁。

（《临证指南医案·痞》）

【案例精讲】

开泄之法，是以轻苦微辛，流通气机之品，开泄上焦，宣通中焦，药物如杏、蔻、橘、桔，以"宣通气滞，以达归于肺"，乃强调湿阻中焦之证中宣通气机的重要性。因肺主一身之气，能通调水道，肺气得宣，气机得畅，湿浊自去，痞闷自消，即所谓气化则湿化。本案原为疟母，疟母之病多为久疟不愈，症见胁下结块，触之有形，按之压痛，或胁肋胀痛，舌质紫暗，有瘀斑，脉细涩。故为肝胆结邪。治疗当用软坚散结，祛瘀化痰之法。在病程中有因疟热伤阴而症见梦遗，五心烦热。《临证指南医案·疟》中一案："孙阴气先伤。阳气独发。犹是伏暑内动。当与《金匮》瘅疟同例。竹叶、麦冬、生地、玄参、知母、梨汁、蔗浆。"方用滋阴清热之品。本案症见脘膈痞闷，不饥食减，大便不爽，为湿阻中焦、气机不畅之象，非湿热痰浊互结，不可轻投苦泄，宜用开泄，故用枳、桔、杏、蒌开降，而又用栀、香附除热化腐，疏畅清阳之气，其中杏、桔两药有开泄之功，通调水道，使肺气得宣，气机得畅，湿浊自去，痞闷自消，即所谓气化则湿化。

【后世发挥】

章虚谷：此言苔白为寒，不燥则有痰湿，其黄白相兼，灰白而不渴者，皆阳气不化，阴邪壅滞，故不可乱投苦寒泄泻，以伤阳也。其外邪未解而里先结，故苔黄白相兼而脘痞，皆宜轻苦微辛，以宣通其气滞。

（《医门棒喝·卷六》）

吴坤安：湿邪结于太阴则胸腹满闷，宜苦温以开之，苍、朴、二陈、二苓之类；若黄苔而燥，胸中痞满，此阳邪结于心下，按之痛者，痰热固结也，小陷胸法；呕恶、溺涩者，湿热内结也，泻心法。病有外邪未解而里先结者，如舌苔粘腻微黄，口不渴饮，而胸中满闷是也。此湿邪结于气分，宜白蔻、橘红、杏仁、郁金、枳壳、桔梗之类，开泄气分，使邪仍从肺分而出则解矣，不可用泻心苦泄之法。

（《伤寒指掌·卷一》）

王孟英：凡视浊证，必察胸脘，如拒按者，必先开泄。若苔白不渴，多挟痰湿，轻者橘、蔻、菖、蕹，重者枳实、连、夏，皆可用之。虽舌绛神昏，但胸下拒按，即不可率投凉润，必参以辛开之品，始有效也。

（《温热经纬·卷三》）

十二、第 十 二 条

原文 前云舌黄或浊，当用陷胸、泻心，须要有地[1]之黄。若光滑者，乃无形湿热，已有中虚之象。大忌前法。其脐以上为大腹，或满，或胀，或痛，此必邪已入里，表症必无，或存十之一二，亦须验之于舌。或黄甚，或如沉香色，或如灰黄色，或老黄色，或中有断纹[2]，皆当下之，如小承气汤，用槟榔、青皮、枳实、元明粉、生首乌等皆可。若未现此等舌，不宜用此等药，恐其中有湿聚太阴为满，或寒湿错杂为痛，或气壅为胀，又当以别法治之矣。

【词解】

[1] 有地：指舌苔紧贴舌面，如有根底。

[2] 断纹：指舌或舌苔上的裂纹。

【释义】

本节进一步说明苦泄法适应证的舌诊辨治和大腹满、胀、痛舌诊辨治。

（1）苦泄法适应证的舌诊辨治 前节提出苦泄法见舌苔或黄或浊，此节进一步提出辨黄浊苔的虚实要看舌苔的有根和无根。所谓有根，表现为苔黄浊刮之不去；无根，表现为舌苔黄而光滑，松浮无根，刮之即去。无根为虚，有根为实。有根可用苦泄，无根则为湿热内蕴而中虚之象，此则忌苦泄法，以防苦寒更伤中气。

（2）大腹满、痛、胀舌诊辨治 腹诊部位，在脘（脘在腹上）、在腹又分脐上（脐以上为大腹）、脐下。脐上大腹见胀满痛，说明表证已解或仅存十之一二，病邪已入里。具体辨证，还需验之于舌苔，若见舌苔黄甚，或如沉香色，或如灰黄色，或老黄色，或中有断纹，此为里结阳明之腑实证，宜用小承气汤苦寒攻下，或选用槟榔、青皮、枳实、玄明粉、生首乌等导滞通腑之品；若未见上述种种舌苔，虽见大腹满胀痛，也非腑实证，可能为太阴脾湿未化为满，或寒热错杂为痛，或气机壅滞为胀，此时不可用攻下法，当用别法治之。

【名家医案】

急性黄疸型肝炎（时振声医案）

李某，男，28 岁，1964 年 3 月因全身及巩膜黄染 5 天，住解放军某医院。当时，笔者在该院协作诊治。诊见患者全身乏力，心下痞满，恶心厌油，口苦口黏，渴不思饮，大便秘结，小便赤涩。查体：皮肤黄染，巩膜黄染略带绿色，肝浊音界起自右侧第 6 肋间，肝大，右肋弓下约 2.0cm，剑突下约 4.0cm，中等硬度，有压痛，肝区有叩击痛；脾不大。腹水征阴性。肝功能检查：总胆红素 12.75mg%，麝浊 7 单位，麝絮（+），谷丙转氨酶 5000 单位以上（金氏法）。诊断为病毒性肝炎，急性黄疸型。中医辨证：脉弦滑，舌苔黄腻，身目悉黄，心下按痛，系脾胃湿热内蕴所致，乃结胸发黄之证。拟苦辛开泄，清化湿热。予小陷胸加枳实汤：黄连、清半夏、枳实各 10g，全瓜蒌 30g，水煎服，每日 1 剂。服药 2 天后，恶心消失，痞满大减，能进饮食，大便通畅，精神转佳。1 周后身目发黄大减。复查肝功能：总胆红素降至 1.8mg%，谷丙转氨酶降至 1500 单位（金氏法）。自觉无明显不适，仍继续服用上方 1 周，身目发黄全消，复查总胆红素 1.1mg%，谷丙转氨酶降至 200 单位。仍按原方再服 1 周，复查总胆红素及谷丙转氨酶均降至正常范围以内而出院。

（时振声，1994. 时门医述. 北京：中国医药科技出版社：467.）

【案例精讲】

　　小陷胸汤是《伤寒论》太阳病篇治疗小结胸病的处方，原文云："小结胸病，正在心下，按之则痛，脉浮滑者，小陷胸汤主之。"小结胸病的特点是：部位仅在心下，按之则痛，不按则不痛，按之并不石硬，脉象浮滑。《温病条辨》以小陷胸加枳实汤用于阳明暑温水结在胸，其临床表现为：脉洪滑，面赤身热头晕，不恶寒但恶热，舌上黄滑苔，渴喜凉饮，饮不解渴，得水则呕，按之胸下痛，小便短，大便闭等。其病机亦为暑热与水湿互结，部位在胸下。本案患者症见全身乏力，心下痞满，恶心厌油，口苦口黏，渴不思饮，大便秘结，小便赤涩，脉弦滑，舌苔黄腻，时氏辨证为脾胃湿热内蕴，其苔黄腻必为有地之黄，因证未见虚象，方以黄连苦寒清热燥湿，全瓜蒌化痰宽胸，半夏辛温除痰散结，枳实降气开结。四药配合，属辛开苦降之法，且润燥相得，寒温合宜，有清热化痰开结之功。

【后世发挥】

　　章虚谷：舌苔如地上初生之草，必有根。无根者为浮垢，刮之即去，乃无形湿热，而胃无实结之邪，故云有中虚之象。若妄用攻泻伤内，则表邪反陷，为难治矣。即使有腹满胀痛等证，更当验舌以辨虚实寒热，若无此等舌苔，即不宜用攻泻之药。又如湿为阴邪，脾为湿土，故脾阳虚则湿聚腹满，按之不坚，虽现各色舌苔而必滑，色黄为热，白为寒，总宜扶脾燥湿为主，热者佐凉药，寒者非大温，其湿不能去也。若气壅为胀，皆有虚实寒热不同，更当辨别，以利气和气为主治也。

（《医门棒喝·卷六》）

　　吴坤安：伤寒由表达里，故舌苔先白后黄，至纯黄无白，邪已离表入里，即仲景所云胃家实也。然舌苔虽黄，而未至焦老裂纹起刺，大便虽秘，而未至痞满硬痛，尚属胃家热而未实，宜清不宜攻。必再验其舌形，黄厚焦老，中心裂纹，或起刺，腹中硬满胀痛，方用承气汤下之则安。舌中心属胃，凡肠中有燥矢，舌心必有黄燥、黑燥等苔，然腹无硬满攻痛之状，亦只须养阴润燥，不可妄用承气攻之。……阳明实满，舌苔老黄燥裂，太阴湿满，舌苔白而粘腻；阳明实满，满及脐下少腹，太阴湿满，满在心下胃口。

（《伤寒指掌·卷一》）

　　王孟英：章氏所释，白为寒，非大温其湿不去，是也。然苔虽白而不燥，还须问口中和否？如口中自觉粘腻，则湿渐化热，仅可用厚朴、槟榔等苦辛微温之品；口中苦渴者，邪已化热，不但大温不可用，必改用淡渗苦降微凉之剂矣。或渴喜热饮者，邪虽化热而痰饮内盛也，宜温胆汤加黄连。

（《温热经纬·卷三》）

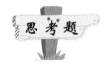

1. 试从病因、传变、预后等方面阐述温病与伤寒的区别。
2. 何为"逆传心包"？
3. 如何理解"肺主气，属卫；心主血，属营"？
4. 温邪初袭的治疗原则和方药是什么？
5. 如何理解叶天士所说的"故云在表"？
6. 叶天士所说的温邪挟风、挟湿的治法分别是什么？
7. "浊邪害清"可见哪些临床表现？
8. 如何理解"伤寒多有变症，温热虽久，总在一经"？
9. 温病营分受邪的临床特征是什么？
10. 为何温邪入营，"急速透斑为要"？如何施治？
11. 如何理解"先安未受邪之地"在温病治疗中的价值？
12. 温病斑疹的病机是什么？为何阴液与斑疹的关系密切？
13. 试述战汗发生的病机及其对治疗的指导意义。
14. 如何判断战汗结局的顺逆？

15. 从三焦祛除湿热邪气的治疗原则及具体治法是什么？

16. 如何理解战汗、转疟在温病中的意义？

17. 如何理解"在卫汗之可也"？

18. 温病营分、血分阶段的用药特点分别是什么？

19. 如何理解"不循缓急之法，虑其动手便错"？

20. 外感湿热邪气，治疗中阳虚之人与阴虚之人治疗中的宜忌分别是什么？

21. 如何理解热病"通阳不在温"？

22. 胃湿、脾湿分别指的是什么？其病因为何？

23. 湿热积滞胶结于阳明胃肠的临床表现、治法是什么？

24. 什么是轻法频下？

25. 何谓开泄？临床具体用哪些药物？

26. 运用苦泄法的适应证是什么？

27. 试述苦泄法适应证的舌苔特点。

28. 苦泄（陷胸汤法、泻心汤法）与通下（承气汤法）在适应证与治法上的区别是什么？

一、第一条

原文 湿热证，雄按：既受湿又感暑也。即是湿温，亦有湿邪久伏而化热者。喻氏以为三气者，谓夏令地气已热，而又加以天上之暑也。始恶寒，后但热不寒，汗出，胸痞，舌白。吴本下有"或黄"二字，口渴不引饮。雄按：甘露消毒丹最妙。吴本虽出江本之后，无甚异同。所附酒客一案，云是其师治，似较江本为可信也。故引证但据吴本，而江本从略。

自注 此条乃湿热证之提纲也。湿热病属阳明太阴经者居多，章虚谷云：胃为戊土属阳，脾为己土属阴。湿土之气，同类相召，故湿热之邪，始虽外受，终归脾胃也。中气实则病在阳明，中气虚则病在太阴。外邪伤人，必随人身之气而变。如风寒在太阳则恶寒，传阳明即变为热而不恶寒，今以暑湿所合之邪，故人身阳气旺，即随火化而归阳明；阳气虚即随湿化而归太阴也。病在二经之表者，多兼少阳三焦；雄按：此二句从吴本补入。病在二经之里者，每兼厥阴风木，以肝脾胃所居相近也。以少阳厥阴同司相火，少阳之气，由肝胆而升，流行三焦，即名相火。阳明太阴湿热内郁，郁甚则少火皆成壮火，而表里上下，充斥肆逆。《经》曰："少火生气，壮火食气。"少火者阳和之生气，即元气也；壮火为亢阳之暴气，故反食其元气。食犹蚀也，外邪郁甚，使阳和之气悉变为亢暴之气，而充斥一身也。故是证最易耳聋干呕，发痉发厥，暑湿之邪，蒙蔽清阳，则耳聋；内扰肝脾胃，则干呕而痉厥也。而提纲中不言及者，因以上诸证，皆湿热病兼见之变局，而非湿热病必见之正局也。必见之证，标于提纲，使人辨识，不至与他病混乱。其兼见之变证，或有或无，皆不可定，若标之反使人迷惑也。始恶寒者，阳为湿遏而恶寒，终非若寒伤于表之恶寒。湿为阴邪，始遏其阳而恶寒，即与暑合，则兼有阴邪，终非如寒邪之纯阴，而恶寒甚也。后但热不寒，则郁而成热，反恶热矣。雄按：后则湿郁成热，故反恶热，所谓六气皆从火化也。况与暑合，则化热尤易也。热盛阳明则汗出，章云：热在湿中，蒸湿为汗。湿蔽清阳则胸痞，湿邪内盛则舌白，湿热交蒸则舌黄。雄按：观此句则提纲中舌白下应有"或黄"二字。热则液不升而口渴，湿则饮内留而不引饮。章云：以上皆明提纲所标，为必有之证也。然所云表者，乃太阴阳明之表，而非太阳之表。湿热邪归脾胃，非同风寒之在太阳也。雄按：据此则前病在太阴下必有脱简，应从吴本补入。太阴之表，四肢也，阳明也；阳明之表，肌肉也，胸中也。四肢禀气于脾胃，而肌肉脾胃所主，若以脾胃分之，则胃为脾之表，胸为胃之表。故胸痞为湿热必有之证，四肢倦怠，肌肉烦疼，亦必并见。此湿热在脾胃之表证也。其所以不干太阳者，以太阳为寒水之腑，主一身之表，雄按：肺为天，天包地外而处手上；膀胱为水，水环地极而处于下，故皆为一身之表。而风为阳邪，首及肺经；寒为阴邪，先犯膀胱。惟湿为中土之气，胃为中土之脐，故胃受之。杨云：此注奇情至理，所谓语必惊人，总近情也。风寒必自表入，故属太阳。雄按：陈亮师云：风邪上受，肺合皮毛，故桂枝证有鼻鸣干呕也。**湿热之邪从表伤者，十之一二**，章云：是湿随风寒而伤表，郁其阳气而变热，如仲景条内之麻黄赤小豆汤证是也。**由口鼻入者，十之八九。**暑热熏蒸之气，必由口鼻而入。**阳明为水谷之海，太阴为湿土之脏，故多阳明太阴受病。**湿轻暑重，则归阳明；暑少湿多，则归太阴。**膜原者，外通肌肉，内近胃腑，即三焦之门户，实一身之半表半里也。**雄按：此与叶氏温热篇第三章之论合。**邪由上受，直趋中道，故病多归膜原。**章云：外经络，内脏腑，膜原居其中，为内外交界之地。凡口鼻肌肉所受之邪，皆归于此也。其为三焦之门户，而近胃口，故膜原之邪，必由三焦而入脾胃也。杨云：细绎此言，则膜原乃人脂内之膜也。然邪之由鼻入者，必先至肺，由口入者，必先至胃，何以云必归膜原？此不可解者也。若云在内之邪，必由膜原达外，在外之邪，必由膜原入内，则似矣。**要之湿热之病，不独与伤寒不同，且与温病大异。温病乃少阴太阳同病**，此仲景所论伏气之春温，若叶氏所论外感之风温，则又不同者矣。雄按：此注知有少阴太阳之温病，则与前篇风温条例力非伏气之论者，断非一人之笔，即按文义亦彼逊于此。吴氏何以并为一家？江本必欲相合强为删改，岂非自呈伪妄耶？汪按：前篇自序自称其名曰祖恭，未言又有此篇，此篇又无自序，其非出一人手明甚，梦隐辩之是也。**湿热乃阳明太阴同病也。**始受于膜原，终归于脾胃。而提纲中言不及脉者，以湿热之证，脉无定体，或洪或缓，或伏或细，各随证见，不拘一格，故难以一定之脉，拘定后人眼目也。阳明热盛见阳脉，太阴湿盛见阴脉，故各随证见也。

　　湿热之证，阳明必兼太阴者，徒知脏腑相连，湿土同气，而不知当与温病之必兼少阴比例，少阴不藏，木火内燔，风邪外袭，表里相应，故为温病。此即经言冬不藏精，春发温病，先由内伤而后外感，膏粱中人多有之；其冬伤于寒，曰少阴伏邪，至春发出于太阳之温病，藜藿中人多有之。皆必兼少阴者也，若外感风温，邪由上受者，又当别论矣。**太阴内伤，湿饮停聚，客邪再至，内外相引，故病湿热。**脾主为胃行津液者也，脾伤而不健运，则湿饮停聚，故曰脾虚生内湿也。雄按：此言内湿素盛者，暑邪入之，易于留著，而成湿温病也。**此皆先有内伤，再感客邪，非由腑及脏之谓。若湿热之证，不挟内伤，中气实者，其病必微。**雄按：内湿不盛者，暑邪无所依傍，虽患湿温，治之易愈。**或有先因于湿，再因饥劳而病者，亦属内伤挟湿，标本同病。然劳倦伤脾为不足，湿饮停聚为有余。**雄按：脾伤湿聚，曷云有余？盖太饱则脾困，过逸则脾滞，脾气因滞而少健运，则饮停湿聚矣。较之饥伤而脾馁，劳伤而脾乏者，则彼尤不足，而此尚有余也。后人改饥饱劳逸，为饥饱劳役，不但辨证不明，于字义亦不协矣。**所以内伤外感，孰多孰少，孰实孰虚，又在临证时权衡矣。**

　　【释义】

　　本条为湿热病提纲。条文列举了湿热病初起的典型症状，自注则重点分析了湿热病的发生发展规律和病变特点。

　　薛氏提出湿热病发病具有"内外合邪"的特点，即湿热病多因脾胃内伤，湿邪停聚，再感客邪，内外之邪相合而发病。对于病邪入侵途径与病变中心，薛氏认为湿热病邪的感邪途径以由口鼻而入为主，且可"直趋中道""多归膜原"。阳明为水谷之海，太阴为湿土之脏，同气相求，故湿热病的病变中心为中焦脾胃。感受湿热后因体质差异可从热化或从寒化，即发生"中气实则病在阳明，中气虚则病在太阴"的演变。

　　自注提出所谓湿热病正局与变局。其正局的主要表现即条文所列的六种见证，自注讨论了"正局"见证的病机及湿热病兼见的变局，正局、变局的区别在于，病变在脾胃气分者为正局，若病变涉及心肝肾，或出现营血分病变，则多归于变局。

　　关于湿热病与伏气温病、伤寒太阳证的区别，薛氏认为伏气温病为少阴太阳同病，湿热为太阴阳明同病，临床表现明显不同。湿热病与伤寒的区别在于，湿热病初起必见四肢倦怠，肌肉烦疼，胸闷脘痞等脾胃病变；而伤寒为寒邪束表，表现为太阳表寒证。由此，强调湿热病自身病变特点与规律。

二、第　二　条

原文　湿热证，恶寒无汗，身重头痛，湿在表分。宜藿香、香薷、羌活、苍术皮、薄荷、牛蒡子等味。头不痛者，去羌活。

【释义】

本条论述阴湿伤表证治。所谓"阴湿"即湿未化热，与寒湿近似。其伤于表，卫阳为之所遏，故见恶寒无汗；湿遏气机，故见身重头痛。病位在表，湿未化热，故用藿香、苍术皮、香薷等芳香辛散之品，佐以羌活祛风胜湿，薄荷、牛蒡宣透卫表。"因于湿，首如裹"，湿热病一般以头重头胀者为多，头痛乃夹风邪所致，故头不痛者去羌活。

【名家医案】

（赵绍琴医案）

张某某，男，65 岁。

初诊：雨后天晴，暑热湿动，起居不慎，感邪致病。今觉身热头晕，胸脘满闷，周身酸楚乏力，微有恶心，胃不思纳。大便尚可，小溲不畅，舌白苔腻，脉象濡软略滑。病属暑热外迫，湿阻中、上焦，气机不畅，法当芳香宣化，辛开苦泄：鲜佩兰（后下）10g，鲜藿香（后下）10g，大豆卷 10g，制厚朴 6g，陈皮 6g，川连 3g，六一散（布包）10g，1 剂。

二诊：药后遍体小汗，身热渐退，头晕已减，身酸楚亦轻。但中脘仍闷，略有恶心，舌白苔腻，脉象濡滑，再以前方增损之。原方加草蔻 1g，杏仁 10g，连服 3 剂而愈。

（赵绍琴，2018. 赵绍琴亲传医学全集：赵绍琴温病论. 北京：中国医药科技出版社：21.）

【案例精讲】

此案为湿热证初起阶段，湿邪偏盛，阻滞于中上二焦，尚未化热，或虽热而不盛。因湿阻中上二焦部位各异而治法不同，在上焦肺先受邪，湿阻于肺则肺气不利，清阳不升，则头晕头沉重如裹；肺合皮毛，营卫不和，则周身困重酸楚；肺失宣降则咳嗽、胸闷，甚或作喘，治之当芳香宣化，以展气机，气化则湿亦化，此治湿阻于肺之要诀也，药如前胡、杏仁、浙贝母、芦根之属。若湿阻滞中焦，则升降之机枢失司，此必素体太阴内伤，脾虚湿盛之人，客邪外至，与内湿相合，困阻脾胃，则成中焦湿阻之证，多见胸脘痞闷不舒，呕恶纳呆，大便溏而不爽，伴见一身倦怠乏力，四肢沉重，无力以动等证。湿阻中焦当以运脾气为主，脾主升清降浊，职司运化，故药宜灵动，忌守中，用辛开苦降法，辛开气机，以化湿邪，苦以燥湿泄热，则湿热分消而去。药如半夏、陈皮、厚朴、苦仁、大腹皮、黄芩、黄连等，并须注意芩连等苦寒之药用量宜轻，以防过用伤阳。凡湿阻之证，无问邪在中焦上焦，其脉象多呈濡软缓滑之象，舌苔白腻润滑，是湿盛之征也。有此舌脉，即为湿阻之征象，皆当先治其湿，不可过用寒凉，候湿化再泄其热可也。此案即典型的湿阻之证，邪在中上二焦，故用药以芳香宣化与辛开苦降同投，气机畅行，湿邪自化而证愈矣。

【后世发挥】

赵绍琴：湿遏卫阳之表，表气不能宣通，故恶寒无汗，说明卫阳之气不得通畅也。湿性重浊，郁阻气机，三焦不利，营卫不调，故身重而疲乏无力。头为诸阳之会，湿阻阳气不能宣通，故头痛且沉重。湿阻卫阳之气不利，故恶寒。若湿重而热不甚者，则恶寒而不发热，治之必当用温以祛湿的方法。一般治湿必须随其湿之部位、轻重、体质等而转移，绝不是简单地用利湿法、燥湿法所能成。本条是湿热证，而湿在表分，所以用芳香醒湿的药物，如香薷、藿香、牛蒡子、薄荷、苍术皮等。用羌活的原因，是以其疏通气机，且上走而治湿气，又有风能胜湿的含义。

（赵绍琴等《温病纵横》）

吴鞠通：香薷辛温芳香，能由肺之经而达其络。鲜扁豆花，凡花皆散，取其芳香面散，且保肺液，以花易豆者，恶其呆滞也。夏日所生之物，多能解暑，惟扁豆花为最，如无花时，用鲜扁豆皮，若再无此，用生扁豆皮。厚朴苦温，能泻实满，厚朴皮也，虽走中焦，究系肺主皮毛，以皮从皮，不为治上犯中。若黄连、甘草，纯然里药，著病初起，且不必用，恐引邪深入，故易以银花、连翘，取其辛凉达肺经之表，纯从外走，不必走中也。温病最忌辛温，暑病不忌者，以暑必兼湿，湿为阴邪，非温不解，故此方香薷、厚朴用辛温，而余则佐以辛凉云。

（《温病条辨》）

章虚谷：恶寒而不发热，故为阴湿。

（王士雄《温热经纬》）

王孟英：阴湿故可用香薷、苍术、羌活以发其表。设暑胜者，三味皆为禁药。
雄按：阴湿故可用薷、术、羌活，以发其表。设暑胜者，三味皆为禁药。

（王士雄《温热经纬》）

三、第 三 条

原文 湿热证，恶寒发热，身重关节疼痛，湿在肌肉，不为汗解。宜滑石、大豆黄卷、茯苓皮、苍术皮、藿香叶、鲜荷叶、白通草、桔梗等味，不恶寒者，去苍术皮。

【释义】

本条论述湿邪在表，湿已化热即"阳湿伤表"的证治。

阳湿乃与阴湿相对而言，是指湿已化热，湿中蕴热郁于肌表，见证有较为明显热象者。阳湿为湿中蕴热，其临床特点为恶寒而伴有发热，且汗出不解，治以芳化透散配合淡渗凉泄。

恶寒、发热的孰轻孰重可以作为判断阴湿在表与阳湿在表的指征之一，但恶寒与发热多是患者的自觉症状，其孰轻孰重有时很难确切衡量，所以还需结合全身症状作全面分析。

【名家医案】

（赵绍琴医案）

王某某，女，41岁。

初诊：身热四五日，头晕且沉，微有憎寒，胸闷泛呕，呕吐恶心，舌白苔腻根厚，两脉濡滑而数，大便溏薄，小便短赤，暑热挟湿互阻不化，拟以芳香疏化方法，防其湿热增重，饮食寒暖诸宜小心：鲜佩兰（后下）10g，鲜藿香（后下）10g，大豆卷10g，前胡3g，半夏10g，厚朴5g，竹茹10g，陈皮6g，马尾连10g，芦根30g，六一散（布包）10g，鲜荷叶一角，白蔻仁末（冲）1g，2剂。

二诊：药后身热憎寒皆解，呕吐止而胸闷亦轻，胃纳渐开，小溲如常，暑湿难解而苔腻根厚，大便未行，再妨前方增损之。原方加鸡内金10g，焦麦芽10g。又2剂，而告痊愈。

（赵绍琴，2018. 赵绍琴亲传医学全集：赵绍琴温病论. 北京：中国医药科技出版社：326）

【案例精讲】

暑邪伤人，湿热俱重，多表现为胸脘痞闷，泛恶欲呕。暑热挟湿，互阻不化，须忌寒凉，治当芳香疏化，分消其邪，故用鲜藿佩、大豆卷、前胡芳化于上焦，陈、夏、朴、蔻辛开于中焦，芦根、六一散导湿于下焦，马尾连、鲜荷叶、竹茹清暑热，兵分数路，各奏其功，故可收桴鼓之效。

【后世发挥】

赵绍琴：此为湿邪伤表之候，故见恶寒身重，关节疼痛等症状。前证为湿未化热，故无发热；本证则湿已化热，故有发热。恶寒属湿郁于表，不为汗解，它与太阳伤寒当鉴别清楚。风寒外束，太阳表邪闭塞而见恶寒，头痛，体痛，发热，呕逆，脉明阳俱紧，当发汗为主。因为是风寒外闭，太阳经受侵，所以当辛温解其表邪。本条是湿在肌肉，热郁于内，所以也有发热与恶寒，这是湿热困阻，非寒邪闭表也。湿为阴邪，周身阳气受湿的阻遏，所以身重酸楚。湿留关节，故关节疼痛。凡寒为主者以疼为主，湿之疼痛是以沉重为主，热之疼痛以胀为主，各有区别，当然仍需检查脉、舌及其他症状，再详细辨证。

外感风寒，必须用汗法，以解除在外之风邪与寒邪。治疗湿热，最忌辛温发汗，吴鞠通说"汗之则神昏耳聋"，意思是说，如用汗法，有助于热，并不能祛湿。薛氏认为可用大豆黄卷、藿香叶、苍术皮等香药以化其湿，用茯苓皮、通草以利其湿。如热重时，当去苍术皮加黄芩。热在下焦可用六一散等。

（赵绍琴等《温病纵横》）

章虚谷：以其恶寒少而发热多，故为阳湿也。

（南京中医学院，1978. 温病学. 上海：上海科学技术出版社：390.）

四、第 四 条

原文　湿热证，三四日即口噤，四肢牵引拘急，甚则角弓反张，此湿热侵入经络脉隧中。宜鲜地龙、秦艽、威灵仙、滑石、苍耳子、丝瓜藤、海风藤、酒炒黄连等味。

【释义】

本条讨论湿热兼夹风邪侵袭经脉而致痉的证治。

湿热之邪夹风邪侵袭阳明、太阴经络，症见口噤，四肢牵引拘急，甚则角弓反张。湿热病中出现痉证一般有两种情况：一为湿热化火而引动肝风，在筋脉挛急的同时多伴有神识迷乱之象，即所谓"痉厥并见"；二为湿热侵犯经络而致痉，临床仅表现为筋脉拘急，而无神志昏迷，且多见于湿热病的早期。本证即属后者，治疗当祛风化湿，清热通络。

本证的用药特点是重用祛风药，如地龙、丝瓜络、海风藤等，其机理为"一则风药能胜湿，一则风药能疏肝"。但其"重用息风"之说当灵活理解，所谓"息风"，实为祛除外袭之风邪，而非用羚角钩藤汤等清热凉肝息风。

肝肾阴伤可致虚风内动，阴虚动风者多见于病变之后期，其时虽热势已衰，但肝肾真阴耗损严重，筋脉失于濡养，故其痉之表现多为手指蠕动或瘛疭、口角震颤等，常伴神倦、耳聋、舌绛枯萎等肝肾阴竭的症状。而本证临床虽有口噤，四肢拘急，甚至发生角弓反张等，但热势不盛，神志清楚，形体尚实，无肝肾真阴损伤，水不涵木之象。

此外，夏月痉证、霍乱皆由"湿热与风淆乱清浊升降失常"而发。霍乱多为湿多热少，邪走脾胃而见吐泻，淫及诸经而拘挛，治疗当泄胃中有形之滞；湿热之痉乃热多湿少，湿热生风，风火相煽，窜入筋中则挛急，风火内郁，逼入心包扰乱神明则多见厥证，是由经及脏所致，治宜泄胸中无形之热邪。当注意与本证鉴别。

【名家医案】

（刘渡舟医案）

于某某，男，32岁。时值盛夏，水田作业，突感口噤不能开，继则四肢牵引拘急，汗出黏衣，胸闷脘痞，纳差泛恶。延医竟用芳香辟秽诸法，旬日未见少减。余诊见舌苔黄腻，脉濡，诊为湿热侵犯经络脉隧，肝风内动，投薛氏胜湿息风方加减：鲜地龙15g，苡仁30g，秦艽12g，威灵仙10g，滑石18g，苍耳子3g，丝瓜络15g，海风藤10g，酒炒黄连9g，晚蚕沙12g。药服3剂，四肢拘急减轻，守方续服6剂，苔腻渐化，口噤诸症悉除，转手调理脾胃以巩固。

（张文选，2017. 温病方证与杂病辨治. 北京：中国医药科技出版社：477.）

【案例精讲】

本病属湿热阻滞经络的动风证，因芳香辟秽诸法症状未减，故而刘渡舟先生用薛氏方加减治疗。本方用地龙领秦艽、威灵仙、苍耳子祛风止痉，兼以胜湿；丝瓜藤、海风藤舒筋通络；黄连燥湿泻火，滑石、蚕沙清利湿热。全方湿热并治，重在祛风通络止痉，是治疗风湿热邪侵经脉的有效方剂。本方用虫类药地龙为君，清热息风，通利经脉，利水消肿；用藤类药丝瓜藤、海风藤通经活络，通痹止痛。这两类药合以黄连、滑石清热利湿，秦艽、威灵仙、苍耳子祛风胜湿，故可治疗湿热痹证，或湿热痉证。

薛雪自注云："此条乃湿热夹风之证。风为木之气，风动则木张，乘人阳明之络则口噤，走窜太阴之络则拘挛，故药不独胜湿，重用息风，一则风药能胜湿，一则风药能疏肝也。选用地龙、诸藤者，欲其通脉络耳。"在此，薛氏点出了本方用"地龙、诸藤"的特点与目的，并阐发了本方证的病机。

【后世发挥】

赵绍琴：本条为湿热蕴蓄阳明，湿热在中焦而动风。阳明之脉，夹口环唇，故阳明热盛则口噤。脾为诸阳之本，而主四肢，故湿热蕴蓄中焦，气血不达四肢，则四肢牵引拘急，风动加重则角弓反张。若温热入血，高热动风，脉必弦数，而本证是湿热侵入经络脉隧中，故脉象濡滑，治疗必须祛湿热，熄风动，调肝缓急兼和脉络。若表气不畅，可用疏解表邪为主，湿热蕴蓄，当以疏化湿热，肝经郁热，可加羚羊角以凉肝，风动可用地龙、蜈蚣等熄风药物；脉络不和，可用藤药以通达脉络。总之，必须先除其本病，则脉络自调也。

（赵绍琴，胡定邦，刘景源，1980. 温病纵横. 北京：北京中医学院：287-288.）

王孟英：地龙殊可不必，加以羚羊、竹茹、桑枝等亦可。

吴锡璜：热病用升提药尤易致此。地龙、秦艽既有未合。凡甘菊、羚羊、竹茹、桑枝、菖蒲、川贝、银花、天竺、连翘均可加入。

（杨进，2004. 温病学. 北京：中国中医药出版社：391.）

张文选：薛氏地龙二藤汤重在治疗湿热侵入经络脉隧所引起的痉挛、拘急、疼痛等病证，是一首通经络、除痉挛、止痹痛的良方。

（张文选，2017. 温病方证与杂病辨治. 北京：中国医药科技出版社：479.）

五、第 五 条

原文 湿热证，壮热口渴，舌黄或焦红，发痉，神昏、谵语，或笑，邪灼心包，营血已耗。宜犀角、羚羊角、连翘、生地、元参、钩藤、银花露、鲜菖蒲、至宝丹等味。

【释义】

本条论述湿热病湿热化燥，深入营血，邪灼心营的证治。

湿热化燥，内陷营血，心窍闭阻，肝风内动，可见神昏，谵语，发痉；气分之邪尚未尽除，故舌焦红，同时伴有壮热口渴。治法为清营凉血，清心开窍，凉肝息风，滋养阴液。本证实属气营两燔之证，石膏，知母等清热生津之品，可以加入。

另外，自注谓"此条言厥"，但原文中并未提及四肢不温，当指因热闭厥阴心包而昏厥及热邪引动足厥阴肝经之痉厥。

【名家医案】

热陷心包兼血热动风（丁甘仁医案）

汪左，诊脉沉细而数，苔薄黄，表热不扬而里热甚炽，神识昏糊，谵语妄言，甚则逾垣上屋，角弓反张，唇焦渴不知饮，此温邪伏营，逆传膻中，温郁化火，火灼津液为痰，痰随火升，蒙蔽心包，神明无主，肝风骤起。风乘火势，火借风威，所以见证如是之猖狂也。脉不洪数，非阳明里热可比，厥闭之险，势恐难免，亟拟清温息风，清神涤痰，以救涸泽而滋化源，是否有当，质之高明。予：鲜石斛三钱，犀角五分。薄荷八分，茯神三钱，川贝三钱，花粉三钱，羚羊片三分，连翘一钱半。枳实一钱，竹茹一钱半，天竺黄一钱半，石菖蒲八分，竹沥（冲）二两，紫雪丹（冲）四分。二剂风平神清，表热转盛。去紫雪、犀，羚，加苓，豉，重用银，翘，数剂而安，伏温由营达表而解。

（丁甘仁，1960. 丁甘仁医案. 上海：上海科学技术出版社：18.）

【案例精讲】

赵绍琴按：此案病情危重，既有神昏谵语之心包证，又有角弓反张之肝风证，确为心肝同病，病在营血。但丁氏除用清营血之犀、羚、紫雪外，大部分药物都为气分之品，其目的就是要透营分之热由气分而解，结果妙手回春，深得叶氏之奥妙。

【后世发挥】

赵绍琴：湿热证，留恋日久，从气分化燥伤津而入营分，此为气营交炽。气分之热未罢，故壮热口渴苔黄，甚则苔焦干、质红，营分之热已起，故神昏谵语，此已非属湿热证，而是温热病了。邪灼心包，营血已耗，津液大伤，不能按湿热治疗，必须用清心开窍，救液凉营，如：生地、元参以救液，菖蒲、至宝以开窍，用犀、羚以清血中之热。本条是湿热证由于热炽阴伤，日久化燥，内陷入营而成温热病。若湿邪仍在绝不能用生地元参等育阴增液之品。

（赵绍琴《温病纵横》）

何秀山：羚角钩藤汤方证为邪热传入厥阴，肝经热盛，热极动风所致之证。邪热内盛，则见高热不退；热扰心神，则烦闷躁扰，甚则神昏。热盛动风，风火相煽，故见手足抽搐，发为痉厥。肝经热盛则出现舌绛、脉弦数之证。方中羚羊角、钩藤凉肝息风，清热解痉为主药。以桑叶、菊花配用加强息风之效，故为辅药。风火相煽，易耗阴灼液，用白芍、生地养阴增液以柔肝舒筋，和羚羊角、钩藤凉肝息风药同用，有标本兼顾之义。邪热亢盛，每易灼津成痰，故用清热化痰的贝母、淡竹茹；热扰心神，又以平肝、宁心安神的茯神，俱为佐药。生甘草调和诸药为使，与白芍相配，又能酸甘化阴，舒筋缓急。诸药合用，共奏凉息肝风、增液舒筋之功。

（沈元良，2018. 《通俗伤寒论》名方讲用. 北京：中国中医药出版社：282.）

六、第 六 条

原文 湿热证，发痉，神昏笑妄，脉洪数有力，开泄不效者，湿热蕴结胸膈，宜仿凉膈散；若大便数日不通者，热邪闭结肠胃，宜仿承气微下之例。

【释义】

本条讨论湿热化燥，热结于里而致发痉神昏的证治。

本证的发痉，神昏笑妄，形似热入心包、热盛动风之证，然究其病理实质，实为湿热化燥，邪热蕴结阳明气分所致，昏痉见证为邪热波及心神和肝经所致。"上结"是指实热结于上焦胸膈，如热灼胸膈之证；"下结"是指实热结于肠腑，即热结肠腑证。将热结胸膈归于"阳明实热"，是指热结胸膈在病势及病理性质上与热结肠腑证有相似之处，非指胸膈属于阳明。

本证与热入心包证鉴别的关键有两个方面：一为舌脉之象，一般而论热入心包、热盛动风的神昏痉厥，舌必红绛，脉多细数或弦数，而本证脉洪数有力，且无舌绛，说明其证不属邪入厥阴心肝之证；其二为"开泄不效"，所谓"开泄不效"是指经用安宫牛黄丸、至宝丹等清心开窍之剂无效，亦说明本证病位不在心包、肝经。

本证的治疗当"阳明之邪仍假阳明为出路"，以苦寒攻下，通腑泄热为治疗大法。对于热邪蕴结于胸膈者，可以凉膈散凉泄在上之热结，方中的大黄、芒硝等味，寓有承气汤攻下之意；实热结于肠腑者，可用承气汤通泄肠腑之热结。若邪热已深入手足厥阴，当须配合清心开窍、凉肝息风之品，如安宫牛黄丸、紫雪丹、羚角钩藤汤等，吴鞠通之牛黄承气汤即属此例。

【名家医案】

（仝示雨医案）

李某，男，47岁，工人。1976年4月18日初诊。

患者平素屡患咽痛，1个月前出现大便秘结，口唇干燥，逐日加剧。就诊时，身热无汗，胸膈烦热、目赤头眩，舌尖有如绿豆大溃疡一块，面赤唇焦，口干咽痛，大便秘结，小便黄赤，偶吐黄痰。脉滑数而大，舌质深红、舌苔黄干。辨证为热淫于内，肺胃实热。治以凉膈散加味，咸寒通便，苦甘清热。予：芒硝（冲）、大黄（酒浸）、甘草各15g，连翘、金银花各30g，炒山栀、酒黄芩、薄荷各9g，竹叶3g，生蜂蜜2汤匙（兑入），青黛（布包）、板蓝根各9g。

二诊：4月20日。服上药2剂，大便通，热势减。病减药量变，除竹叶、蜂蜜量不变外，其他各味均减三分之一量，芒硝改为同煎，继用3剂。

三诊：4月23日。上症均愈，转调理脾胃收功。

（仝示雨，1982. 悬壶集. 郑州：河南科学技术出版社：35.）

【案例精讲】

凉膈散为《和剂局方》之散剂，近代多作汤剂煎服。功效泻火通便，为清除肺胃实热而引起的诸症要方。因能使上中焦之邪热上清下泄，则胸膈自清，诸症可解，故以"凉膈"为方名。汤剂用量按原方比例酌减效果较好。

此患者平素屡患咽痛，并有烟酒嗜好，淫热积聚，热邪嚣张，肺胃积热，损耗津液，致使上中二焦病势泛滥，出现一系列肺胃实热的证候。《素问·至真要大论》云："热淫于内，治以咸寒，佐以甘苦。"故以连翘、金银花、黄芩、竹叶、薄荷升散于上，伍青黛、山栀、板蓝根以助除热之力，用大黄、芒硝之猛利峻泻，推荡其中，上升下行，各显其功，而肠自清矣。用甘草、生蜂蜜者，因病在膈，甘以缓之。诸药合用，故有其功，服药6剂，病获痊愈。

【后世发挥】

赵绍琴：发痉，神昏，笑妄，似属邪入心包，一般应见脉细滑数，舌红绛苔黄燥。今脉洪数有力，未言舌绛，非属邪入心包，所以使用开泄的方法。如不效，必须仔细考虑原因。阴分不足，肝经热盛，多致发痉，脉必弦细教，今脉洪数有力，显系阳明邪热亢盛之象。阳明热盛，腑气不通，当见舌苔黄厚而干，必当釜底抽薪，用凉膈散或承气汤。阳明实热应下，苔必老黄，是辨证关键。若黄而垢腻，即为热邪挟湿，非属阳明实热，不可妄行攻下。若苔腻、滑润液多质淡，即湿邪偏重，而又气分虚弱之象，更不可苦寒攻下。

（赵绍琴等《温病纵横》）

徐大椿：邪热内重，火热结滞，故膈塞不下，大便不能通。大黄荡热结以软坚，连翘清心散热，黄芩清肺宽肠，栀子清三焦之火，甘草缓中州之气，薄荷清胸咽之邪，竹叶疗膈上之热。使火降结开则大便自通，而膈热下泄，何重闭之有哉！此釜底抽薪之法，为火壅热闭之专方。

（《医略六书》）

七、第 七 条

原文 湿热证，壮热烦渴，舌焦红或缩，斑疹，胸痞自利，神昏痉厥，热邪充斥表里三焦。宜大剂犀角、羚羊角、生地、元参、银花露、紫草、方诸水[1]、金汁、鲜菖蒲等味。雄按：吴本无银花露、方诸水、金汁，有丹皮、连翘。

此条乃痉厥中之最重者，上为胸闷，下挟热利，斑疹痉厥，阴阳告困，独清阳明之热，救阳明之液为急务者，恐胃液不存，其人自焚而死也。雄按：此治温热诸病之真诠也，医者宜切记之。方诸水俗以蚌水代之，腥浊已甚，宜用竹沥为妙。此证紫雪、神犀丹皆可用也。

【词解】

[1] 方诸水：又名明水，方诸为古代在月下承取露水的器具名称。一说方诸水是用大蛤，磨之令热，向月取之则水生，即当明月当空时取蚌体分泌之汁液，性甘寒无毒，功能止渴除烦，明目定心。

【释义】

本条讨论湿热化燥，热邪充斥表里三焦气血的证治。

湿热之邪化火化燥，充斥表里气血三焦，闭阻心包，引动肝风，故见壮热烦渴，舌焦红或缩，斑疹，胸痞，自利，神昏痉厥等危重表现。治疗当清热解毒，凉血养阴，息风开窍。其治则"独清阳明之热，救阳明之液为急务"，应理解为广义的清热救阴。清热包括清表里之热、清营血之热、清三焦之热；救阴包括救心、肺、胃、肝、肾之阴。

【名家医案】

（叶天士医案）

杨，二八。暑热必夹湿，吸气而受，先伤于上，故仲景伤寒先分六经，河间温热须究三焦。大凡暑热伤气，湿著阻气。肺主一身周行之气，位高，为手太阴经。据述病样：面赤足冷，上脘痞塞，其为上焦受病显著。缘平素善饮，胃中湿热久伏，辛温燥烈，不但肺病不合，而胃中湿热得燥热锢闭，下利稀水，即协热下利，故黄连苦寒，每进必利甚，苦寒以胜其辛热，药味尚留于胃底也，然与初受之肺邪无当。此石膏辛寒，辛先入肺；知母为味清凉，为肺之母气，然不明肺邪，徒曰生津，焉是至理？昔孙真人未诊先问，最不误事。再据主家说及病起两旬，从无汗泄。经云：暑当与汗出勿止。气分窒塞日久，热侵入血中，咯痰带血，舌红赤，不甚渴饮，上焦不解，漫延中下，此皆急清三焦，是第一章旨。故热病之瘀热，留络而为遗毒，注腑肠而为洞利，便为束手无策。再论湿乃重浊之邪，热为熏蒸之气，热处湿中，蒸淫之气上迫清窍，耳为失聪，不与少阳耳聋同例。青蒿减柴胡一等，亦是少阳本药，且大病如大敌，选药如选将，苟非慎重，鲜克有济。议三焦分清，治从河间法：飞滑石，生石膏，寒水石，大杏仁，炒黄竹茹，川通草，莹白金汁，金银花露。

又，暮诊。诊脉后，胸腹肌腠发现瘾疹，气分湿热，原有暗泄之机，早间所谈，余邪遗热，必兼解毒者为此。下午进药后，诊脉较大于早展，神识亦如前，但舌赤中心甚干燥，身体扪之热甚于早间，此阴分亦被热气蒸伤，瘦人虑其液涸，然痰咯不清，养阴药无往而非腻滞，议得早进清膈一剂，而三焦热秽之蓄，当用紫雪丹二三匙，借其芳香宣窍逐秽，斯锢热可解，浊痰不粘，继此调理之方，清营分，滋胃汁，始可瞻顾，其宿垢欲去，犹在旬日之外，古人谓之不嫌迟，非臆说也。予：细生地，玄参心，知母，炒川贝，麦冬，地骨皮，银花露，竹沥。

又，脉症如昨，仍议滋清阴分余热，佐清上脘热痰。照昨日方去地骨皮、银花露，加盐水炒橘红。

（叶天士，2006. 临证指南医案. 苏礼，整理. 北京：人民卫生出版社：254.）

【案例精讲】

前后数诊合参，患者首诊时的主要临床表现应为：身热面赤足冷，胸闷脘痞，下利稀水，痰黏带血，不甚渴饮，耳为失聪，小便不利，尿管疼痛，病起两旬而从无汗泄，舌红赤。显然是一个典型的暑湿弥漫三焦的案例。暑湿蒸腾于外，卫表闭郁，故见身热无汗；暑湿迫于上，故见面赤足冷，耳聋；暑湿侵肺，肺气不宣，血络受损，故见胸闷痰黏带血。

【后世发挥】

赵绍琴：本条论混热证，由于热盛而化燥成温之证治。阳明气分热甚，则壮热烦渴。热盛津伤，深入营分，则舌瘦焦红，甚则短缩而言语不利。毒火外透，则发为斑疹，凡疹发于太阴，斑发阳明，全是毒热外发之意。里热过甚，下迫阳明，故下利味恶。从整体看来，是湿热证已转成热多湿少，内陷入里，热邪充斥表里三焦，阴津早伤，治疗必须大剂凉血解毒，清热生津，开窍熄风。用犀、羚、鲜菖蒲等以清热凉血兼以开郁。用生地、玄参、紫草以育阴增液散血。金汁、石膏等凉胃清气，还可再加三宝开窍熄风，兼清营分之热。

（赵绍琴等《温病纵横》）

吴鞠通：三石，紫雪丹中之君药，取其得庚金之气，清热退暑利窍，兼走肺胃者也；杏仁、通草为宣气分之用，且通草直达膀胱，杏仁直达大肠；竹茹以通脉络，而通人之脉络；金汁、银花败暑中之热毒。

（《温病条辨》）

八、第 八 条

原文 湿热证，寒热如疟，湿热阻遏膜原。宜柴胡、厚朴、槟榔、草果、藿香、苍术、半夏、干菖蒲、六一散等味。

【释义】

本条论述湿热阻遏膜原的证治。

邪伏膜原多见于湿热病中，以湿热蕴阻于半表半里，少阳枢机不利为主，同时兼有湿热阻遏中焦脾胃的表现。"寒热如疟"是邪在膜原（半表半里）的典型症状，表现为恶寒发热交替，或寒热时起时伏，还可伴见脘腹痞闷，舌苔白腻甚至满布垢浊而舌质红绛或紫绛。本证的治疗方法为疏利透达膜原之邪，其实质为和解表里，燥湿化浊，选方用药仿吴又可达原饮，以柴胡和解枢机，透邪外达；苍术、厚朴、草果、槟榔、半夏理气燥湿；藿香、菖蒲芳化湿浊；六一散清利湿热。其用药特点为清热之力较弱而燥湿之性较强，对于寒甚热微之证较为适宜，若湿中蕴热较甚者，必须增加清热之品如黄芩、竹叶等。

本证与疟疾相似，其区别点为疟疾寒热发作有定期，本证则寒热无定期，每表现为寒热起伏，且多见寒甚热微，湿浊之象较为显著。

【名家医案】

（朱进忠医案）

高某某，男，22岁，持续高热，汗出，胸满，气短50多天。医诊结核性胸膜炎。先以西药治疗30天不效，后又配合中药清热解毒、攻逐水饮等治疗20多天亦不效。细审其证，寒热往来，体温39.9℃，胸满气短，恶心欲吐，舌苔白，脉弦数。因思寒热往来者，少阳之证也，宜予和解少阳。处方：柴胡28g，厚朴10g，草果10g，槟榔10g，黄芩10g，知母10g，菖蒲10g，苏叶10g，甘草9g。服药4剂，诸症大减，体温37.5℃，继服4剂，体温正常，饮食增加，胸水明显减少。审其脉弦紧小数。处方：柴胡10g，赤芍10g，白芥子6g，桔梗10g，枳实10g，陈皮10g，半夏10g，黄芩10g，甘草6g。服药30剂，诸症消失，愈。

（朱进忠，2003. 中医临证经验与方法. 北京：人民卫生出版社：230.）

【案例精讲】

朱老所立之方与条文中薛氏加减达原饮均系吴有性达原饮。薛氏方用藿香芳香透散上焦之湿；厚朴、草果、槟榔、苍术、半夏、干菖蒲辛燥中焦之湿；六一散清利下焦之湿；另用柴胡辛凉透达少阳。全方以治湿为主，治热为辅，且燥湿理气畅中作用大大增强，可用以治疗湿热郁阻中焦且湿重热微之证。然本医案所涉病为结核，与吴氏提出的杂气病因之说相符，其"杂气为病，一气自成一病"，故而通过邪在膜原的理论，使用达原饮直达病所、直捣病巢。

【后世发挥】

赵绍琴：寒热如疟，非疟疾也，只是症状似疟。发生寒热交作的原因很多，如营卫不调，气机失畅，邪入少阳，热入血室等，均能发生寒热交作的症状。膜原者，又称募原，外通肌肉，内近胃腑，三焦之门户，实一身之半表半里。考《素问·举痛论》说："寒气客于肠胃之间，膜原之下。"王冰注："膜，谓膈间之膜。原，谓膈肓之原。"这是指胸膜与膈肌之间的部位。吴又可《温疫论》指出："邪自口鼻而入，则其所客，内不在脏腑，外不在经络，舍于伏脊之内，去表不远，附近于胃，乃表里之分界，是为半表半里。凡邪在经为表，在胃为里，今邪在募原者，正当经胃交关之所，故为半表半里。"因为病在表之里，脏腑之外，近似卫、气之交，故有寒热往来，形似疟状，其治疗，根据具体情况，调达卫、气即可。本条是湿热郁阻膜原而发寒热，故吴又可达原饮用之有效。

（赵绍琴等《温病纵横》）

王旭高：方中槟榔为辟瘴之药，芩、知为退热之药，芍、草为和中之药；草果一味，究嫌辛烈，余尝去而不用，即芍、草二味，虽曰和中，一嫌其敛，一嫌其滞，不若橘、芩、半夏之和中理气化浊而为当也。

（《王旭高医书六种》）

丁学屏：膜原者，外通肌腠，内连脏腑，乃三焦之门户，一身之半表里也。温疫戾气，自口鼻吸受，直驱中道，蕴伏膜原，痹阻三焦气化，营卫周流失序，以故昼夜发热，入暮尤甚。吴氏此方，槟榔苦辛性温，达膜原而散疫邪；厚朴苦辛性温，除胃肠之浊邪，涤膜原之秽浊；草果味辛气香性温，达膜原，破郁结，除寒燥湿。黄芩、知母，苦寒泻火，清热燥湿；白芍，甘草，酸甘化阴，虑槟、朴、草果之温燥辛香，劫津伤液耳。以其寒温同用，扶正疏邪并重，亦和解之范例也。

（《古方今释》）

九、第 九 条

原文 湿热证，数日后脘中微闷，知饥不食，湿邪蒙绕三焦。宜藿香叶、薄荷叶、鲜荷叶、枇杷叶、佩兰叶、芦尖、冬瓜仁等味。

【释义】

本条讨论湿热病后期余湿未尽，胃气未醒证治。

余湿蒙蔽清阳，胃气不舒，可见脘中微闷，知饥不食等症。治宜薛氏五叶芦根汤轻宣芳化，清泄湿热，醒脾舒胃。不可使用浓浊味厚质重之品，恐腻滞不化，反生变证。

【名家医案】

（张聿青医案）

金，类疟之后，湿热未清，蕴结膀胱。溲血两次，咳而不止，旋即咯吐见红。今虽止住，咳嗽仍然未尽，脉濡微数。良由湿热熏蒸肺胃，遂致络损血溢。拟开肺气以导湿热下行。冬瓜子三钱，薏仁三钱，象贝母二钱，丝瓜络一钱五分，绿豆衣二钱，杏仁三钱，茯苓三钱，竹茹一钱，鲜荷叶络三钱，生扁豆衣二钱，枇杷叶（去毛）四片，活水芦根一两。

又咳嗽咯血之后，元气未复，阳虚肝旺，脐下辘辘鸣响，两目干涩。脉沉而弦，苔白而腻。膀胱之湿，为风所激，所以鼓动成声。宜分利水湿，参以养肝。生於术一钱五分，木猪苓二一钱，泽泻一钱五分，炒白芍一钱五分，橘叶三钱，白茯苓三钱，野黑豆三钱，女贞子（酒炒）三钱，池菊花一钱五分。

（张乃修，2006. 张聿青医案. 北京：人民卫生出版社.）

【案例精讲】

此病患因湿热熏蒸肺胃，遂致络损血溢，故选用象贝母、枇杷叶等开肺气以导湿热下行；因咳嗽咯血之后，元气未复，阳虚肝旺故宜分利水湿，参以养肝。

【后世发挥】

赵绍琴：本条是讨论湿多热减，体质偏差之证治。"湿热证，数日后"，一为热已减，一为正气略衰。湿邪未清，肺气不宣，故胸脘微闷。湿热内阻，脾胃运化失职，故知饥不食。胃为湿阻而不醒，故胃中也觉微闷而欲太息。热不重则脉不数，湿不重故舌不腻。治宜轻清芳化方法，以清利湿热之余邪。

（赵绍琴等《温病纵横》）

何廉臣：此湿热阻滞上焦清阳，胃气不舒，肺热不清之轻证也。法当三焦分消，注重上中。故用五叶香散轻扬为君，宣上焦以疏中气；佐以芦根、瓜仁轻清甘淡，肃清肺胃。肺胃清降，邪自不容矣。是为暑湿轻症之良方。他如鲜竹叶、青箬叶、淡竹叶、建兰叶等，皆主肃肺清气，亦为暑湿上蒙之要药，均可随时酌加。

（《温热病方汇选》）

十、第 十 条

原文 湿热证，初起发热，汗出，胸痞，口渴，舌白，湿伏中焦。宜藿梗、蔻仁、杏仁、枳壳、桔梗、郁金、苍术、厚朴、草果、半夏、干菖蒲、佩兰叶、六一散等味。

【释义】

本条论述湿热阻于中焦，湿重于热的证治。

湿伏中焦湿重于热，或湿尚未明显化热。临床多见发热，汗出，口渴，胸痞，舌白等，治疗当宣气化湿，重在化湿，以辛温芳化为主，不可妄投寒凉，以免遏伏湿邪。

湿热阻于中焦，脾胃运化功能失常，易于导致饮食停滞，湿热与食滞相兼，除可见舌根黄腻外，还可出现嗳腐吞酸，便溏不爽，不思饮食等湿热积滞胶结于胃肠的表现，治疗可配伍山楂、莱菔子、瓜蒌等消食导滞。

【名家医案】

（张聿青医案）

张（左）湿温旬日，烦热无汗，赤疹隐约不透，胸次窒闷异常，咳不扬爽，时带谵语，频渴不欲饮，饮喜极沸之汤。脉数细滑，苔白心黄，近根厚。此由无形之邪，有形之湿，相持不化，邪虽欲泄，而里湿郁结，则表气不能外通，所以疏之汗之，而疹汗仍不能畅。热与湿交蒸，胸中清旷之地，遂如云雾之乡，神机转致弥漫。深恐湿蒸为痰内蒙昏痉。予：三仁汤去滑石，川朴，竹叶，加豆豉，橘红，郁金，枳壳，桔梗，菖蒲，佛手。

二诊：昨进辛宣淡化，上焦之气分稍开，熏蒸之热势稍缓，神识沉迷转清，谵语指搐已定，烦闷亦得略松，舌苔较退。但气时上冲，冲则咳逆，脉数细滑。良以郁蒸稍解，而邪湿之势，尚在极甚之时，虽有退机，犹不足济。肺胃被蒸气难下降，所以气冲欲咳，仍未俱减也前法之中，再参疏肺下气。予：甜葶苈（五分），通草，光杏仁，制半夏，冬瓜子，广郁金，薄橘红，滑石块，炒枳壳，枇杷叶，桔梗，竹茹。

三诊：胸闷懊烦，气冲咳逆，次第减轻，咯吐之痰，亦觉爽利。舌苔亦得大化，但脉仍不扬。其肺胃之间，尚是熏蒸之地，表不得越，邪无出路，还难恃为稳当也。予：光杏仁，广郁金，淡黄芩，桑叶，甜葶苈，桔梗，白蔻仁，生薏仁，制半夏，炒香豆豉，橘红，枇杷叶。

四诊：咳嗽气逆大退，痰亦爽利，谵语热烦亦得渐减，特小溲清而不爽，大便不行，频转矢气，脉数细滑，苔化而中独浓。犹是湿痰内阻，邪难泄越再导其滞。予：郁金，橘红，桔梗，制半夏，赤茯苓，生薏仁，滑石，通草，萆薢，竹沥达痰丸（三钱佛手通草汤先送下）。

五诊：大便畅行，懊烦大定，热亦较轻，口渴亦减。但赤疹虽布，甚属寥寥，汗不外达。脉象较爽，舌根苔白尚揩。邪湿之熏蒸，虽得渐松而未能透泄。须望其外越方为稳妥也。予：光杏仁，郁金，橘红，生薏仁，枳壳，滑石块，炒蒌皮，葶苈子，桔梗，通草，木通，制半夏，赤白茯苓。

六诊：熏蒸弥漫之势虽松，而湿性粘腻不克遽行泄化，里气不宣表气难达，汗不得发越，咳嗽气逆小溲不爽。脉数滑苔白，邪湿互相犄角，尚难稳当。予：郁金，光杏仁，橘红，冬瓜子，桔梗，鲜佛手，制半夏，生薏仁，蔻仁，赤猪苓，通草，苇茎。

七诊：热势递减，咳亦渐松，然湿从内搏，邪从外越，是以热势恋恋不退，不能外达，而欲从内化，非欲速可以从事也。予：豆卷，滑石，光杏仁，郁金，制半夏，通草，新会红，猪苓，桔梗，枳壳，生薏仁，鲜佛手。

八诊：清理余蕴方：豆卷，生薏仁，制半夏，通草，广皮，福泽泻，光杏仁，鲜佛手，白蔻仁，真佩兰。如胸闷加桔梗、郁金，甚者川朴、枳壳、藿香，头胀加蒺藜、天麻、僵蚕，理胃加生熟谷芽、沉香曲、玫瑰花。

（张乃修，2006. 张聿青医案. 北京：人民卫生出版社：39-41.）

【案例精讲】

此证湿温胸闷，始起即谵语。先后经张骧云和巢崇山两位沪上名医诊治无效而求治于张聿青先生。观患者"烦热无汗，赤疹隐约不透，胸次窒闷异常，咳不扬爽，时带谵语，频渴不欲饮，饮喜极沸之汤。脉数细滑，苔白心黄，近根厚"，实乃湿热蕴蒸三焦气分，湿重于热，湿遏热伏所致。而张骧云先诊以其年高神志不清，案有防其内陷痉厥之语。首方用青蒿、橘络、新绛之类，继用豆卷、牛子、前胡、赤芍、竺黄、连翘、茯神、玉露救苦丹（内含寒凉解毒之品为主）之类不效。继请巢崇山，案载咳不爽，渴欲饮热，由气分内陷厥、少，谵语、风动之险象，方用豆卷、蝉衣、生薏、前胡、光杏、郁金、青蒿、桔梗、连翘、至宝丹，继而热势仍炽，案有邪火内窜心包之势，倘其势甚，防动内风，改用羚羊、芦根、紫雪之属，仍不效。两位名医医治不效的原因是昧于"热从湿中来"，于是"见热清热"，妄用寒凉（玉露救苦丹、紫雪丹、羚羊角之类），导致湿遏冰伏，反致缠绵生痰，邪热不得外达，久则恐致变证。"白苔绛底，湿遏热伏也"，张聿青先生诊其脉数，苔白腻，虽其神则昏沉，赤疹隐约，非邪热入营，闭阻心窍。实乃湿热蕴蒸三焦气分，湿重于热，湿遏热伏，内窜于心营，而有神昏发疹之变。"伏其所主，先其所因"。若妄投寒凉，则致湿遏阳气，蕴热生痰，加重病情，甚者会有"湿胜阳微"之变证。"当先泄湿透热"，张聿青先生自始至终取三焦分消，扼守中焦之法，气定神闲，以三仁汤为主，融宣湿、化湿、燥湿、渗湿四法于一炉，展化气机，流气化湿，湿开热透。其中、杏仁、桔梗、枳壳、枇杷叶轻宣上焦肺气，"气化则湿化"；藿香、佩兰、石菖蒲、蔻仁芳香化湿，运脾畅中；郁金辛散苦泄性寒，可行气清利湿热；苍术、厚朴、草果、半夏苦温燥湿运脾；滑石、甘草、通草、薏苡仁、豆卷、泽泻淡渗清热利湿；黄芩、瓜蒌皮、葶苈子、竹茹宽胸清热化痰。诸药合用，宣通三焦，使湿热上下分消，气化湿化，湿去热透，轻描淡写，服一剂后即有松机，酌情变化而收全功。

【后世发挥】

赵绍琴：此湿热在里之象，故初起即发热汗出。湿热郁于中焦气分，故胸中痞满，且脉多濡滑，如热重者，应先清气分之热。但本证舌苔白，且口渴而不欲饮水，说明湿邪盛，乃湿重于热，若过用凉药，则湿邪不化，故用藿梗、蔻仁、苍术、厚朴、草果、半夏、干菖蒲、佩兰叶等味辛香芳化，用杏仁、桔梗、枳壳、六一散等清利下焦湿热，兼宣肺气，以通利三焦。但不可用药过多，只选用二三种，能清化湿热即可。

（赵绍琴等《温病纵横》）

李畴人：杏仁、蔻仁、厚朴、半夏之苦辛，开泄上、中焦之湿热而除满开痞；滑石、通草、薏仁、淡竹叶之甘淡，分渗以宣利下焦，使湿热从小便而化。甘澜水，以活水置器内，杓扬数百遍，取甘淡轻扬不助肾邪，速于下降耳。此乃苦辛淡宣利三焦湿热之留滞者也。

（《医方概要》）

秦伯未：三仁汤为湿温证的通用方。它的配合，用杏仁辛宣肺气，以开其上；蔻仁、厚朴、半夏苦辛温通，以降其中；苡仁、通草、滑石淡渗湿热，以利其下。虽然三焦兼顾，其实偏重中焦。

（《谦斋医学讲稿》）

十一、第 十 一 条

原文 湿热证，数日后，自利溺赤[1]，口渴，湿流下焦。宜滑石、猪苓、茯苓、泽泻、草薢、通草等味。

【词解】

[1] 溺赤：小便短赤。

【释义】

本条论述湿流下焦，泌别失职证治。

"热得湿而愈炽，湿得热而愈横"，故湿热证当湿热两分，三焦分治。湿性趋下，湿热下注，大肠传导失司，则大便下利；膀胱气化不利，则小便短赤，湿热困阻，津不上承，则口渴。治宜茯苓、猪苓、泽泻利水下行，使湿从小便而出，草薢分利湿浊，滑石、通草清热利湿，利水通淋。肺主气，通调水道，气行则水行，故可佐以桔梗、杏仁、大豆黄卷宣开上焦肺气，"源清则流自洁"。

【名家医案】

（湿热流注下焦案）

温为天之气，湿乃地之气，两气相并，其势自张，今病已两旬，身热未解，口渴胸痞，自利不已，小便短涩，湿邪滞于下焦，应用分利一法：川草三钱，白茯苓三钱，猪苓二钱，飞滑石四钱，神曲二钱，广皮一钱，水煎服。

（盛增秀，江凌圳，2018. 古代名家湿热病证医案评选. 北京：中国中医药出版社：49.）

【案例精讲】

湿性黏滞，病程缠绵，病已两旬，湿热交合，身热不解，湿阻气机，津不上乘则口渴，气机不畅，胸阳不展，则胸痞，湿性趋下，泌别失司，小便短赤，大便下利，治当因势利导，渗利湿热，使邪从小便而出，最为适宜。如薛氏所言"独以分利为治"。方用淡渗利湿，湿从小便出，湿去热退，诸症解。

【后世发挥】

盛增秀：湿热流注下焦，大肠传导因而失常，小肠不能分清别浊，则大便溏泄而小便赤，《内经》所谓"湿盛则濡泻"是也，前贤有云："治湿不利小便，非其治也。"吴鞠通《温病条辨·中焦篇》治疗湿温热蒸头胀，身痛呕逆，小便不通，亦重视淡渗利湿之法，茯苓皮汤为其代表方。

（盛增秀，2011. 温病学派四大家——学术精华、诊治经验. 北京：中国中医药出版社：102.）

十二、第 十 二 条

原文 湿热证，舌遍体白，口渴，湿滞阳明。宜用辛开，如厚朴、草果、半夏、干菖蒲等味。

【释义】

本条论述湿浊阻滞中焦脾胃证治。

湿邪极盛尚未化热，则舌苔白腻，即舌遍体白；湿久成浊，湿浊阻遏，气机郁滞，津液不升则口渴，非为津伤，当为口渴不欲饮；湿滞阳明，当为湿浊阻滞中焦脾胃，当有脘痞腹胀、呕恶等症。治宜厚朴、草果、半夏、菖蒲等辛开理气，燥湿化浊，使上焦得通，津液得下。

【名家医案】

（张文选医案）

张某某，男，53 岁。2004 年 11 月 20 日初诊。因暴食火锅暴饮啤酒而发病，自觉胃脘痞胀，腹胀满，纳呆不欲食，仅能勉强进粥，大便溏、发黑、臭秽，每日 3～4 次，口干燥。舌正红，苔白极厚极腻、满布舌面，脉弦大滑。从舌苔辨为厚朴草果汤证，处方：厚朴 15g，草果 6g，槟榔 10g，清半夏 15g，陈皮 10g，茯苓 30g，杏仁 10g，白蔻仁 6g，枳实 12g，干姜 8g。4 剂而愈。

（张文选，2007. 温病方证与杂病辨治. 北京：人民卫生出版社：622.）

【案例精讲】

此案起于暴饮暴食，饮食自倍，肠胃乃伤，脾胃被伤，胃不受纳，则纳呆不欲食；脾不运化，水湿内停，久则成浊，困阻气机，气机不通，则腹胀满；湿性下走大肠，则便溏，浊为秽浊之物，便臭发黑；湿邪阻遏，气不化津，则口干燥；苔厚腻满布，为湿浊极盛之象。苔白为湿尚未化热，以苦辛温之法以化之，使湿化则热无依附。方中草果辛温香燥，气猛而刚，佐以干姜，能治太阴之寒，温化脾湿。湿阻则周身气机皆滞，肺主一身之气，故以杏仁开其肺，使之清肃下行，又以蔻仁、枳实、厚朴、槟榔等芳香行气化湿；助以半夏、陈皮、茯苓等燥湿化浊。

【后世发挥】

张思超：此为湿邪尤为偏盛，其形成，或感受湿邪偏多，或中气素亏，内湿素盛。治疗上，厚朴、草果、半夏、菖蒲都属于苦温香燥，既可燥湿，又可理气，即是"辛开"之意，但只可暂用而不能久用，一见湿开热显，即转手燥湿清热。

（张思超，2014. 温病经典临床心悟. 北京：中国中医药出版社：68.）

十三、第 十 三 条

原文 湿热证，舌根白，舌尖红，湿渐化热，余湿犹滞。宜辛泄佐清热，如蔻仁、半夏、干菖蒲、大豆黄卷、连翘、绿豆衣、六一散等味。

【释义】

本条论述湿渐化热，余湿犹滞证治。

舌根白，舌尖红，此为湿渐化热，而热尚未太盛，虽自注为"湿热参半"之证，实属湿重热轻之证。临床上可见胸痞、恶心呕吐、身热有汗不解、脉濡数等，治宜清热与化湿并用，以半夏、蔻仁、菖蒲芳香化湿，大豆黄卷、绿豆衣、连翘、六一散清热利湿。

【名家医案】

便溏不知食味（张文选医案）

王某某，男，51岁。2005年5月14日初诊。便溏3个月，每日大便3~4次，脐下胀满不舒，无食欲，不知食味；尿频。舌红，苔黄白相兼而厚腻，脉沉缓弦。从舌苔辨为三仁汤证，处方：杏仁10g，白蔻仁10g，生薏苡仁15g，清半夏10g，厚朴10g，通草6g，滑石30g，枳实10g，大腹皮10g，茯苓15g。6剂。

2005年5月21日二诊：精神大为好转，胃口开，食欲渐增，能感知到食物香味。大便成形，日一行。自觉有感冒样不适感，但未感冒。舌红，苔黄白相兼仍偏厚腻，脉沉缓弦。上方去枳实、大腹皮，加苍术10g，荆芥穗6g，防风6g。6剂而愈。

（张文选，2007. 温病方证与杂病辨治. 北京：人民卫生出版社：417.）

【案例精讲】

湿困脾胃，脾不运化，湿邪下走大肠，则便溏，偏渗小肠，则尿频；湿阻气机，气机不畅，则脐下胀满，胃不纳食，则无食欲，舌红，苔黄白相兼为湿渐化热，方用三仁汤加减，祛湿清热，宣畅三焦，湿渐除，则食欲增，大便转成形。

【后世发挥】

盛增秀：湿既化热，易伤津液，此时不可专事苦温燥湿，但余湿未尽，又不宜轻投滋阴养液，唯以化湿兼以清热，既能祛邪，又保津液，如薛氏："燥湿之中，即佐以清热者，亦所以存阳明之液也。"

（盛增秀，2011. 温病学派四大家——学术精华、诊治经验. 北京：中国中医药出版社：103.）

十四、第 十 四 条

原文　湿热证，初起即胸闷，不知人，瞀乱[1]，大叫痛，湿热阻闭中上二焦。宜草果、槟榔、鲜菖蒲、芜荑、六一散，各重用，或加皂角、地浆水[2]煎。

【词解】

[1] 瞀乱：瞀，视物不明，甚至昏蒙。瞀乱为视物不明，心中闷乱，甚至神识昏蒙。

[2] 地浆水：把新汲水倒入约1米深的黄土坑，俟其沉淀后，取其清液用。具有清暑解毒作用。

【释义】

本条论述湿热阻闭中上二焦证治。

湿热证初起即见胸闷、不识人、瞀乱、大叫痛，乃湿热秽浊之邪闭阻中上二焦，气机逆乱所致。治用草果、槟榔辛开理气，石菖蒲、芜荑芳香辟秽，六一散清利湿热，皂角、地浆水辟秽解毒。

【后世发挥】

赵绍琴：时值暑季，湿热秽浊闭塞气机，热郁于内，闷堵难伸，甚则神志不清，瞀乱叫痛，必须急用辛开芳化，以利气机，如佩兰、藿香、香薷、郁金之类，并可酌用半夏、苍术、厚朴、杏仁之品。如热郁于内，兼见舌绛心烦，脉细小数，病似内陷心包时，可配用至宝丹少许或牛黄丸半丸，用其芳香开窍，但不可过凉，防其有碍于湿。

（赵绍琴，2011. 赵绍琴医学全书. 北京：北京科学技术出版社：139.）

十五、第 十 五 条

原文　湿热证，四五日，口大渴，胸闷欲绝，干呕不止，脉细数，舌光如镜。胃液受劫，胆火上冲，宜西瓜汁、金汁、鲜生地汁、甘蔗汁，磨服郁金、木香、香附、乌药等味。

【释义】

本条论述湿热化燥，胃阴大伤，胃气上逆证治。

湿热化燥，胃阴大伤，胃气上逆，见口大渴，舌光如镜，脉细数，土虚木乘，肝胆之气乘虚而上逆，则胃失和降，胸闷欲绝，干呕不止。治宜西瓜汁、金汁、鲜生地黄汁、甘蔗汁滋养胃阴，木香、郁金、香附、乌药疏理肝胆气机。辛香理气之品多燥而伤阴，故用"鲜"品诸"汁"，养阴而不滋腻，调气而不伤阴。

【名家医案】

（张文选医案）

瞿某，男，32 岁。2005 年 12 月 20 日初诊。患慢性胃炎，胃痛，从食管至胃脘灼热不适，胃中辣热如火燎，频繁呃逆。同时脘腹胸胁闷胀不舒。曾四处请中医诊治，屡用治胃痛方而无效。舌红赤少苔，根部仅有薄黄苔，脉弦细略数。胃阴损伤则舌赤少苔，郁火冲逆则灼热疼痛，肝胃气滞则胀满，三方面病机错综复杂。仿薛氏法用变通四汁四香汤加减，处方：生地 12g，麦冬 15g，北沙参 12g，生白芍 12g，生栀子 10g，郁金 4g，木香 2g，香附 3g，台乌药 2g。6 剂。2005 年 12 月 27 日二诊：此方服 1 剂胃痛止，6 剂后胃脘灼热、胀闷诸症消失。舌仍赤之苔少薄黄，脉弦细略数。用上方加玄参 10g。6 剂以善后。

（张文选，2007. 温病方证与杂病辨治. 北京：人民卫生出版社：322.）

【案例精讲】

患者素有慢性胃炎，久病暗耗阴液，阴虚生内热，故而胃脘灼热感，胃阴不足，胃气上逆则呃逆频繁，久病气机郁滞，肝气不疏，肝易犯脾土，则脘腹胸胁胀闷不舒。舌红、苔少为胃阴不足，虚热内生之象。脉弦略数为肝气不舒，内有郁热之象，治当仿薛氏法用变通四汁四香汤，理气养阴止痛。如吴锡璜所言"养阴而不滞邪，调气又不枯阴"。

【后世发挥】

赵绍琴：气阴不足可用沙参、麦冬、生地黄。泄肝胆之郁热可用左金丸、金铃子散、旋覆花、郁金、杏仁、半夏、竹茹等。

（赵绍琴，2011. 赵绍琴医学全书. 北京：北京科学技术出版社：140.）

十六、第 十 六 条

原文　湿热证，呕吐清水，或痰多，湿热内留，木火上逆[1]，宜温胆汤加栝蒌、碧玉散等味。

【词解】

[1] 木火上逆：木火指胆火，木火上逆即胆火上扰。

【释义】

本条论述湿热内留，胆火上逆证治。湿热证呕吐清水，胸闷痰多，此乃素有痰饮，阳明少阳同病所致。治宜化痰以涤饮，清胆以降逆。药用温胆汤化痰涤饮，和胃降逆，加栝楼、碧玉散清利湿热而兼清肝胆。

【名家医案】

（张文选医案）

马某某，女，18 岁，学生。2005 年 3 月 5 日初诊。患者因学习紧张，生活不规律，遂头目眩晕，恶心欲吐，继之出现阵发性胃痛，胃痛多在饥饿或情绪紧张发作，二便尚可。舌偏红，苔黄白相兼略厚，脉弦滑略数。此属于胆胃不和，木郁犯胃的温胆汤证，处方：半夏 12g，陈皮 10g，茯苓 15g，炙甘草 6g，枳实 12g，竹茹 15g，柴胡 15g，黄芩 10g，生姜 10g，大枣 7 枚。5 剂而愈。

（张文选，2007. 温病方证与杂病辨治. 北京：人民卫生出版社：466.）

【案例精讲】

此案患者因学习紧张，肝气不舒，气机不畅；又因生活不规律，饮食失调，脾胃乃伤，痰湿内生，无痰不作眩，故发头目眩晕。胆气犯胃，胃气上逆则恶心欲呕；情绪紧张，肝气犯胃，气机不通，不通则痛，饥饿则无营以养，不荣则痛；苔黄白略厚，脉滑为痰湿之象，脉弦为肝胆之气不畅之机。方用温胆汤加减，半夏、陈皮化痰祛湿，枳实降气，竹茹清热，合生姜降气清热止呕，茯苓健脾化湿，柴胡合黄芩疏肝胆之气，清肝胆之热。寒温并用，调和胆胃之气。

【后世发挥】

王孟英：此方去姜、枣，加黄连，治湿热夹痰而化疟者甚妙，古人所未知也。

（王孟英，2007. 温热经纬. 北京：中国中医药出版社：237.）

陆子贤：伤暑汗出，身不大热，而舌黄腻，烦闷欲呕，邪踞肺胃，留恋不解证。宜用温胆汤，苦降辛通，为流动之品，仍冀汗解也。

（陆子贤，1982. 六因条辨·伤暑条辨. 济南：山东科学技术出版社：23.）

十七、第 十 七 条

原文 湿热证，呕恶不止，昼夜不差，欲死者，肺胃不和，胃热移肺，肺不受邪也。宜用川连三四分，苏叶二三分，两味煎汤，呷下[1]即止。

【词解】

[1] 呷下：一小口一小口地喝下。

【释义】

本条论述湿热余邪在胃而致呕恶的证治。

湿热内蕴，胃气失降，熏蒸于肺，肺不受邪，归还与胃，胃气上逆，则呕恶不止。治宜川连清热除湿，降胃火；苏叶降逆顺气。

【名家医案】

（张文选医案）

马某某，女，22 岁，学生。2005 年 5 月 10 日初诊。素有胃脘痞满不舒，无食欲，晨起恶心，刷牙时恶心欲吐。最近在校外小餐馆吃饭后，频频呕吐不能进食。急诊去西医医院治疗，呕吐缓解，但仍然呕吐恶心，不想吃饭，进食则吐。诊脉弦滑略数，舌红苔黄略腻。辨为肝郁化火，夹胃中湿热冲逆之黄连苏叶汤证。处方：黄连 8g，苏叶 10g，灶心土 60g（煎汤代水）。少量频频服入。3 剂。1 剂吐止，3 剂后再未呕吐。

（张文选，2007. 温病方证与杂病辨治. 北京：人民卫生出版社：544.）

【案例精讲】

此案患者素有胃脘痞满不舒，恶心欲吐，可见素有胃气失和，此次在外饮食加重，而出现呕吐频繁，舌红苔黄，此为湿热内蕴之象，呕吐频繁，为胃气上逆，故治以黄连、苏叶清热和胃，降逆止吐。服药少量频频，即薛雪所谓之"呷下"而不是喝下。因为此类患者呕吐频繁，以防吐药，故需少量频服。

【后世发挥】

赵绍琴：每治郁热化火时，用黄连以苦降其热，苏叶、梗以和胃定呕，效果显著。呕恶较重时当忌糖及甜食物，以甘能增恶也。

（赵绍琴，2011. 赵绍琴医学全书. 北京：北京科学技术出版社：140.）

十八、第 十 八 条

原文　湿热证，咳嗽昼夜不安，甚至喘不得眠者，暑邪入于肺络，宜葶苈、枇杷叶、六一散等味。

【释义】

本条论述暑湿犯肺而致咳喘证治。暑湿伤肺，肺失清肃，气逆于上，故见昼夜咳嗽，甚则肺气壅闭而喘不得眠。治宜泻肺平喘，清暑化湿。药用葶苈子泻肺利气平喘，枇杷叶肃肺下气止咳，六一散清暑利湿。

【名家医案】

暑热吸受，先伤于上，初度咳逆，震动咳血，仍是暑湿之病。见血治血，已属不法，添入重剂，伤及无病之地。晡时头胀，咳呕，潮热，邪在气分，当推上病治上之旨。予：芦根、川通草、西瓜翠衣、六一散、苡仁。

（李成文，孙劲辉，2015. 温病学派医案（五）. 北京：中国中医药出版社：40.）

【案例精讲】

温邪上受，首先犯肺，暑热伤肺，肺气失宣，则咳，损伤肺络，则咳血，暑多夹湿，暑湿上扰清窍，则头胀，肺气上逆则咳呕，治当西瓜翠衣、芦根清暑热，六一散合苡仁、通草化湿邪。

【后世发挥】

赵绍琴：暑湿咳喘，脉必濡软滑数，面色多垢，苔多腻厚液多，舌质红，甚则心烦，若化燥，则舌渐糙干。

（赵绍琴，2011. 赵绍琴医学全书. 北京：北京科学技术出版社：140.）

十九、第 十 九 条

原文　湿热证，十余日，大势已退，惟口渴汗出，骨节痛，余邪留滞经络。宜元米[1]汤泡于术，隔一宿，去术煎饮。

【词解】

[1] 元米：糯米。

【释义】

本条论述湿热病后期余邪留滞经络证治。

湿热病后期，身热已去，气阴不足，阴液耗伤，则汗出、口渴，余湿留滞经络，则骨节痛。治以元米汤泡白术，补脾养胃，养阴不恋湿，化湿不伤阴，以达养阴祛湿之功。

【名家医案】

端州太守吴淞岩，病几四十日矣。延诊，告以初时恶心倦怠，食减便溏。既而夜不寐，躁而数起，起而复卧，凌晨必呕痰数升。或以为暑，而用香薷六一；或以为湿，而用萆薢五苓；或以为瘴，而用平胃；或以为痰，而用二陈。遍尝无效，渐加烦渴，与肾气丸及生脉饮，服之转剧。脉之濡而缓，右关为甚。据脉与症，湿热无疑，何诸治罔效？因思病人素喜肥甘，又饮酒食面，其脾胃如土在雨中，沾渍既久，值夏令乃蒸郁而发。故非渗利分清可愈，亦非风行燥发可瘳。唯圣术煎，一味白术重两许，酒煎，从而治之，必应。令如法服之，再以菟丝子五钱，煎饮代茶，服至一旬，渐瘥，半月痊愈。

（江瓘，魏之琇，2011. 中医非物质文化遗产临床经典名著：名医类案正续编. 北京：中国医药科技出版社：346.）

【案例精讲】

此案患者病已达四十日，初起倦怠便溏，夜寐不安，诊为暑湿，方用香薷六一散，清暑化湿。晨起呕吐痰数升，或以为水湿内盛，方用草薢五苓散淡渗利湿。恶心，纳差，便溏，或以为感受瘴气，方用平胃散，燥湿运脾，理气和胃。恶心呕痰或以为痰湿内蕴，方用二陈汤，燥湿化痰理气和中。均无效，反增烦渴，误以为湿热日久损伤阴液，或湿盛伤阳，阳不化津则烦渴。方用生脉饮及肾气丸温阳化气，养阴生津，服药后反病情加重，诊其脉濡而缓，右关甚，确为中焦湿热邪之象。考虑患者素食以肥甘，饮以水浆，湿热内生，又逢夏季，外来水湿之气多见，内外合邪，发为此病。重用白术一味药燥湿健脾，酒煎增加行气化湿，又恐久病及肾，后期再以菟丝子煎茶代饮，补益肝肾，半月诸症除而愈。

【后世发挥】

赵绍琴：湿热蕴郁与气虚的关系，也是互为因果的。正气不足，则湿邪易于阻络；湿阻则气机不行，有碍正气的升降，也能导致正虚。在临床治疗时，必须参考其他的证据，早期以祛邪为主，晚期要以补正为主。

（赵绍琴，2011. 赵绍琴医学全书. 北京：北京科学技术出版社：140.）

二十、第 二 十 条

原文 湿热证，数日后，汗出热不除，或痉，忽头痛不止者，营液大亏，厥阴风火上升。宜羚羊角、蔓荆子、钩藤、元参、生地、女贞子等味。

【释义】

本条论述湿已化燥，阴液亏耗，风阳鸱张证治。

湿热化燥，耗伤阴液，余邪留滞，则汗出热不除，肝风横窜经络则发痉；风阳上冒清窍则头痛不止。治宜凉肝息风为治，药用玄参、生地黄、女贞子养阴清热，羚羊角、钩藤凉肝息风止痉，蔓荆子疏风止痛。

【名家医案】

湿热伤阴内风扇动治案

病已五六日，汗出，热仍未解，头痛不止，手足忽然牵掣，此乃湿热伤营，津液内耗，厥阴风木上升，血不营经故也，拟用息风和营之法：羚羊角八分，玄参二钱，白芍药二钱，钩藤二钱，生地三钱，蔓荆子一钱。

（盛增秀，江凌圳，2018. 古代名家湿热病证医案评选. 北京：中国中医药出版社，52.）

【案例精讲】

此案湿热化燥，营阴暗耗，水不涵木，肝阳化风，风阳上扰巅顶则头痛不止；营阴大伤，肝失濡养，内风扇动而出现手足筋脉牵掣，治以滋阴息风，方用玄参、生地、白芍药养阴柔肝；羚羊角、钩藤息风止痉，蔓荆子疏风止痛。

【后世发挥】

王孟英：蔓荆不若以菊花、桑叶易之。汪曰桢主张：枸杞子亦可用。二说甚是，我们体会俞氏羚角钩藤汤，与本证颇为贴切，临床亦可采用。

（盛增秀，2011. 温病学派四大家——学术精华、诊治经验. 北京：中国中医药出版社：104.）

二十一、第二十一条

原文 湿热证，胸痞发热，肌肉微疼，始终无汗者，腠理暑邪内闭。宜六一散一两，薄荷叶三四分，泡汤调下，即汗解。

【释义】

本条论述暑湿郁表证治。

暑湿内郁，湿阻气机，胸阳不展，则胸痞，暑湿郁闭肌腠，则发热无汗，肌肉微疼。湿热在表当以汗法，而仲景也有不可大汗之戒，须微汗而除之。方用鸡苏散芳香辛散，表里双解。药以六一散清暑利湿、解肌清热，薄荷疏风祛湿，解表退热。

【名家医案】

（高金虎医案）

初诊：1996 年 6 月 23 日。主诉：手搔皮肤即起划痕已半年。病史：今年刚过春节 10 余天，突然发生皮肤瘙痒，用手抓之，即起痕迹，高出皮肤。划痕两边皮肤发红，呈红斑样。伴有腹痛泄泻，便而不爽之证。先后经中西医内科、皮肤科治疗未效，转我科诊治。医案：全身皮肤瘙痒，搔之即起显著痕迹，饮酒后更甚。询其病史，春节期间，过食肥腻辛辣，尤其是饮酒量大。查其症状，腹痛即泻，泻下急迫，泻而不爽，一派胃肠湿热之证。脉滑数，苔黄腻。此乃胃肠湿热内蒸，壅滞腠理而成。方以清利湿热为治。葛根 9g，银花 18g，川黄柏 10g，知母 10g，龙胆草 12g，生苡米 10g，薄荷叶（后下）4g，六一散（包）12g。疗效：上方服 4 剂后，划痕症状显著好转。在原方基础上又加黄芩、茵陈，服至 7 月 19 日，划痕症已痊愈。

（高金虎，2001. 中医内科湿热病学. 太原：山西科学技术出版社：284.）

【案例精讲】

脾主四肢肌肉，此病发于四肢皮肤之上，又饮食肥甘，内生湿热，湿热下流，故见腹痛泄泻，热性急迫，湿性黏滞，故见泻下急迫，但泻而不爽，病由里及表，湿热熏蒸腠理，故见皮肤划痕，治用清热之银花、知母；同用利湿之苡米、六一散；清热燥湿之黄柏、黄芩；清热利湿之龙胆草、茵陈；疏风散热之葛根、薄荷而取效。

【后世发挥】

赵绍琴：六一散加薄荷名鸡苏散，用六一散清暑祛热、利湿通阳则小便自畅。加薄荷之辛凉，非为发汗，乃辛凉宣透以清热耳。

（赵绍琴，2011. 赵绍琴医学全书. 北京：北京科学技术出版社：141.）

二十二、第二十二条

原文　湿热证，按法治之，数日后，或吐下一时并至者，中气亏损，升降悖逆。宜生谷芽、莲心、扁豆、米仁、半夏、甘草、茯苓等味，甚者用理中法。

【释义】

本条论述湿热病后期，中气亏虚，升降悖逆证治。

湿热病证后期，中气亏损，脾失升清，胃失和降，脾胃气机升降悖逆，故见呕吐下利。法当和中，药用薏苡仁、茯苓利湿，莲子心、扁豆、甘草健脾，生谷芽、半夏和胃降逆。若脾胃虚寒则方用理中汤之类温中散寒除湿。

【名家医案】

吕某，女，18 岁，2012 年 5 月 12 日初诊。善呃逆，胃部不适 10 年余，此次就诊因喜吐唾沫，不能自控半月余，伴呃逆，胃部不适。体型适中，状态可，面色少华，频吐清唾，纳食可，舌淡，苔薄白，脉沉缓。中医诊断：呕吐（中焦虚寒）。西医：慢性胃炎。治法：温中散寒，降逆止唾。处方：党参、白术、干姜、甘草、肉桂、附子、砂仁、半夏、白芍、藿香、吴茱萸各 10g。3 剂，日 1 剂，水煎服。5 月 24 日二诊：药后口中唾液明显减少，胃部舒适，呃逆消失，进食香。此乃寒祛湿除之象。上方加乌药 10g，厚朴 10g，继服 3 剂，病瘥。

（麻春杰，任存霞，2019. 经方临证实践录：伤寒篇. 北京：中国中医药出版社：258.）

【案例精讲】

此案病史长达 10 余年，久病致虚，脾虚不摄津，则喜吐唾沫，胃气失和降，则喜呃逆，脾主运化水谷精微，脾虚则无营养上以濡养，则见面色少华，综上可知乃脾胃虚寒，寒饮不化，饮上于口之故。方用附子、肉桂、干姜、吴茱萸温中散寒，党参、白术、甘草健脾益气，半夏、藿香、砂仁降逆止吐化湿。白芍缓急，并可防止诸药温燥太过。共奏温脾胃、散寒湿、降逆止唾、缓急安中之功。

【后世发挥】

王孟英：若可用理中法者，必是过服寒凉所致。忽然吐下，更当细审脉证，有无重感别邪，或伤饮食。亦有因忿怒而致者，须和肝胃。

（王孟英，2007. 温热经纬. 北京：中国中医药出版社：142.）

二十三、第二十三条

原文 湿热证，十余日后，左关弦数，腹时痛时圊血[1]，肛门热痛，血液内燥，热邪传入厥阴之证。宜仿白头翁汤法。

【词解】

[1] 圊血：圊，音 qīng，①又作"清"，厕所；②大便；③排泄、泄泻。圊血指大便下血。

【释义】

本条论述湿热内迫肠道而下利证治。

肝经湿热蕴结，下迫肠道而致下利，热伤血络，血败为脓则下利脓血，湿热蕴结，气机不畅，则时有腹痛，湿热下注则肛门灼热，治宜白头翁汤清热利湿、凉血止痢。

【名家医案】

（黄伟康医案）

李某某，男，46 岁，因发热、腹泻而入院。自述于入院前 2 天起发热（体温 38℃），当日大便五六次，至晚腹泻加剧，几至不能离开厕所，大便量少，有红白冻，伴腹痛及里急后重，入院前 1 天大便次数达五六十次，发病后食欲减退，无呕吐。体检：体温 41℃，脉搏 138 次/分，神志清，肺正常，血压 120/70mmHg，右侧扁桃体肿大，腹软，肝脾未触及，下腹部有压痛。化验：血、尿常规无特殊，大便红细胞（+++），白细胞（+++），当日大便培养：检出副痢疾费氏志贺氏菌。入院后即给白头翁汤：白头翁 30g，黄连 6g，黄柏 9g，秦皮 9g。体温至次日即降至正常，大便红白冻于服药后第 2 天消失，腹泻腹痛，稳后重，腹部压痛，均于服药第 3 天后消失，共服白头翁汤 6 剂，以后大便连续培养 2 次，均为阴性，7 天后痊愈。

（张长恩，2006. 中国汤液方证：张仲景方证学. 北京：人民军医出版社：266.）

【案例精讲】

湿热壅滞肠道，不通则痛，故见腹痛，日久湿热损伤肠络，故见泻下红白冻；肠道湿热壅滞，影响脾胃运化，则见食欲减退；肝木易犯脾土，故影响肝气疏泄，肝气急迫，湿性黏滞，故见里急后重，泻下次数较多。其病位在肠，而病机在肝，故用白头翁汤清热止痢。血虚者，可加阿胶、甘草。

【后世发挥】

盛增秀：本证实为湿热所致痢疾，临床除腹痛、下痢脓血等症外，常常兼有身热，里急后重，苔多黄腻，舌质偏红，脉弦数或滑数，多发于夏秋季节，临床上若有食滞而腹胀痛者，可加枳实、大黄、山楂、槟榔之类消食导滞。

（盛增秀，2011. 温病学派四大家——学术精华、诊治经验. 北京：中国中医药出版社：105.）

二十四、第二十四条

原文 湿热证，十余日后，尺脉数，下利，或咽痛，口渴心烦，下泉不足[1]，热邪直犯少阴之证。宜仿猪肤汤凉润法。

【词解】

[1] 下泉不足：下泉指肾阴，下泉不足即肾阴不足。

【释义】

本条论述湿热化燥，肾阴损伤，虚火上浮所致下利、咽痛证治。

湿热化燥，劫灼肾水而致虚火上炎，循经上灼咽喉，则口渴、咽痛；上扰心神则心烦；肾阴亏虚，关门不利，津液外泄，则下利；尺脉数，乃肾水不足，虚火上浮之象，治宜猪肤汤育阴复液。

【名家医案】

（叶天士医案）

张某，阴损三年不复，入夏咽痛拒纳，寒凉清热，反加泄泻，则知龙相上腾，若电光火灼，虽倾盆暴雨不以扑灭，必身中阴阳协和方息，此草木无情难效耳，从仲景少阴咽痛，用猪肤汤主之。

（叶桂，2020. 中医古籍名家点评丛书. 临证指南医案. 沈庆法，点评. 屠燕婕，张瑾，杨雪军，等整理. 北京：中国医药科学技术出版社：457.）

【案例精讲】

此案患者久病伤阴，阴虚生内热，虚热上扰咽喉，则见咽喉疼痛，误以为实热，反用寒凉之药，反寒伤脾阳，则见腹泻；仔细辨证，发现此乃虚热，肾水不足，龙火上扰，故见咽喉疼痛，方药猪肤汤，滋阴降火。

【后世发挥】

赵绍琴：治疗下利之法，一般来说，热利下重用白头翁汤，以苦寒坚阴而止泄；脾虚中阳不足，近似虚脱，用温摄；如老人下焦肾阳太虚，可用益气固摄，佐以固涩防脱。

（赵绍琴，2011. 赵绍琴医学全书. 北京：北京科学技术出版社：141.）

二十五、第二十五条

原文 湿热证，身冷脉细，汗泄胸痞，口渴舌白，湿中少阴之阳。宜人参、白术、附子、茯苓、益智等味。

【释义】

本条论述湿从寒化，阳气亏虚证治。

湿盛伤阳，寒湿内阻，阳气亏虚，温煦失职，腠理不固，故见身冷、汗出，阳虚不运，湿邪内阻，气机郁滞，则胸痞、舌白、脉细，气不化津则口渴。此为湿从寒化，脾肾阳虚，治宜"扶阳逐湿"，药用附子、益智仁温肾散寒，人参、茯苓、白术健脾化湿。

【名家医案】

（张文选医案）

林某某，男，31岁。2005年12月13日初诊。患者异常消瘦，面色苍黄，长期腹泻，日2～3次，时有腹痛，肠鸣甚，下腹部发凉，极易疲劳，下肢酸软，遗精。舌质淡，苔白略厚而腻，脉沉软。此寒湿伤阳，用薛氏扶阳逐湿汤化裁，处方：红人参5g，干姜10g，白术15g，茯苓30g，炮附子 10g，益智仁 10g。6 剂。2005 年 12 月 20 日二诊：大便成形，每日 1 次，腹痛、肠鸣止，疲劳减轻，下肢不再酸软，1 周来未遗精，唯头微晕。脉弦细，舌正红，苔变薄白。上方加菟丝子 15g。6 剂善后。

（张文选，2007. 温病方证与杂病辨治. 北京：人民卫生出版社：654.）

【案例精讲】

吐下之余，定无完气，此案患者腹泻日久，损伤正气，则见疲劳。阳失温煦，则腹部发凉；日久火不暖土，则见腹泻；病由脾及肾，肾阳亏虚，阳虚不固则见遗精；脾虚不运化水谷，内生水湿，故见苔白厚而腻，病在里，故脉沉。方用附子、干姜温阳散寒；茯苓、白术健脾祛湿；人参、益智仁益气，补脾肾。

【后世发挥】

张文选：此方辨证要点：身冷，汗出，胸闷脘痞，便溏，苔白腻滑，脉沉细缓。

（张文选，2007. 温病方证与杂病辨治. 北京：人民卫生出版社：654.）

二十六、第二十六条

原文 暑月病，初起但恶寒，面黄口不渴，神倦，四肢懒，脉沉弱，腹痛下利，湿困太阴之阳，宜仿缩脾饮[1]。甚则大顺散[2]、来复丹[3]等法。

【词解】

[1] 缩脾饮：出自《太平惠民和剂局方》，由缩砂仁、乌梅肉、草果、炙甘草、干葛、炒扁豆组成。功可解伏热，除烦渴，消暑毒，止吐利。

[2] 大顺散：出自《太平惠民和剂局方》，由甘草、干姜、炒杏仁、肉桂组成。治冒暑伏热，引饮过多，脾胃受湿，水谷不分，清浊相干，阴阳逆乱，霍乱呕吐，脏腑不调。

[3] 来复丹：出自《太平惠民和剂局方》，由硝石、玄精石、硫黄、五灵脂、青皮、陈皮组成。治心肾不交，上盛下虚。痰厥气闭，心腹冷痛，大便泄泻。

【释义】

本条论述寒湿困遏脾阳证治。夏暑酷热，人易贪凉饮冷，寒湿困阻中阳，则见恶寒，口不渴，神倦，四肢懒，腹痛下利，脉沉弱等症。治宜温散，轻者仿缩脾饮温脾化湿，重者用苦温香燥之大顺散或来复丹温阳化湿。

【名家医案】

（叶天士医案）

白（二六） 脉沉小弦。为阴浊饮邪。禀质阳不充旺。胸中清气不得舒展旷达。偶触入寒冷，或误进寒物，饮邪暴冷，凝结胸痞。当平日食物，忌用酒肉腥浊，便清阳流行。常服仲景苓桂术甘汤百剂。若病来因冷，即服大顺散。

何 暑湿皆客邪也，原无质，故初起头胀胸满，但伤上焦气分耳。酒家少谷，胃气素薄，一派消导，杂以辛散苦寒，胃再伤残，在上湿热延及中下，遂协热自利，三焦邪蒸，气冲塞填胸，躁乱口渴，瓜果下脘，格拒相斗，此中宫大伤，况进热饮略受，其为胃阳残惫而邪结内踞可知矣。考暑门时风烦躁，清浊交乱者，昔贤每以来复丹五六十粒转运清浊为先，攻补难施之际，望其效灵耳。

（叶天士，2006. 临证指南医案. 北京：人民卫生出版社：223）

【案例精讲】

脾者，喜燥恶湿，喜温而恶寒，阴邪内盛，损伤阳气，则胸阳不展，又外受风寒之邪，或误食寒凉之物，寒湿凝结，则见胸痞。治当忌用酒肉腥浊，方用苓桂术甘汤温阳化饮，若加寒邪，则宜大顺散，散寒燥湿。

暑湿内蕴，暑热上扰则头胀，湿阻胸阳则胸满，酒家素湿热内盛，日久脾胃不足，外加多用消导之药，损伤脾胃之气，内食生冷瓜果，寒湿内结，脾胃大伤，脾胃受湿，水谷不分，清浊相干。治宜来复丹，调和阴阳，理气止痛。

【后世发挥】

王孟英：此治暑之正法眼藏。太阴告困，湿浊弥漫，宜温宜散，凡寒湿为病，虽在暑月，忌用凉药，宜舍时从证也。

（王孟英，2007. 温热经纬. 北京：中国中医药出版社：143.）

盛增秀：夏月天气炎热，人多贪凉饮冷，或喜食瓜果，以致脾阳受伤，寒湿内生。治宜温宜散。

（盛增秀，2011. 温病学派四大家——学术精华、诊治经验. 北京：中国中医药出版社：105.）

二十七、第二十七条

原文 湿热证，按法治之，诸证皆退，惟目瞑[1]则惊悸、梦惕，余邪内留，胆气未舒。宜酒浸郁李仁、姜汁炒枣仁、猪胆皮等味。

【词解】

[1] 目瞑：闭上眼睛。此指睡觉。

【释义】

本条论述湿热病后期胆热内扰，神魂不安证治。

肝藏魂，胆为清净之府，主决断。湿热病后期，湿热之邪留于肝胆，胆热内扰，肝魂不安，故见惊悸、梦惕。治宜清泄胆热，安神定惊，酒气归肝胆，药用酒浸郁李仁以泄邪，姜汁炒枣仁入肝安神定惊，猪胆皮清泄肝胆余邪。

【名家医案】

（裘昌林医案）

患者某，女，50 岁。初诊日期：2012 年 8 月 22 日。主诉：睡眠差 2 年。2 年前因精神刺激出现入睡困难，少寐多梦，心中懊恼，胃脘不舒，时有腰酸，纳可，二便调。舌红苔薄黄，脉弦细，诊断为不寐，辨证为因精神刺激、思虑过度，耗伤心阴，虚火内扰而心神不宁，治当滋阴清热，养心安神。处方：生地黄 15g，萸肉 12g，龟板 15g，牡丹皮 10g，焦山栀 10g，淡豆豉 15g，茯苓 15g，酸枣仁 15g，柏子仁 15g，夜交藤 30g，合欢皮 12g，黄连 6g，肉桂（后下）2g，姜半夏 9g，北秫米（包煎）15g，淮小麦 30g，生龙骨、生牡蛎（先煎）各 30g。共 7 剂，每日 1 剂，水煎服，早晚分服，并嘱其注意劳逸结合及饮食。药后诸证大减，后愿意再进 7 剂，已能安然入睡。

（江澄，林胜友，裘昌林，2014. 裘昌林运用对药治疗不寐经验. 中华中医药杂志，29（6）：1893-1895.）

【案例精讲】

肝主疏泄，肝亦藏血，肝气舒，则阴血藏则神安；阳入阴则寐，今患者因受精神刺激，肝气不舒，无以藏神，肝气郁结，虚热上扰则心中懊恼；思虑过度，暗耗阴血，阴不制阳，阳气有余，夜晚阳难以入阴，则入睡困难。肝木犯脾土，则胃脘不舒；脉弦为肝气不舒，脉细为阴血不足；舌红苔薄黄为肝气不舒，阴血不足，内生虚热所致。治宜滋阴清热，养心安神。酸枣仁，《名医别录》："主心烦不得眠……益肝气……助阴血。"酸入肝，甘能补，故善于治疗肝血不足心烦失眠之症。柏子仁，补心气，养心血，二药合用，养心益肝，安神定志。

二十八、第二十八条

原文 湿热证，曾开泄下夺[1]，恶候皆平，独神思不清，倦语不思食，溺数，唇齿干。胃气不输，肺气不布，元神大亏。宜人参、麦冬、石斛、木瓜、生甘草、生谷芽、鲜莲子等味。

【词解】

[1] 开泄下夺：开泄，指发汗、涌吐一类治法；下夺，指攻下、利小便一类治法。

【释义】

本条论述湿热病后期肺胃气阴两虚证治。

湿热证已用开泄下夺之法，邪气已去，但正气亦伤，气阴不足。神思不清，倦怠为元气虚弱之象；胃气亏虚，胃阴损伤，则不思饮食；肺主通调水道，肺之气阴不足则溺数；胃阴亏虚，津液不能上濡，则见唇齿干燥。治宜"清补元气"，药用人参、麦冬、石斛益气生津，木瓜、甘草酸甘化阴，谷芽、莲子健脾醒胃。

【名家医案】

（王孟英医案）

丁酉（岁），八九月间，杭州盛行霍乱转筋之征。沈氏妇，夜深患此，继即音哑厥逆。比晓，孟英诊其脉。弦细以涩，两尺如无，口极渴、而沾饮即吐不已。足腓坚硬如石，转时痛楚欲绝。乃暑湿内伏，阻塞气机。宣降无权，乱而上逆也。为仿《金匮要略》鸡矢白散例，处蚕矢汤一方。令以阴阳水煎成，候凉徐服。此药入口竟不吐。外以烧酒令人用力摩擦其转戾坚硬之处。擦及时许，郁热散而筋结始软，再以盐卤浸之。遂不转戾，吐泻渐止。晡时复予前药半剂，夜得安寐。次日但觉困极耳。予致和汤数服而瘥。后治相类者多人，悉以是法出入获效。惟误服附子者最难救疗。

致和汤防治霍乱后津液不复，喉干舌燥，溺短便溏：北沙参，生扁豆，石斛，陈仓米（各四钱），枇杷叶（刷），鲜竹叶，麦冬（各三钱），陈木瓜（六分），生甘草（一钱），水煎服。

（吴家清，1988. 荟萃温病学说的王世雄. 北京：中国科学技术出版社：70.）

【案例精讲】

大筋软短，小筋弛长，暑湿内伏，吐泻交作，津液大伤，筋脉挛急，治宜鸡矢白散合蚕矢汤，清热祛湿，升清降浊。又以酒外擦涂，助气化祛湿，宣散郁热。又与盐卤浸，以防邪热复炽，服药后则转筋停，吐泻渐止。次日又见精神困倦，此乃邪气去，正气未复，而见元气虚弱之象。予以致和汤，养阴生津，健脾和胃，恢复元气。方中沙参、麦冬、石斛滋养阴液，生津润燥；枇杷叶、白扁豆、木瓜、陈仓米和胃降逆，化湿健脾；竹叶清心除烦，生津利尿；甘草和胃、缓急、止痛。诸药共用，以奏养阴生津、健脾和胃之效。

【后世发挥】

王孟英：此肺胃气液两虚之证，故宜清补，不但阴腻不可用，且与脾虚之宜于守补温运者亦异。

（王孟英，2007. 温热经纬. 北京：中国中医药出版社：144.）

二十九、第二十九条

原文 湿热证，四五日忽大汗出，手足冷，脉细如丝或绝，口渴，茎痛，而起坐自如，神清语亮，乃汗出过多，卫外之阳暂亡，湿热之邪仍结，一时表里不通，脉故伏，非真阳外脱也。宜五苓散去术加滑石、酒炒川连、生地、芪皮等味。

【释义】

本节主要论述湿热蕴阻下焦，卫阳暂亡的证治。

湿热病见大汗出、手足冷、脉细如丝或绝之证似阴盛阳亡之象。但阴盛阳亡者必神倦欲寐或郑声息微，本证患者起坐自如，神清语亮，为湿热蕴结下焦、表里阳气不能交通，汗出过多致卫阳暂亡之象。此脉微细欲绝，当为浮取之象。若沉取，仍当沉濡滑数；口渴茎痛则为湿热阻于下焦，阴液耗伤之征。故治以五苓散加减。其中：二苓、泽泻、滑石、川连清热利湿；生地育阴而折虚热，合川连清心导赤；黄芪固卫表止汗；桂枝通阳气。

【名家医案】

（王孟英医案）

胡蔚堂舅氏，年近古稀，患囊肿，小溲赤短，寒热如疟。孟英曰：非外感也。乃久蕴之湿热下流，气机尚未宣泄。与五苓合滋肾，加楝实、栀子、木通。两剂后囊间出腥粘黄水其多，小溲渐行，寒热亦去，继与知柏八味去山药、萸肉，加栀子、楝实、芍药、苡仁等久服而愈。壬寅夏感受暑湿，误投温散，以致谵语神昏，势濒于危，而肛前囊后之间，溃出腥脓，疮口深大，疡科以为悬痈也，敷治罔效。时孟英患病未痊，予固邀其扶病一诊。孟英曰：悬痈乃损怯证，成之以渐。卓识。今病来迅速，腥秽异常，是身中久蕴厚味湿热之毒，夹外受之暑邪，无所宣泄。下注而为此证，切勿敷药以遏其外走之势，但舌强而紫赤，脉细而滑数，客邪炽盛，伏热蕴隆，阴分甚亏，深虞津涸。先与清营之剂，三投而神气渐清。次以凉润阳明，便畅而热蠲脓净。改用甘柔滋养，月余溃处肌平。善后参入参、芪，竟得康强如昔。眉批：用药次第可法。

（盛增秀，江凌圳，2018.古代名家湿热病证医案选评.北京：中国中医药出版社：85.）

【案例精讲】

囊痈是指发于阴囊皮里膜外的急性化脓性炎症，相当于西医的阴囊脓肿、阴囊蜂窝织炎。本案初起见阴囊肿胀，小便赤涩，恶寒发热，系热得湿则郁遏不宣，湿热一无出路，充斥下焦，阻塞气机，蕴酿成毒而致。本案治疗初起治宜清利湿热为主；脓已溃滋阴托脓为主。故前期给予五苓合滋肾，加楝实、栀子、木通清热利湿，滋肾通关。其中五苓散温阳化气，利湿行水，滋肾丸滋肾清热，化气通关。两剂后症状缓解，局部溃脓。予知柏八味去山药、萸肉，加栀子、楝实、芍药、苡仁等以滋阴降火、利湿凉血。后患者又在夏季感受暑湿，误投温散，出现谵语神昏，来势凶急，肛前囊后之间，溃出腥脓，疮口深大，王孟英认为悬痈系三阴亏损，兼忧思气结，湿热壅滞而成，起病急，来势快，腥秽异常，此为久蕴厚味湿热之毒，夹外受之暑邪，无所宣泄，下注而为此证。敷药冰伏毒热，则必不能出透，多致毒气内攻。舌强而紫赤，脉细而滑数为邪热炽盛，阴津甚亏之象。湿热祛除后出现邪热炽盛，阴津甚亏之象。王氏又予清营之剂以清营解毒，透热养阴，主治热入营分证，三投而神清。次以凉润阳明，清肃肺胃，展气化以充津，最终便畅而热退脓净，改用甘柔滋养以生肌敛疮。善后用人参、黄芪进一步益气固表、脱毒生肌。

【后世发挥】

章虚谷：以口渴、茎痛两端知其邪结；以神清、语亮知其非脱证也。

（沈庆法，赵章忠，1992.温病名著选读.上海：上海中医学院出版社：58.）

王孟英：卫阳暂亡，必由误表所致。湿热仍结，阴液已伤，故以四苓加滑石导湿下行，川连、生地清火救阴，芪皮固其卫气，用法颇极周密。

（王士雄，2013.中医古籍必读经典系列丛书：温热经纬.蒋文明，整理.太原：山西科学技术出版社：112.）

三十、第三十条

原文　湿热证，发痉神昏，独足冷阴缩[1]，下体外受客寒，仍宜从湿热治。只用辛温之品，煎汤熏洗。

【词解】

[1] 阴缩：指阴茎或阴囊收缩的病症。

【释义】

此为湿热病邪深入厥阴，热深厥深的证治。本为湿热之证，热郁日久，阴分受伤，阴伤则阳亢，热灼则神明受扰，筋脉挛急，故神昏发痉。肝脉络于阴器，热郁于内，下迫足厥阴，故足独冷、阴器挛急而内缩。本病为肝经郁热，筋脉失其濡养所致，属危重证候，治疗当清心开窍、凉肝息风。"仍宜从湿热治"是指按湿热化燥化火、内陷厥阴证施治，可用紫雪丹、至宝丹、安宫牛黄丸清心开窍，凉肝息风。若稍有迟延或不当，即有由闭转脱之虞。至于以辛温药煎汤熏洗一法，当属配合使用的一种对症和治标的措施。以辛温之品熏洗有助于阳气外达故可改善足冷、阴缩，但并非治本之法。尤其对于发痉神昏之证，用辛温之品熏洗，虽无大碍，但未必有益。

本证不属虚寒，是热证、实证，章虚谷、杨照藜都指出用辛温熏洗不妥，汪曰桢也指出用辛温熏洗无益。章虚谷指出本证为邪气内闭，厥阴将绝之候，颇合临床实际，其脉必弦细急数，舌必干绛无液，尖部起刺，偏短瘦。若仅属邪热未清，即使下体外受客寒，亦只是足冷而未必有囊缩舌卷，更不会出现发痉神昏之变。

【名家医案】

罗某，男，36岁，农民。1982年3月5日晚，小腹剧烈疼痛，阴茎内缩，请大队医生注射阿托品、苯巴比妥钠，及会阴穴烧灯火而缓解。1小时后又发作，呼号不已，一人用手使劲拉住阴茎，若松手阴茎即向内收缩，四肢厥冷，心烦不安，口苦而干，小便赤涩，舌干红，舌根部有黄苔，脉沉略数，乃阴缩热证。急针刺会阴，留针10分钟。再用活雄鸡一只，从腹部剖开，入雄黄末1g，喷好酒一口。敷于脐部（鸡头向上）。半小时除去，即获缓解。予四逆散合白虎承气汤加减：柴胡、大黄各12g，白芍20g，石膏30g，知母15g，枳实、姜厚朴各10g，甘草8g，口服2剂。7日诊，阴缩疼痛未发，四肢已温，身热口渴，脉洪数，热象明显，再服3剂，日服1剂半。9日诊，热退病除，外白虎加人参汤3剂，以生津清热。12日诊，病愈无变，处知柏地黄丸1斤，嘱早晚各服10g以善后，近访无复发。

（张登木，周志杰，1998. 中医男性病学. 西安：陕西科学技术出版社：275.）

【案例精讲】

本案患者阴缩，四肢厥冷，似乎寒邪所为。然心烦不安，口苦而干，小便赤涩，舌干红，舌根部有黄苔，脉沉细略数，又显热象。从先贤"热深厥亦深"，乃知其为阳热郁闭，热灼津伤，宗筋不舒。故应急之针灸，鸡敷以拔邪外出而缓聚急之势。雄鸡敷脐拔毒外出，《肘后备急方·辛得鬼击出第四》云："胸胁腹内绞急彻痛，不可抑按……割鸡冠血以沥口中一咽，仍破此鸡，以揄心下，冷乃弃之于道边。"四逆散宣郁透热，缓急止痛，用承气釜底抽薪、泻热于下以回厥；用石膏、知母清热保津于内。药中病机，故获效。后用白虎加人参生津清热，以知柏地黄丸育阴清热善后。

【后世发挥】

章虚谷：发痉神昏，邪犯肝心。若邪重内闭，厥阴将绝，必囊缩足冷而舌亦卷，是邪深垂死之证，本非虚寒。今云由外受客寒，更当详细察问为要。

（王士雄，2019. 温热经纬. 北京：中国医药科技出版社：83.）

杨照藜：仍从湿热治是矣。辛温熏洗，不愈益其湿乎？不唯治下而遗上也。

（王士雄，2019. 温热经纬. 北京：中国医药科技出版社：83.）

汪曰桢：熏洗似无大碍，但未必有益。

（王士雄，2019. 温热经纬. 北京：中国医药科技出版社：83.）

李士懋：发痉神昏，完全可伴足冷、阴缩。何以知为下寒客受？仅从症状上，是难以区分的。薛氏云："即非虚寒，亦非上热下寒。"据何而知为"寒客下体"？当依脉断。变局热入厥阴，脉当沉弦细数而劲；下受客寒者，脉当在沉弦细数而劲基础上，又见尺脉紧急之象。但这种脉象亦不易摸准。怎么办？可试验治疗，"仍从湿热治之"，若从湿热治之阴缩仍不见好，可加煎熏洗法治之。

（李士懋，田淑霄，2015. 李士懋田淑霄医学全集（中卷）. 北京：中国中医药出版社：142.）

三十一、第三十一条

原文　湿热证，初起壮热，口渴，脘闷懊㑇[1]，眼欲闭，时谵语，浊邪蒙蔽上焦，宜涌泄。用枳壳、桔梗、淡豆豉、生山栀，无汗者加葛根。

【词解】

[1] 懊㑇：㑇，音nǎo，苦闷。懊㑇：喻心中郁烦难受，闷乱不宁之状。

【释义】

此条论述湿热浊邪蒙蔽上焦气分证治。湿热浊邪蒙闭上焦气分证治，湿热证见壮热口渴，为气分热盛；胸闷懊㑇，为湿热之邪蒙闭上焦气分；眼欲闭而时谵语，为上焦湿热蕴蒸，扰及神明。邪在上焦者，宜因而越之，以栀子豉汤涌泄上焦湿热浊邪。加枳壳者，乃开畅气机，使郁伏之邪易于上达。《伤寒论》之栀子豉汤加枳实意同此。加桔梗者，一为引药上行，一为开达肺气，令湿热得透，使气化则湿亦化。薛氏所云"涌泄"似可理解为清宣上焦气分郁热，即"引胃脘之阳而开心胸之表"。另外，条文中"无汗加葛根"，似不如藿香为优。本条所论"眼欲闭，时谵语"为湿热浊邪蒙阻上焦所致，属轻度神志异常，以热盛为主，属变局，邪热尚盛，故涌泄之，引胃脘之阳而开心胸之表，邪从吐散。

【名家医案】

失眠（俞宜年医案）

某男，成年人，1994年5月8日初诊。失眠3～4个月，伴头晕，心烦，时有遗精，有时惊悸，不知饥不欲食，大便日2～3次，不畅。舌质偏红，苔薄白腻。右脉弦滑，左脉弦郁。处方：炒山栀子10g，淡豆豉10g，茯苓15g，半夏10g，稻香陈3g，枳壳6g，竹茹15g，小麦30g，酸枣仁12g，龙骨30g，牡蛎30g，甘草5g。5剂。5月16日复诊：服药尚好，但仍感烦躁，照上方去陈、夏、枳，加麦冬、百合、知母各10g。续服5剂。9月17日询知，自治疗以来，睡眠明显好转。

（俞宜年，林慧光，2010. 对栀子豉汤的认识与应用. 中医药临床杂志，22（1）：80-81.）

【案例精讲】

本案失眠系湿热浊邪蒙蔽上焦气分所致。湿热蕴蒸，扰及神明，故见头晕、心烦、惊悸等症，饥不欲食为热伤胃阴、欲传胃腑之证。湿浊在气分见苔薄白腻，热为湿遏见舌质偏红，脉见弦滑为胆郁痰扰，湿热内蕴之象。邪在上焦者，宜因而越之，以栀子豉汤涌泄上焦湿热浊邪，合用温胆汤清化痰热，并以小麦、酸枣仁、龙骨、牡蛎等养心安神。复诊患者烦躁明显，去辛燥之陈、夏、枳，加麦冬、百合、知母等滋阴安神。

【后世发挥】

王孟英：此释甚是。病在上焦，浊邪未结，故可越之，若已结在中焦，岂可引吐。不但湿热证吐法宜慎也，即痰饮证之宜于取吐者，亦有辨别要诀。

（王士雄，2013. 中医古籍必读经典系列丛书：温热经纬. 蒋文明，整理.
太原：山西科学技术出版社：134.）

加味枳实栀豉合小陷胸汤：小枳实钱半，焦山栀三钱，淡豆豉三钱，连翘三钱，栝蒌仁五钱，姜半夏二钱，小川连八分，条芩二钱，西茵陈二钱，姜水炒木通一钱，先用活水芦根二两，灯心一钱，煎汤代水。作为"苦辛分消法"，用于治疗伏气温病邪结于里而夹痰证。

（何廉臣《重订广温热论·验方妙用·和解法》）

叶氏新加栀豉汤：光杏仁十粒，生薏苡仁三钱，飞滑石钱半，白通草一钱，浙苓皮三钱，淡香豉钱半，焦栀皮一钱，枇杷叶三钱。该方是根据《临证指南医案·肿胀》朱案整理而得。作为轻清化气法，用以治疗气分湿热证。

（何廉臣《重订广温热论·验方妙用·清凉法》）

叶桂、吴瑭时代所用豆豉多是用麻黄、苏叶作为辅料加工而成，辛苦微温，具有透散疏表的作用。苦辛微温的豆豉与性味苦寒的栀子配伍，具有苦辛宣散上焦郁热，或者苦辛宣泄陈腐郁热的特殊作用。本方所寓法为"轻苦微辛"法，即栀子微苦，豆豉微辛，微苦以清降，微辛以升宣，一升一降，善"开上痹"能治疗气火燔郁上焦所致的心胸映背痛，胸痹胸闷，气阻咽喉，痰多咳逆，肿胀喘满等；或上焦痹郁而中下焦气机不通所致的胃痛，胃脘堵塞，食入不安，不饥能食，以及肠痹，大便不通，腹痛呕吐等病症。

（张文选，2017. 温病方证与杂病辨治. 北京：中国医药科技出版社：41.）

三十二、第三十二条

原文 湿热证，经水适来，壮热口渴，谵语神昏，胸腹痛，或舌无苔，脉滑数，邪陷营分。宜大剂犀角、紫草、茜根、贯众、连翘、鲜菖蒲、银花露等味。

【释义】

此条论述湿热化火，窜扰营血，而致热盛动血之候。热毒内炽，气滞血凝可见胸腹痛。瘀热上扰心神，可见谵语神昏、壮热口渴，舌无苔知邪不在气分，系热毒陷于血分。口虽渴亦不甚渴饮。治宜凉血解毒、活血化瘀、宁心安神。药用犀角（现可用水牛角代之）、紫草、连翘、金银花露、贯众凉血解毒，鲜菖蒲芳香开窍，茜根活血散瘀，以使热退神安。

【名家医案】

（丁樱医案）

李某，女，12岁。初诊日期：2005年5月10日。以"反复皮肤紫癜2周"为主诉就诊。患儿2周前感冒发热，继而四肢出现皮肤瘀斑瘀点，伴有咽痛、口渴、心烦，喜冷饮，大便可，小便黄赤。查体：生命体征平稳，四肢出现皮肤瘀斑瘀点，密集成片，色泽鲜红或紫暗，下肢尤甚，无瘙痒及触痛，察其舌质红绛，苔黄，脉弦数。实验室检查：血小板计数正常；尿液镜检潜血（＋）。四诊合参，中医诊断：紫癜，证属血热妄行。西医诊断：过敏性紫癜。治法：清热解毒，凉血散瘀。方选犀角地黄汤加减：水牛角粉20g，生地黄10g，赤芍10g，牡丹皮10g，玄参10g，黄芩10g，连翘10g，茜草10g。上方6剂，日1剂，水煎煮，分3次服。嘱咐患者忌食海鲜辛辣及油炸食品。

二诊：2005年5月18日。皮肤紫癜已消退，其他无恙。尿液镜检：红细胞2～5个/HP。考虑热后伤阴耗血，故上方去水牛角和连翘之寒，加当归10g，知母10g养血活血滋阴，日1剂，水煎服，分3次服，继服10剂后痊愈，随访半年无复发。

（丁樱，2018. 全国名中医丁樱五十年临证经验荟萃. 北京：中国中医药出版社：223.）

【案例精讲】

该病为热入营血，血热妄行所致紫癜。心主血脉，肝藏血。营热不解，多深入血分，心肝受病。温热之邪燔灼血分，一则热盛血沸，且必扰于心，故有心烦，口渴，喜冷饮；二则迫血妄行，阳络伤则血外溢，阴络伤则血内溢，故有皮肤紫癜、尿血之别。离经之血又可致瘀阻，故而发斑，色紫暗。叶天士《外感温热篇》言："入血就恐耗血动血，直须凉血散血。"所以治法以清热解毒，凉血散瘀为主。凉血与散瘀并用，一是因离经之血残留成瘀，二是因热与血结致瘀。待皮肤紫癜消退后，当以养阴清热活血为主。全方谨守病机、圆机活法、药少力专，故有良效。

【后世发挥】

彭胜权：血瘀是营分证的一个重要病理变化，由于它的存在，影响营分证病变的好转，甚至促其恶化。在研究中发现对营分证的血瘀论述，最早见于《伤寒论》，如蓄血证所表现如狂、发狂的神志改变与心密切相关，张仲景有关"血热互结"的理论，对后世温病营分证的理论和治疗均有启迪。《圣济总录》也指出："瘀热蓄血在里，皆致谵语也。"所论蓄血与营分证相关，后世医家何秀山所论"热陷心包络神昏，非痰迷心窍即瘀阻心孔"。俞根初体会到是包络瘀热，何廉臣则推以大量活血化瘀之品组成的犀珀至宝丹治疗邪陷心营之证，对于营分证出现的斑疹，是"热毒蒸灼气血，经络凝塞不通"使然，多投活血化瘀之品治之。可见，古代医家对邪入心营出现的血瘀病机及证治均已有所认识。

（彭胜权，1996. 温病学. 上海：上海科学技术出版社：1151.）

何廉臣：犀珀至宝丹：犀角、羚羊角、郁金、琥珀、炒穿山甲、连翘、石菖蒲、蟾酥、辰砂、玳瑁、当门子、血竭、藏红花、桂枝尖，上药共研细，猪心血为丸，金箔为衣。适应证：一切时邪内陷血分，瘀塞心房，不省人事、昏厥如尸、四肢厥冷等症；又治产后热入血室，瘀血冲心。

（何廉臣《重订广温热论》）

张承烈：其他如女子热结血室，男子热陷血分及产后瘀血冲心，小儿痘疹紫陷，犀珀至宝丹均有特殊效能。亦有因火、因痰、因瘀、因气、因血、因食，以致昏迷暴厥者，急服厥证返魂丹一二颗，立能厥回神醒。亦有因中痧暑，仓卒气闭，牙紧，便闭，上下格拒而神昏者，宜急服飞龙夺命丹一二分，或飞马金丹，以清热解毒，穿经透络，能立起危亡也。

（张承烈，2015. 近代浙东名医学术经验集. 上海：上海科学技术出版社：6.）

三十三、第三十三条

原文　热证，上下失血，或汗血，毒邪深入营分，走窜欲泄。宜大剂犀角、生地、赤芍、丹皮、连翘、紫草、茜根、银花等味。

自注：汗血，即张氏所谓肌衄也。《内经》谓：热淫于内，治以咸寒，方中当增入咸寒之味。此说未知何人所注，亦甚有理也。

热逼而上下失血、汗血，势极危而犹不即坏者，以毒从血出，生机在是。大进凉血解毒之剂，以救阴而泄邪，邪解而血自止矣。血止后，须进参芪善后。

【释义】

本条论述湿热化火，深入营血、迫血妄行的证治。

湿热化燥化火内逼营血损伤血络迫血外溢致上下失血或汗血。阳络伤则血外溢见衄血、吐血，阴络伤则血内溢见便血、溺血，血从肌肤而出则为汗血。《内经》谓："热淫于内，治以咸寒。"方中当增入咸寒之味。治宜凉血解毒与救阴并施，药用犀角地黄汤清热解毒、凉血化瘀，金银花、连翘、紫草清热解毒，茜草活血行瘀。薛氏认为邪热可随动血而外出，但诸出血之症是血热亢盛之象，均是危重之候，特别是出血量多势急者必须积极救治。"邪解而血自止"强调了热入血分清除热毒的重要性，血热得清出血自止。若不清血热而只投止血之剂，不仅出血难止，反有留瘀助邪之弊。

文中所说的血止后要进参、芪以善后却不可一概而论。如属出血后气随血脱者可以用参、芪以益气固脱，但对于血止后热邪未尽或虚热内生者滥用参、芪反能助热伤阴。

【名家医案】

（叶天士医案）

某，初病伏暑，伤于气分，微热渴饮，邪犯肺也。失治邪张，逆走膻中，遂舌绛缩，小便忽闭，鼻煤裂血，口疮，耳聋，神呆。由气分之邪热，漫延于血分矣。夫肺主卫，心主营，营卫二气，昼夜行于经络之间，与邪相遇，或凉或热。今则入于络，津液被劫，必渐昏寐，所谓内闭外脱。予：鲜生地，连翘，元参，犀角，石菖蒲，金银花。

（叶天士，2011. 临证指南医案. 宋白杨，校注. 北京：中国医药科技出版社：139.）

【案例精讲】

本例伏暑，初在气分，后因失治，邪从火化而内犯营血。营阴受损，津液被劫，故舌绛缩，小便忽闭，鼻煤裂血，口疮，耳聋；血热妄行，故离经外出；热扰心之包络，故见神呆。此时，若不急予救治，必渐昏寐而成内闭外脱之证。故叶氏以犀角（现已禁用，常以水牛角代替）凉血，生地、元参清营养阴，石菖蒲开窍启闭，连翘、金银花清心透邪。待营血得清，津液恢复，尿闭、出血等症自然解除。

【后世发挥】

王付：清营汤可用于辨治化脓性炎性突眼、闭角型青光眼、单纯疱疹病毒性角膜炎、虹膜睫状体炎（即前葡萄膜炎），或辨治扁桃体炎、咽炎、喉炎、咽喉白斑病、白喉，针对病变证机是郁热内生、热迫血脉、热伤阴津、肆虐清窍；清营汤治疗作用特点是清热凉血，滋阴生津，活血通窍。

（王付，2018. 王付五官疾病选用药技巧. 郑州：河南科学技术出版社：35.）

三十四、第三十四条

原文 湿热证，七八日，口不渴，声不出，与饮食亦不却。默默不语，神识昏迷，进辛香凉泄、芳香逐秽俱不效。此邪入厥阴，主客浑受[1]。宜仿吴又可三甲散。醉地鳖虫、醋炒鳖甲、土炒穿山甲、生僵蚕、柴胡、桃仁泥等味。

【词解】

[1] 主客浑受："主客浑受"之说源于吴有性《温疫论》"主客受病"。"主"指阴阳、气血、脏腑、血脉等，涵盖患者由于体质虚弱或慢性病证导致精气亏耗，或气滞血瘀，或水停等内在的病理基础。所谓"客"是指暑湿病邪。"主客浑受"即为暑湿病邪久留，乘精血正气亏耗而深入阴分血脉，并与瘀滞之气血互结、胶固难解形成络脉凝瘀之顽疾。

【释义】

本条论述湿热病后期气血凝滞、灵机失运的证治。

湿热病后期络脉凝瘀气血呆滞、灵机不运可致神情呆钝默默不语；口不渴说明非阳明热盛上扰心包所致神昏；予饮食亦不却，可知其神识并未完全消失；给予辛香凉泄芳香逐秽俱不效，知非热闭或痰蒙心包之证。治宜活血通络、破滞散瘀，用吴有性三甲散去龟甲之滋、牡蛎之涩，并去当归、白芍、甘草等滋补恋邪之品。以地鳖虫破瘀通滞之品并用桃仁引其入血分，鳖甲破积消瘀，用柴胡作引使阴中之邪外达于表；山甲搜风通络，用僵蚕引其入络，使络中痰瘀之邪消散而解。

【名家医案】

皮肌炎（朱良春医案）

任姓女，18岁。患皮肌炎年余，发热长期不退，去沪杭等地治疗1年转回，遍用抗风湿药、激素、镇痛剂（哌替啶）无效，病情逐月加剧。转某中医院治疗，中药处方用过桂枝芍药知母汤、乌头汤、大小活络丹、雷公藤片剂及仙方活命饮，均未有明显效果。来诊时，症见全身皮肤散在性红斑，面部较多，四肢大关节剧痛，屈伸不利，全身肌肉疼痛。实验室检查肝功能，谷丙转氨酶、谷草转氨酶、碱性磷酸酶均稍高。肝脾扪诊明显肿大，形瘦肌肤甲错，舌红少苔，脉象细数。证属毒热之邪，久郁气营之间，正虚不能驱邪外出，乃属正虚"主客交混"毒瘀胶结，肝脾受损。治当滋阴养血，清热透邪，遂投三甲散加减予服，药用：醋制鳖甲100g，败龟板30g，生山甲20g，土鳖虫、僵蚕、蝉蜕各60g，乌梅肉30g，当归、赤芍各60g，生甘草30g，共粉为一料，每服5～6g，日3次，蜜水送服。另处浸渍外洗方：生马钱子片30g，虎杖片50g，生甘草18g，每剂煎1小时，煎成药液加陈醋100g（用陈醋增强脂溶性药物溶解和吸收），分用3天。用纱布外洗浸渍关节，每日3～5次，内服散剂合外洗关节5天，高热霍然而退，关节剧痛基本缓解，全部停用西药镇痛剂和激素，嘱续内服散剂，停用外洗，半个月后，面部四肢红斑消退，肌肉疼痛消失，局部肌肤溃破亦愈。再嘱续服加减三甲散 2 个月，以巩固疗效，复查肝功全部正常，肋下肝脾未扪及。

（畅洪升，2017. 大国医系列之传世名方第 2 辑：吴又可、雷丰传世名方.
北京：中国医药科技出版社：57-59.）

【案例精讲】

古方今用，全在辨明病机。考"主客受病"为客邪与不足之营血相互胶结，合而为一的温疫病之变证，虽吴又可所论之病证今不多见，但其发病机制和所创之滋阴清热、通络透邪、扶正培本、滋透并行、攻补兼施之三甲散恰合西医所说的结缔组织疾病的病机。此方能分解主客之交混，攻中寓补，可提高免疫力，盖邪去正自复，故治疗结缔组织病每收佳效。本病许多同道亦认为是风、寒、湿、热四邪外袭，日久不解，化热化毒，热伤经脉，瘀血阻络为病，决非一般的祛风除湿、通经止痛药所能胜任治疗，故用大毒之马钱子合虎杖、生甘草煎汁外洗浸渍以除关节剧痛。马钱子辛苦寒，功能消肿散结，化瘀软坚，祛风散寒，通络止痛，尤对肌肉萎缩、肢体麻痹及骨关节剧痛等顽疾的治疗，屡有奇功。临床体会马钱子散结，消肿止痛，生猛熟缓，攻关拔痛，功过虫蚁，力胜乌附。其有效成分多在生药皮毛中，生药切薄片煎汁外用，直达病所，大能发挥马钱子的有效成分，增强止痛的功效。为防止中毒，故伍以甘草同前，且只用于四肢关节，不可用于皮嫩肉薄血管汇集的部位，如头部、腹部、前阴部，以防不测。虎杖有祛风、利湿、破瘀、通经、止痛、解一切热毒，利大小便之功。且有抗菌消炎的作用，故合甘草，更增马钱子外用的消炎止痛之功。

【后世发挥】

许益斋：鳖甲入厥阴，用柴胡引之，俾阴中之邪，尽达于表；䗪虫入血，用桃仁引之，俾血分之邪，尽泄于下；穿山甲入络，用僵蚕引之，俾络中之邪，亦从风化而散。缘病久气钝血滞，非拘于恒法所能愈也。

（《温热经纬》）

王旭高：此邪入厥阴，主客交浑，气滞血瘀，邪不得泄，故用吴又可三甲散加减，去龟甲之滋，䗪虫之猛，牡蛎之涩；加入酒醉地鳖虫、柴胡、桃仁，直入厥阴，破滞通瘀泄络，而邪解矣。

（《王旭高医书六种》）

张文选：本方对久病入络，络脉凝瘀，虚实夹杂的病证，如中风、脑梗死后遗症、脑外伤后遗症等表现为神志呆钝、四肢强直、瘫痪等，有较好的疗效。在临床上常用此方合桂枝芍药知母汤或合葛根汤治疗强直性脊柱炎、类风湿性关节炎等病。常用此方治疗中风后遗症，火证明显者，合入黄连解毒汤或三黄泻心汤；血分瘀热者，合入清热地黄汤（原犀角地黄汤）或清宫汤；气虚明显者，合入补阳还五汤；肾阳不足者，合入地黄饮子或与其交替使用。

（张文选，2007. 温病方证与杂病辨治. 北京：人民卫生出版社：8.）

三十五、第三十五条

原文　湿热证，口渴，苔黄起刺，脉弦缓，囊缩舌硬，谵语，昏不知人，两手撮搦[1]，津枯邪滞。宜鲜生地、芦根、生首乌、鲜稻根等味。若脉有力，大便不通，大黄亦可加入。

【词解】

[1] 撮搦：证名。指四肢抽搐并十指开合的病证。多因热盛动风，阴亏阳亢，肝风内动，风毒内袭经脉所致。症见手足频频伸缩，十指频频开合等。治宜凉肝息风，祛风止痉。

【释义】

本条论述湿热化燥、热结阴伤、肝风内动的证治。

苔黄起刺、神昏谵语为阳明腑实、津液劫夺之象,脉弦、囊缩舌硬、搐搦为热盛动风之征,治宜通腑泄热、滋阴润肠。药用鲜生地、芦根、生首乌、鲜稻根生津养液,大黄攻下热结。本证湿已化热,非大剂泄热救阴、凉肝息风不可。仅用生地、生首乌等滋阴恐病重药轻、缓不济急。故临证时可加入羚羊角、钩藤、桑叶、菊花、紫雪丹等凉肝泄热、息风止痉之品。首乌苦涩微温,生用虽能通便,似非本证所宜。

薛氏于第三十六条自注中云:"撮空一证,昔贤谓非大实即大虚。"本条无灼热肢厥且脉缓,知热势已退,津枯邪滞,重在顾护阴液,方以鲜生地、芦根、生首乌、鲜稻根等味,甘寒养阴生津,寓泻于补。此方当与增液汤参看。

【名家医案】

(王雨亭医案)

刘某某,男,13 岁。1952 年 5 月就诊。

病之初起,神倦体乏,头背微痛,憎寒,继之剧烈头痛,恶寒,战栗,高热,项背强直,角弓反张,肢体痉挛,抽搐咬牙,神昏妄见,谵语,呕吐,皮下有出血点,苔白而薄,舌色深红,脉弦数。此乃瘴疠恶毒之气,夹湿热化燥生火动风,内陷心包,窜入经络脉隧所致。治宜泻火、清热、增液、息风、宁神、开窍。处方:带心连翘、菊花、鲜石斛、白芍、麦冬、生地、玄参、竹茹各 15g、忍冬花、忍冬藤各 30g、石菖蒲、川黄连、钩藤、白僵蚕各 10g。加水浓煎,频频灌服。另用局方至宝丹 2 粒,分次化服。服药 2 日,风平搐止,热退神清,项背舒缓,舌润津回,调理数日而安。

(王雨亭,1994. 脑脊髓病中医证治学. 北京:中国医药科技出版社:195.)

【案例精讲】

此例辨证属湿热化燥,生火动风,内逼心包,邪窜经络,导致神昏搐搦,采用清热、救阳、泄邪、平肝、开窍等法,而获良效。方中用生地、玄参、麦冬增液以滋阴;鲜石斛、白芍、菊花、钩藤平肝以息风;忍冬藤、金银花(忍冬花)、连翘、竹茹清热败毒;黄连泻火;石菖蒲透窍,僵蚕祛风通络,诸药共奏清热解毒、开窍醒脑、养阴增液之效。

【后世发挥】

赵绍琴:用息风方法应注意:①实风以祛邪为主,虚风以扶正为主。但在体弱阴分不足之时,也见虚热灼阴,脉弦有力,此时当以养阴为主,兼顾有余之热,俟热减以后,再纯用滋养。②小儿温病有时因高热引起一时性抽搐,切勿惊慌仍宜清热透邪,热略降则抽自止,可以酌情少予凉开水饮之,以定其暂时抽搐。

(赵绍琴,2018. 赵绍琴亲传医学全集:赵绍琴浅谈温病. 北京:中国医药科技出版社:68.)

三十六、第三十六条

原文 湿热证,发痉撮空[1],神昏笑妄,舌苔干黄起刺,或转黑色,大便不通者,热邪闭结胃腑。宜用承气汤下之。

【词解】

[1] 撮空:病证名。指病人神志昏糊时伸手向空中做多种姿态。

【释义】

本条论述湿热化燥、热结阳明之撮空的证治。

湿热化燥、热结阳明,热扰手足厥阴可致发痉撮空,神昏笑妄,大便不通,脉洪数有力或沉实有力,舌苔干黄起刺或转为黑色。治宜通下蕴结之邪,釜底抽薪,以承气汤通腑泄热,急下存阴。若邪热已深入手足厥阴,当须配合清心开窍、凉肝息风之品,如安宫牛黄丸、紫雪丹、羚角钩藤汤等。若阴津耗伤较甚者，当配合养阴生津之品以滋阴攻下。"撮空"即神志昏糊时两手无意识地抓空，既可见于大实之证，又可见于大虚之证。大实之证为热，邪热扰心所致，大虚之证则见于垂死之前，系元气将脱、神明涣散所致。

【名家医案】

（邢锡波医案）

张某某，女，19 岁，学生。患者因思虑过多，经常失眠，后遂言语失常，见人詈骂，不避亲疏，饮食亦不规则，有时食不知饱，有时终日不食，心烦不宁，有时绕街狂跑，发作已有月余，越延越重。诊其脉右侧沉滑有力，大便 3～4 日 1 行。处方：瓜蒌 30g，生大黄 20g，枳实 12g，菖蒲 12g，厚朴 10g，郁金 10g。连服 2 剂，每日溏泻 2～3 次，无明显的效果。后将大黄加至 30g，服药后，每日便泻 7～8 次。服至 3 剂，已疲惫不欲起立，精神逐渐清醒，不似以往之狂喜乱语和心烦不眠，后以镇逆化痰和胃之剂，调理而愈。由此可见，大承气汤治疗痰涎壅闭清窍、精神错乱等症，疗效亦佳。

（邢锡波，1991. 邢锡波医案集. 邢汝雯，等整理. 北京：人民军医出版社：98-99.）

【案例精讲】

此乃情志所伤，气郁化火，加之饮食不节，痰火内盛，终致心烦不宁，行为如狂。右脉沉滑有力，大便 3～4 日 1 行均提示痰食积滞于内，证属痰涎蒙闭清窍。治宜通闭清热，豁痰开窍。与承气汤通下腑实，合用瓜蒌、菖蒲、郁金化痰开窍。

【后世发挥】

赵绍琴：神昏起病多较急骤，证情较为复杂，临床应掌握以下几点。

（1）审明病因病机　神昏病因，有外感、内伤之分。热陷心营，阳明腑实和痰瘀交阻之神昏，多属温病逆传变证；喘促痰蒙和肝阳暴张之神昏，多属内科杂病变化而致的急证；湿热上蒸之神昏，外感及内伤变证都可见，但其理则一，皆属心脑闭塞不用或神明失守所致。

（2）详察神昏的特点　温病热陷心营，表现为神昏谵语，或昏睡不醒，呼之不应；湿热痰蒙，表现为神志呆滞，时昏时睡，或半明半昧状态；阳明腑实之神昏，多谵语、烦躁不已；瘀热交阻，则表现为神昏狂躁，脉多沉弦而细。

（3）辨析热型特点　热陷心营，多高热灼手；痰湿蒙蔽，多身热不扬；阳明腑实，为日晡潮热；瘀热阻窍，多为壮热夜甚。

（4）察舌苔、色、质变化　热入心包，舌纯绛鲜泽；热伤营阴，舌质红绛，苔黄燥；痰湿蒙蔽，苔白腻或黄腻垢浊；阳明腑实，舌质红，苔黄厚糙老，甚如沉香色，或焦黑起刺；瘀热交阻，舌质紫绛；真阴亏耗，舌瘦干裂，甚则龟裂且剥。

（赵绍琴，2018. 赵绍琴亲传医学全集：赵绍琴内科学. 北京：中国医药科技出版社：239.）

三十七、第三十七条

原文　湿热证，壮热口渴，自汗身重，胸痞[1]，脉洪大而长者，此太阴之湿与阳明之热相合。宜白虎加苍术汤。

【词解】

[1] 胸痞：病证名，胸中满闷而痛。一般多由湿浊上壅，痰凝气滞，胸阳阻遏，气机不畅而致。

【释义】

本条论述热多湿少证治。壮热口渴、自汗、脉洪大而长为阳明热盛之象，身重胸痞，为太阴脾湿未化之征。此热重湿轻之候，治以清热为主兼以化湿，方中以白虎汤清阳明之热，佐以苍术，兼燥太阴之湿，方简效宏。若阳明热盛，兼津气两虚，见身热而渴，背微恶寒者，用白虎加人参汤，清阳明胃热，兼益气生津；若阳明热盛，兼经脉痹阻，见热渴汗泄，肢节烦疼者，用白虎加桂枝汤清阳明胃热，兼通络行痹；若阳明热盛，兼表里失和，见寒热往来者，用白虎加柴胡汤清阳明胃热，兼和解表里。

阳明热盛在温热病中常见，又每兼其他见证，所以白虎汤加味甚多。白虎加苍术汤出自朱肱《类证活人书》，历代医家多用于治疗湿温。本条中用该方治疗薛氏所云之"太阴之湿与阳明之热相合"而热重湿轻之候。薛氏自注极尽白虎汤之加减变化，颇适临床。

【名家医案】

（刘渡舟医案）

周某，男，24岁。病高热，头痛身痛，胸中满闷，恶心不欲饮食。曾注射安乃近几支，汗出甚多而发热却不退，体温持续在39.6℃上下，并时时作呕，睡则谵语。脉浮而数，舌苔则白腻。余见症有胸满作呕与苔腻之征，辨为湿温蕴于上中二焦所致，因拟三仁汤1剂。患者服药后发热不退，至下午则体痛不可耐。其家人督促再诊。切其脉转濡数，舌赤而苔黄白杂腻，面缘缘而赤，且口渴思饮，两足反冷，小便黄赤，大便不燥。生石膏30g，知母10g，苍术10g，炙甘草6g，粳米1大撮。此方仅服1剂，则热退痛止而瘳。

从此案忆及1956年，北京夏季患乙型脑炎者甚多，根据河北钱乐天先生用白虎汤治疗的经验，而收效不大，且死亡相继，令人心惊。后请蒲辅周老大夫，改用苍术白虎汤，始反败为胜而全活者不少。蒲老认为白虎汤清热治燥，故温热病者宜之，苍术白虎清热祛湿，故湿温病者宜之，若以此例彼，而不分燥湿之气，则鲜有不败者。

（陈明，刘燕华，1996.刘渡舟验案精选.北京：学苑出版社：12-13.）

【案例精讲】

细审此病，曾经发汗，津液受损可知，口渴喜饮，睡则谵语，热在阳明无疑；然而热虽甚但身反无汗，身痛沉重，胸满作呕，足冷尿黄，舌苔又腻，则热中夹湿，阻遏气机而又昭然若揭。此证非白虎不足清其热，非苍术则不能祛湿化浊而使邪解。

【后世发挥】

吴鞠通：苍术白虎汤加草果方：即白虎汤加苍术、草果而成。本方以白虎辛凉重剂，清阳明之热实，由肺卫而出；加苍术、草果，温散脾中重滞之寒湿。全方辛凉复苦温，适用于疟家湿疟证。

（《温病条辨》）

本方属清热生津之剂，研发新药时，既可视卫气营血的传变规律加减，又可据热盛之部位、津伤之程度、病证的兼夹加味组方。如治卫气同病，加金银花、连翘等疏散清解；治气营同病，加玄参、板蓝根清营解毒；治肺热盛者，加黄芩、桔梗等清肺宣肺；治胃热盛者，加黄连、芦根清胃生津；针对夹湿而苔腻者，加苍术、藿香化湿和中。

（贾波，李冀，2012.方剂学.上海：上海科学技术出版社：58.）

三十八、第三十八条

原文 湿热证，湿热伤气，四肢困倦，精神减少，身热气高，心烦溺黄，口渴自汗，脉虚者，东垣用清暑益气汤主治。

【释义】

本条论述暑热兼湿、耗伤津气的证治。

湿热证，发于炎夏季节，多为暑热夹湿之证。暑为阳邪，不仅易伤津液，又易损伤元气，而形成气津两伤的病理征象。本证四肢困倦，精神减少，自汗，呼吸短促，脉虚，是脾肺之气虚弱的表现；口渴，乃津液不足之象；身热、心烦、溺黄，则为暑湿之邪留滞气分所致。总之，此条属气津两伤，余邪未净，邪少虚多之候。东垣清暑益气汤由黄芪、苍术、人参、白术、陈皮、升麻、神曲、麦冬、当归、黄柏、青皮、葛根、五味子、泽泻、炙甘草组成，有清暑益气、保肺生津、健脾燥湿的作用。王孟英谓其"有清暑之名而无清暑之实"，并采用西洋参、石斛、麦冬、黄连、竹叶、荷杆、知母、甘草、粳米、西瓜翠衣等以清暑热而益元气。"在天为热，在地为暑"，暑为天之热气，最易耗气伤津，故太阳中暍，仲景有白虎加人参汤之法。王氏清暑益气汤解暑邪、清里热、益气生津，与仲景方互为补充，允称善法。然夏令乃湿旺之时，故暑病多兼湿。若暑伤气，湿阻气，又非王氏清暑益气汤所能治，乃东垣清暑益气汤所宜。

【名家医案】

（颜德馨医案）

陈某，男，68岁。既往有冠心病史27年，住院20余次，其中抢救数次，两次病危。诊断"冠心病，快速房颤，房性早搏，快慢综合征，快时150次/分，慢时38次/分，病窦"。曾因"病窦"动员装起搏器。近年发作频繁，1~2周"快速房颤"1次，1个月需急诊1次，长期西药不停。1994年7月19日心电图示"异位心律、快速房颤，心电轴不偏，心肌损害"。1994年7月21日初诊：胸闷心悸时作，口干，舌尖破碎作痛，纳可，夜尿频欠苔厚腻，脉小数。证属暑湿蒙蔽清阳，心阳痹阻。治以清暑益气。药用：党参9g，黄芪9g，苍术、白术各9g，青皮9g，神曲9g，升麻6g，泽泻9g，五味子4.5g，麦冬9g，黄柏4.5g，服7剂。再加味7剂。随访3个月，证情稳定。

（李玉峰，2020. 名中医治疗胸痹心痛医案精选. 北京：中国纺织出版社有限公司：176.）

【案例精讲】

每入夏季，颜德馨喜用东垣清暑益气汤，取其益气运脾、清热除湿、生脉生津，大具生化之功用，颜德馨用本方，为临证提供了一条有益思路。此外，盖以暑月，暑必伤气，暑必夹湿，而"脉者，元气也"，肺主气，肺气旺则周身之气皆旺，其方中之党参、麦冬、五味子能补肺清心，能旺气而充脉，又合黄芪，具有令人气力涌出之功，故脉绝者服此，大有复生之力。统观全方，用于夏月实具巧思。但运用须注意三点：①夏月尤宜；②凡病机属暑湿或湿热困脾和暑伤元气或饮食劳倦损伤脾胃者皆宜；③其药味组成、剂量多少，当随四时、证候轻重、体重强弱、年龄大小而斟酌之。

（李玉峰，2020. 名中医治疗胸痹心痛医案精选. 北京：中国纺织出版社有限公司：176.）

【后世发挥】

何炎燊：夏月人身之阳从汗而外泄，人身之阴从热而内耗，阴阳两有不足。虚人患感，证多变幻，不能一概而论。薛氏此条首言"湿热伤气"，故用东垣清暑益气汤，并非无据。王孟英对李东垣之常用温补升提，早存偏见，故讥其用药杂乱，立此方代之。其实两方各有所宜，不能互相取代也。

（何炎燊，1990. 常用方歌阐释. 广州：广东高等教育出版社：46.）

三十九、第三十九条

原文 暑月热伤元气[1]，气短倦怠，口渴多汗，肺虚而咳者，宜人参、麦冬、五味子等味。

【词解】

[1] 元气：一般发源于肾，为先后二天精气所化生。这里实指肺心之气。

【释义】

本条和上条都是暑伤气津之证。但上条是气津伤而暑热未净，故见身热心烦、溺黄等症状；本条则暑热已去，而只是气液耗伤，独留汗多、体倦、口渴、气息短喘、咳声低微等气虚津伤的症状，脉象可见虚弱微数。对此暑病后正气虚衰之证，如不急予补益，有喘脱之危。所以，用人参、麦冬、五味子组成的生脉散，既益气生津，又敛汗防脱。

【名家医案】

暑伤气阴证（毛德西医案）

云某，女，68岁，于2016年6月就诊。患者端午节走亲访友，汗泄过多，返家后，气喘不宁，四肢不温，且不欲睁，神识迷糊，示意口渴。舌质红绛，苔白薄干，六脉细数，按之似无。查体温36.8℃，血压90/55mmHg，心率96次/分，心电图正常。此暑伤气阴证，急拟益气养阴法治之。予生脉散加味。处方：西洋参15g（另煎），麦冬30g，五味子10g，山茱萸30g。水煎取液，徐徐饮之。二诊：1剂后，神识转清，四肢暖和，脉变细缓。血压105/60mmHg。但舌干口渴未解。继用上方，唯用粳米50g煮汤取液，代水煎药，以复肺胃之阴。服2剂，口渴解，苔有津液，诸症皆失。

（毛德西，2019. 毛德西医论医案集. 郑州：河南科学技术出版社：38.）

【案例精讲】

本例所发，正值芒种之后，气温偏高，汗出较多，加之年高操劳，所发近乎脱证。故急用生脉散救之。方用西洋参大补元气，又能生津；麦冬养阴；五味子敛津。药入心肺，可以"贯心脉而行呼吸焉"。另加山茱萸涩精气、固虚脱，张锡纯谓："山萸肉救脱之功，较参术芪更胜。"配入生脉散中，使益气生津固脱之力更捷。若大汗淋漓，四肢厥逆，病至阳脱，则当取《伤寒论》四逆汤加人参救之，非生脉散所能及也。

【后世发挥】

王孟英：徐洄溪云："此伤暑之后，存其津液之方也。"观方下治证，无一字治暑邪者。庸医以治暑病，误之甚矣。其命名之意，即于复脉汤内取用参、麦二味，因止汗，故加五味子，近人不论何病，每用此方收住邪气，杀人无算。用此方者，须详审其邪之有无，不可徇俗而视为治暑之剂也。"

（《温热经纬》）

赵绍琴：暑热之证，早期以热为主，症见身热多汗、口渴。热则耗气伤阴，汗出津又伤，故后期必以气阴两虚为主。早期脉象洪大，后必虚濡，再则虚弱矣。若素质不充，或老年阳虚，或慢性病患者及产妇等，如感受暑邪，更应当早些考虑气阴不足的一面。由于热伤元气，肺虚失肃而喘，所以选用生脉散，以两补气阴。在一个证发展过程中，往往前后出现郁、热、虚、衰四个阶段。譬如白虎汤证，在早期由卫而来，表气有闭，郁久化热，热入阳明，故身热汗出而口渴；由于热势重，迫汗过多，由津伤而逐渐正气又虚，脉渐虚濡，气短喘促，神气疲乏，就要用白虎加人参汤；若益气不及时，逐渐走入虚衰之途，又当以益气固正为主，方用生脉散。先实而后虚衰之四个阶段，就是这样演变的。

（赵绍琴，2012. 赵绍琴医学全集. 北京：北京科学技术出版社：144.）

四十、第 四 十 条

原文 暑月乘凉饮冷，阳气为阴寒所遏，皮肤蒸热，凛凛畏寒，头痛头重，自汗烦渴，或腹痛吐泻者。宜香薷、厚朴、扁豆等味。

自注： 此感暑月阴湿之邪，名曰阴暑，阴邪外郁，故头重头痛；阳气被遏而恶寒；暑热内蕴而蒸热烦渴；暑必兼湿而自汗，内干太阴则吐利。故用香薷之辛温以散阴邪而发越阳气；厚朴苦温，除湿邪而行滞气；扁豆甘淡，消暑湿而和中气，倘无恶寒头痛之外证，无取乎香薷之辛香走窜，无腹痛吐利之里证，亦无取乎厚朴扁豆之疏滞和中矣。热渴者加黄连，以暑与心同气，暑之感人而先犯心，加黄连以清心也，名四味香薷饮；去扁豆，名黄连香薷饮；湿盛于里，腹膨泻者，去黄连加茯苓、甘草，名五物香薷饮；若中虚气怯汗出多者，加入黄芪、人参、白术、广皮、木瓜，名十味香薷饮。然香薷之用，总为阴暑外袭而设，不可以治湿热伤阴之阳暑也。

《内经》云："脉虚身热，得之伤暑"。

【释义】

夏月外感寒湿兼表证治。"暑月乘凉饮冷"，感受寒湿之邪，"阳气为阴寒所遏"，表里并困，故外则恶寒发热，头痛头重，内则腹痛吐泻，自汗烦渴。当是汗泄不畅，渴亦不甚，乃暑月寒湿外袭之证。故用三物香薷饮，以香薷辛温散寒，兼能宣化湿邪，扁豆祛暑而脾渗湿，厚朴理气燥湿和中。本方为治夏月乘凉饮冷，外感寒湿而致发热恶寒，或兼腹痛吐泻之常用方剂。自注中详列诸多加减使用方法，可供参考。薛氏认为"香薷之用，总为寒湿外袭而设，不可用以治不挟寒湿之暑热也"，汪曰桢亦有"香薷唯暑月受凉无汗者宜之，有汗者宜慎用"的论述，提示香薷虽为暑月之常用药，但其味辛性温，当审慎用之。

【名家医案】

（康广盛医案）

某女，57岁。1998年7月26日初诊。患者发热2天，自述因高温难当而多饮冷，入寐空调彻夜，翌日即发高热。体温39.2℃，一般情况可，咽微充血，扁桃体不大，心肺无异常。血常规：白细胞 7.8×10^9/L，中性粒细胞百分比69%，淋巴细胞百分比31%。诊为病毒性感冒。给予林可霉素和利巴韦林静脉注射，肌内注射氨基比林，口服板蓝根冲剂。用药后，体温下降，停药后体温又逐渐回升。患者愿服中药治疗。查患者体胖，神疲乏力，头胀且疼，身燥热无汗，咽干，畏寒且肩背酸疼，纳呆而脘腹胀满，舌苔白，舌中稍厚，脉洪有力。处方：香薷、银花、鲜扁豆皮、连翘各10g，厚朴、土炒白术各6g。

服药1剂，有微汗，热稍退，止服后汗又止，热又盛。原方加藿、苏梗（各）10g，竹叶10g，生石膏10g（打碎先煎），水飞滑石10g，生甘草梢10g，青黛2g，玉蝴蝶3g，连服2剂，汗出表解热退脉静。

（胡方林，廖菁，2019. 历代名医方论验案选. 北京：中国医药科技出版社：306.）

【案例精讲】

暑夏贪凉饮冷致夏季本已热盛之体为寒邪所束而失于疏泄，并及中焦，使原湿盛之质更致湿滞难化而现诸症。此即因暑兼夹寒湿之证。治宜解表散寒以疏泄清暑，运中淡渗以化解中焦之湿，处香薷饮加减。

【后世发挥】

汪昂：四物香薷饮，又名清暑益元散：香薷、厚朴、扁豆、黄连组成。功效清热解暑，化湿和中，主治外感暑热，皮肤蒸热，头痛而重，自汗肢倦，或烦躁口渴，或呕吐泄泻。

（《医方集解》）

汪昂：五味香薷饮，本方加茯苓、甘草组成。功效散寒解表，利湿和中。主治伤于寒温之暑气，症见呕逆，泄泻。

（《医方集解》）

汪昂：六味香薷饮，本方加木瓜、茯苓、甘草组成。功效祛寒解表，利湿舒筋。主治暑受寒邪，腹胀呕吐泄泄又爱两腿转筋。

（《医方集解》）

吴鞠通：新加香薷饮，本方易扁豆为扁豆花加金银花、连翘组成。功效祛暑解表，清热化湿。主治暑温夹湿，复感于寒证，症见发热头痛，恶寒无汗。口渴面赤，胸闷不舒，舌苔白腻，脉浮而数。

（《温病条辨》）

焦树德：治暑病须注意：伤暑，阳为阴遏，有表证无汗即阴暑，治用香薷饮。如暑热伤气，汗多烦渴，体倦少气，脉虚数者，则用清暑益气汤（《温热经纬》方：西洋参、石斛、麦冬、黄连、竹叶、荷梗、知母、粳米、西瓜翠衣、甘草）；如为阳暑，发热汗出、口渴、脉虚大者，则用白虎加人参汤，或生脉饮加石膏、知母；如劳倦内伤，平素气虚，感受暑湿，脾湿不化，身热头痛，口渴自汗，四肢困倦，苔腻脉虚者，则用《脾胃论》清暑益气汤（方见后）。

焦树德常用鲜荷叶 12g、鲜佩兰 12g、鲜藿香 12g、扁豆花 6g、苏叶（后下）5g、薄荷（后下）1g、车前子（布包）10g，煎水频服，以治暑病，效果满意。供参考。

（焦树德，2017. 焦树德方药心得（下）. 北京：中国医药科技出版社：138.）

四十一、第四十一条

原文　湿热内滞太阴，郁久而为滞下，其证胸痞腹痛，下坠窘迫，脓血稠粘，里结后重[1]，脉软数者。宜厚朴、黄芩、神曲、广皮、木香、槟榔、柴胡、煨葛根、银花炭、荆芥炭等味。

【词解】

[1] 里结后重：即里急后重，出自《难经·五十七难》。便前腹痛，急欲大便，为里急；大便时急迫欲便，而有便不尽之感，为后重。

【释义】

本条论述湿热痢疾的证治。

湿热积滞壅结肠道、伤及气血而可致痢疾。湿热久滞，中焦脾胃运化失常，升降失司，气机壅滞可见胸痞腹痛、里急后重。湿热壅滞肠道，蒸腐肠道脂膜，损伤肠络故见便下脓血稠黏，脉软数即为濡数之脉，为湿热内蕴之象。治宜清肠止痢，化湿导滞。药用厚朴、木香、槟榔、陈皮理气行滞化湿，葛根、柴胡升举下陷之清阳之气，银花炭、荆芥炭清解肠道热毒，黄芩清热燥湿，神曲消食化滞。若热盛于里者，可加黄连；大实而痛者加大黄。以上诸药，对湿热积滞壅结肠道、伤及气血而致的痢疾可谓正治。

【名家医案】

（刘弼臣医案）

赵某，男，6岁。初诊日期：1963 年 8 月 2 日。今日大便骤利 3 次，所下全属黏冻，带有赤色，腹中微痛，伴有发热口渴，精神尚佳，无恶心呕吐，脉数不清，苔白根腻。葛根 5g，黄芩 5g，川连 15g，六一散（包煎）10g，煨木香 3g，炒川朴 2g，枳实 5g，银花炭 10g，焦苡仁 10g，焦三仙各 12g，姜皮 1g。

二诊：昨日大便一次，微带脓血，便时腹痛未作，身热亦解，惟尚觉口渴，胃纳不香，苔薄布，脉微数，病后中运未复，以调中和胃善后。

（刘昌燕，陈继寅，2013. 刘弼臣中医儿科医案百例. 北京：中国医药科技出版社：155.）

【案例精讲】

湿热邪伏太阴，气机阻遏，不主健运，久则热郁湿蒸，传道失其常度，蒸为败浊，邪势下注，是以腹痛下利，脓血腻黏，乃气壅不化，湿热交阻，宜行滞疏气，清热祛湿为主。

四十二、第四十二条

原文　痢久伤阳，脉虚滑脱者，真人养脏汤加甘草、当归、白芍。

【释义】

本条论述痢久损伤脾阳的证治。湿热痢久不愈、脾阳大伤，中气下陷常见大便滑脱不禁、脉虚弱并可伴有痢下白冻。腹痛喜按、形寒怕冷、舌淡苔白润滑等，治宜真人养脏汤，涩肠固脱，温补脾肾。

真人养脏汤出自宋代《太平惠民和剂局方》，原方由人参、当归、白术、肉豆蔻、肉桂、甘草、白芍药、木香、诃子、罂粟壳等十位药物组成，本已包含甘草、当归和白芍三味药，无从谈起加味之说。王孟英在《温热经纬》此条按语中指出"观此条似非本人一瓢手笔，而注断非本人自注"，并提出"余历证四十余年，治痢惟以梳理、推荡、清火而愈者，不计其数，观其服热药而死者甚多"。

【名家医案】

（吴篯医案）

宗室晋公泻痢月余，绝谷数日，自虑难瘥。余曰：脉沉细微，此虚寒久痢，过服苦寒攻击，致元气脾肾俱损，脂膏剥削受伤，故腹痛后重不已，愈痛则愈欲下泄，愈泻则愈痛而脱肛也。亟进真人养脏汤温补固涩，服之甚效，以原方加升麻、熟附，痢减肛收；更用异功散加温补升提之品乃安。

（尤虎，2017. 历代名医时方：一剂起疴录. 北京：中国中医药出版社：163.）

【案例精讲】

此案因虚寒久痢且过服苦寒药物导致脾肾俱损，故见腹痛、里急后重。予真人养脏汤温补固涩，加入升麻升提清阳，附子补火助阳。后用异功散加温补升提之品善后。

【后世发挥】

汪昂：此手足阳明药也。脱肛由于虚寒，故用参、术、甘草以补其虚，肉桂、肉蔻以祛其寒，木香温以调气，当归润以和血，芍药酸以收敛，诃子、罂壳则涩以止脱也。

（《医方集解》）

汪绂：气者阳也，有阳之生而后有阴之敛，无气则肺何所敛？气虚则肺寒矣。凡物之不坠，大气举之，若泻痢邪尽而气亦随以衰，肺不上举，故形下脱，此寒而脱肛也。是宜益气以实其肺，以举其脱，而不徒事收敛。肉桂以生阳，而参、术、甘草、木香皆能益气行气以输之肺，然要以肺之能敛为主，上敛则下举，故必以罂粟壳、诃子、芍药为主，是此方之治也。

（《医林纂要探源》）

徐大椿：泻久虚滑，肛门时脱，此少火不能熏蒸脾土，故脐腹疼痛，滑泄不禁焉。人参补气扶脾元，白术健脾壮中土，肉果固胃涩肠，肉桂温营补火，白芍敛阴和血脉，木香调气厚肠胃，诃子涩肠止虚滑，粟壳涩肠止泻利，炙草缓中益脾胃也。……水煎温服，使气阳内充，则火土合德而输纳有权，安有利久滑脱，脐腹疼痛之患乎？此补虚涩脱之剂，为痢久腹痛滑脱之端方。

（《医略六书杂病证治》）

赵绍琴：我们认为：痢尤补法，古有名训，唯有正气太虚，不补无以恢复正气时，方可议补法。但仍须几补几化结合。如：三补一化，或五补一化，补是补其不足，化是化其积滞，后期仍须调养。

（赵绍琴，2012. 赵绍琴医学全集. 北京：北京科学技术出版社：145.）

四十三、第四十三条

原文　痢久伤阴，虚坐努责[1]者。宜用熟地炭、炒当归、炒白芍、炙甘草、广皮之属。

里结欲便，坐久而仍不得便者，谓之虚坐努责。凡里结属火居多，火性传送至速，郁于大肠，窘迫欲便，而便仍不舒，故痢疾门中，每用黄芩清火，甚者用大黄逐热。若痢久血虚，血不足则生热，亦急迫欲便，但久坐而不得便耳。此热由血虚所生，故治以补血为主，里结与后重不同，里结者急迫欲便，后重者肛门重坠。里结有虚实之分，实为火邪有余，虚为营阴不足；后重有虚实之异，实为邪实下壅，虚由气虚下陷。是以治里结者，有清热养阴之异；治后重者，有行气升补之殊。虚实之辨，不可不明。

【词解】

[1] 虚坐努责：便意频繁，但却排不出大便的现象。

【释义】

本条论述痢久损伤阴液的证治。

湿热痢迁延日久不仅可损伤阳气更易耗伤阴液。痢久伤阴多表现为虚坐努责，急迫欲便但又不得解出，常并见潮热、口干而渴、舌光红或剥、脉细数等症。此热由血虚所生，故当以补血为主。治宜和营养阴佐以和中理气，方用四物汤去川芎加甘草、陈皮。薛氏这一治疗思路与金元时期医家丹溪治疗久痢伤及阴血，出现虚坐努责之症的治法与方药大致相同。《丹溪心法·痢》："其或气行血和积少，但虚坐努责，此为无血证。倍用当归身尾，却与生芍药、生地黄、生桃仁佐之，复以陈皮和之，血生自安。"

【名家医案】

（何炎燊医案）

患者，男，57岁，教师。1995年4月28日就诊。患者近5年来下痢脓血，每日大便2～3次，从今年元月起大便1日4～8次。乙状结肠镜检查：结肠黏膜血管扩张症；慢性结肠炎。病理报告：横结肠黏膜毛细血管扩张症，降结肠、乙状结肠黏膜组织示慢性炎症。大便培养多次无细菌生长，曾口服各种抗生素和中药，并用抗生素、中药灌肠治疗均无显效。

目前症见：大便1日4～5次，多则7～8次。泻下物为赤白夹杂或脓血稠黏如冻，或虚坐努责，反见全为深红血液，量少则20～30ml，多则100ml。伴脐腹部灼痛感，形体消瘦明显，心烦寐少盗汗，口咽干燥，午后低热，体倦乏力，舌质红绛而干，少苔，脉来细数，大便常规检查：脓球（+）、红细胞（+++）、白细胞（+）。

中医辨证：痢久迁延，湿热未尽而阴液伤耗。治以养阴和营、清热化湿法，驻车丸加味。川连4g，当归9g，阿胶15g，炮姜炭6g，白芍15g，甘草5g，生地榆30g，黑山栀10g，丹皮炭10g，旱莲草15g，槐花炭15g，北沙参12g，败酱草30g，地锦草30g，糯稻根30g。上方除阿胶外水煎，再用醋煮阿胶化成膏状投入汤药中搅拌和匀，1日2次口服，7剂。

二诊：5月5日。服药后腹痛减轻，下痢次数减少，脓血黏液亦少，原方继服7剂。

三诊：5月15日。患者诉，腹痛已平，近2天大便1日2次，未见脓血，盗汗已无，食欲明显增加，午后虽无低热但面部似有潮热感。原方去糯稻根、败酱草、地锦草，加炒党参、炒白术，7剂。

四诊：5月23日。诸恙已愈。患者恐怕再发作，要求巩固治疗。嘱服参苓白术丸9g，1日2次，连服半月。随访至今，未再发作，身体健康，面色红润，精神愉快。

患者下痢迁延，日渐加重，虽用中西药内服及灌肠治疗，未见显效。结肠炎从临床症状分析，属祖国医学的"肠澼""久痢"等范畴，临床治痢多用燥湿、利湿、涩肠止泻之品，然痢以湿热为多，其中各有轻重之分。轻者为湿热，应注意湿偏重或热偏重；重者则为疫毒痢，此症应用燥利涩肠之法无效，乃痢久迁延，湿热未尽而阴液伤耗，故湿热与阴伤并见。湿热阻滞肠腑，气血凝滞，脂膜血络受损，则脐腹灼痛，里急后重，痢下赤白黏冻；阴液耗伤，故痢下量少，虚坐努责，热迫血溢，阴络受伤，便下纯血甚多；阴虚火旺，则心烦盗汗寐少，低热缠绵，津液亏耗口干，舌红而干苔少；津气耗伤，则肢倦乏力；脉细数为阴虚内热之象。

方选驻车丸加味，本方寒温并用，化湿坚阴，治湿热痢久伤阴标本同治的一张良方。方中黄连苦寒以清肠化湿而止痢；阿胶、当归养血和营，少佐炮姜炭既能温脾止血，又可反佐以抑制黄连苦寒太过；芍、草酸甘化阴和营止痛；痢下多血用黑山栀、丹皮炭、旱莲草、槐花、地榆凉血止血而除痢；醋则酸敛止痢；败酱草、地锦草清肠热化痔浊；沙参虚热灼伤津液加强养阴生津；脓血虽止，面部潮热，乃脾胃气虚之象，加参、术健脾以固本，增加扶正抗邪作用。湿法热清邪去正安，下痢自止。至今患者饮食正常，面容红润，可见脾胃二肠功能恢复正常。

（李立凯，2000. 久痢伤阴治验1例. 哈尔滨医药，20（2）：63.）

四十四、第四十四条

原文　暑湿内袭，腹痛吐利，胸痞脉缓者，湿浊内阻太阴。宜缩脾饮[1]。

【词解】

[1] 缩脾饮：出自《太平惠民和剂局方》，由缩砂仁、乌梅肉、草果、炙甘草、干葛、炒白扁豆组成。功可解伏热，除烦渴，消暑毒，止吐利。

【释义】

本条论述湿困脾阳而致吐利的证治。

暑湿浊邪内袭，脾阳受困，中焦升降失常，故出现腹痛吐利症。胸痞、脉缓为湿阻气机之象。治以缩脾饮温运脾阳以祛湿。用缩脾饮温运脾湿。与二十六条中所述之暑月因热贪凉恣食冷饮而见之腹痛下利，均属湿困脾阳之证，故均提出用缩脾饮治疗。

【名家医案】

（何炎燊医案）

欧某，男，2岁，1995年12月9日入院。患儿因泄泻先后在两医院经西医治疗未效。入我院后，检查：大便白细胞（++++），并有大量酵母样真菌。经西医治疗1天，仍一昼夜泄泻水样便达20次，并有呕吐、口渴、烦躁、神昏、低热，翌日请何老会诊。察其舌干燥如砂，脉濡数无力，即用连理汤加味。处方：党参、白术、茯苓、煨葛根各15g，附子10g，乌梅6g，干姜、砂仁、黄连、炙甘草各5g。服1剂呕止泻缓，精神好转，2剂后每日只泻3次，有粪便，3剂大便成形，第4日痊愈出院。

（马凤彬，1997. 何炎燊老中医治疗小儿腹泻经验. 新中医，（8）：8-9.）

【案例精讲】

此例按中医辨证，病起于寒湿外袭，饮食内伤，迁延时日，脾阳大伤，运化无权，故泄泻无度，脾病及胃则呕，津液下夺，阴不上承，故舌燥、口渴、溺少。元气无所归着，阳浮则发热神昏。故用理中汤辛甘大温，补脾祛寒为君，附子补火暖土，砂仁燥湿运脾为臣，又佐以煨葛根升清，以振其敷布之权，乌梅酸敛，以缩其缓纵之势，又加少量黄连，苦味坚肠为之使，诸药配合，切中病机，而获效。

【后世发挥】

费伯雄：方中辛燥太过，用以快脾祛湿则可。若谓清暑、除烦、止渴，吾不谓然。

（费伯雄，1987. 医方论. 李铁君，点校. 北京：中医古籍出版社：60.）

何炎燊：《医方集解》列缩脾饮为治暑之剂，而薛生白《湿热条辨》则用本方治"湿浊内困太阴，腹痛吐利"之病，可知非治暑之剂矣。王孟英注释此方甚精："脾为阴土，喜燥而恶湿，贪凉饮冷,则脾阳为湿所困,而缓纵解佚,不能宣运如常矣。故以砂仁、草果快脾而祛其所恶之湿;臣以甘草扁豆,甘淡以培其正气;即佐葛根乌梅,一以振其敷布之权,一以缩其缓纵之势;况梅能生液,湿去津生,最为可法。"王氏此论将缩脾饮治疗寒湿伤脾泄泻之四个环节——快脾燥湿,甘温补中,升发清阳与酸敛生津,阐发无遗。现再加白术以增强其补脾燥湿之能,车前子利小便以开支河,疗效更佳。

(何炎燊, 1995. 何炎燊临证试效方. 马凤彬, 整理. 广州:广东高等教育出版社:212.)

四十五、第四十五条

原文 暑月饮冷过多,寒湿内留,水谷不分,上吐下泻,肢冷脉伏者,宜大顺散。

【释义】

本条论述寒湿内侵脾胃而致吐利的证治。本证见吐利较上条寒湿为甚以致阳气不能达于四肢并见四肢逆冷、脉沉伏等症。治宜温脾祛寒化湿之大顺散。自注提出加入广皮、茯苓等理气渗湿之品更为切证。临证时恐仅大顺散力所不及,还可考虑加理中四逆之类。

【名家医案】

(毛德西医案)

陈某,男,8岁。暑期与小朋友在烈日下玩耍,口渴时恣饮冷水,晚食瓜果。至夜出现烦热吐泻,且有乱语。其父从电话告知患儿病情。嘱其:测体温37.8℃,观其舌苔,白而滑。即拟方如下:干姜10g,肉桂5g,炒杏仁5g,生甘草5g(以上4味为大顺散方药),加藿香10g,鲜马齿苋30g,砂仁5g。水煎3次,每次煎沸20分钟,头煎取300ml饮服,2煎、3煎各取200ml饮服。3小时服用1次。至翌日9时,电话中得知,患儿服头煎后,吐泻已止,精神转安。服2煎后,体温37.2℃。3煎服后,患儿安稳,已无痛苦。

(毛开颜, 2007. 毛德西治疗暑病经验举隅. 辽宁中医杂志, (8):1150-1151.)

【案例精讲】

毛师对于夏季贪食生冷而引起的急性吐泻每用大顺散取效。大顺散出自《太平惠民和剂局方》,"为治暑天内伤冷饮之方"。清·雷丰引申为"治冒暑伏热,引饮过多,脾胃受湿,霍乱吐泻"(《时病论》)。方中干姜、肉桂散寒燥湿,杏仁、甘草利气调脾。加入藿香解暑和中,砂仁理脾化湿,马齿苋"清暑热消积滞"(《滇南本草》),且此物对大肠杆菌、痢疾杆菌等有着显著抗菌作用,作为蔬菜药用,也较安全。本例外受暑热,内伤生冷,致脾阳下陷,胃浊上逆,遂生吐泻。正合大顺散药物所治,故投之立愈。

【后世发挥】

王子接:大顺散,《局方》祖仲景大青龙汤,以肉桂易桂枝而变为里法。治避暑于广厦,餐生冷,袭凉风,抑遏阳气而为吐泻者,病由暑湿伤脾也。故先将甘草、干姜同炒,辛甘化阳以快脾欲,再入杏仁同炒,利肺气以安吐逆。白砂,《本草》主治绞肠痧痛,用之拌炒,以燥脾湿,复以肉桂为散,俾芳香入阴,升发阳气,以交中焦,祛脾之湿。湿去而阳气得升,三焦之气皆顺,故曰大顺。

(王子接, 1982. 绛雪园古方选注. 上海:上海科学技术出版社:72.)

治夏月为阴寒之气抑遏,阳气于内不得外发,头肢节痛,身体拘急,烦心,肌肤火热无汗。此皆阴寒之气客于皮肤,郁遏身中之阳不得外泄。治宜散表寒,以通内郁之阳气可也。夫皮肤乃肺之合,皮肤客邪则肺受病。经云:肺恶寒。又云:辛甘发散为阳。是以用干姜、桂枝以散表实,甘草、杏仁以救肺。

(汪机, 2009. 医学原理(上). 储全根, 万四妹, 校注. 北京:中国中医药出版社:93.)

四十六、第四十六条

原文　肠痛下利，胸痞烦躁口渴，脉数大按之豁然空者，宜冷香饮子[1]。

【词解】

[1] 冷香饮子：出自《张氏医通》。由生附子、草果、橘红、甘草、生姜等组成。

【释义】

本条论述寒湿损伤脾肾阳气的证治。寒湿伤及脾肾，阳气虚阳外越可见腹痛下利，胸痞，烦躁，口渴和脉数大，按之豁然而空等真寒假热之证。治宜温补脾肾回阳散寒，方取冷香饮子。以草果辛香祛寒湿郁滞，附子补阳益火，温中止痛，橘红、生姜散湿祛寒，甘草和中。"热药冷服"取反佐法之意，用于真寒假热之证。因虚阳外越投以热药，恐被虚阳格拒而发生呕吐，而采用热药冷服之法，使药气与病气无扞格之虞。

【名家医案】

（叶天士医案）

脉沉微，肠痛，吐利，汗出，太阴寒伤，拟冷香饮子。冷香饮子：泡淡附子，草果仁，新会皮，甘草。煎好候冷服。

（《叶氏医案存真》）

【案例精讲】

原文"肠痛"二字，廖本作"腹痛"，可从。本案系阴寒冷湿之气并客于太少二阴。何以知之？因脉沉为病在里，脉微为肾阳虚之象。肾阳虚，不能温暖中州，脾肾之阳俱虚，故现脉沉微与腹痛；中阳被寒湿所阻。清气不升，浊气不降，故吐利并作；阳虚不能卫外而为固，是以汗出。今叶氏不用理中丸，而偏拟冷香饮子者。因理中丸为太阴主方，其中之参、术、姜、草对脾经守补有余，散寒湿则不足。用于补太阴之虚则可，若用于散太少二阴之阴寒冷湿之气则不可，故拟冷香饮子以温阳、散寒、除湿，使阳回阴退，湿去寒除，则诸症自愈。倘早施理中丸以温补，恐寒湿不惟不散。而邪气反得药之温补。留阻于中。诸药煎好，候冷始服者，即《素问·五常政大论》所谓"治寒以热，凉而行之"是也。《素问·至真要大论》又言："寒淫所胜，平以辛热，佐以甘苦。"本案之用冷香饮子，即是此意。

【后世发挥】

王孟英：此方与大顺散，皆治阴寒冷湿之气，客于太少二阴而为霍乱吐下之方也。多由畏热而浴冷卧风，过啖冰瓜所致。乃暑月之中寒证，非病暑也。若痢疾门中，可用此方之证，甚属罕见。苟谛审未确，切须慎之。万一误投，噬脐奚及。洄溪云：如有暑邪者，姜断不可用。虽佐芩、连，不可救也。况姜、附同用，而无监制之品者乎？俞东扶云：昔罗谦甫治商参政与完颜小将军二案，俱用热药，俱不名曰暑病。又吴球治远行人一案，虽在暑月，直曰中寒。盖恐后世误以热药治暑，特举病因以称之，可谓名正言顺矣。盖寒暑者，天地一定之阴阳，不容混淆。隆冬，既有热病，盛夏，岂无寒病？故辨证为医家第一要务。辨证既明，自然不惑于悠悠之谬论，而无倒行逆施，遗人夭殃之虑矣。

（王士雄，2013. 温热经纬. 蒋文明，整理. 太原：山西科学技术出版社：225.）

论暑湿伤寒，此夏月之杂感证也。外感多由于先受暑湿，后冒风雨之新寒，《内经》所谓"生于阳者，得之风雨寒暑"是也；内伤多由于畏热却暑，浴冷卧风，及过啖冰瓜所致，《内经》所谓"生于阴者，得之饮食居处"是也，乃暑湿病之兼证夹证，非伤暑湿之本证也。凡暑为寒湿所遏，生冷所郁，俞氏方法，稳而惬当。与前哲所立香薷饮加减五方，及大顺散、冷香饮子、浆水散等剂，意虽相同，而选药制方，尤鲜流弊，后学当遵用之。

（沈元良，2016. 绍派伤寒名家医话精编. 北京：中国中医药出版社：120.）

1. 试述湿热病的发病及病机特点。
2. 什么是湿热病的"正局"和"变局"？
3. 湿热证属阴湿伤表，见恶寒无热，为何原文用辛凉解表之薄荷、牛蒡子？
4. 第二条羌活如何运用？
5. 阴湿在表与阳湿在表如何辨治？
6. 湿热致痉与肝肾阴虚、水不涵木致痉的区别？
7. 热盛动风证在温病临床中的成因有哪些？
8. 阳明热盛发痉与热入营阴神昏痉厥的区别是？
9. 第七条中使用方诸水、金汁的作用是什么？
10. 达原饮作用于膜原，蒿芩清胆汤作用于少阳三焦，请对这两者的证治作一相同点与不同点的鉴别。
11. 湿热病后期余邪未净的证治需要考虑到哪几个方面？
12. 治疗湿温病常用三方藿朴夏苓汤、三仁汤、黄芩滑石汤在临床应用中的异同之处是什么？
13. 如何理解治湿不利小便非其治也？
14. 第十二条方剂在吴又可达原饮基础上化裁，与达原饮又有何不同之处？
15. 湿热证的辨治，重在辨清湿与热孰轻孰重，临床上如何辨析？
16. 第十四条湿热胸痹与《金匮要略》的胸痹有何不同？
17. 第十五条的方证病机为湿热化燥伤阴，为何又配合多种辛香理气耗阴之药？
18. 温胆汤是如何体现分消走泄的？
19. 温胆汤乃治痰湿内郁，胆热上扰之证，为何命为"温胆"？
20. 黄连苏叶汤饮呕吐的机理是什么？
21. 第十八条的暑湿咳喘与吴鞠通的湿温咳喘加减苇茎汤临床如何鉴别使用？
22. 养阴则助湿，化湿则伤阴，临床上湿热伤阴如何治疗？
23. 第二十条的方证病机为湿热化燥伤阴，阴虚生内风，为何配伍疏散外风之蔓荆子？
24. 湿热病禁用发汗，然第二十一条中又如何得汗解？
25. 湿热病后期中气亏损，升降逆乱如何辨治？
26. 临床如何辨治湿热内陷营血？
27. 虚热咽痛与实热咽痛如何鉴别辨证？
28. 如何理解湿盛则阳微？
29. 临床上如何辨治阴暑？
30. 肝体阴用阳，临床如何辨治余热留扰肝胆之失眠？
31. 湿热化燥，易伤阴液，湿热病后期阴液不足如何辨治？
32. 第二十九条由何判定为五苓散证？
33. 结合第三十条条文考虑可用于湿热证的熏洗方。
34. 栀子豉汤用于上焦气分湿热证的常见加减有什么？
35. 试述湿热证热盛动血之病机与证治。
36. 清营汤方药组成特点为何？
37. 清营汤可用于热迫血行的原因？
38. 如何理解主客浑受？
39. 薛生白如何变通吴又可所创三甲散用于湿热证后期胶结营血？

40. 治疗温病阴虚风动的主要思路是什么？
41. 简述温病神昏证治思路。
42. 白虎加苍术汤立方依据及适应证。
43. 比较东垣清暑益气汤与王氏清暑益气汤的适应证及组方特色。
44. 思考生脉饮的临床运用。
45. 香薷饮的加减思路是什么？
46. 湿热痢的辨治思路是什么？
47. 如何理解真人养脏汤的固涩作用？
48. 患痢日久伤阴的辨治思路是什么？
49. 如何理解缩脾饮方义？
50. 大顺散怎样发挥"大顺"之能？
51. 冷香饮子煎成冷服的原因是什么？

第四章　《疫疹一得》选读与案例精讲

一、论疫与伤寒似同而异

原文　伤寒初起，先发热而后恶寒；疫症初起，先恶寒而后发热。一两日后，但热而不恶寒。此寒热同而先后异也。有似太阳、阳明者，然太阳、阳明头痛不至如破，而疫则头痛如劈，沉不能举。伤寒无汗，而疫则下身无汗，上身有汗，惟头汗更盛。头为诸阳之首，火性炎上，毒火盘踞于内，五液受其煎熬，热气上腾，如笼上熏蒸之露，故头汗独多。此又痛虽同而汗独异也。有似少阳而呕者，有似太阴自利者。少阳而呕，胁必痛、耳必聋；疫症之呕，胁不痛，耳不聋，因有伏毒，邪火干胃，毒气上冲，频频而作。太阴自利者，腹必满；疫症自利者，腹不满。大肠为传送之官，热注大肠，有下恶垢者，有傍流清水者，有日及数十度者。此又症异而病同也。种种分别是疫，奈何犹执伤寒治哉？

【释义】

本节主要从以下五个层次来区分温疫（此指暑热疫）与伤寒。

（1）辨寒热先后　伤寒初起，为先发热而后恶寒；温疫初起，则为先恶寒而后发热，一两日后，但热而不恶寒。可见，温疫与伤寒初起的证候区别就在于寒热先后有异。

（2）辨头痛　伤寒头痛在太阳、阳明者，头痛不至如破；温疫初起则头痛如劈，沉不能举。可见，两者头痛的程度有所区别。

（3）辨汗　伤寒为外感风寒，邪束肌表，表实则多无汗；温疫为热毒火邪燔炽，火性炎上，迫津外泄，故下半身无汗而上半身有汗，尤其以头汗更盛。将头痛和汗出情况结合，可更准确地区分温疫与伤寒。

（4）辨呕　伤寒邪在少阳致呕者，必伴见胸胁苦满、耳聋等症；温疫暑热火毒犯于胃，毒气上逆亦可致呕，但却无胸胁苦满、耳聋等症。

（5）辨自利　伤寒太阴病自利者，多由于脾气不升，寒湿下注，气机不畅所致，故必伴有腹满之症；温疫自利则为邪热注于大肠，热结旁流或日泻数十次，但腹不满。

可见，余氏生活年代，世人治病仍受"法不离伤寒，方必遵仲景"的影响，余氏从临床上的不同症状阐述温疫与伤寒的异同，以警世人。当然，关于两者的区别，并不限于此，还应结合余氏其他的论述共同参详。

二、疫　疹　案

原文　疹出于胃，古人言热毒未入于胃而下之，热乘虚入胃，故发斑；热毒已入于胃，不即下之，热不得泄，亦发斑。此指误下、失下而言。夫时行疫疹，未经表下，如热不一日而即发，有迟至四五日而仍不透者。其发愈迟，其毒愈重。一病即发，以其胃本不虚，偶染邪气，不能入胃，犹之墙垣高大，门户紧密，虽有小人，无从而入，此又可所谓达于膜原者也。至有迟至四、五日而仍不透者，非胃虚受毒已深，即发表攻里过当。胃为十二经之海，十二经都朝宗于胃，能敷布于十二经，荣养百骸，毫发之间，靡所不贯。毒既入胃，势必亦敷布于十二经，戕害百骸。使不有以杀其炎炎之势，则百骸受其煎熬，不危何待？瘟既曰毒，其为火也明矣。且五行各一其性，惟火有二：曰君，曰相。内阴外阳，主乎动者也。火之为病，其害甚大，土遇之而赤，金遇之而镕，木遇之而燃，水不胜火则涸，故《易》曰：燥万物者，莫熯乎火。古人所谓元气之贼也。以是知火者疹之根，疹者火之苗也。如欲其苗之外透，非滋润其根，何能畅茂？一经表散，燔灼火焰，如火得风，其焰不愈炽乎？焰愈炽，苗愈遏矣，疹之因表而死者，比比然也。其有表而不死者，乃麻疹、风疹、暑疹之类。有谓疹可治而斑难医，人或即以疫疹为斑耳。夫斑亦何不可治之有？但人不敢用此法耳！

【释义】

本节论述暑热疫疹的病机与治法。余氏所论疫疹的病机，主要是由阳明胃热侵入血分，迫血外溢肌肤所致，没有章虚谷所言"疹从血络而出属经，斑从肌肉而出属胃"之别，因此余氏所谓"疹出于胃"与通常所说肺热及营，从血络而出之疹不同。

因暑热疫毒之邪极易侵入血分，故病每易发斑。斑疹外发的快与慢取决于邪毒与正气之间的力量对比。若正气盛能胜邪，则促邪外达，斑透较快；若邪毒更盛，则正气一时不能胜邪外出，则斑透较迟。

余氏认为，疫疹乃火之为病，其害甚大。火毒为病，易消烁阴液，迫津外泄，甚至动血生风。同时"壮火食气"，即火毒之邪可消耗人体正气，即"古人所谓元气之贼也"。火热之毒侵入血分，迫血妄行，外迫于肌肤即为发斑。因此，疫疹的出现，提示体内火毒燔灼，侵入营血。反而言之，从斑疹的色泽、形态等，可测知火毒的轻重。故云："火者疹之根，疹者火之苗。"

余氏又云："如欲其苗之外透，非滋润其根，何能畅茂？"这里所说的"滋润"，并非滋阴润燥之法，而是清泄火热，凉血解毒之意。可见，由疫疹的外透，可知内陷之火毒有外达之机，治疗宜清泄火热，凉血解毒，使斑透邪解。

而"疹之因表而死者，比比然也"，则是提示我们，疫疹外透，看似病势向外，但病位实为在里，是在里之邪毒由营血外达肌表之象，而非表证，故当禁用表散之法。一旦误用表散，不但在里之火毒不能顺利外透，反而使邪热愈加燔炽。这也就是误治的原因，即未明确疫疹发斑的病位和病势。当然，如若风疹或麻疹等斑疹，病因为风毒、风热夹毒等，邪在肺卫肌表者，初起治疗则当以表散为宜，与此处所言暑疫之斑疹禁用表散不同，须灵活辨治。

疫疹的病机要点：①火毒之患；②疫疹外透为内陷之邪毒有外达之机。

疫疹的治疗要点：禁用表散，应当清泄火热，凉血解毒，促其斑透邪解。

三、疫疹之形

原文　松浮：松而且浮，洒于皮面，或红，或紫，或赤，或黑，此毒之外现者，即照本方治之。虽有恶症，百无一失。

紧束有根：疹出紧束有根，如从肉里钻出，其色青紫，宛如浮萍之背，多见于胸背。此胃热将烂之色，急宜大清胃热，兼凉其血，务使松活色退，方可挽回。稍存疑惧，即不能救。

【释义】

余氏在疫疹的辨治中重视辨斑疹的形状与色泽，颇有卓见。本节论述从疹之形态变化判断疫疹的预后吉凶。

疫疹一出，无论色泽为红、紫、赤、黑，只要外形是松活浮洒于皮面者，都提示热毒有外泄之机，预后大多良好。若疫疹一出，其形凝滞敛束，斑疹边缘清晰，颜色青紫，如浮萍之背，每见于胸背，提示毒深锢结，邪气闭伏于里不得外泄，且气血不畅，瘀热互结，是病候危重之象。治宜大清胃热兼以凉血散血，务使其颜色转淡，形态松活，万不能有所迟误。

四、疫 疹 之 色

原文 红活：血之体本红，血得其畅，则红而活，荣而润，敷布洋溢，是疹之佳境也。

淡红：淡红，有美有疵。色淡而润，此色之上者也；若淡而不荣，或娇而艳、干而滞，血之最热者。

深红：深红者，较淡红而稍重，亦血热之象。一经凉血，即转淡红。

艳红：色艳如胭脂，此血热极之象，较深红而愈恶。必大用凉血，始转深红，再凉之，而淡红矣。

紫赤：紫赤类鸡冠花而更艳，较艳红而火更盛。不急凉之，必至变黑。

红白砂：细碎宛如粟米，红者谓之红砂，白者谓之白砂。疹后多有此症，乃余毒尽透，最美之境，愈后脱皮。若初病未认是疫，后十日、半月而出者，烦躁作渴，大热不退，毒发于颐者，死不可救。

【释义】

本段主要阐述从疫疹的颜色判断病性及预后，主要有红、赤、紫等。

由于血之色为红，疫疹为火毒由营血外透之象，所以红色是疫疹的正色，即疫疹色泽以红活荣润为顺。疫疹见淡红色则有两种情况，若淡红而润，为热毒不深；如淡而不荣，或鲜红娇艳，或干滞，则为血热炽盛、津液被灼。深红色即赤色，提示邪热较红色之邪稍重，凉其血便可转为淡红。若疫疹色赤而艳如胭脂，为血热更重，较深红色更为凶恶，必须用大剂凉血之品，始可色渐转淡。疫疹颜色紫赤如鸡冠花者，为火毒炽盛，燔灼营血，宜清泄火毒，凉血散血。一般来讲，疫疹色泽越浅，提示邪热越轻；色泽越深，则邪热越重。但不论哪种颜色，只要润泽有神，则提示机体津气尚充，营血运行流畅，预后佳；若干晦没有光泽者，则多为热毒深结，血枯液涸，病多危殆。

余氏还提到一种情况，疫疹外发之后，如果皮肤上出现细碎如粟米大小的疹，红者为红砂，白者为白砂。此多为余毒尽透之象，因余毒不甚，所以疹点细小如砂。一般而言，血分余毒外泄，多为红砂；气分余毒外泄，多为白砂。愈后往往会脱皮。

毒发于颐，一般多指发颐之候。即下颌骨的外上方疼痛伴肿胀，逐渐延向耳前耳后，初起即肿如结核，渐大如桃李。为邪不外达而结于少阳、阳明之络所致。暑热疫，若烦渴高热不退，而见此发颐之证，多属不祥之候，治疗难度大。

五、疫疹不治之症

原文　疫疹初起，六脉细数沉伏，面颜青惨，昏愦如迷，四肢逆冷，头汗如雨，其痛如劈，腹内扰肠，欲吐不吐，欲泄不泄，男则仰卧，女则覆卧，摇头鼓颔，百般不足。此为闷疫，毙不终朝矣。如欲挽回于万一，非大剂清瘟败毒饮不可，医家即或敢用，病家决不敢服，于其束手待毙，莫如[1]含药而亡。虽然，难矣哉！

【词解】

[1] 如：原本无此字，今据嘉庆十六年本加之。

【释义】

本条阐述了疫疹不治之症即闷疫的临床表现与治疗。

所谓闷疫，多指突然爆发的疫病，为临床难治之证。多由感受热毒秽浊之邪，阻塞闭滞于内，不能透达，以致起病即现内闭亦似外脱的险恶症状。因以闷乱阻闭为特征，故名"闷疫"。

闷疫的临床表现常见脉沉、面色青惨、四肢逆冷等热毒秽浊闭伏于内、热深厥深之象；头汗如雨为邪不外达而上逼似脱；火毒之邪内伏而扰乱神明，故昏聩如迷；腹部绞痛，欲吐泻不得为热毒内阻，干乱于内；秽毒上窜、充斥肆逆、邪正激争，故见头痛如劈，摇头鼓颔等症。如《素问·至真要大论》所云："诸禁鼓栗，如丧神守，皆属于火。"

从以上表现及病机分析可见，闷疫表现的证候虽与内闭外脱证相似，但实则不同。内闭外脱证，多见于疾病的危重期或后期，属正虚邪陷。闷疫则是病发初起即秽浊火毒内闭，正邪交争而难于舒展所致。其热深厥深之象，切不可误认为阴寒内盛，阳气外亡。临床可根据舌脉象辨识区分，闷疫的六脉细数沉伏即属热毒内伏，脉气受阻之象。且闷疫之舌质多呈紫赤，亦提示疫毒深伏于里。综上可见闷疫病情极为险恶，故有毙不终朝之说。其治疗大法必须紧抓秽浊火毒内闭的关键病机，以大剂清瘟败毒饮辟秽开闭，清透郁伏之火毒。

需要注意的是，闷疫的治疗应用清瘟败毒饮需详辨病情，不可拘泥而一律应用此方。因若过用寒凉直折之品，易使邪热更加闭伏于里，即吴又可"强遏其热，致邪愈结"之意。汪曰桢认为："清瘟败毒饮有遏抑而无宣透，故决不可用。"王孟英也认为："宜刺曲池、委中，以泄营分之毒，再灌以紫雪，清透伏邪，使其外越，或可挽回，清瘟败毒饮何可试耶？"王孟英对于闷疫的治疗，应用内外兼治之法，可供参考。

六、清瘟败毒饮

原文　治一切火热，表里俱盛，狂躁心烦，口干咽痛，大热干呕，错语不眠，吐血衄血，热盛发斑。不论始终，以此为主。后附加减。生石膏（大剂六两至八两，中剂二两至四两，小剂八钱至一两二钱），小生地（大剂六钱至一两，中剂三钱至五钱，小剂二钱至四钱），乌犀角（大剂六钱至八钱，中剂三钱至四钱，小剂二钱至四钱），真川连（大剂六钱至四钱，中剂二钱至四钱，小剂一钱至钱半），赤芍（大剂三钱，小剂一钱五分），连翘（大剂三钱，小剂一钱五分），桔梗（大剂三钱，小剂一钱五分），生栀子（大剂三钱，小剂一钱半），黄芩（大剂三钱，小剂一钱半），知母（大剂三钱，小剂一钱五分），丹皮（大剂四钱，中剂三钱，小剂一钱五分），甘草（大剂三钱，中剂一钱五分，小剂八分），元参（大剂三钱，小剂一钱五分），竹叶（大剂三钱，小剂一钱五分）。

疫症初起，恶寒发热，头痛如劈，烦躁谵妄，身热肢冷，舌刺唇焦，上呕下泄。六脉沉细而数，即用大剂；沉而数者，用中剂；浮大而数者，用小剂。如斑一出，即用大青叶，量加升麻四五分引毒外透。此内化外解、浊降清升之法，治一得一，治十得十。以视升提发表而愈剧者，何不俯取刍荛之一得也。

此十二经泄火之药也。斑疹虽出于胃，亦诸经之火有以助之。重用石膏直入胃经，使其敷布于十二经，退其淫热；佐以黄连、犀角、黄芩泄心、肺火于上焦；丹皮、栀子、赤芍泻肝经之火，连翘、玄参解散浮游之火，生地、知母抑阳扶阴，泄其亢甚之火，而救欲绝之水，桔梗、竹叶载药上行；使以甘草和胃也。此皆大寒解毒之剂，故重用石膏，先平甚者，而诸经之火自无不安矣。

【释义】

本条论述清瘟败毒饮的证治。

余氏亲临几次大疫的流行，他针对温疫的病因病机，结合自身临床经验，创制了清瘟败毒饮，大获奇效，余氏称此方"三十年来，颇堪自信"。此方在书中加减应用近50余次，涵盖温疫50余症，论述十分详尽，并附医案证实其效验。足见本方的独到之处，值得深入研究。

清瘟败毒饮由白虎汤、犀角地黄汤、黄连解毒汤三方加减而成。余氏称之为"十二经泄火之药"，方中重用生石膏以"直入胃经，使其敷布于十二经，退其淫热""先平甚者，而诸经之火自无不安矣"，生石膏性寒，大清胃热，味淡而薄，能解肌热；体沉而降，能泄实热，故非石膏不足以治热疫。本方可见余氏的治疫重点在于清气分邪热，石膏伍知母、甘草即辛寒清气之白虎汤；黄连配黄芩、栀子即苦寒直折的黄连解毒汤，两方均为清气分热的代表方。同时犀角配伍生地黄、赤芍、丹皮，为凉血化斑的犀角地黄汤。仔细观之，凉膈散、清营汤也包含在本方的药物组成中。可见本方不仅清气凉血力强，而且给热邪多条出路，使之得以外泄。

余氏根据脉象与主症不同，生石膏、生地黄、犀角、川连诸药分别投以大、中、小不同剂量，重症用重剂，轻症用轻剂，并在本条之后详列疫疹的随症加减之法，足见其制方用药之严谨，独具匠心。

概而言之，清瘟败毒饮可用于温病气血两燔之热毒亢盛至极者。临床可表现为壮热，目赤，口渴饮冷，四肢厥逆，咽痛，唇肿，甚则面肿，头痛如劈，骨节烦疼，腰如被杖，喘急鼻煽，神昏谵语，狂躁妄动，呕吐，泄泻，或大便燥结，衄血，吐血，便血，尿血，发斑，血色紫黑，或见四肢抽搐，舌绛起芒刺，苔黄燥或焦燥，脉虚大而数，或沉数，或沉细数等。

【名家医案】

急黄发斑（米伯让医案）

姚某，女，44岁，初诊：1959年9月2日。主诉及病史：因上腹部疼痛、发冷发烧3天，身目俱黄2天，于1959年9月2日急收入院。入院后诊为"慢性胆石症性胆囊炎急性发作，坏死性胆囊炎合并中毒性休克"。经用抗感染及对症处理，病情未缓解。故急请米老治疗。诊查：症见急性病容，表情痛苦，神志模糊，多语不清，烦躁不安，面色苍黄，口唇发青，皮肤及巩膜黄染，皮肤有出血点，球结膜下见有出血斑，持续性上腹部疼痛、阵发性加剧，伴寒战鼓颌，壮热汗多，恶心呕吐，吐出物为胃内容物，大便二次呈灰白色，小便为茶黄色，舌绛紫，苔里厚而燥，脉沉弱数。腹胀，右上腹明显压痛，并有中等硬度包块。体温39.5℃，血压（80～60）/（50～30）mmHg。白细胞$15×10^9$/L，中性粒细胞百分比95%。尿蛋白（++），红细胞5～10个/HP，白细胞少量，颗粒管型0～2个/HP。尿胆红素阳性。二氧化碳结合力32.8Vol%，非蛋白氮53.1mg%。辨证：急黄发斑。证属热毒炽盛，胆道阻滞。治法：宜清热解毒，凉血利胆。处方：生地30g，丹皮15g，杭芍15g，犀角9g（先煎），知母9g，生石膏60g，粳米15g，炙甘草9g，黄连9g，炒黄芩6g，炒黄柏9g，焦山栀12g，炒枳实9g，生大黄9g。逐日1剂，严密观察病情。

药后病情稳定，症状递减，服药7剂后，体温37℃。血压110/70mmHg。二便量多，均呈黄色，皮肤出血点已消失，结膜下出血斑已大部分吸收，皮肤及巩膜黄染减退，下肢轻度水肿。舌红绛，苔黄，脉细数。继服上方药加减。处方：生地30g，丹皮15g，杭芍9g，羚羊角3g（代犀角），知母24g，生石膏30g，粳米15g，炙甘草9g，川黄连9g，炒黄芩9g，黄柏9g，焦山栀9g，茵陈蒿15g。

服上方药2剂后，皮肤及巩膜轻度黄染，结膜下出血斑继续吸收，下肢稍浮肿。舌红苔黄，脉细数。体温正常，血压稳定。证属肝肾不足，湿热未清。治宜补益肝肾，继清湿热。处方：生地24g，山药12g，山萸肉12g，丹皮9g，茯苓9g，泽泻9g，知母12g，黄柏9g，茵陈15g。

服上方药3剂后，去苓、泽、萸肉，加木通9g，猪苓9g，麦冬15g，条沙参9g，再服2剂。药后结膜下出血斑基本吸收，皮肤及巩膜微黄染，二便正常。舌红苔白，脉细。予六味地黄汤加茵陈。服药9剂后，皮肤及巩膜黄染消退，结膜下出血斑完全吸收，下肢浮肿消失，饮食尚可，血压正常，痊愈出院。

（董建华，2010. 中国现代名中医医案精粹：第2集. 北京：人民卫生出版社：212-213.）

【案例精讲】

本例急黄发斑，米老辨其证属热毒炽盛，胆道阻滞，方用清瘟败毒饮加减以清热凉血，泻火救阴，利胆消胀。

米老认为本方的要点是重用生石膏大清阳明燥热，若生石膏量少则无济于事，必须用60～120g，配用犀角，才能奏效。患者服药至7剂后，见其二便量多，故于原方去枳实、大黄；燥热虽减，但舌红绛苔黄，热毒未净，故仍守原方清泄之意，无犀角勉以羚羊角代，加茵陈利胆退黄。服药2剂后，见舌红苔黄，脉细数，转为补益肝肾，继清湿热，方用知柏地黄地黄汤、六味地黄汤加减，服药14剂后，病愈出院。本案中患者全部疗程除用西药纠正休克外，均用上述方药随证加减出入为治，获得满意的疗效。

【后世发挥】

朱良春：本方是一张强有力的泻火解毒、凉血化斑剂。白虎汤善清阳明表里之热，黄连解毒汤（去黄柏）能泻三焦实火，这两方同用，不但清热解毒、除烦止渴的作用极为强盛，并能澄血约流，治疗热极迫血妄行而致的吐血、衄血、发斑。而犀角地黄汤更专于凉血解毒，养阴化瘀，治疗邪热入营，逼血妄行，或上出而为吐衄，或下出而为便血，或溢于皮肤，发为瘀斑诸症。此外，玄参、桔梗、连翘与甘草同用，能清润咽喉，治咽干肿痛；竹叶清心利尿，导热从下而出。所以为治瘟疫火毒的要方，对疫毒火邪，充斥内外，气血两燔而出血危急者，用之有转危为安之功。但如非属热极毒盛者，绝对不可误投本方。

（朱良春，缪正来，2017. 汤头歌诀详解（修订版）. 北京：中国中医药出版社：312-313.）

王付：清瘟败毒饮主治牙髓炎、根尖周围炎、龋齿、牙质过敏，或辨治咽喉梅毒、急性喉阻塞、扁桃体炎、咽炎、喉炎、白喉、急性喉阻塞，针对病变证机是郁热内生、热迫血脉、灼损络脉；清瘟败毒饮治疗作用特点是清热解毒，泻火凉血，化瘀消肿。若咽痛甚者，加大桔梗、玄参用量，以清热利咽止痛；若肿痛甚者，加大栀子、黄连用量，以清热解毒止痛；若口渴甚者，加大石膏、生地黄用量，以清热凉血、生津止渴；若瘀热甚者，加大赤芍、丹皮用量，以凉血散瘀消肿；若大便干结者，加大黄、芒硝，以清泻热结等。

（王付，2018. 王付五官疾病选方用药技巧. 郑州：河南科学技术出版社：216-217.）

1. 余师愚对疫疹的辨治认识受到哪些医家的影响？
2. 清瘟败毒饮的适应证是什么，如何随证加减？

一、温病与伤寒不同诊脉义

原文 凡温病脉不浮不沉，中按洪、长、滑、数，右手反盛于左手，总由怫热郁滞脉结于中故也。若左手脉盛，或浮而紧，自是感冒风寒之病，非温病也。

【释义】

本节主要论述了温病与伤寒在脉象上的不同。

（1）温病与伤寒脉位有别 温病脉不浮不沉，伤寒脉浮，提示温病热在中，病见于肌肤分肉之间。本节原文杨氏对伤寒与温病的起病与脉象的关系作了解释，"凡伤寒自外之内，从气分入，始病恶寒发热，一二日不作烦渴，脉多浮紧，不传三阴，脉不见沉；温病由内达外，从血分出，始病不恶寒而发热，一热即口燥咽干而渴，脉多洪滑，甚则沉伏，此发表清里之所以异也"。临床又当根据病情变化、病人体质等，通过诊脉，进行虚实辨证。

（2）温病与伤寒脉盛，且左右手有别 《类经》有云"凡脉盛者邪必盛"，脉盛因邪气亢盛而正气充足，正邪相搏，气血充盈脉道，搏动有力。温病脉右手盛于左手，伤寒脉左手脉盛，因"温邪上受，首先犯肺"，肺中有热，故温病见右手盛于左手。

二、升 降 散

原文 温病亦杂气中之一也，表里三焦大热，其证治不可名状者，此方主之。

如头痛眩运，胸膈胀闷，心腹疼痛，呕哕吐食者；如内烧作渴，上吐下泻，身不发热者；如憎寒壮热，一身骨节酸痛，饮水无度者；如四肢厥冷，身凉如冰，而气喷如火，烦躁不宁者；如身热如火，烦渴引饮，头面猝肿，其大如斗者；如咽喉肿痛，痰涎壅盛，滴水不能下咽者；如遍身红肿，发块如瘤者；如斑疹杂出，有似丹毒风疮者；如胸高胁起胀痛，呕如血汁者；如血从口鼻出，或目出，或牙缝出，毛孔出者；如血从大便出，甚如烂瓜肉，屋漏水者；如小便涩淋如血，滴点作疼不可忍者；如小便不通，大便火泻无度，腹痛肠鸣如雷者；如便清泻白，足重难移者；如肉瞤筋惕者；如舌卷囊缩者；如舌出寸许，绞扰不住，音声不出者；如谵语狂乱，不省人事，如醉如痴者；如头疼如破，腰痛如折，满面红肿，目不能开者；如热盛神昏，形如醉人，哭笑无常，目不能闭者；如手舞足蹈，见神见鬼，似风癫狂祟者；如误服发汗之药，变为亡阳之证，而发狂叫跳，或昏不识人者。外证不同，受邪则一。凡未曾服过他药者，无论十日、半月、一月，但服此散，无不辄效。

　　按：温病总计十五方。轻则清之，神解散、清化汤、芳香饮、大小清凉散、大小复苏饮、增损三黄石膏汤八方；重则泻之，增损大柴胡汤、增损双解散、加味凉膈散、加味六一顺气汤、增损普济消毒饮、解毒承气汤六方。而升降散，其总方也，轻重皆可酌用。察证切脉，斟酌得宜，病之变化，治病之随机应变，又不可执方耳。按：处方必有君、臣、佐、使，而又兼引导，此良工之大法也。是方以僵蚕为君，蝉蜕为臣，姜黄为佐，大黄为使，米酒为引，蜂蜜为导，六法俱备，而方乃成。窃尝考诸本草，而知僵蚕味辛苦气薄，喜燥恶湿，得天地清化之气，轻浮而升阳中之阳，故能胜风除湿，清热解郁，从治膀胱相火，引清气上朝于口，散逆浊结滞之痰也。其性属火，兼土与木，老得金水之化，僵而不腐。温病火炎土燥，焚木烁金，得秋分之金气而自衰，故能辟一切怫郁之邪气。夫蚕必三眠三起，眠者病也，合薄皆病，而皆不食也；起者愈也，合薄皆愈，而皆能食也。用此而治合家之温病，所谓因其气相感，而以意使之者也，故为君。夫蝉气寒无毒，味咸且甘，为清虚之品，出粪土之中，处极高之上，自感风露而已。吸风得清阳之真气，所以能祛风而胜湿；饮露得太阴之精华，所以能涤热而解毒也。蜕者，退也，盖欲使人退去其病，亦如蝉之脱，然无恙也。亦所谓因其气相感，而以意使之者也，故为臣。姜黄气味辛苦，大寒无毒，蛮人[1]生啖[2]，喜其祛邪伐恶，行气散郁，能入心脾二经建功辟疫，故为佐。大黄味苦，大寒无毒，上下通行。盖亢甚之阳，非此莫抑，苦能泻火，苦能补虚，一举而两得之。人但知建良将之大勋，而不知有良相之硕德也，故为使。米酒性大热，味辛苦而甘。令饮冷酒，欲其行迟，传化以渐，上行头面，下达足膝，外周毛孔，内通脏腑经络，驱逐邪气，无处不到。如物在高巅，必奋飞冲举以取之。物在远方及深奥之处，更必迅奔探索以取之。且喜其和血养气，伐邪辟恶，仍是华佗旧法，亦屠苏[3]之义也，故为引。蜂蜜甘平无毒，其性大凉，主治丹毒斑疹，腹内留热，呕吐便秘，欲其清热润燥，而自散温毒也，故为导。盖蚕食而不饮，有大便无小便，以清化而升阳；蝉饮而不食，有小便无大便，以清虚而散火。君明臣良，治化出焉。姜黄辟邪而靖疫；大黄定乱以致治，佐使同心，功绩建焉。酒引之使上行，蜜润之使下导，引导协力，远近通焉。补泻兼行，无偏胜之弊，寒热并用，得时中之宜。所谓天有覆物之功，人有代覆之能，其洵[4]然哉。是方不知始自何氏，《二分晰义》改分两变服法，名为赔赈散，用治温病，服者皆愈，以为当随赈济而赔之也。予更其名曰升降散。盖取僵蚕、蝉蜕，升阳中之清阳；姜黄、大黄，降阴中之浊阴，一升一降，内外通和，而杂气之流毒顿消矣。又名太极丸，以太极本无极，用治杂气无声无臭之病也。乙亥、丙子、丁丑，吾邑连歉，温气盛行，死者枕藉[5]。予用此散，救大证、怪证、坏证、危证，得愈者十数人，余无算。更将此方传施亲友，贴示集市，全活甚众，可与河间双解散并驾齐驱耳。名曰升降，亦双解之别名也。

【词解】

[1] 蛮人：我国古代称南方的民族。

[2] 生啖：啖，吃。生啖，指吃生食。

[3] 屠苏：指华佗屠苏酒。屠苏是古代的一种房屋，因为是在这种房子里酿的酒，所以称为屠苏酒。据说屠苏酒是东汉末年名医华佗创制而成的，其为大黄、白术、桂枝、防风、花椒、附子等中药入酒中浸制而成。元旦饮之，辟疫疠一切不正之气。

[4] 洵：诚然之意。《诗经·郑风·有女同车》："彼美孟姜，洵美且都。"

[5] 枕藉：纵横相枕而卧，此处形容因瘟疫而死者甚多。《文选·西都赋》："禽相镇压，兽相枕藉。"

【释义】

本节主要论述升降散的组成、适应证、方源和加减化裁。

（1）升降散的组成、适应证　升降散以"僵蚕为君，蝉蜕为臣，姜黄为佐，大黄为使，米酒为引，蜂蜜为导"，方中君、臣、佐、使，又兼引导，六法俱备。主治"表里三焦大热，其证治不可名状者"，提示温病热邪炽盛，充斥表里三焦。临床见症较多，有"头痛眩运，胸膈胀闷，心腹疼痛，呕哕吐食者"，有"内烧作渴，上吐下泻，身不发热者"，有"憎寒壮热，一身关节酸痛，饮水无度者"，有"四肢厥冷，身凉如冰，而气喷如火，烦躁不宁者"等。杨氏文中总结"外证不同，受邪不一"。但统以升降散治之，效佳。方中僵蚕、蝉蜕升阳中之清阳，药以僵蚕息风止痉、祛风通络止痛、化痰散结，蝉蜕疏散风热、息风止痉、利咽透疹；姜黄、大黄降阴中之浊阴，姜黄破血行气、通络止痛，大黄泻下攻积、凉血解毒、清热泻火、推陈致新。四药合之，一升一降，上下沟通，疏表清里，内外通利。

（2）升降散的方源　《丹溪心法》在"瘟疫"附方中有"人间治疫有仙方，一两僵蚕二大黄。姜汁为丸如弹子，井花调蜜便清凉"之说。僵蚕之升与大黄之降，似有升降散之意。升降散原方出自明代医家张鹤腾的《伤暑全书·卷下》，本方主治病证"凡患瘟疫，未曾服他药，或一二日，或七八日，或至月余未愈者"。其后清代医家陈良佐在《二分晰义》改名为赔赈散，临床应用效佳，温病服者皆愈，正如原文按语"是方不知始自何氏，《二分晰义》改分两变服法，名为赔赈散，用治温病，服者皆愈，以为当随赈济而赔之也"。对升降散的广泛应用当推杨栗山，原文述"予用此散，救大证、怪证、坏证、危证，得愈者十数人，余无算"。

（3）升降散的加减化裁　杨氏以升降散为总方，认为轻重皆可酌用，并随证变化，加减化裁出十四首方剂。按"轻则清之"原则，化裁出神解散、清化汤、芳香饮、大小清凉散、大小复苏饮、增损三黄石膏汤八首方剂；按"重则泻之"原则，化裁出增损大柴胡汤、增损双解散、加味凉膈散、加味六一顺气汤、增损普济消毒饮、解毒承气汤六首方剂。

【名家医案】

（赵绍琴医案）

刘某，男，3岁。患原发性血小板减少性紫癜，住某医院用激素治疗月余无效。1993年3月初诊时，血小板数仅为30×10⁹/L，全身有散在性瘀斑，下肢较多，部分融合成片，鼻衄时作，夜寐不安，便干尿黄，形瘦舌红，苔黄且干，脉象弦数。诊为热入血分，肝失藏血，治以疏调气机、凉血化瘀之法，用升降散加味：蝉蜕、片姜黄各3g，僵蚕、生地榆、炒槐花、茜草各6g，大黄1g，白茅根、小蓟各10g。水煎服，每日1剂。7剂后复诊，全身瘀斑颜色转浅，未再出现新的瘀斑，鼻衄未作，化验血小板已上升至90×10⁹/L。继服原方7剂，诸症续减，血小板上升至160×10⁹/L。此后继用上方随证加减，调治3个月，血小板维持在（100～260）×10⁹/L，紫癜、鼻衄等症未再出现。

（彭建中，杨连柱，1994. 赵绍琴时方治验五则. 山东中医杂志，13（10）：458-459.）

【案例详解】

升降散具有升清降浊、泻热逐秽之功，本案症见全身有散在性瘀斑，下肢较多，部分融合成片，鼻衄时作，夜寐不安，便干尿黄，形瘦舌红，苔黄且干，脉象弦数，是气血同病之证。因热毒充斥，中于上焦，可见热扰心神之夜寐不安；中于下焦可见便干尿黄；血分郁热，热迫血妄行则出血，治疗用升降散加凉血化瘀之品，升降散者，取其疏调气机、泻热逐秽，因气为血帅，血为气母，气行依血，血行随气，故欲宣散血分之郁热，必先疏调气机之郁滞。

【后世发挥】

蒲辅周：温疫之升降散，犹如四时温病之银翘散。

（薛伯寿，1981. 杨栗山温疫证治钩玄——蒲辅周老师对《伤寒温疫条辨》的推崇. 中医杂志，（4）：4-7.）

赵绍琴：本证的表现虽然种种，但归根结底，是寒凉外遏，火热内郁，故用宣泄郁火的升降散治疗。方中白僵蚕辛苦咸平，能散风除湿，清热解郁，既能宣通火郁之邪，又能透风湿于火热之外。蝉蜕辛咸凉，为轻清之品，辛可宣散，凉可去热，故能治温病初起热郁于内之证，有透邪达热，解毒利咽之功。白僵蚕、蝉蜕均为虫药，有宣郁透热之效，然行气破结，泄火清热之力则逊，故又配以姜黄和大黄。姜黄辛苦温，能行气散结，破瘀逐血，消肿止痛，能温散寒遏，助白僵蚕、蝉蜕以使火郁外达，并有解毒散风除湿之功。大黄味苦而大寒，苦能泄火，又能坚阴，既能攻下热结，使郁火得降，又能推陈致新，使气血流畅。方中用白僵蚕、蝉蜕升清解郁宣达，以姜黄、大黄降浊泄热导火。四药相伍，升清降浊，升阳降火，一升一降，使内外通达，气血调畅，则三焦火热之邪自然得消，故名"升降散"。

（赵绍琴，2012. 赵绍琴医学全集. 北京：北京科学技术出版社：54.）

李士懋：余用升降散，主要掌握郁热这一关键，凡有郁热者，不论外感内伤，内外儿妇各科皆用之，并不囿于温病一端。

（李士懋，田淑霄，2015. 李士懋田淑霄医学全集（中卷）. 北京：中国中医药出版社：34.）

三、增损双解散

原文

增损双解散　温病主方温毒流注，无所不至。上干则头痛目眩耳聋，下流则腰痛足肿，注于皮肤则斑疹疮疡，壅于肠胃则毒利脓血，伤于阳明则腮脸肿痛，结于太阴则腹满呕吐，结于少阴则喉痹咽痛，结于厥阴则舌卷囊缩。此方解散阴阳内外之毒，无所不至矣。

白僵蚕酒炒，三钱　全蝉蜕十二枚　广姜黄七分　防风一钱　薄荷叶一钱　荆芥穗一钱　当归一钱　白芍一钱　黄连一钱　连翘去心，一钱　栀子一钱　黄芩二钱　桔梗二钱　石膏六钱　滑石三钱　甘草一钱　大黄酒浸，二钱　芒硝二钱

水煎去渣，冲芒硝，入蜜三匙，黄酒半酒杯，和匀冷服。

按：温病本末身凉不渴，小便不赤，脉不洪数者，未之有也。河间以伤寒为杂病，温病为大病，特立双解散以两解温病表里之热毒，以发明温病与伤寒异治之秘奥，其见高出千古，深得长沙不传之秘。且长沙以两感为不治之证，伤寒病两感者亦少，一部《伤寒论》仅见麻黄附子细辛汤一证，惟温病居多，以温病咸从三阴发出三阳，乃邪热亢极之证，即是两感，惜长沙温病方论散佚不传，幸存刺五十九穴一法。惟河间双解散，解郁散结，清热导滞，可以救之，必要以双解为第一方，信然。予加减数味，以治温病，较原方尤觉大验。戊寅四月，商邑贡生刘兆平，年八旬，患温病，表里大热，气喷如火，舌黄口燥，谵语发狂，脉洪长滑数，予用原方治之，大汗不止，举家惊惶，急易大复苏饮一服汗止，但本证未退，改制增损双解散方，两剂而病痊。因悟麻黄春夏不可轻用，因悟古方今病不

可过执也。所以许学士有云：读仲景之书，学仲景之法，不可执仲景之方，乃为得仲景之心也。旨哉斯言！河间双解、三黄俱用麻黄，仍是牵引叔和旧说。盖温病热郁，自里达表，亦宜解散，但以辛凉为妙。

【释义】

本节论述增损双解散的组成、适应证，在按语中论述河间双解与杨氏增损双解的异同。

（1）增损双解散的组成　增损双解散是由升降散加减而来，全方双解表里，方中以荆芥穗、防风、薄荷、蝉衣辛散解表；僵蚕、姜黄、当归、芍药通络和营；黄连、黄芩、石膏等苦寒、辛寒之品清热解毒，山栀泻三焦热毒，连翘清透里热；大黄、芒硝通腑泄热；滑石、甘草、桔梗利湿解毒，宣肺气利咽喉；全方共奏散表邪、清里热、通腑实、调气血、畅气机之功。

（2）增损双解散的适应证　本方主治温病表里热毒炽盛之证。温毒易于攻窜流走、蕴结壅滞，临床症状可见"上干则头痛目眩耳聋，下流则腰痛足肿，注于皮肤则斑疹疮疡，壅于肠胃则毒利脓血，伤于阳明则腮脸肿痛，结于太阴则腹满呕吐，结于少阴则喉痹咽痛，结于厥阴则舌卷囊缩"。

（3）河间双解与杨氏增损双解的异同　河间双解散出自《宣明论方·卷六》。由益元散、防风通圣散组成，方可解郁散结，清热导滞，以两解温病表里之热毒。杨氏在此方基础之上"予加减数味，以治温病，较原方尤觉大验"。河间双解散方中仍用麻黄，牵引叔和旧说，未脱伤寒解表之藩篱。杨氏认为温病热郁，自里达表，治疗宜解散，以辛凉为妙，故增损双解散方中去河间双解散中辛温之麻黄，在表以辛凉解表为主。

【名家医案】

（李士懋医案）

司马某，女，1岁3个月。1964年4月7日初诊：发热已6日，颈项及耳后疹密而紫暗，身躯疹稀少。咳喘气粗，烦热渴饮，下痢赤白，日10余行。脉数大，舌红苔黄腻。此热毒夹滞壅结于内，疹出不透。急当清泄热毒，畅达气机，佐以消导，予增损双解散加减。僵蚕7g，蝉蜕3g，姜黄4g，酒大黄3g，桔梗3g，防风3g，薄荷3g，葛根6g，黄芩4.5g，黄连4.5g，栀子4g，石膏8g，紫草10g，槟榔4.5g。1剂，疹即出透，喘、痢、热皆减。

（李士懋，田淑霄，2015. 李士懋田淑霄医学全集（下卷）. 北京：中国中医药出版社：153.）

【案例精讲】

增损双解散原治温毒流注，伤于阳明、太阴、厥阴、少阴等造成的诸症，可解散阴阳内外之毒，主治温病表里之热毒炽盛之证。本案症发热已6日，颈项及耳后疹密而紫暗，身躯疹稀少。咳喘气粗，烦热渴饮，下痢赤白，日10余行，脉数大，舌红苔黄腻，此例疹甫露即紫暗，热毒内盛明矣，郁热上攻于肺而为喘，夹滞下迫大肠而为痢。热毒壅盛，气机不畅，疹不能透发。予双解散，内清外透，使热分消，加紫草活血散瘀。毒热得透，疹即出齐，喘利顿减。

【后世发挥】

戴天章：刘氏双解散：防风，桔梗，黄芩（各一钱），荆芥，苏薄荷，青麻黄，川芎，焦栀，连翘，大黄，芒硝，白术，甘草，当归，白芍（各五分），生石膏（四钱），飞滑石（三钱）。按：杨玉衡曰：河间立双解散，解郁散结，清热导滞，以两解温病表里之热毒，以发明温病与伤寒异治之秘奥，其见高出千古；惟麻黄性烈大热，太泄肺气，川芎香窜，走泄真元，白术气浮，填塞胃口，皆非温病所宜。

（戴天章，2010. 重订广温热论. 何廉臣，重订. 俞鼎芬，王致谱，校点. 福州：福建科学技术出版社：98.）

1. 温病的脉象是什么?
2. 温病与伤寒在脉象表现上有什么不同?
3. 试述升降散的组成、适应证。
4. 升降散体现的治疗原则是什么? 如何理解?
5. 试述增损双解散的组成与适应证?
6. 试述河间双解散与杨氏增损双解散在组成与适应证上的区别?

第六章 《温病条辨》选读与案例精讲

第一节 上 焦 篇

一、第 一 条

原文 温病者，有风温、有温热、有温疫、有温毒、有暑温、有湿温、有秋燥、有冬温、有温疟。

此九条，见于王叔和《伤寒例》[1]中居多，叔和又牵引《难经》之文以神其说。按时推病，实有是证，叔和治病时，亦实遇是证。但叔和不能别立治法，而叙于《伤寒例》中，实属蒙混，以《伤寒论》为治外感之妙法，遂将一切外感悉收入《伤寒例》中，而悉以治伤寒之法治之。后人亦不能打破此关，因仍苟简[2]，千余年来，贻患无穷，皆叔和之作俑[3]，无怪见驳于方有执、喻嘉言诸公也。然诸公虽驳叔和，亦未曾另立方法，喻氏虽立治法，仍不能脱却伤寒圈子，弊与叔和无二，以致后人无所遵依。本论详加考核，准古酌今[4]，细立治法，除伤寒宗仲景法外，俾[5]四时杂感，朗若列眉[6]；未始非叔和有以肇其端，东垣、河间、安道、又可、嘉言、天士宏其议，而瑭得以善其后也。

风温者，初春阳气始升，厥阴行令，风夹温也。温热者，春末夏初，阳气弛张，温盛为热也。温疫者，厉气流行，多兼秽浊，家家如是，若役使然也。温毒者，诸温夹毒，秽浊太甚也。暑温者，正夏之时，暑病之偏于热者也。湿温者，长夏初秋，湿中生热，即暑病之偏于湿者也。秋燥者，秋金燥烈之气也。冬温者，冬应寒而反温，阳不潜藏，民病温也。温疟者，阴气先伤，又因于暑，阳气独发也。

按诸家论温，有顾此失彼之病，故是编首揭诸温之大纲，而名其书曰《温病条辨》。

【词解】

[1]《伤寒例》：晋王叔和整理《伤寒例》（宋本）所插补的一章，其中涉及病名有伤寒、温病、暑病、温热病、冬温、寒疫、时行疫气、风温、温毒、时行病、伤暑、温疟等。此类《伤寒论》伤寒中的病名及概念与温病中的病名，名同而实异。

[2] 苟简：苟且简略，不严肃。

[3] 作俑：俑，指殉葬用的木偶或陶人。作俑指创始，开了不好的先例。

[4] 准古酌今：将古今之医学理论进行审核和评定。

[5] 俾：音 bǐ，"使"的意思。

[6] 朗若列眉：朗，明朗，清楚得就像人的眉毛那样。

【释义】

本条论述温病范围内各种病变的分类，明确了温病是多种外感热病的总称，包括风温、温热、温疫、温毒、暑温、湿温、秋燥、冬温、温疟等九种具体疾病。其中初春感受风热，以肺卫表热证为主者称风温；春末夏初感受温热，以里热证为主，称为温热（实指春温）；温疫是一种由疠气秽浊导致的，互相传染，引起流行的温病；温毒则是除温病一般见证外，尚有局部肿毒特征的温病；暑温是盛夏发生的以热盛为主的暑病；湿温是长夏初秋发生的湿热性温病；秋燥是秋季感受燥邪而致的温病；冬温为冬季感受温热之气而致的温病；温疟是阴气先伤，夏伤于暑，阴伤而阳热亢盛的一种疟疾。这九种疾病，虽然发生于不同季节，但都具有温热的特性，因此都属温病范畴。

二、第 二 条

原文　凡温病者，始于上焦，在手太阴。

伤寒由毛窍而入，自下而上，始足太阳。足太阳膀胱属水，寒即水之气，同类相从，故病始于此。古来但言膀胱主表，殆[1]未尽其义。肺者，皮毛之合也，独不主表乎（按：人身一脏一腑主表之理，人皆习焉不察。以三才大道言之；天为万物之大表，天属金，人之肺亦属金，肺主皮毛，经曰皮应天，天一生水；地支始于子，而亥为天门，乃贞元之会；人之膀胱为寒水之腑；故俱同天气；而俱主表也）。治法必以仲景六经次传为祖法。温病由口鼻而入，自上而下，鼻通于肺，始手太阴。太阴金也，温者火之气，风者火之母，火未有不克金者，故病始于此，必从河间三焦定论。再寒为阴邪，虽《伤寒论》中亦言中风，此风从西北方来，乃觱发[2]之寒风也，最善收引，阴盛必伤阳，故首郁遏太阳经中之阳气，而为头痛身热等证。太阳阳腑也，伤寒阴邪也，阴盛伤人之阳也。温为阳邪，此论中亦言伤风，此风从东方来，乃解冻之温风也，最善发泄，阳盛必伤阴，故首郁遏太阴经中之阴气，而为咳嗽、自汗、口渴、头痛、身热、尺热等证。太阴阴脏也，温热阳邪也，阳盛伤人之阴也。阴阳两大法门之辨，可了然于心目间矣。

夫大明[3]生于东，月生于西，举凡万物，莫不由此少阳、少阴之气以为生成，故万物皆可名之曰东西。人乃万物之统领也，得东西之气最全，乃与天地东西之气相应。其病也，亦不能不与天地东西之气相应。东西者。阴阳之道路也。由东而往，为木，为风，为温，为火，为热。湿土居中，与火交而成暑，火也者，南也。由西而往，为金，为燥，为水，为寒，水也者，北也。水火者，阴阳之征兆也；南北者，阴阳之极致也。天地运行此阴阳以化生万物，故曰天之无恩而大恩生。天地运行之阴阳和平，人生之阴阳亦和平，安有所谓病也哉！天地与人之阴阳，一有所偏，即为病也。偏之浅者病浅，偏之深者病深；偏于火者病温、病热，偏于水者病清、病寒，此水火两大法门之辨，医者不可不知。烛[4]其为水之病也，而温之热之；烛其为火之病也，而凉之寒之，各救其偏，以抵于平和而已。非如鉴[5]之空，一尘不染，如衡[6]之平，毫无倚着，不能暗合道妙，岂可各立门户，专主于寒热温凉一家之论而已哉！瑭因辨寒病之原于水，温病之原于火也，而并及之。

【词解】

[1] 殆：音 dài。近于，几乎，大概，恐怕，这里是大概没有把道理讲清楚的意思。

[2] 觱发：觱，音 bì。觱发，出自诗经，是寒冷之风。

[3] 大明：指太阳。

[4] 烛：照亮，此处即辨明。

[5] 鉴：镜子。

[6] 衡：秤杆。

【释义】

本条论述温病病邪首先侵入的途径与定位。温病感受温邪通过口鼻而侵犯人体，鼻与肺气相通，所以温邪从口鼻而入首先从上焦手太阴肺经开始发病。再者，从五行属性而言，手太阴属金，而温邪属于一种火热性质的病邪，风又为火之母；从五行的生克关系来说，火克金，所以温病的发病开始于上焦手太阴肺经。即吴氏所言"始于上焦，在手太阴"。

三、第 三 条

原文 太阴[1]之为病，脉不缓[2]不紧[3]而动[4]数，或两寸独大，尺肤热，头痛，微恶风寒，身热自汗，口渴，或不渴，而咳，午后热甚者，名曰温病。

不缓，则非太阳中风矣；不紧，则非太阳伤寒矣；动数者，风火相煽之象，《经》谓之躁；两寸独大，火克金也。尺肤热，尺部肌肤热甚，火反克水也。头痛、恶风寒、身热自汗，与太阳中风无异，此处最足以相混，于何辨之？于脉动数，不缓不紧，证有或渴，或咳，尺热，午后热甚辨之。太阳头痛，风寒之邪，循太阳经上至头与项，而项强头痛也。太阴之头痛，肺主天气，天气郁，则头亦痛也，且春气在头，又火炎上也。吴又可谓浮泛太阳经者，臆说[5]也。伤寒之恶寒，太阳属寒水而主表，故恶风寒，温病之恶寒，肺合皮毛而亦主表，故亦恶风寒也。太阳病则周身之阳气郁，故身热；肺主化气，肺病不能化气，气郁则身亦热也。太阳自汗，风疏卫也；太阴自汗，皮毛开也。肺亦主卫。渴，火克金也。咳，肺气郁也。午后热甚，浊邪归下，又火旺时也，又阴受火克之象也。

【词解】

[1] 太阴：接上条，故为手太阴。

[2] 缓：脉率较正常稍低，每分钟 60～70 次左右，而正常的脉率 75 次/分左右，另言缓象，即形容缓和不紧张之态。

[3] 紧：指脉象紧张强实有力。

[4] 动：脉流动有力，脉象明显。

[5] 臆说：主观想象和猜测的说法。

【释义】

本条论述太阴温病的脉象和主要证候。太阴温病的主要表现是：脉象不浮缓、不浮紧而是躁动快速，或两手的寸部脉比关、尺部明显大而有力，吴氏之所以要提出脉象不浮缓、不浮紧，主要是与《伤寒论》中感受寒邪而致的太阳中风与太阳伤寒相区别。尺肤部发热，还有头痛，轻微的怕风寒，全身发热，有汗，口渴也可不渴，发热在午后较明显等症。其中"尺肤热"，早在《内经》中就将其作为温病的一个主要特点，如《灵枢·论疾诊尺》中就有："尺肤热甚，脉盛躁者，病温也。"

上述表现，乃因温邪首犯卫表，肺卫失宣，开合失常所致。由于温病的种类甚多，其初起表现也各有不同，上述的脉象特点和临床表现主要针对太阴温病，即温邪侵犯手太阴肺经引起的表热证而言的，并不能理解为所有温病初起均有上述表现。

四、第 四 条

原文　太阴风温、温热、温疫、冬温，初起恶风寒者，桂枝汤主之；但热不恶寒而渴者，辛凉平剂银翘散主之。温毒、暑温、湿温、温疟，不在此例。

按仲景《伤寒论》原文，太阳病（谓如太阳证，即上文头痛、身热、恶风、自汗也），但恶热不恶寒而渴者，名曰温病，桂枝汤主之。盖温病忌汗，最喜解肌，桂枝本为解肌，且桂枝芳香化浊，芍药收阴敛液，甘草败毒和中，姜、枣调和营卫，温病初起，原可用之。此处却变易前法，恶风寒者主以桂枝，不恶风寒主以辛凉者，非敢擅违古训也。仲景所云不恶风寒者，非全不恶风寒也，其先亦恶风寒，迨[1]既热之后，乃不恶风寒耳，古文简，质，且对太阳中风热时亦恶风寒言之，故不暇详耳。盖寒水之病，冬气也，非辛温春夏之气，不足以解之，虽曰温病，既恶风寒，明是温自内发，风寒从外搏，成内热外寒之证，故仍旧用桂枝辛温解肌法，俾得微汗，而寒热之邪皆解矣。温热之邪，春夏气也，不恶风寒，则不兼寒风可知，此非辛凉秋金之气，不足以解之。桂枝辛温，以之治温，是以火济火也，故改从《内经》"风淫于内，治以辛凉，佐以苦甘"法。

桂枝汤方

桂枝 六钱　芍药（炒）三钱　炙甘草 二钱　生姜 三片　大枣（去核）二枚

煎法服法，必如《伤寒论》原文而后可，不然，不惟失桂枝汤之妙，反生他变，病必不除。

辛凉平剂银翘散方

连翘 一两　银花 一两　苦桔梗 六钱　薄荷 六钱　竹叶 四钱　生甘草 五钱　芥穗 四钱　淡豆豉 五钱　牛蒡子 六钱

上杵为散，每服六钱，鲜苇根汤煎，香气大出，即取服，勿过煎。肺药取轻清，过煎则味厚而入中焦矣。病重者，约二时一服，日三服，夜一服；轻者，三时一服，日二服，夜一服；病不解者，作再服。盖肺位最高，药过重，则过病所，少用又有病重药轻之患，故从普济消毒饮时时清扬法。今人亦间有用辛凉法者，多不见效，盖病大药轻之故，一不见效，随改弦易辙，转去转远，即不更张，缓缓延至数日后，必成中下焦证矣。胸膈闷者，加藿香三钱、郁金三钱，护膻中；渴甚者，加花粉；项肿咽痛者，加马勃、元参；衄者，去芥穗、豆豉，加白茅根三钱、侧柏炭三钱、栀子炭三钱；咳者，加杏仁利肺气；二三日病犹在肺，热渐入里，加细生地、麦冬保津液；再不解，或小便短者，加知母、黄芩、栀子之苦寒，与麦、地之甘寒，合化阴气，而治热淫所胜。

【词解】

[1] 迨：音 dài，等到。

【释义】

本条论述了风温、温热、温疫、冬温等四种不夹湿的温病初起，病在上焦，邪在卫分的证治。

吴氏以"恶风寒"和"不恶寒"作为药用辛温和辛凉的依据，但临证时尚应结合其他表现互参。恶风寒较著系表邪偏盛，可借辛温之剂暂解其表，但不可投麻、桂之类辛温峻汗之剂，更不可过用、再用，以免助热化燥。恶寒较轻而热重者，用银翘散之辛凉以疏解之。辛凉平剂银翘散是治疗温病初起，邪在上焦肺卫的代表方，从其药物组成来看，是以辛凉为主，而稍佐辛温、芳香之品，药性平正不偏，共成辛凉平和之剂，其辛凉透邪之力介于辛凉轻剂桑菊饮与辛凉重剂白虎汤之间，故称之为辛凉平剂。问世以来，常用不衰，其效甚佳，极具生命力。目前临床使用本方多以汤剂随证加减。银翘散的煎服方法甚为讲究，强调"香气大出，即取服"，不能过煎，这种轻煎法符合"治上焦如羽"的治则，可以避免药物中挥发性有效成分的丧失。吴氏对温病初起忌汗的论述颇为精辟，所谓"忌汗"是指麻桂等辛温开表发汗之品而言，非指桑、菊、薄荷等辛凉透邪之品。至于暑温等病，因初起邪犯部位不一，而治法自异，故曰："不在此例。"

【名家医案】

（蒲辅周医案）

霍某某，男，8 个月，1964 年 1 月 30 日初诊。发烧 2 天，咽喉红，无汗，四肢时凉时热。今日体温 40.1℃，呛咳，口干欲饮，腹微满，大便 2 天未解，小便多。舌正红，苔薄白，脉浮数。诊为急性扁桃体炎。属上焦风热闭结，治宜清宣法。处方：银花 3g，连翘 3g，僵蚕 4.5g，升麻 2.4g，荆芥 2.4g，桔梗 3g，香豆豉 1.5g，射干 2.4g，薄荷（后下）2.1g，竹叶 3g，芦根 12g，甘草 2.4g，葱白（后下）3 寸。1 剂而愈。

（中医研究院，1976. 蒲辅周医疗经验. 北京：人民卫生出版社：252.）

【案例精讲】

本案患儿虽然高烧 40.1℃，咽喉红，腹微满，大便 2 天未解，然以其无汗、呛咳、苔薄白、脉浮数，说明表气郁闭较甚，闭不开则热不退，热不退则肺胃不和，因而，治疗仍当以开表气之郁闭为先，郁开则热得越，其证可愈。蒲老用银翘散加减，加葱白等意在增强开闭。若内热较甚者，又当加重清热。

（陈明，郭秀丽，2001. 温病名方验案说评. 北京：学苑出版社：3.）

【后世发挥】

朱良春：本方对斑疹（包括麻疹）透发不齐，具有轻度的表热现象（发热口渴、脉浮数）者，也有较好的治疗效果。如果斑疹红赤，有热入营分的现象者，宜加生地黄四钱，赤芍三钱，以清营凉血解毒。此外，肿疡初起，也常用本方以发散解毒清肿。

（朱良春，缪正来，2017. 汤头歌诀详解（修订版）. 北京：中国中医药出版社：88.）

杨进，王灿晖：在临床上，针对不同的病种和临床表现，可对本方进行各种加减变化。如对表气郁闭较甚而恶寒较明显的，可酌情加重荆芥和淡豆豉的用量，或加入苏叶、防风等疏风之品；对热毒较盛者，可加入大青叶、板蓝根、黄芩、栀子等清热解毒之品；对咳嗽较甚者，可加入杏仁、贝母等；对苔腻胸脘痞满而属兼有湿邪者，可配合藿香、佩兰、大豆卷、滑石等。

（杨进，王灿晖，2002. 温病条辨临床学习参考. 北京：人民卫生出版社：81.）

张文选：杂病风热蕴郁，内伏不解，或内生热毒夹风，壅郁于上焦所导致的咳嗽，咽喉肿痛，目赤肿痛、鼻塞不通、流涕喷嚏、耳痛流脓等病证；以及热毒夹风郁于皮肤，波及营分所致的发疹、发斑、发痘等病证，可用本方化裁治疗。

（张文选，2017. 温病方证与杂病辨治. 北京：中国医药科技出版社：7.）

五、第 六 条

原文　太阴风温，但咳，身不甚热，微渴者，辛凉轻剂桑菊饮主之。

咳，热伤肺络也。身不甚热，病不重也。渴而微，热不甚也。恐病轻药重，故另立轻剂方。

辛凉轻剂桑菊饮方

杏仁二钱　连翘一钱五分　薄荷八分　桑叶二钱五分　菊花一钱　苦梗二钱　甘草八分　苇根二钱

水二杯，煮取一杯，日二服。二、三日不解，气粗似喘，燥在气分者，加石膏、知母；舌绛暮热，甚燥，邪初入营，加元参二钱、犀角一钱；在血分者，去薄荷、苇根，加麦冬、细生地、玉竹、丹皮各二钱；肺热甚加黄芩；渴者加花粉。

【释义】

本条讲风温初起时，若属于温邪犯肺而咳者，则用辛凉轻剂桑菊饮。由于风热之邪客于肺，使肺络受伤、肺气不宣致咳嗽较剧；邪热不炽，故身热不甚；邪热耗损津液的程度不重，则口微渴。因病情较轻，故用辛凉轻剂桑菊饮治疗。

【名家医案】

（蒲辅周医案）

张某，男，2岁，1959年3月10日因发热3天住某医院。诊断：腺病毒肺炎。住院后，曾用青、链、合霉素等抗菌药物治疗。会诊时，仍高烧无汗，神昏嗜睡，咳嗽微喘，口渴，舌质红，苔微黄，脉浮数，乃风温上受，肺气郁闭，宜辛凉轻剂，宣肺透卫，方用桑菊饮加味。处方：桑叶一钱，菊花二钱，连翘一钱五分，杏仁一钱五分，桔梗五分，甘草五分，牛蒡子一钱五分，薄荷八分，苇根五钱，竹叶二钱，葱白三寸，共进两剂。药后得微汗，身热略降，咳嗽有痰，舌质正红，苔薄黄，脉滑数，表闭已开，余热来彻，宜予清疏利痰之剂。处方：苏叶一钱，前胡一钱，桔梗八分，桑皮一钱，黄芩八分，天花粉二钱，竹叶一钱五分，橘红一钱，枇杷叶二钱，再服一剂。微汗续出而身热已退，亦不神昏嗜睡，咳嗽不显，唯大便两日未行，舌红减退，苔黄微腻，脉沉数，乃表解里未和之候，宜原方去苏叶加枳实一钱，莱菔子一钱，麦芽二钱。服后体温正常，咳嗽已止，仍未大便，舌中心有腻苔未退，脉滑数，乃肺胃未和，拟调和脾胃，利湿消滞。处方：冬瓜仁四钱，杏仁二钱，苡仁四钱，苇根五钱，炒枳实一钱五分，莱菔子一钱五分，麦芽二钱，焦山楂二钱，建曲二钱。服二剂而诸证悉平，食、眠、二便俱正常，停药食养痊愈出院。

（中医研究院，1972. 蒲辅周医案. 北京：人民卫生出版社：178.）

【案例精讲】

本案为温热病邪从口鼻而入，邪犯肺络，肺失清肃，故以咳嗽为主症。故治当疏风清热，宣肺止咳。以桑菊清轻辛凉之剂，宣肺以散上受之风，透卫以清在表之热。方中桑叶甘苦性凉，疏散上焦风热，且善走肺络，能清宣肺热而止咳嗽；菊花辛甘性寒，疏散风热，清利头目而肃肺，二药轻清灵动，直走上焦，协同为用，以疏散肺中风热见长。薄荷辛凉，疏散风热；杏仁苦降，肃降肺气；桔梗辛散，开宣肺气，与杏仁相合，一宣一降，以复肺脏宣降而能止咳，是宣降肺气的常用组合。连翘透邪解毒；芦根清热生津。甘草调和诸药。诸药相伍，使上焦风热得以疏散，肺气得以宣降，则表证解。二剂即得微汗，再剂即身热已退，慎勿见其为腺病毒肺炎，初起即投以苦寒重剂，药过病所，失去清轻透达之机，则反伤正阳，易使轻者重，重者危。

【后世发挥】

张文选：期刊报道用桑菊饮加减治疗杂病的医案有喉源性咳嗽、咳血、病毒性心肌炎、过敏性紫癜、头痛、习惯性便秘；小儿急性肾炎、小儿鼻衄、小儿目眨；结膜炎、单纯疱疹性角膜炎、中耳炎、鼻炎；颜面湿疹、顽固性带状疱疹等。

（张文选，2017. 温病方证与杂病辨治. 北京：中国医药科技出版社：13.）

杨进，王灿晖：在临床上，桑菊饮经加减后可治疗多种性质的咳嗽病证。如热毒较甚者，可加入鱼腥草、黄芩等清肺之品；如咳势较剧，可加入白前、前胡、炙百部、紫菀；如咳剧而痰少，或干咳者，可配合海浮石、马兜铃、桑白皮、枇杷叶等；如咳嗽而痰多，可配合法半夏、陈皮、茯苓等；如久咳不愈，可配合南北沙参、贝母、冬花等。

（杨进，王灿晖，2002. 温病条辨临床学习参考. 北京：人民卫生出版社：95.）

六、第 七 条

原文 太阴温病，脉浮洪，舌黄，渴甚，大汗，面赤，恶热者，辛凉重剂白虎汤主之。

脉浮洪，邪在肺经气分也。舌黄，热已深，渴甚，津已伤也。大汗，热逼津液也。面赤，火炎上也。恶热，邪欲出而未遂也。辛凉平剂焉能胜任，非虎啸风生[1]，金飙[2]退热，而又能保津液不可，前贤多用之。

辛凉重剂白虎汤方

生石膏（研）一两　知母五钱　生甘草三钱　白粳米一合

水八杯，煮取三杯，分温三服，病退，减后服，不知，再作服。

【词解】

[1] 虎啸风生：比喻奋发有为，豪壮气胜，常和"龙腾云起"连用。文中借用此比喻作用大，效果明显的白虎汤。

[2] 金飙：飙，音 biāo，狂风。金飙即秋天的狂风。

【释义】

本条指出上焦温病之邪热在肺经气分的证治。温邪侵袭人体，首犯上焦肺卫，病邪进一步深入，见面赤恶热不寒，舌黄脉浮洪，说明邪已深入太阴、阳明，肺胃同病，证属气分。尤其是渴甚，大汗，更是热盛逼津外泄而引水自救之象，它和卫分证的微汗、微渴，大有不同，因而已具备肺胃气分热盛的四个特征，即壮热、大渴、大汗、脉洪大。治当辛寒清透。但邪热炽盛，已不是桑菊、银翘之轻、平剂可治，必须用重剂的白虎汤，才能达到辛透退热，甘寒保津的目的。

白虎汤是《伤寒论》阳明篇治疗邪从火化，阳明热盛的主方，吴氏将其列为辛凉重剂，主治温邪入里，肺胃热盛之证。方中石膏辛甘寒，辛能透热解肌，寒能清热降火，甘可缓脾止渴；知母辛苦寒，滋水降火，清热保津；粳米、甘草甘平养胃，滋阴生津。合为辛寒清气，保护津液之名方。现在临床上普遍用于各种温病气分热盛证，确有良好之疗效。

【名家医案】

（岳美中医案）

汪某，男，54岁。于1971年6月12日初诊。病史摘要：患者因感冒发热入某医院。在治疗中身热逐步上升，6月14日达38℃以上。曾屡进西药退热剂，旋退旋起，8天后仍持续发热达38.8℃，6月22日由中医治疗。诊察症候，口渴，汗出，咽微痛，舌苔薄黄，脉象浮大。中医诊断：暑温（暑入阳明，胃热炽盛）。治法：清泄胃热。方药：白虎汤加减。处方：生石膏60g，知母12g，粳米12g，炙甘草9g，鲜茅根（后下）30g，鲜芦根30g，连翘12g，水煎，米熟汤成，温服。下午及夜间连进2剂，热势下降至38℃，23日又按原方续进2剂，热即下降到37.4℃。24日，原方石膏量减至45g，进1剂。25日又进1剂，体温已正常，口不渴，舌苔退，惟汗出不止。以王孟英驾轻汤加减予之。

随后进补气健脾剂，兼饮食调理，月余而愈。

（中国中医研究院，1978. 岳美中医案集. 北京：人民卫生出版社：87.）

【案例精讲】

本案多见于暑温初起，为暑热径入阳明所致。病变中心在阳明胃经，阳明经热，蒸腾于外则发热不恶寒；热迫津液外泄则汗出；里热伤津则口渴、咽微痛；舌苔薄黄或黄燥，脉象洪大或浮大为阳明里热炽盛之征。故辨证为胃热炽盛证。由于暑热已入阳明胃经，内外虽俱大热，但尚在气分，其病理特点为里热蒸腾，热炽津伤故治疗当因势利导，清泄宣透，采用清热生津治法。方选白虎汤加味。白虎汤为辛凉重剂，方以石膏性味辛寒，入肺胃二经，辛能宣透，寒可清泄，能清热解肌，达热出表，可除气分高热；知母苦寒而性润，入肺胃二经，清热养阴，知母配石膏，可增强清热止渴除烦之力；生甘草泻火解毒，配以粳米可护养胃气；配石膏甘寒生津，祛邪而不伤正。四药配伍，共奏清胃泄热生津之功效。本案岳氏取白虎汤加连翘、鲜茅根、鲜芦根旨在加强清热生津之用。

（钟嘉熙，2017. 温病学. 北京：科学出版社：61.）

【后世发挥】

李士懋：白虎汤不仅用于外感热病，亦广泛用于内伤杂病。其应用指征，若"四大"皆备的典型白虎汤证，容易把握，若不典型者，颇费思忖。我们掌握的指征有二：一是脉洪大；二是有一二个可用热盛解释的症状，即可用白虎汤。这个热盛，不见得都有壮热、体温高，有些体温并不高。这时，判断阳明热盛，主要靠脉，脉洪大，即是阳明热盛，再依脉解症、解舌，病机吻合者，诊断即明，就可用白虎汤主之。

（李士懋，田淑霄，2015. 李士懋田淑霄医学全集（上卷）. 北京：中国中医药出版社：380.）

杨进，王灿晖：白虎汤是治疗温病气分热盛的一张主方，在临床上，白虎汤的运用范围相当广泛，据不完全统计，就可用于治疗乙脑、流脑、病毒性脑炎、流行性出血热、钩端螺旋体病、麻疹、肺炎、小儿夏季热、中暑、风湿性关节炎、糖尿病、急性口腔炎、牙龈炎、肠炎、妇科病等。

（杨进，王灿晖，2002. 温病条辨临床学习参考. 北京：人民卫生出版社：99.）

七、第 十 一 条

原文 太阴温病，血从上溢[1]者，犀角地黄汤合银翘散主之。其中焦病者，以中焦法治之。若吐粉红血水者，死不治；血从上溢，脉七八至以上，面反黑[2]者，死不治；可用清络育阴法。

血从上溢，温邪逼迫血液上走清道，循清窍而出，故以银翘散败温毒，以犀角地黄清血分之伏热[3]，而救水即所以救金也。至粉红水非血非液，实血与液交迫而出，有燎原之势，化源速绝。血从上溢，而脉至七八至，面反黑，火极而似水，反兼胜己之化[4]也，亦燎原之势莫制，下焦津液亏极，不能上济君火，君火反与温热之邪合德，肺金其何以堪，故皆主死。化源绝，乃温病第一死法也。仲子曰：敢问死？孔子曰：未知生，焉知死。瑭以为医者不知死，焉能救生。细按温病死状百端，大纲不越五条。在上焦有二：一曰肺之化源绝者死；二曰心神内闭，内闭外脱者死。在中焦亦有二：一曰阳明太实，土克水者死；二曰脾郁发黄，黄极则诸窍为闭，秽浊塞窍者死。在下焦则无非热邪深入，销烁[5]津液，涸[6]尽而死也。

犀角地黄汤方（见下焦篇）

银翘散（方见前）

已用过表药者，去豆豉，芥穗，薄荷。

【词解】

[1] 血从上溢：即咯血、吐血、衄血等。

[2] 面反黑：热盛而面赤，今面黑者，火极似水，面部血液循环障碍，故预后不良。

[3] 伏热：指伏于血分之里热，非伏邪之热。

[4] 胜己之化：上言"火极似水"。水胜火，火太亢盛，反有似水的变化谓之。

[5] 烁：音shuò，通"铄"，熔化金属，此处指耗伤津液。

[6] 涸：音hé，即水干的意思。

【释义】

本条讲上焦温病邪入血分，出现出血见证的治法、预后及温病死证。

血从上溢是指血从面部诸窍道而出，乃因温邪入于血分，迫血伤络，逼血上循清道所致。病在上焦，肺络受伤，故以银翘散引经走上。病属血分，热迫血行，故用血分证的代表方犀角地黄汤凉血散血。二方相合，治上焦手太阴血分证最为恰当。如果出现吐粉红色血水，或血从上溢，脉七八至以上，面反黑这两种情况，均为死不治。吴氏认为"粉红水非血非液，实血与液交迫而出，有燎原之势，化源速绝"，故死不治。至于血从上溢，口鼻出血，脉七八至以上，颜面反呈现晦暗无泽的气色，吴氏谓"火极而似水"，即下焦阴液亏极，不能上济心火，心火与热相合，形成燎原之势，上灼肺阴，化源告竭，病情十分险恶。

【名家医案】

出血（李荣辉医案）

春某，男性，9岁，贫血、反复出血3年余，伴发热、出血加重3天而于1998年12月15日入院，在外院曾诊为再生障碍性贫血，多方治疗无效。3天前患儿开始发热，鼻衄及皮下出血，咳嗽，痰少，纳少，大便干，查见患儿重度贫血貌，精神差，全身散在瘀点、瘀斑，咽稍红，双侧扁桃体Ⅱ度肿大，心肺（－），肝脾及浅表淋巴结不大，舌质暗淡，苔黄腻，脉细滑数。血常规：白细胞 2.3×10^9/L，血红蛋白50g/L，红细胞 1.87×10^{12}/L，血小板 29×10^9/L，入院后续用康力龙、环孢霉素A治疗，并配合静脉滴注抗生素、止血合剂，中药予犀角地黄汤合银翘散加减。住院当日下午鼻衄加重，经鼻腔填塞后仍有少许渗血，发热持续不退，次日脉转洪大，再查血红蛋白38g/L，血小板 21×10^9/L。中药予：生地10g，丹皮10g，赤芍10g，银花10g，连翘10g，薄荷（后下）6g，玄参10g，生侧柏10g，桑叶10g，桑白皮10g，地骨皮10g，青蒿10g，黄芩10g，知母10g，蝉蜕10g，生石膏（后下）20g，生甘草6g，广角粉0.5g（兑服，每日2次），3剂。服药第2天体温降至正常，鼻腔时有少许渗血，皮肤未见新出血点，第3天输新鲜全血400ml，继予原方4剂，鼻衄止，无皮下出血及其他出血顿向，咳嗽愈而出院。嘱继服健脾补血温肾之品。2周后患儿再次并发上呼吸道感染、出现发热，鼻衄、肌衄，仍予犀角地黄汤合银翘散而热退血止。

（李荣辉，2008. 犀角地黄汤合银翘散治疗小儿血证一得. 中国民间疗法，8（12）：37-38.）

【案例精讲】

本案患儿贫血、反复出血3年余，其本为肺肾气血精亏，气血虚不能固摄而致反复出血。然此次因合并外感而发热咳嗽，邪热损伤肺络，迫血妄行，诱发加重了出血，其脉转洪大，乃热盛阳气外浮，血不归经。对此证急则治其标，当以解表退热止血为先，不可妄投补剂而留邪不去。并注意解表与动血的问题，"衄家不可发汗"，恐其辛温动血而加重出血。以犀角地黄汤清热解毒，凉血止血，取其味甘咸寒，又可遏制银翘散不致发散太过而加重出血，加石膏、知母、黄芩、桑叶等加强其清热宣肺之力。

（李荣辉，2008. 犀角地黄汤合银翘散治疗小儿血证一得. 中国民间疗法，8（12）：38.）

【后世发挥】

朱良春：犀角地黄汤是清热解毒，凉血止血的一张名方。热病期中，热邪深犯营血，迫血妄行，或吐血衄血，或身发斑疹，或妇女崩血则见有躁烦不安、神志错乱等症，都常用它治疗。古人认为，治疗犀角地黄汤证，不清其热，则血不宁；不滋其阴，则火不息；不祛其瘀，则新血不得复生。此方面面俱顾，确是本证的治疗良方。不过，在临床运用上，多将白芍改为赤芍，因为赤芍功能清营凉血，活血祛瘀，治疗热病出血、发斑的作用，较白芍为优。另外，如果兼怒而致吐血的，可加柴胡、黄芩，以清肝解郁；热邪炽盛可加黄连、黑山栀，以增强泄热的作用；斑疹较重可加连翘、金银花、牛蒡子、生甘草，以增强解毒化斑疹的作用。本方还可用于急性白血病导致的高热、出血，以及慢性肾炎合并尿中毒而呈现伏热内闭，邪入心包，神志不清等症。因为本方咸寒入营，凉血苦降，能使热挫、血止、神清、阴复，用之常能脱险入夷。

（朱良春，缪正来，2017. 汤头歌诀详解（修订版）. 北京：中国中医药出版社：199-200.）

杨进，王灿晖：对本条所述病证的治疗，提出可用犀角地黄汤合银翘散。其意是清热解毒、凉血散血，兼和肺络。特别是吴氏自注提到"以银翘散败温毒"，提示银翘散不仅可用于风热表证，也可用于热毒之证。吴氏提出本方在使用时应注意的是：如已用过解表药，在用于上述病证时应去掉方中的淡豆豉、荆芥穗、薄荷。但临床上不可拘于是否用过解表药，而是视其有无表证的存在，如无表证，解表药自不宜用。

（杨进，王灿晖，2002. 温病条辨临床学习参考. 北京：人民卫生出版社：113.）

八、第十五条

原文　太阴温病，寸脉大，舌绛而干，法当渴，今反不渴者，热在营中也，清营汤去黄连主之。

渴乃温之本病，今反不渴，滋人疑惑；而舌绛且干，两寸脉大，的系温病。盖邪热入营，蒸腾营气上升，故不渴，不可疑不渴非温病也，故以清营汤清营分之热，去黄连者，不欲其深入也。

清营汤（见暑温门中）

【释义】

本条讲上焦温病热邪入营分的证治。温病始于上焦手太阴，今寸脉大，知上焦热重，也是手太阴温病应有之脉象。舌干燥，色绛知病位虽在上焦，但病邪已不在卫、气，而已经深入营分。舌绛是营分证的特殊舌象。"口反不渴"是邪入营分，蒸腾营阴，上泛于口所致，与卫分证之微渴、气分证之大渴显然有别。

病在营分，当以清营泄热为主，当用营分证的代表方清营汤治疗。今去黄连，吴氏提出是为了"不欲其深入"，其实是根据"舌绛而干"，推断营阴耗伤较甚，而黄连苦燥，恐更伤阴液。否则，黄连可用。

【名家医案】

（蒲辅周医案）

唐某，男，2岁。因发热而喘已10天。于1959年3月25日住某医院。住院检查摘要：血常规：白细胞 7.0×10^9/L，中性粒细胞百分比75%，淋巴细胞百分比25%，体温39.4℃。肺部叩诊浊音及听诊有水泡音。临床诊断：腺病毒肺炎。病程与治疗：发病已10天，曾用青、链霉素，会诊时，发热无汗，时而烦躁，嗜睡，微咳，呼吸微，腹不满，下利清绿色，四肢厥冷，齿干舌绛，苔老黄，中心黑，脉沉。此温邪内陷入营，正气已虚，已现厥逆，急防发痉。治宜甘凉养阴，辛凉泄热，虚实兼顾，以冀透营转气。处方：玉竹三钱，麦冬一钱五分，银花二钱，竹叶二钱，郁金一钱五分，石菖蒲一钱，生玳瑁（先煎）三钱，天竺黄二钱，香豉三钱。服二剂，微汗热退，已不烦躁，仍嗜睡，四肢厥回，舌由绛转红，黑苔已退，舌根苔黄，脉略缓，继宜养阴清热利痰。处方：玉竹三钱，麦冬一钱五分，石斛三钱，蛤壳二钱，天竺黄二钱，石菖蒲一钱，川郁金一钱五分，化橘红一钱，谷麦芽各二钱。再服二剂，肺部实化阴影吸收，叩诊、听诊无异常，诸症皆平，原方去天竺黄，续进一剂而愈。

（高辉远，2005. 蒲辅周医案. 北京：人民卫生出版社：148.）

【案例精讲】

本案因风温气分肺热之邪不解，顺传及营并灼伤营阴，损伤正气所致。因肺经气热未予尽解，宣降失常，故微咳；邪势较盛，正气不足，气虚不足以息，则呼吸微，嗜睡；气虚缺乏温煦之用，则四肢厥冷，下利清绿色而腹不满，热盛而营阴受损，故无汗，齿干，苔老黄，中心黑，脉沉；舌绛是营热鉴别舌象。故仍辨证为热灼营阴证。治当清营养阴，透热转气。方选清营汤。蒲氏认为温邪内陷入营，正气已虚，已现厥逆，急防发痉。初诊治疗以清营汤加减，用银花、竹叶透热转气；麦冬、玉竹甘凉养阴；郁金、石菖蒲、生玳瑁、天竺黄涤浊泄热利窍；香豉辛散透邪。全方虚实兼顾，以冀透营转气。2剂后诸症减轻，原方变化4味药，去银花、竹叶、生玳瑁、香豉，加石斛、蛤壳、化橘红、谷麦芽以养阴清热利痰。再服2剂，诸症皆平，原方去天竺黄，续进1剂而愈。

（钟嘉熙，2017. 温病学. 北京：科学出版社：66.）

【后世发挥】

杨进：文中提出用清营汤治疗本证时，要去黄连，是因为黄连味苦性燥能耗伤营阴。在临床上用清营汤时是否要去黄连，主要视营阴的耗损是否明显，如营阴已大伤，舌绛而干燥者，则黄连多去，否则，黄连可用。

（吴瑭，2018. 温病条辨. 杨进，点评. 北京：中国医药科技出版社：35.）

杨进，王灿晖：从吴氏列出的治疗神昏谵语的方药来看，主要是针对误汗后发生邪闭心包者，但如误汗后发生心阳、心阴外脱，或出现内闭外脱者，则不可拘于此法，当用固脱救逆之法，或固脱与开窍并用。

（杨进，王灿晖，2002. 温病条辨临床学习参考. 北京：人民卫生出版社：125.）

九、第十六条

原文 太阴温病，不可发汗，发汗而汗不出者，必发斑疹，汗出过多者，必神昏谵语。发斑者，化斑汤主之；发疹者，银翘散去豆豉，加细生地、丹皮、大青叶，倍元参主之。禁升麻、柴胡、当归、防风、羌活、白芷、葛根、三春柳。神昏谵语者，清宫汤主之，牛黄丸、紫雪丹、局方至宝丹亦主之。

温病忌汗者，病由口鼻而入，邪不在足太阳之表，故不得伤太阳经也。时医不知而误发之，若其人热甚血燥，不能蒸汗，温邪郁于肌表血分，故必发斑疹也。若其表疏，一发而汗出不止，汗为心液，误汗亡阳，心阳伤而神明乱，中无所主，故神昏。心液伤而心血虚，心以阴为体，心阴不能济阳，则心阳独亢，心主言，故谵语不休也。且手经逆传，世罕知之，手太阴病不解。本有必传手厥阴心包之理，况又伤其气血乎!

化斑汤方

石膏一两 知母四钱 生甘草三钱 元参三钱 犀角二钱 白粳米一合

水八杯,煮取三杯,日三服,渣再煮一钟,夜一服。

银翘散去豆豉加细生地丹皮大青叶倍元参方

即于前银翘散内去豆豉,加:细生地四钱 大青叶三钱 丹皮三钱 元参加至一两

清宫汤方

元参心三钱 莲子心五分 竹叶卷心二钱 连翘心二钱 犀角尖(磨冲)二钱 连心麦冬三钱

〔加减法〕 热痰盛加竹沥、梨汁各五匙;咯痰不清,加栝蒌皮一钱五分;热毒盛加金汁、人中黄;渐欲神昏,加银花三钱、荷叶二钱、石菖蒲一钱。

安宫牛黄丸方

牛黄一两 郁金一两 犀角一两 黄连一两 朱砂一两 梅片二钱五分 麝香二钱五分 真珠五钱 山栀一两 雄黄一两 金箔衣 黄芩一两

上为极细末,炼老蜜为丸,每丸一钱,金箔为衣,蜡护。脉虚者人参汤下,脉实者银花、薄荷汤下,每服一丸。兼治飞尸卒厥,五痫中恶,大人小儿痉厥之因于热者。大人病重体实者,日再服,甚至日三服;小儿服半丸,不知再服半丸。

紫雪丹方(从《本事方》去黄金)

滑石一斤 石膏一斤 寒水石一斤 磁石(水煮)二斤,捣煎去渣,入后药 羚羊角五两 木香五两 沉香五两 丁香一两 升麻一斤 元参一斤 炙甘草半斤

以上八味,并捣锉,入前药汁中煎,去渣,入后药。

朴硝、硝石各二斤,提净,入前药汁中,微火煎,不住手将柳木搅,候汁欲凝,再加入后二味。

辰砂(研细)三两 麝香(研细)一两二钱 入煎药拌匀。合成,退火气,冷水调服一、二钱。

局方至宝丹方

犀角(镑)一两 朱砂(飞)一两 琥珀(研)一两 玳瑁(镑)一两 牛黄五钱 麝香五钱

以安息重汤炖化,和诸药为丸一百丸,蜡护。

【释义】

本条是讲温病忌辛温发汗及误汗后各种变证的证治。

手太阴肺经温病,不能用辛温发汗之治法,用辛温发汗而汗不出的,很容易出现斑疹,汗出过多的,就会导致神识昏蒙、语无伦次的病证。对于发斑的患者,用化斑汤治疗;对于发疹的患者,用银翘散去豆豉,加细生地、丹皮、大青叶,加倍元参的用量治疗。对温病的斑疹,禁用升麻、柴胡、当归、防风、羌活、白芷、葛根、三春柳等辛温药物。对于神昏的患者,用清宫汤治疗,其他像安宫牛黄丸、紫雪丹、局方至宝丹也可以应用。

【名家医案】

1. 化斑汤(吴鞠通医案)

戊子(1828年)二月十八日 某男,风温误汗,邪归心包血分,谵语神昏,右脉空大,舌苔干

燥，不渴，津液消亡。与一面开心包之邪，一面育阴清热。

生石膏一两　细生地六钱　丹皮四钱　炒知母三钱　炙甘草四钱　麦冬连心，六钱　京米一撮

煮三杯，分三次服。外紫雪丹四钱，与汤药分服，每次二钱。

十九日　温病邪入心包，谵语癫狂。昨与紫雪丹四钱，玉女煎加丹皮一贴，今日脉反洪大有力，紫斑夹疹，续出若许。议化斑汤两清气血之伏热，其紫雪丹再服三钱，以谵语尽除为度。

生石膏二两　知母四钱　黄芩三钱　炙甘草三钱　犀角二钱　丹皮五钱　京米一撮

煮三杯，与紫雪丹分三次间服。

二十日　斑疹已出，脉之洪大、谵语已减，与护阴法。

（王兆凯，王兆军，2012. 吴鞠通医案析评. 北京：中医古籍出版社：6-7.）

2. 银翘散去豆豉，加细生地、丹皮、大青叶，倍元参方（薛芳医案）

杨某某，男，8岁，1970年2月19日诊治，发热2天，颈部和胸部出现猩红色疹子1天，白细胞 $12 \times 10^9/L$，中性粒细胞百分比80%，淋巴细胞百分比20%，中性粒细胞有中毒型颗粒，诊断为猩红热轻型，因对青霉素过敏，改为中药治疗，发热（体温38.5℃），头痛、面红、咽喉红肿疼痛，吞咽时加剧，烦躁不安，耳后部、颈部和胸部有少量猩红色疹子，两腋下较密集，舌质边尖红绛，苔白，状若草莓，脉浮数。温邪虽已入营，但卫分之邪未罢，卫营合邪，以银翘散去豆豉，加细生地、丹皮、大青叶、倍元参方加减治疗。银花30g，连翘30g，牛蒡子9g，桔梗6g，薄荷6g，甘草6g，生地9g，丹皮9g，大青叶15g，元参12g，连服3剂，热退，咽清，红疹依次脱屑，速获痊愈。

（薛芳，1982. 银翘散去豆豉，加细生地、丹皮，倍元参方新解. 新医学，13（6）：316-318.）

3. 清宫汤（陈继明医案）

王某，病发于1952年。

病史摘要：春月患温，得病之始，寒战高热，头疼身痛。医投荆防败毒散加减，药后得汗，寒战已罢而高热持续，以为邪热伤阴，给予滋阴退热之剂，服后口渴已止，神情由躁转静，继之昏沉不语。身灼热而四肢逆冷，神识昏迷，舌绛无苔，脉细而数。中医诊断：春温热陷心包。治法：清营开窍。方药：清宫汤送服安宫牛黄丸。犀角，鲜生地，玄参，连翘心，银花，麦冬，木通，竹叶心，安宫牛黄丸。一日连服2剂。翌日复诊，昏谵之象有好转，时时呻吟，神识仍然模糊不清，肢厥转温，肌肤灼热如故。细察舌色紫暗，扪之湿润，乃缘瘀热相搏胸膈，蒙蔽心窍，予原法中参以散血化瘀之品。方用：鲜生地60g（绞汁和服），犀角尖3g（磨冲）（可用水牛角30g 先煎代），粉丹皮6g，紫丹参12g，赤芍6g，软白薇12g，天花粉12g，桃仁9g，真血珀1g（冲），藕汁一小盅（冲），紫雪丹3g（调服）。药后窍开神苏，身热赤减，自诉胸膈痞塞，心烦不寐，苔转黄腻，舌质殷红，改投涤痰泄热，宣肃肺胃之利，证情递减，调治2周，身热全退，终以和中养胃收功。

（史宇广，单书健，1999. 当代名医临证精华：温病专辑. 北京：中国古籍出版社：109.）

【案例精讲】

医案 1　本案风温，本应辛凉解表之剂即可，但前诊医生误以辛温发汗之剂，汗出伤阴，邪热入里，逆传心包，吴公治以甘寒清热、凉血养阴同时配以开窍醒神之法，方以白虎汤加生地、麦冬、丹皮，并配服紫雪丹。因患者有津液消亡之势，故方中重加生地、麦冬各六钱、丹皮四钱以凉血增液救阴。此处吴公名之玉女煎加丹皮，但从方药组成来看，玉女煎所用为熟地、牛膝且无加粳米、甘草之说，名其白虎汤合增液汤去玄参加丹皮似更为贴切。药后次日，脉由空大转洪大，说明津液消亡之势已止，故去生地、麦冬；但其已入心包之热邪尚盛，故见谵语癫狂；温邪郁于皮肤肌表血分，故见斑疹。吴公一方面加大清热凉血开窍之力，增加生石膏、知母、丹皮、紫雪丹之用量；另一方面又加咸寒之犀角凉血解毒，苦寒之黄芩清气泻火解毒，全方共奏两清气血之热化斑开窍之功。此方药后第二日，斑疹透出，神志、脉象均恢复，后续进一步养阴收功。

（王兆凯，王兆军，2012. 吴鞠通医案析评. 北京：中医古籍出版社：7.）

医案 2　本案为银翘散去豆豉，加细生地、丹皮、大青叶，倍元参方医案。患者为烂喉痧之卫营同病，表有邪郁，营有热灼之候。治法应泄卫透营，方用银翘散去豆豉，加细生地、丹皮、大青叶，倍元参，方中银花、连翘、桔梗、薄荷、牛蒡子为泄卫透表而设，用生地、元参、丹皮、大青叶以凉营泄热解毒，加生甘草调和诸药。

医案 3　本案为清宫汤、安宫牛黄丸、紫雪丹医案。由于医者的两次误治，导致气分邪热内陷入营，闭阻心包之象，以严重的神志异常为主症。初起寒战高热，头疼身痛，系春温伏邪自发于少阳气分；寒战消失而高热持续，为第一次误治后邪热入里；口渴已止，神情由躁转静，继之昏沉不语为第二次误治后所产生的变证。由于邪热深陷，闭阻心包，心神失主，不能任物，则神情由躁转静，甚则神识昏迷而不语。病机为热邪内陷，心包闭阻，治当清心开窍。方选清宫汤送服安宫牛黄丸、至宝丹或紫雪丹。清宫汤专清心经包络之邪。犀角清心火避秽浊；玄参、麦冬清心凉营，育阴生津；连翘心、竹叶心轻清泄热，透热转气；生地配合犀角发挥凉血解毒之效，银花清热解毒，木通清热。上药合用，则达清透包络邪热之功。安宫牛黄、至宝丹、紫雪丹三方皆性凉而有清热解毒、开窍止痉之功，属凉开之剂，治疗温热病窍闭神昏之危证每制成丸剂以供抢救之需，故合称"三宝"。本案初诊治疗用犀角（可水牛角代），鲜生地，玄参，连翘心，银花，麦冬，木通，竹叶心，安宫牛黄丸，一日连服 2 剂。次日复诊昏谵好转，诸症减轻，但舌色紫暗，扪之湿润，予原方中参以散血化瘀之品，并用紫雪丹易安宫牛黄丸。药后热退窍开神苏，自诉胸膈痞塞等不适，改投涤痰泄热，宣肃肺胃之利，证情递减，调治 2 周，身热全退。

（钟嘉熙，2017. 温病学. 北京：科学出版社：68.）

【后世发挥】

朱良春：化斑汤是治温病邪入血分，热毒壅盛而致发斑的要方。本方如加生地黄、丹皮二味，与擅治惊狂谵妄、斑黄吐衄的犀角相伍，便又具有犀角地黄汤之意，更善治热盛血溢的发斑吐衄；若再加用既能清温热之邪，又可解血中之毒的银花，尤有增强疗效之妙。至于大青叶一药，清热凉血、解毒的作用甚强，配合犀角，是治温病发斑的妙药；《类证活人书》用治斑出太盛、大热心烦的犀角大青汤，即以这二味为主药。可见本方加入"银丹大青地"，其清热凉血、解毒化斑的作用更为强盛。临床用治血热、毒盛的高热发斑、惊狂谵妄、鼻衄吐血、脉洪数、舌绛苔黄糙诸症，确有卓效。

（朱良春，缪正来，2017. 汤头歌诀详解（修订版）. 北京：中国中医药出版社：314.）

朱良春：至宝丹能开窍闭，除秽浊，豁痰壅，解热结，对于上述证候有拨乱反正之功。但对阴液耗竭、阳亢风动所引起的高热、神昏痉厥，不宜使用。

（朱良春，缪正来，2017. 汤头歌诀详解（修订版）. 北京：中国中医药出版社：317.）

十、第 十 七 条

原文　邪入心包，舌蹇[1]肢厥，牛黄丸主之，紫雪丹亦主之。

厥者，尽也。阴阳极造其偏，皆能致厥。伤寒之厥，足厥阴病也。温热之厥，手厥阴病也。舌卷囊缩，虽同系厥阴现证，要之舌属手，囊属足也。盖舌为心窍，包络代心用事，肾囊前后，皆肝经所过，断不可以阴阳二厥混而为一，若陶节庵所云："冷过肘膝，便为阴寒。"恣用大热。再热厥之中亦有三等：有邪在络居多，而阳明证少者，则从芳香，本条所云是也；有邪搏阳明，阳明太实，上冲心包，神迷肢厥，甚至通体皆厥，当从下法，本论载入中焦篇；有日久邪杀阴亏而厥者，则从育阴潜阳法，本论载入下焦篇。

牛黄丸，紫雪丹方（并见前）

【词解】

[1] 舌蹇：蹇，音 jiǎn，通"謇"，口吃，结巴。舌蹇，指舌头转动不灵，言语不流利。

【释义】

本条讲热入心包的证治并论厥的病机、分类及热厥的证治法则。邪入心包，窍机阻闭，舌体转动不灵；气血运行郁滞，肢体失于温煦，则四肢厥冷。必见神昏谵语，故急用牛黄丸、紫雪丹清心化痰开窍。

厥证虽均表现为手足厥冷，但其性质有寒热之分，病位有手足厥阴之异。寒厥多见于伤寒，乃因阳气大衰，阴寒内盛所致，可见囊缩，因肾囊前后，为厥阴肝经循行之地。热厥多见于温病，乃因邪热内闭，阳气不能外达所致，可见舌卷，因舌为心窍，手厥阴包络代心用事。但上述之区分是相对而言的，伤寒中也有邪热内郁而致热厥者，温病中也不乏阳气外脱而致寒厥者，临证时应予详细区别。

吴氏认为热厥可分为三类：上焦病见热厥以邪在心包络居多，当以芳香开窍为法，可取安宫牛黄丸或紫雪丹或至宝丹。而中焦则因阳明太实，上冲心包，当急下存阴，可取承气汤。下焦热厥，多阴虚风动，当育阴潜阳，可用三甲复脉汤或大定风珠。吴氏对热厥内容的具体论述和完善，在临床上颇具指导意义。

【名家医案】

（陈务斋医案）

陈梁氏，年25岁，住广西容县，住乡，体壮。

初起恶寒发热，头痛项强，腰脊疼胀，肢倦口冷，由午至酉，起立即仆，不省人事，牙关紧闭，肢冷至肘，脘腹灼热，气粗喘急，唇缩而焦，齿黑而干，目赤面青，经昼夜不醒。左右脉伏，舌紫而苔罩白腻，体温达一百零四度（此为华氏度数，即40℃）。

初用竹沥合童便，重加紫雪一钱，频频灌下，以豁痰宣窍，清热降火。服后神识略醒，再用刘氏双解散，去防、术、芎、归、芍等，加红花、中白、牙皂、磨犀，取荆、薄、麻黄速解肌表，以辛散外寒，犀角、翘、栀速透上焦，以清宣里热，硝、黄、芩、膏荡除肠胃，以凉泻伏火。然病至内陷昏厥，必有有形之痰火瘀热，蒙闭心与脑神气出入之清窍，故用牙皂、桔梗以开痰，红花、中白以除瘀。君臣佐既经配合，而使以益元散者，解热毒以调和诸药也。

一服后，则肢表厥减，面唇略润，诊脉略见沉弦数。再二服后，人事略醒，牙关缓软，四肢厥除，惟手足麻挛，口甚燥渴，体中发热，心常惊悸，起卧无常，诊脉起而洪弦数。又用犀羚钩藤汤加人中白，取其直清心肝，泻火息风，泄热通络，化痰利水。一服后，热退体和，肢表麻挛已除，惟咽干口渴，烦躁不眠，诊脉弦数略减。又用人参白虎合犀角地黄汤，双清气血两燔，润津燥以救阴液。五日牙关不闭，四肢厥除，人事已醒。十日热退体和，食量略进。二十日烦躁已除，食量大进，元气回复而痊。

（何廉臣，1959. 重印全国名医验案类编. 上海：上海科学技术出版社：272-273.）

【案例精讲】

本案患者高热、起立即仆，不省人事，牙关紧闭，肢冷至肘，脘腹灼热，气粗喘急，唇缩而焦，齿黑而干，目赤面青，经昼夜不醒，其治疗重在豁痰宣窍，清热降火。神识略清，则轻透热邪清宣里热，凉泻伏火，开痰化瘀。而后根据病情泻火息风，泄热通络化痰，双清气血两燔，润燥养阴。

（钟嘉熙，2017. 温病学. 北京：科学出版社：142.）

【后世发挥】

朱良春：紫雪丹具有清泄实热、凉血解毒、息风定惊的作用。对于温热、温毒所引起的高热、痉厥、谵妄诸症，取效相当迅捷。此外，方中黄金不溶解于水，如改用金箔而减小其剂量，可能效果更好一些。一般用量，小儿每服一至三分，成人五分至一钱，一日二三次。

（朱良春，缪正来，2017. 汤头歌诀详解（修订版）. 北京：中国中医药出版社：316-317.）

十一、第二十一条

原文　温毒神昏谵语者，先与安宫牛黄丸、紫雪丹之属，继以清宫汤。

安宫牛黄丸、紫雪丹、清宫汤（方法并见前）

【释义】

本条讲温毒邪入心包的治法。温毒病邪毒内陷，可以侵犯于厥阴心包经，而出现邪入心包的危重证候，出现神志异常的见证，治疗同温病过程中邪入心包一样，用安宫牛黄丸、紫雪丹、清宫汤等清心开窍。温毒病神志不清，语无伦次，先用安宫牛黄丸、紫雪丹一类药，接着用清宫汤。

【名家医案】

（陈天祥医案）

马某某，男，11岁，学生，1986年1月8日8时40分初诊。患儿在操场做广播操过程中突然跌倒，不省人事，由师生送来急诊室。当时无抽搐、无口吐涎沫或口中发声。检体：神志不清，面色苍白带灰，颈部有抵抗。体温35.7℃，脉搏124次/分，呼吸32次/分。瞳孔不等大，右＞左，对光返射迟钝，浅反射消失，克氏征（＋），布氏征（＋）。心脏无殊。舌质淡红，苔白腻，脉细弱。当时考虑有脑疝情况，立即给氧，并静脉注射甘露醇100ml，鼻饲安宫牛黄丸1粒，至9时15分左右，病情仍无好转，出现四肢轻度抽搐，又予鼻饲安宫牛黄丸1粒，继续观察。见患儿不再抽搐，面色逐渐好转。9时50分左右，患儿神志逐渐转清，又经脑脊液常规检查，诊断为急性病毒性脑炎。后又经住院观察，患儿神志清晰，无抽搐，无四肢偏瘫，诸症痊愈出院。随诊2年，患儿智力发育正常。

（陈天祥，谢军军，1989. 安宫牛黄丸救治小儿脑系疾病举例. 浙江中医学院学报，13（1）：19.）

【案例精讲】

本案患者神志不清，面色苍白带灰，颈部有抵抗，治宜清热解毒，开窍醒神。方用安宫牛黄丸，方中牛黄苦凉，清心解毒，辟秽开窍；犀角咸寒，清心凉血解毒；麝香芳香开窍醒神。三药相配，清心开窍、凉血解毒。黄连、黄芩、山栀清热泻火解毒，合牛黄、犀角则清解心包热毒之力颇强；冰片、郁金芳香辟秽，化浊通窍，以增麝香开窍醒神之功。雄黄助牛黄辟秽解毒；朱砂、珍珠镇心安神，以除烦躁不安。用炼蜜为丸，和胃调中。

【后世发挥】

杨进，王灿晖：安宫牛黄丸是治疗热性病热入心包而神昏的主要方剂，在临床上多用于各种中枢神经系统的疾病。此外，本方还广泛用于治疗许多非感染性疾病，如中风性阳闭（脑出血昏迷）、新生儿缺氧缺血性脑病、重型脑外伤、肺性脑病、颅脑损伤术后高热昏迷、癫痫、大脑发育不全、梦游症、急性子痫、副睾炎、顽固性荨麻疹等。

（杨进，王灿晖，2002. 温病条辨临床学习参考. 北京：人民卫生出版社：126-127.）

十二、第二十四条

原文　手太阴暑温，如上条证，但汗不出者，新加香薷饮主之。

证如上条，指形似伤寒，右脉洪大，左手反小，面赤口渴而言。但以汗不能自出，表实为异，故用香薷饮发暑邪之表也。按香薷辛温芳香，能由肺之经而达其络，鲜扁豆花，凡花皆散，取其芳香而散，且保肺液，以花易豆者，恶其呆滞也，夏日所生之物，多能解暑，惟扁豆花为最，如无花时，用鲜扁豆皮，若再无此，用生扁豆皮。厚朴苦温，能泻实满，厚朴，皮也，虽走中焦，究竟肺主皮毛，以皮从皮，不为治上犯中。若黄连甘草，纯然里药，暑病初起，且不必用，恐引邪深入，故易以连翘、银花，取其辛凉达肺经之表，纯从外走，不必走中也。

温病最忌辛温，暑病不忌者，以暑必兼湿，湿为阴邪，非温不解，故此方香薷、厚朴用辛温，而余则佐以辛凉云。下文湿温论中，不惟不忌辛温，且用辛热也。

新加香薷饮方（辛温复辛凉法）

香薷二钱　银花三钱　鲜扁豆花三钱　厚朴二钱　连翘二钱

水五杯，煮取二杯。先服一杯，得汗止后服；不汗再服；服尽不汗，再作服。

【释义】

本条述暑温表实的证治。新加香薷饮证，乃是暑、湿、寒三气交感，表里并困之证。所谓"如上条证"，是指上焦篇第二十二条，"形似伤寒"，即暑温初起出现的头痛、发热恶寒等类似伤寒的症状。与上条"汗大出"相比，本证特点是"汗不出"，说明本证属暑湿内蕴，寒束于表的表实证。治当疏表散寒，涤暑化湿，方选新加香薷饮。方中香薷解表散寒，厚朴燥湿和中，银花、连翘、鲜扁豆花清热涤暑。

【名家医案】

（余希瑛医案）

李某，女，37岁。发病时间为8月6日。发热、恶寒、咽痛10天，伴无汗，头重如裹，四肢酸痛不适，口干而不欲饮，胸脘痞闷，大便干结，小便短少色黄，曾到西医内科就诊，经胸透、血常规检查，未发现异常，诊断为上呼吸道感染。曾先后口服克感敏、病毒灵、先锋霉素，静滴病毒唑，用药后常微汗出，发热稍退，但不久体温又再度升高。其间体温曾达40.1℃，如今来中医科就诊，时下体温39.6℃，诸症仍在。舌尖红，苔厚黄腻，脉濡滑数。中医诊断为暑温夹湿证。治宜祛暑解表，清热利湿解毒。方用新加香薷饮加味：银花15g，连翘15g，香薷6g，扁豆15g，川朴9g，黄芩9g，淡竹叶12g，通草10g，苡仁20g，藿香10g，荆芥10g，柴胡10g，薄荷（后下）5g，生甘草5g。服药3天，热退身凉，除纳呆、身倦外，余症消失。继续在原方基础上去通草、淡竹叶、荆芥，加佩兰12g，桑枝12g，连服4剂，诸症悉解，临床痊愈。

（余希瑛，2003. 新加香薷饮加味治疗暑温证96例. 广西中医药大学学报，17（1）：40.）

【案例精讲】

本案患者发热、恶寒、咽痛10天，伴无汗，为风热表证（可无汗或微汗）。头重如裹，四肢酸痛不适，口干而不欲饮，胸脘痞闷是明显有外湿的表现，且渐欲犯里。大便干结，小便短少色黄，为里有实热。舌尖红，苔厚黄腻，脉濡滑数，说明里热夹湿双重病机，但从病情发展趋势来看，二者尚未胶结。其实若无里热，又无明痛，表证又极轻，极似祛湿剂中的三仁汤证。本案治疗可平和解表、祛风除湿、化湿理气、清热通腑并用。作者用解表、化湿、清里热的新加香薷饮加减。银花、连翘疏散风热，又清里热。香薷、藿香既助解表（性虽稍偏温，在寒性方中无妨），又化内湿。荆芥、柴胡、薄荷均助解表，薄荷且疗咽痛。黄芩、淡竹叶助清里热。扁豆、川朴化湿、燥湿，后者并理气宽胸。通草、苡仁渗湿。生甘草清暑调和诸药。

【后世发挥】

刘景源：新加香薷饮既能发散在表之寒，又能清化在里的暑湿，所以它是表里双解的方剂。这个方剂所用的药物轻灵，如果暑热偏重，伴见口渴甚、小便黄赤等，可以加清热涤暑药，如竹叶、西瓜翠衣、荷叶、石膏等；如果湿浊偏重，伴见恶心、呕吐等，可以加祛湿药，如藿香、佩兰、六一散等。

（刘景源，2008. 温病条辨通俗讲话. 北京：中国中医药出版社：246.）

十三、第二十六条

原文 手太阴暑温，或已经发汗，或未发汗，而汗不止，烦渴而喘，脉洪大有力者，白虎汤主之；脉洪大而芤者，白虎加人参汤主之；身重者，湿也，白虎加苍术汤主之；汗多，脉散大，喘喝[1]欲脱者，生脉散主之。

此条与上文少异者，只已经发汗一句。

白虎加苍术汤方

即于白虎汤内加苍术三钱。

汗多而脉散大，其为阳气发泄太甚，内虚不可留恋可知。生脉散酸甘化阴，守阴所以留阳，阳留，汗自止也。以人参为君，所以补肺中元气也。

生脉散方（酸甘化阴法）

人参三钱　麦冬（不去心）二钱　五味子一钱

水三杯，煮取八分二杯，分二次服，渣再煎服。脉不敛，再作服，以脉敛为度。

【注释】

[1] 喝：音 hē，指喘的声音很大。

【释义】

本条述暑温的证治。由暑入阳明发展为暑伤津气，最后发展到津气欲脱，反映了暑温病气分阶段由实致虚的发展规律。

本条虽冠以"手太阴暑温"，然其病位不局限于肺，肺胃经脉相连，生理病理密切相关，故白虎汤和白虎加人参汤所主治者每为肺胃热盛。无论是否用过发汗之法，表现为汗出不止，心烦口渴，呼吸粗大而喘，脉象洪大有力者，即为肺胃热盛，当用白虎汤治疗。如出现洪大而中空无力的芤脉，乃是热盛津伤之证，用白虎加人参汤治疗。

若兼见身体困重等症，属阳明热盛兼太阴脾湿，方选白虎加苍术汤，用白虎汤清阳明之热，加苍术兼燥太阴脾湿。若身热虽退而汗出不止，脉象散大，呼吸急促如喘等，乃因阳泄太过，阴伤严重，阳失依附而不能收敛，致津气外脱。生脉散酸甘化阴，固守阴液而使阳气得以内留，阳留则固摄阴液而汗自止，故以君药人参补益元气，配以麦冬、五味子滋阴敛阴。

【名家医案】

1. 白虎汤加人参（高辉远医案）

向某内室，女，28 岁，已婚。夏月产后，适逢盛暑，十月后恶露刚尽，感暑而病。阅数医，均以产后发热，头痛汗出，用生化汤与补血汤加丹皮之类为治。病不解，反而增剧，壮热，大渴，汗大出，午后尤甚，头痛面赤，心烦舌红，渴思凉饮，小便短赤，大便干燥，脉洪而滑。延师往诊，师曰：此白虎汤证也，但产后气血新伤，宜于白虎汤加人参主之，扶正祛邪并行。病家粗知医，曰：白虎辛凉重剂，为产后所当禁。师曰：白虎诚宜慎用，今病暑热极，热灼阳明，肺津被劫，若不急清阳明以救化源，恐津液枯竭，变证蜂起，产后难任，有病则病受之，沃焦救焚，何惧之有，可小制其方，病家然之。乃用西洋参 9g，生石膏 18g，知母 6g，甘草 3g，粳米 15g。每日2服。是夜诸证渐减，能安睡。次日再诊，见其热减渴止，汗息烦平，思粥食，病家甚为感谢。师候其脉，仍洪而滑，曰：证虽退减，脉尚未平，热犹未尽彻也，宜原方再进，否则热将复炽。病家见患者已不壮热烦渴，坚请去石膏，师曰不可，只宜再小其制，而病家仍惧石膏大寒，议用他药代之，师见坚决惧药，未便强怫其意，遂勉为用鲜芦根、石斛、荷叶、竹叶等，并告之曰：午后恐诸证再起。果于日晡壮热头痛，大烦大渴，汗出心烦，前证复作，一如师言。病家急延师至，乃再疏白虎加人参汤1剂。药用西洋参6g，生石膏12g，知母4.5g，粳米12g。二服已。再次日诊之，脉平热退，师曰：至此内热已解，只复胃津可也，用益胃汤加味，并继以养荣善其后而愈。

（王发渭，1995. 高辉远临证验案精选. 北京：学苑出版社：9.）

2. 白虎加苍术汤（丁甘仁医案）

裘左湿温八天，壮热有汗不解，口干欲饮，烦躁不寐，热盛之时，谵语妄言，胸痞泛恶，不能纳谷，小溲浑赤，舌苔黄多白少，脉象弦滑而数。阳明之温甚炽，太阴之湿不化，蕴蒸气分，漫布三焦；有"温化热，湿化燥"之势，证非轻浅。姑拟苍术白虎汤加减，以观动静。生石膏三钱，肥知母一钱五分，枳实炭一钱，通草八分，制苍术八分，茯苓皮三钱，炒竹茹一钱五分，飞滑石三钱，仙半夏一钱五分，活芦根（去节）一尺，荷梗一尺。

二诊：今诊脉洪数较缓，壮热之势大减，稍能安寐，口干欲饮，胸闷泛恶，不能纳谷，舌苔腻黄渐化。伏温渐解，而蕴湿犹留中焦也。既见效机，毋庸更张，参入芳香淡渗之品，使湿热有出路也。熟石膏三钱，仙半夏钱半，枳实炭一钱，泽泻一钱制，苍术八分，赤茯苓三钱，炒竹茹一钱五分，通草八分，飞滑石三钱，鲜藿佩（各）一钱五分，荷梗一尺。

三诊：热退数日，复转寒热似疟之象，胸闷不思纳谷，且有泛恶，小溲短赤，苔黄口苦，脉象左弦数，右濡滑。此伏匿之邪移于少阳，蕴湿留恋中焦，胃失和降。今宜和解枢机，芳香淡渗，使伏匿之邪从枢机而解，湿热从小便而出也。软柴胡八分，仙半夏二钱，酒黄芩一钱，赤苓三钱，枳实一钱，炒竹茹一钱五分，通草八分，鲜藿佩（各）一钱五分，泽泻一钱五分，荷梗一尺。

（朱雄华，2006. 孟河四家医集. 南京：东南大学出版社：1130.）

3. 生脉散（钟嘉熙医案）

苏某某，男，51岁。1992年9月21日诊。患者高血压病多年，常服"复方降压胶丸"等可缓解。近因感冒发热后，出现心悸，胸闷，气短，动则尤甚。伴见口干，肢冷，时汗出，面色苍白，舌淡紫，苔薄白，脉细代。胸透提示：心脏向左下扩大；心电图：频发房性期前收缩，窦性心动过缓。心率48次/分，心律不齐，两肺底少许啰音，血脂正常，血压21.3/11.3kPa，诊为心脏病。方用生脉散加味。红参20g，麦冬15g，五味子10g，丹参15g，炙甘草10g，日服1剂。连服4剂，肢转温，汗止，心悸胸闷，气短均减。按原方略加减共服15剂后胸透示：心脏扩大消失。心电图：窦性心律，大致正常。血压18.3/11.33kPa，心率65次/分，3个月随访正常。

（钟嘉熙，2007. 温病学. 北京：科学出版社：38.）

【案例精讲】

医案1 本案为白虎加人参汤医案。患者夏月产后，适逢盛暑，十月后恶露刚尽，感暑而病，壮热，大渴，汗大出，午后尤甚，头痛面赤，心烦舌红，渴思凉饮，小便短赤，大便干燥，脉洪而滑，为气分热盛，但因其产后气血新伤，宜于白虎汤加人参治之。方中白虎汤清热生津，西洋参益气。

医案2 本案为白虎加苍术汤医案，湿温病热重于湿，热炽阳明，湿困太阴，热重湿轻之证。壮热，口干欲饮，有汗，脉数为阳明气分热盛，里热蒸迫之象；热邪扰心则烦躁；胸痞泛恶，不能纳谷，脉滑为太阴脾湿之征。舌苔黄多白少，小便赤，皆热重于湿的征象。方选白虎加苍术汤辛寒清泄阳明胃热，兼化太阴脾湿，复佐淡渗之品，使湿热之邪从小便而出。方中生石膏、知母清泄胃热，除烦止渴；苍术燥湿运脾；枳实破气消痞，荷梗通气宽胸；茯苓皮、竹茹、滑石、半夏利湿；

通草、芦根清热。

医案3　本案为生脉散医案。患者心悸，胸闷，气短，动则尤甚，口干，肢冷，时汗出，面色苍白，舌淡紫，苔薄白，脉细代等，证属气阴两伤，正气欲脱，夹气滞血瘀。治宜益气敛阴兼活血化瘀。方用生脉散加味，方中红参甘温，益元气，补肺气，生津液。麦冬甘寒养阴清热，润肺生津。红参、麦冬合用，则益气养阴之功益彰。五味子酸温，敛肺止汗，生津止渴。丹参活血化瘀，四药合用，一补一润一敛，益气养阴，生津止渴，敛阴止汗，活血化瘀，使气复津生，汗止阴存，气充脉复。

【后世发挥】

余奉仙：暑温者，即夏时之热病也。予谓热病者，即中暍之谓，暍乃酷日照临而下之热，中之者多犯太阳，故曰阳邪，暑乃极热蒸腾而上之气，受之者多见太阴，故谓阴邪，阴邪亦非纯阴，乃属阳中之阴，所以治暑病者，寒药之中，每兼姜附，此铁凭也，学者务当以受驳之书，加驳之笔，两相潜玩，孰是孰非，切不可不由心悟，而即从流以遂也。淦浦王姓，暑温十余日不解，就予治。察其汗多肢凉，呕恶不息，胸热如火，每欲以瓜镇之，舌虽薄黑而润，渴烦不安。予曰：此症初见，必纯服凉药，邪踞太阳，未从表泄，已属火不归原。遂拟退法黄连汤，合白虎汤，加橘皮、竹茹、米炒麦冬，一剂而肢凉渐转，呕渴顿平，二剂而大效矣。

（余奉仙，2009. 医方经验汇编. 北京：人民军医出版社：72.）

朱良春：生脉散若用于脉绝之症，人参的用量必须加大到六至八钱，才能速效。本方所以复脉的机理：是在于肺朝百脉，心主血脉，而本方补肺益气、清心生津，心肺得以补益，则气血充盈而脉自复。

（朱良春，缪正来，2017. 汤头歌诀详解（修订版）. 北京：中国中医药出版社：42.）

十四、第二十七条

原文　手太阴暑温，发汗后，暑证悉减，但头微胀，目不了了[1]，余邪不解者，清络饮主之。邪不解而入中下焦者，以中下法治之。

既曰余邪，不可用重剂明矣，只以芳香轻药清肺络中余邪足矣。倘病深而入中下焦，又不可以浅药治深病也。

清络饮方（辛凉芳香法）

鲜荷叶边二钱　鲜银花二钱　西瓜翠衣二钱　鲜扁豆花一枝　丝瓜皮二钱　鲜竹叶心二钱
水二杯，煮取一杯，日二服。凡暑伤肺经气分之轻证皆可用之。

【词解】

[1] 目不了了：指视物不清。

【释义】

本条是讲暑温的恢复期或合并症治疗。手太阴暑温病用香薷饮发汗之后，暑病的症状大部分已经消除，仅仅感到头部微胀，视物不清，这是暑热余邪未解的表现，用清络饮治疗。病邪未解而出现中下焦症状者，应按照治疗中下焦病证的方法治疗。

【名家医案】

（张寿民医案）

陈某某，男，1岁，1980年7月21日初诊。

患儿近1个月来发热，咳嗽，气促，痰少，精神萎靡，吃乳少，大便正常。在当地治疗不效，门诊以"暑温"（支气管肺炎）收入住院。检查：体温39.1℃，脉搏160次/分，呼吸24次/分，发育正常，母乳哺育，面色苍白，汗出，呼吸急促，鼻翼煽动，胸高撷肚，口唇干燥发绀，喉头有痰声，抽搐，角弓反张，舌红苔黄，指纹红紫。心率 160 次/分，心律尚齐，两肺可闻及明显湿啰音。立即给青霉素、链霉素、红霉素、地塞米松、西地兰、碳酸氢钠和输氧等，中药予羚角钩藤汤之类，病无好转。

7 月 22 日上午会诊：发热（39℃），神昏，咳嗽，气促，鼻翼煽动，抽搐握拳，角弓反张，摇唇弄舌，角膜反射存在，瞳孔较正常人明显缩小。等圆等大，对光反射存在，心率 200 次/分，律齐，两肺有干湿啰音，舌红苔黄，指纹红紫。中医认为属肝热生风，治宜平肝息风，方用羚角钩藤汤加西洋参、蜈蚣、全蝎、抗热牛黄散等。西医诊为中毒性肺炎，继用上药加苯巴比妥镇痉。经上述中西医处理后，病情未能控制。中午 12 时又高热 40℃，神昏，呼吸急促，鼻翼煽动，抽搐加重，角弓反张，脉舌如前，病情演愈剧，已入险途。请张老诊视。张老指出，此乃风之证。暑温温热不降，抽风当不止，先川雄黄 20g 研末加 1～2 个鸡蛋白，调敷胸腹，清热解毒，透邪外出，次用鲜荷叶铺地，令其卧之以解暑退热，再服清络饮，处方：鲜荷叶 6g，扁豆花 6g，鲜竹叶 6g，金银花 6g，丝瓜络 6g，鲜西瓜翠衣 20g。1 剂，水煎服。西药只用给氧和支持疗法，停用抗痉退热之药。经上述处理后，体温逐渐下降，抽搐等症逐渐减轻。

7 月 23 日，发热（38.2℃），神志清楚，呼吸平稳，眼球灵活，弄舌频频，抽搐小发作，间隔时间明显延长，舌红苔黄少津，指纹红紫。张老认为，此乃暑热伤津，停止给氧，仍守上方，日 1 剂，夜 1 剂，西药给支持疗法。7 月 24 日，患儿抽搐未作，弄舌已止，能入睡，仍有低热、烦躁，精神尚好，呼吸平稳，至此，病已转入平稳，改用王氏清暑益气汤善后：朝白参 6g，知母 6g，生甘草 8g，竹叶 10g，麦冬 6g，石斛 10g，荷叶 6g，西瓜翠衣 20g。

（邱德泽，1982. 张寿民老中医用"清络饮"治小儿暑风的经验. 江西中医药，4：32-33.）

【案例精讲】

此案为暑风之证。初用羚角钩藤汤加蜈蚣、全蝎之类，并用西药抗菌、强心、纠酸、抗惊厥等，未见好转后经张老诊视，径投清淡的清络饮，众医疑惑。然而进药一次，病愈三分，3 剂之后，化险为夷，继之又仿此法，抢救 2 例，亦获成功，请教张老，张老说：暑风乃暑热炽盛而见昏迷、抽搐等症。暑热为阳邪，热性急迫，变化迅速，暑热亢极，引动内风，故见抽搐等症。故用羚角、蜈蚣并不见效，这是重剂遏制病机所致，陈姓儿暑邪在上，热邪内迫，气机阻闭而现咳嗽痰阻气促、鼻煽之症，逆传膻中，而现昏迷厥逆；暑热亢极，引动内风，而现四肢抽搐、角弓反张。治疗关键在于清泄暑邪。方中金银花辛凉芳香，清解暑热；扁豆花芳香清散，解暑化湿。鲜西瓜翠衣清热解暑，生津解渴；丝瓜络清肺透络。鲜荷叶用边者，取其祛暑清热之中而有疏散之意；暑气通心，故又用鲜竹叶清心而利水。诸药合用，药性清凉芳香，轻清走上，有清透肺中暑热之效。遵"轻可去实"的原则，用轻清凉润之品以和肺，肺气得清，咳喘自平，暑邪得泄，发热自除而抽搐自止。

（邱德泽，1982. 张寿民老中医用"清络饮"治小儿暑风的经验. 江西中医药，4：33.）

【后世发挥】

邓中甲：清络饮是治疗暑热伤肺轻证的常用方。临床应用以身热口渴不甚，头目不清，舌苔薄白为辨证要点。本方既可治暑伤肺络，也可煎汤代茶以预防暑病。若暑温伤肺、咳而无痰、咳声高者，可加杏仁、麦冬、沙参以利肺气，养肺阴；或加桔梗、甘草以开提肺气，清肺热。若身热较甚，可加石膏。本方的适应证是暑温中的轻浅之证。若暑温表寒较重，或热渴大汗，或汗多脉散大，喘喝欲脱者，均不宜使用本方。

（邓中甲，2011. 方剂学. 北京：中国中医药出版社：102.）

杨进，王灿晖：在暑温后期，如仍有余邪不解，可见头微胀、视物不太清楚，治疗可用芳香清解的清络饮以清余邪。吴氏自注中明确提出"凡暑伤肺经气分之轻证皆可用之"，一方面表明本方不仅用于暑温后期余邪不解者，也可用于暑温之轻证；另一方面也指出本方的作用较弱，只能用于暑温之轻证。所以对本方的使用不能拘于暑温"余邪不解"之证，在夏季感受暑湿之较轻者，只要见有发热、头微胀等症状者，就可以考虑投用本方。该方芳香清轻，特别是诸药俱取新鲜之品，清热解暑之力更强，值得临床借鉴。

（杨进，王灿晖，2002. 温病条辨临床学习参考. 北京：人民卫生出版社：155-156.）

十五、第三十五条

原文 暑兼湿热，偏于暑之热者为暑温，多手太阴证而宜清；偏于暑之湿者为湿温，多足太阴证而宜温；湿热平等者两解之。各宜分晓，不可混也。

此承上起下之文，按暑温、湿温，古来方法最多精妙，不比前条温病毫无尺度，本论原可不必再议，特以《内经》有先夏至为病温、后夏至为病暑之明文，是暑与温，流虽异而源则同，不得言温而遗暑，言暑而遗温。又以历代名家，悉有蒙混之弊，盖夏日三气杂感，本难条分缕析。惟叶氏心灵手巧，精思过人，案中治法，丝丝入扣，可谓汇众善以为长者，惜时人不能知其一、二；然其法散见于案中，章程未定，浅学者读之，有望洋之叹，无怪乎后人之无阶而升也。故本论摭拾[1]其大概，粗定规模，俾学者有路可寻，精妙甚多，不及备录，学者仍当参考名家，细绎叶案，而后可以深造。再按：张洁古[2]云："静而得之为中暑，动而得之为中热，中暑者阴证，中热者阳证。"呜呼!洁古笔下如是不了了，后人奉以为规矩准绳，此医道之所以难言也。试思中暑，竟无动而得之者乎？中热，竟无静而得之者乎？似难以动静二字分暑、热。又云"中暑者阴证"，暑字从日，日岂阴物乎？暑中有火，火岂阴邪乎？暑中有阴耳，湿是也，非纯阴邪也。"中热者阳证"，斯语诚然，要知热中亦兼秽浊，秽浊亦阴类也，是中热非纯无阴也。盖洁古所指之中暑，即本论后文之湿温也；其所指之中热，即本论前条之温热也。张景岳又细分阴暑、阳暑：所谓阴暑者，即暑之偏于湿，而成足太阴之里证也；阳暑者，即暑之偏于热，而成手太阴之表证也。学者非目无全牛[3]，不能批隙中窾[4]。宋元以来之名医，多自以为是，而不求之自然之法象，无怪乎道之常不明，而时人之随手杀人也，可胜慨哉！

【词解】

[1] 摭拾：摭，音 zhí 。摭拾，即拾取。

[2] 张洁古：名元素。金代著名医家，著有《珍珠囊药性赋》等。

[3] 目无全牛：语出《庄子·养生主》，熟知牛的各部结构。比喻技术达到了极其纯熟的地步。

[4] 批隙中窾：窾，kuǎn，空隙。语出《庄子·养生主》，指屠宰时把骨节处劈开，无骨处就势分解。比喻处理问题能从关键入手，从而顺利解决。

【释义】

本条论述暑温与湿温的鉴别。暑邪兼有湿热的性质，如果偏重于热就是暑温，多表现于手太阴肺经热盛的证候，治疗宜用清法；偏重于湿的，就是湿温，多表现为足太阴脾经湿盛的证候，宜用温燥祛湿治法；如果湿热并重，可同时应用清热化湿的治法。应该分辨清楚，不能混淆。

本条是承上启下的条文，对于暑温和湿温，自古就有许多精妙的治法，不像前面所谈到的温病，在治疗上毫无尺度。本书对于暑温、湿温本来可以不再讨论，但是《内经》有"先夏至日者为病温，后夏至日者为病暑"的条文，说明暑病与温病在源流上是有联系的，不能讨论温病而遗漏了暑病，讨论暑病而遗漏了温病。加之历代有名的医家，都有蒙混不清的弊端，本来夏季温、暑、湿三气往往互相夹杂而发病，难以分得很明确。只有叶天士心灵手巧，才思过人，在医案中对这几种病的治法，都能十分对证。可以说是汇集和发展了各家的长处，可惜近时医家，对他的学术思想掌握得太少；不过，叶氏的治法散见于他的医案中，没有经过系统的整理归纳，致使初学者读了后有望洋兴叹的感觉，难怪后人觉得没有规律可循。所以，本书把有关内容作一整理，使其理论上系统条理起来，以便学习的人能找到途径；但是叶天士精妙的理论比较多，不可能收录得十分完备，所以学者仍然要参考历代医家的有关理论，细细地研究叶天士的医案，然后才能得到进一步的提高。

十六、第四十三条

原文　头痛恶寒，身重疼痛，舌白不渴，脉弦细而濡，面色淡黄，胸闷不饥，午后身热，状若阴虚，病难速已，名曰湿温。汗之则神昏耳聋，甚则目瞑[1]不欲言，下之则洞泄[2]，润[3]之则病深不解。长夏深秋冬日同法，三仁汤主之。

头痛恶寒，身重疼痛，有似伤寒，脉弦濡，则非伤寒矣。舌白不渴，面色淡黄，则非伤暑之偏于火者矣。胸闷不饥，湿闭清阳道路也。午后身热，状若阴虚者，湿为阴邪，阴邪自旺于阴分，故与阴虚同一午后身热也。湿为阴邪，自长夏而来，其来有渐，且其性氤氲[4]粘腻。非若寒邪之一汗而解，温热之一凉则退，故难速已。世医不知其为湿温，见其头痛恶寒身重疼痛也，以为伤寒而汗之，汗伤心阳，湿随辛温发表之药蒸腾上逆，内蒙心窍则神昏，上蒙清窍则耳聋，目瞑不言。见其中满不饥，以为停滞而大下之，误下伤阴，而重抑脾阳之升，脾气转陷，湿邪乘势内渍，故洞泄。见其午后身热，以为阴虚而用柔药润之，湿为胶滞阴邪，再加柔润阴药，二阴相合，同气相求，遂有锢结而不可解之势。惟以三仁汤轻开上焦肺气，盖肺主一身之气，气化则湿亦化也。湿气弥漫，本无形质，从重浊滋味之药治之，愈治愈坏。伏暑湿温，吾乡俗名秋呆子，悉以陶氏《六书》[5]法治之，不知从何处学来，医者呆，反名病呆，不亦诬乎!再按：湿温较诸温，病势虽缓而实重，上焦最少，病势不甚显张，中焦病最多，详见中焦篇，以湿为阴邪故也，当于中焦求之。

三仁汤方

杏仁五钱　飞滑石六钱　白通草二钱　白蔻仁二钱　竹叶二钱　厚朴二钱　生薏仁六钱　半夏五钱

甘澜水八碗，煮取三碗，每服一碗，日三服。

【词解】

[1] 目瞑：闭目。

[2] 洞泄：一名"飧泄"，是食后即泄，泄下物完谷不化，这里是指泻下无度。

[3] 润：泛指滋阴之法。

[4] 氤氲：音 yīnyūn，指烟雾弥漫的样子。

[5] 陶氏《六书》：指陶节庵的《伤寒六书》。

【释义】

本条论述上焦湿温的证候和治疗。

湿温病多发于夏秋之交，有起病缓，传变慢，病势缠绵难愈等特点。该病初起，病偏上焦，卫气同病，症见头痛恶寒，身重疼痛，面色淡黄，胸闷不饥，午后身热，舌白不渴，脉弦细而濡等。治用具有芳香宣气化湿之功的三仁汤，轻开肺气，因肺主一身之气，肺气一开，则湿邪自化。

湿温初起治疗有三大禁忌。其一禁汗：若见恶寒头痛，身重疼痛，易误认为伤寒而用辛温发汗之药。若误用辛温则易耗伤心阳，湿浊随辛温之品上蒙清窍，可致神昏、耳聋、目闭等症。其二禁下：若见胸闷不饥等湿热阻滞脾胃之症，易误以为胃肠积滞而用苦寒攻下。若妄用苦寒攻下则脾阳受损，脾气下陷，湿邪下趋而为洞泄。其三禁润：若见午后身热等而易误认为阴虚，若妄用滋腻阴柔之药，势必使湿邪锢结难解，病情加重而难以治愈。

【名家医案】

（杨百弗医案）

张某某，女，27岁。初诊：1980年7月5日。病史：缠绵发热30日，中西药屡治罔效。发热无定时，汗出热不退（体温39℃左右），不恶风，胸脘痞闷，身痛纳呆，口苦，渴喜热饮，小便短赤。诊查：精神倦怠，少气懒言，面色淡黄。舌质红，苔白厚腻，脉象濡数。体温38.1℃。辨证：外感湿热，湿遏热伏，弥漫三焦，气机不畅（湿热并重）。治法：清热利湿，宣畅气机。处方：三仁汤加减。薏苡仁15g，杏仁10g，白蔻仁6g，滑石20g，通草10g，法半夏10g，厚朴10g，栀子10g，黄芩6g，连翘10g，防己10g，苓皮15g。

二诊：上方药日服2剂，共服10剂，身痛有所减，但仍汗出热不退，午后热甚（39℃以上）。舌苔渐退，而色变黄，舌质深红。此湿热之邪留恋气分，热重于湿之证。于上方去白蔻仁、法半夏、厚朴、黄芩、栀子，加青蒿12g，板蓝根15g，黄连6g，石膏30g，穿心莲15g，重清气分热邪。

三诊：日服上方药2剂，共服药8剂，体温完全恢复正常，诸症若失。守方略加调整，日服1剂，继服5剂善后。

（董建华，王永炎，2002. 中国现代名中医医案精华（五）. 北京：北京出版社：654.）

【案例精讲】

本案患者缠绵发热30日，乃湿热交蒸，不易骤化，故病程缠绵；湿热内蕴，交蒸不解，湿渐化热，则发热较高，且发无定时，汗出热不退（体温39℃左右）；因湿遏热伏，弥漫三焦，气机不畅，则胸脘痞闷，口苦纳呆，身痛，小便短赤；湿困中焦日久，脾失运化，气血生化失职，则精神倦怠，少气懒言，面色淡黄；湿渐化热，则舌红，苔白厚腻，脉象濡数。湿热病湿热并重的主症：发热汗出热不解，胸脘痞闷，口渴口苦，小便短赤，舌苔黄腻，脉濡数。湿热病，湿热并重，治疗宜以清热、祛湿、宣通气机为原则。治疗先用三仁汤加减来清热利湿宣畅气机，药后湿邪渐化而热邪较重，仍汗出热不退，午后热甚（39℃以上）、舌质深红苔黄腻等，于是去白蔻仁、法半夏、厚朴、黄芩、栀子苦燥之品，加青蒿、板蓝根、黄连、石膏、穿心莲，重清气分热邪。

【后世发挥】

朱良春：三仁汤用于湿温初起或暑温兼湿，症见湿重热轻者，必获良效。但在临床运用时，要善于化裁，如热重者可加黄芩、焦山栀、活水芦根，湿重者可加茅术、陈皮、茯苓等，都是常法。

（朱良春，缪正来，2017. 汤头歌诀详解（修订版）. 北京：中国中医药出版社：273.）

杨进，王灿晖：本条中所提出的治疗湿温初起的三仁汤是治疗湿温的代表方，不仅可用于邪在卫表，对于湿温邪在气分时，只要湿重于热，都能用本方加减治疗。

（杨进，王灿晖，2002. 温病条辨临床学习参考. 北京：人民卫生出版社：175.）

附

藿朴夏苓汤

原文 藿朴夏苓汤原源于清·石寿棠的《医原·湿气论》卷下，原书"湿气论"云："湿之化气……浊腻……面色混浊如油腻，口气浊腻不知味，或生甜水，舌苔白腻，膜原邪重则舌苔满布，浓如积粉，板贴不松，脉息模糊不清，或沉细似伏，断续不匀，神多沉困嗜睡……治法总以轻开肺气为主……宜用体轻而味辛淡者治之，辛如杏仁、蔻仁、半夏、厚朴、藿梗，淡如薏仁、通草、茯苓、猪苓、泽泻之类。" 严鸿志《感证辑要》中引作"藿朴夏苓汤"，并以淡豆豉代通草。

藿朴夏苓汤

杜藿香二钱　真川朴一钱　姜半夏钱半　赤苓三钱　光杏仁三钱　生苡仁四钱　白蔻末六分　猪苓钱半　淡香豉三钱　建泽泻钱半

（《感证辑要·卷四·感证方剂·和解之剂四》）

【名家医案】

（王文萍医案）

患者，女，68岁，高血压史，2015年3月7日初诊。患者反复低热1月余，曾在广州某市级医院住院治疗，口服、注射大量抗生素（包括头孢类、亚胺培南西司他丁等），热势未减，精神渐差，故寻中医治疗。患者体温波动在37.2～38℃，发热于0时至3时加剧，恶寒，无汗，无头痛，无咳嗽，无鼻塞流涕打喷嚏，无咽痒咽痛。全身乏力，语声低微，精神不振，头晕，有天旋地转感，两颧潮红。胸闷，口干欲饮温水，无口苦，纳可，饥则欲食，手足酸痛沉重感。大便每天1～2次，成形，质软，通畅，尿频，量多淡黄。舌淡红苔白厚腻，边有齿印，脉弦数。诊断：湿温病，湿重于热。治宜宣化表里湿邪，方药组成：藿香15g、厚朴15g、法夏15g、茯苓30g、薏苡仁30g、白蔻仁10g、白芍15g、川草薢30g、黄芩15g、瓜蒌皮15g、芦根20g、滑石20g、麦芽30g、甘草6g。鉴于患者病程较长，且发热加重时间并非午后为重，故先予4剂，每天1剂，密切观察体温变化。4天后患者来诊，精神明显好转，自诉低烧时间较前减少，热势减退，诸症好转，后继续予前方加减治疗1月余，诸症皆愈。

（王文萍，高安然，2016. 藿朴夏苓汤加减治疗湿温发热验案二则.
亚太传统医药，12（14）：119-120.）

【案例精讲】

本案患者虽非长夏初秋之时发病，但患者年事已高，经过大量苦寒抗炎的西药治疗，损伤脾胃阳气，且见反复低热、头晕胸闷、全身乏力、手足酸痛、尿多淡黄、苔白厚腻、边有齿印等脾虚湿阻症状，可知其发热为湿重于热证，故治疗上以藿朴夏苓汤为基础，加黄芩、芦根、滑石、川草薢以疏导湿热之邪从小便出，使邪有出路。由于患者见反复低热，容易耗伤津液，故方中白芍伍甘草以酸甘化阴，敛阴柔肝，防止利尿而伤津，亦能先防土虚木旺；患者出现胸闷、头晕等气机不畅之证，故除厚朴、半夏行气消痞外，加瓜蒌皮以宽胸理气，麦芽以行气健脾。

【后世发挥】

杨宇，陈文慧：藿朴夏苓汤能够宣化表里之湿，适用于湿温初起湿遏卫气、表里合邪之证。藿朴夏苓汤用豆豉配藿香疏表透邪，用生薏苡仁、猪苓、泽泻淡渗利湿，故芳化及渗湿作用较强，适用于湿邪较重，热象不显，表证较著者。

（杨宇，陈文慧，2019. 温病学. 北京：中国医药科技出版社：115.）

十七、第四十六条

原文　太阴湿温，气分痹[1]郁而哕[2]者（俗名为呃），宣痹汤主之。

上焦清阳膹郁[3]，亦能致哕，治法故以轻宣肺痹为主。

宣痹汤（苦辛通法）

枇杷叶二钱　郁金一钱五分　射干一钱　白通草一钱　香豆豉一钱五分

水五杯，煮取二杯，分二次服。

【词解】

[1] 痹：义同"闭"，即不通之意。

[2] 哕：音 yuě，干呕或呃逆。

[3] 膹郁：膹，音 fèn。郁，指气机壅滞。

【释义】

本条论述湿温发哕的证治。

湿温病过程中出现哕证，即呃逆，是由上焦肺气郁阻而引起胃气上逆所致。哕证的发生有许多原因，究其病位是在胃，故多从胃治。而本条提出肺经气分痹阻也能引起哕证，所以其治疗主以宣畅肺气，又因本证出现于湿温中，所以每有湿阻肺气，因而又每加入化湿之品。所用的宣痹汤即体现了宣肺、行气、清热、化湿等治法。因本方对于肺气郁闭者有较好的作用，所以在现代临床上也多用于肺气郁闭所致的咳嗽、胸闷之证，而对兼有湿邪者尤宜。

又因《温病条辨》中焦篇也有宣痹汤，且药物组成不同，所以本方又称为上焦宣痹汤，以与之区别。

【名家医案】

（万文蓉医案）

郑某，男，68 岁，2004 年 12 月 23 日初诊。以反复咳嗽 3 个月为主诉。初因受凉，引发急剧咳嗽，无寒热，查血常规无异常，胸透：肺纹理增粗。曾服麻杏甘石汤、止嗽散之类，咳嗽略减。近期因食油炸再度加重，服用前方及罗红霉素、甘草片等效不佳。刻下症：阵发性咳嗽，遇风则甚，咳甚微有脸部发热，咽略痒不痛，痰少而色灰白，无畏寒，二便、眠纳均可，舌稍红，苍白薄腻，脉滑。查：咽后壁稍有充血，扁桃体不肿，肺部拍片无异常。西医诊断：咳嗽。中医诊断：咳嗽，证属风痰犯肺，上焦湿热。治法：疏气透湿清热。处方：上焦宣痹汤合止嗽散加减。药用：郁金 15g，白通草 5g，枇杷叶、射干、荆芥、白前、陈皮、百部、紫菀、连翘、金银花各 10g，桔梗 6g。7 剂，日 1 剂，1 日 2 次，早晚温服。

二诊：药后，咳嗽基本未作，痰易咳出而量相对增多，余情同上。以理气化痰之二陈汤加减出入 4 剂善后而愈。

（万文蓉，2016. 万文蓉临证心悟. 北京：中国中医药出版社：79-80.）

【案例精讲】

上焦宣痹汤原为太阴湿温，气分痹结而设，由枇杷叶、郁金、射干、通草和香豆豉五味药组成，共达宣透上焦湿痹，清解上焦郁热之功，既可清宣肺痹止咳，亦可宣气分阻滞以除呃。用于湿热痹阻肺气，上焦气机升降失调之证。对于本案而言，一般外感咳嗽以急性咳嗽为多，因风寒、风热夹痰而作，以寒性凛冽、风热急迫，故其作也速；而内伤咳嗽以慢性久咳为主，除有气虚、伏痰以致外邪残留不去之外，多夹湿邪也是不可忽视的常见原因，尤其是湿与热合，则如油入面，最令缠绵，如仅辛散解表、苦寒清里皆不能立即起效，而久用或重剂，反有助热碍湿之弊。对此上焦宣痹汤恰到好处，可为治疗慢性久咳立一大法，尤其是试用常法难以取效时，转用此法往往有柳暗花明之妙。

湿郁咳嗽者，常为胸咽隐约不适（难以名状）而作，咳虽不剧，但缠绵难愈。病久则湿也易与众邪夹杂，临证应灵活变通，合方加减可兼顾。如夹风则见咽痒作咳，宜合止嗽散加减，本案即是如此。

【后世发挥】

张文选：孟澍江先生擅用上焦宣痹汤治疗上焦气机郁阻而引起的咳嗽、胸闷、呕吐、呃逆等病证，每能取得良好的效果。他认为本方较之习常所用的理气、止咳降逆之法更为稳妥可靠，特别是用于急性支气管炎而肺气郁闭较甚者，尤为贴切。……该方宣散而不耗气，化痰而不温燥，止咳而不收敛。方中淡豆豉、枇杷叶之升和通草之降，善调肺经出入之气。

（张文选，2017. 温病方证与杂病辨治. 北京：中国医药科技出版社：334.）

李秀亮：上焦宣痹汤主治湿热郁于上焦，肺失宣肃之病证，其在儿科湿热病证中广泛运用，疗效甚佳。……上焦宣痹汤的主证特点要掌握几点，一是要有上焦症状，如咳嗽、咯痰；二是要有肺闭气郁的干哕症状；三是要有小便短赤，舌苔满布黄腻的湿热征象。此乃湿热郁于上焦，肺失宣降之意。

（李秀亮，2014. 李秀亮中医儿科证治心法. 北京：中国医药科技出版社：232-233.）

十八、第五十四条

原文 秋感燥气，右脉数大，伤手太阴气分者，桑杏汤主之。

前人有云：六气之中，惟燥不为病，似不尽然。盖以《内经》少秋感于燥一条，故有此议耳。如阳明司天之年，岂无燥金之病乎？大抵春秋二令，气候较夏冬之偏寒偏热为平和，其由于冬夏之伏气为病者多，其由于本气自病者少，其由于伏气而病者重，本气自病者轻耳。其由于本气自病之燥证，初起必在肺卫，故以桑杏汤清气分之燥也。

桑杏汤方（辛凉法）

桑叶—钱　杏仁—钱五分　沙参二钱　象贝—钱　香豉—钱　栀皮—钱　梨皮—钱

水二杯，煮取一杯，顿服之，重者再作服（轻药不得重用，重用必过病所。再，一次煮成三杯，其二三次之气味必变，药之气味俱轻故也）。

【释义】

本条论述秋燥初起邪在肺卫的证治。

本条自注中明确提出，秋季新感燥邪致病，初起邪在肺卫。其治疗与风热之邪初犯肺卫相似，但因燥邪具有干燥耗阴之性，所以用药辛凉清润，所用的桑杏汤中除有桑叶、杏仁、淡豆豉等辛凉发散之品外，还有沙参、梨皮等甘润之品。条文中虽说属伤手太阴气分，实际病位不在气分而是在肺卫。而所谓的"清气分之燥"也是清肺卫之燥邪。

【名家医案】

（刘以敏医案）

杨某，女，5岁，2003年6月25日初诊。患儿咳嗽3日，咳嗽声粗，无喘促，无发热，大便干结，日行1次，小便黄，饮食可。舌尖红，苔薄黄，脉沉。查体：面色润，咽充血，双侧扁桃体大。既往有哮喘病史。此为风热犯肺。治宜宣肺润燥止咳，用桑杏汤化裁。处方：淡豆豉9g，桑叶9g，炒栀子2g，浙贝6g，沙参9g，杏仁5g，知母6g，车前子（另包）6g，荆芥9g，生甘草5g，芦根5g，炙杷叶10g，天竺黄6g。

二诊（2003年6月28日）：服上方3剂后，患儿咳嗽减明显减轻，晨起咳嗽两声，痰声少，无喘促，无发热，饮食一般，二便调。查体：神清，咽充血，双侧扁桃体不大。

（刘以敏，2015. 融合寒温活用古方治儿疾刘以敏学术思想与临床经验集.
北京：中国中医药出版社：17-18.）

【案例精讲】

桑杏汤为治疗温燥外袭，肺燥咳嗽轻证的代表方，以身微热，干咳无痰，或痰少而黏，脉浮数为辨证要点。本案患儿咳嗽，大便干结，需顾其阴液，使邪去而不伤阴，故取桑杏汤辛凉清润，宣肺润燥止咳。方中桑叶清宣燥热，透邪外出；淡豆豉辛凉透散，助桑叶轻宣透热，再加荆芥增强透邪之力。杏仁宣利肺气，润燥止咳；浙贝清化热痰，助杏仁止咳化痰；再加枇杷叶清肺止咳，天竺黄清热化痰，栀子清热泻火；车前子清热利尿祛痰，芦根清热生津利尿，二者合用，使邪热随小便而去；沙参养阴生津，润肺止咳，知母滋阴降火，润燥滑肠；生甘草调和诸药。诸药合用，共奏清宣邪热，润肺止咳之效。

【后世发挥】

何廉臣：此辛凉宣上，甘凉润燥之方也。凡秋燥初起，必在肺卫。症必喉燥而咳，右脉数大。故以桑杏汤清气分之燥也。

（周波，钱月慧，2015. 温病方论. 北京：中国中医药出版社：22.）

张文选：本方可用于杂病内伤燥热在肺，或郁火灼膈犯肺所致的心烦，干咳等证。……治疗火郁咳嗽，凡咳嗽见栀子豉汤证，表现为胸脘嘈杂不舒，或心烦急躁，咳嗽少痰，舌边尖红赤者，即用桑杏汤加减。

（张文选，2017. 温病方证与杂病辨治. 北京：中国医药科技出版社：66.）

十九、第五十六条

原文　燥伤肺胃阴分，或热或咳者，沙参麦冬汤主之。

此条较上二条，则病深一层矣，故以甘寒救其津液。

沙参麦冬汤（甘寒法）

沙参三钱　玉竹二钱　生甘草一钱　冬桑叶一钱五分　麦冬三钱　生扁豆一钱五分　花粉一钱五分

水五杯，煮取二杯，日再服。久热久咳者，加地骨皮三钱。

【释义】

本条论述燥伤肺胃阴液的证治。

本条属列于上焦篇，只是代表其病位偏上，而这一病证的发生却是在病之后期。因在秋燥后期燥伤肺胃阴液，所以当用沙参麦冬汤以滋养肺胃阴液，清解余热。本条述证较为简略，只提到热、咳二项。但其热当为低热，而咳则少痰或无痰。除此之外，还可表现为口干、舌燥、舌光红少苔、脉细数等。沙参麦冬汤是热性病肺胃阴伤证的代表方，不仅可用于秋燥，也可用于各种温病引起的肺胃阴伤证。临床上本方加减还可用于多种病证，如燥咳、慢性萎缩性胃炎中的胃阴不足型、糖尿病、小儿迁延性肺炎、肺癌、长期低热等肺胃阴液不足者。

【名家医案】

（孟澍江医案）

周某某，女，43 岁。患慢性萎缩性胃炎，胃脘疼痛隐隐，时作胀满，嘈杂不适，已历 5 年。每天劳累时尤甚，口干唇燥，大便干结，倦怠无力，形体消瘦，脉弦细，舌红苔薄。证属胃阴亏乏，气机失畅，治以滋养胃阴，疏通气机。处方：北沙参 10g，大麦冬 9g，玉竹 9g，白芍 9g，天花粉 10g，生甘草 3g，川楝子 9g，炒延胡索 8g，川厚朴花 4g，生麦芽 15g，姜汁少许。

本例经胃镜检查确诊为萎缩性胃炎，曾用补中益气、疏肝理气止痛等方，不但胃痛不减，而且口干益甚。服孟老方 5 剂后，胃痛即解，大便畅快，口干减轻。继以此法调理 3 个月，自觉症状均消失。调治 5 个月后，胃镜复查无异常发现。

（张文选，2017. 温病方证与杂病辨治. 北京：中国医药科技出版社：297-298.）

【案例精讲】

本案虽然兼见胃脘时作胀满、倦怠乏力等症，但主症见胃痛嘈杂，口干唇燥，大便干结，形体消瘦，脉弦细，舌红苔薄等，病机以胃阴不足为重心。因此不能纯用辛香理气或甘温补气方。时作胀满提示病机尚有气机不畅的一面，故一味投用阴柔之品亦非所宜。孟老匠心独具，以具有清养不滞之长的沙参麦冬汤为底方，少佐善通利气机但不温燥之川楝子、炒延胡索、川厚朴花理气止痛，全方养阴不碍气，理气不伤阴，方证合拍，故取得了理想的疗效。

（张文选，2017. 温病方证与杂病辨治. 北京：中国医药科技出版社：297-298.）

【后世发挥】

胡希恕：就此方颇似仿麦门冬汤的变制，当亦意味着火逆上气之见证，咽干、口渴，有津液涸竭自觉的咳嗽证，用之或有效，但亦不必发于秋燥之气。……此为治热咳津虚之方。

（胡希恕，2017. 六经辨证解温病——胡希恕温病条辨讲义. 北京：中国中医药出版社：71.）

孟澍江：沙参麦冬汤的运用，要注意在清润之中调畅气机。临床见肺胃阴伤的病人，往往胃纳差，可用砂仁、蔻仁等调畅气机之品，以利津液恢复。

（孟澍江，杨进，2009. 孟澍江温病学讲稿. 北京：人民卫生出版社：160.）

张文选：（沙参麦冬汤）全方以滋阴为主，兼以健脾助运、宣展肺气，可谓是通滋胃阴法的代表方。……从临床实际考察本方证最关键的是舌诊，舌红少苔或舌红无苔是其特征性表现。

（张文选，2017. 温病方证与杂病辨治. 北京：中国医药科技出版社：296-297.）

二十、第五十七条

原文 燥气化火，清窍[1]不利者，翘荷汤主之。

清窍不利，如耳鸣目赤，龈胀咽痛之类。翘荷汤者，亦清上焦气分之燥热也。

翘荷汤（辛凉法）

薄荷—钱五分　连翘—钱五分　生甘草—钱　黑栀皮—钱五分　桔梗二钱　绿豆皮二钱

水二杯，煮取一杯，顿服之。日服二剂，甚者日三。

〔加减法〕　耳鸣者，加羚羊角、苦丁茶；目赤者，加鲜菊叶、苦丁茶、夏枯草；咽痛者，加牛蒡子、黄芩。

【词解】

[1] 清窍：此处是指眼、耳、口、鼻等头面诸窍。

【释义】

本条论述燥气化火而引起清窍不利的证治。

所谓燥气化火，是指上焦燥热盛而化火，上炎头面诸窍，引起耳鸣、目赤、龈胀咽痛等症状，正如吴氏原注谓："清窍不利，如耳鸣目赤，龈肿咽痛之类。"此证为燥气化火上干清窍，病位在上，病势轻浅，故用药以轻清宣透为主，翘荷汤为辛凉清火之轻剂，正符合"治上焦如羽，非轻不举"的治疗原则。本方加减法中所列药物，如羚羊角、苦丁茶、鲜菊叶、夏枯草、牛蒡子、黄芩等，均系清肺清肝之常用药，当分别选用。

【名家医案】

（童安荣医案）

辛某，女，42岁，2009年11月17日初诊。症见口干眼干1月余，伴发热1周。2009年在宁夏医科大学附属医院经体检测及唇腺活检明确诊断为原发性干燥综合征。近日无明显诱因反复发热，西医院建议加用泼尼松口服，患者改往中医院求治。现症见发热，体温37.5～38℃，微恶风寒，略感口渴，咽干咽痛，大便干，牙龈肿痛，舌红苔薄黄，脉浮数。用吴鞠通《温病条辨》翘荷汤加减，此方对上焦气热化火，上扰清窍，尤其对上焦耳、目、牙龈、咽等部位，表现为清窍不利，如咽痛、目赤、龈肿、耳鸣等，此为辨证着眼点，为燥热化火所致。本方具有疏风清热、利咽清肿、通泻里热之功效，处方：生石膏 30g，蒲公英 20g，牛蒡子、板蓝根各 15g，连翘、桔梗各 12g，薄荷、栀子、荆芥、淡竹叶各 10g，大黄 6g（后下），甘草 8g；1 日 1 剂，水煎服，7 日为 1 个疗程，用药 1 周后，发热缓解，体温正常，原方续服 1 周后自行停药，3 个月后随访未再出现发热等症状。

（童安荣，2018. 童安荣学术思想集. 北京：阳光出版社：54-56.）

【案例精讲】

肺居上焦，其功能直接影响津液的敷布和扩散，津液输布障碍，诸脏腑及关节失其濡润，则燥证由生。干燥综合征早期，一般系统性损害较轻，早期以上焦内燥为主。病位在肺，肺阴不足，或肺失宣肃，津液生成、敷布障碍为发病主要机理，症见口干、眼干、鼻干；或有腮腺肿胀，伴发热，周身不爽。并可有干咳无痰或痰少黏稠，难以咳出，舌红苔干，脉浮数。此期影像学检查可有轻度肺间质病变。翘荷汤乃《温病条辨》清上焦气分燥热之方，轻清宣透上焦气分燥热。针对干燥综合征早期病因病机采用此方加减，方中连翘、蒲公英、板蓝根均具有较强的清热解毒作用；薄荷、荆芥具有辛凉轻散解毒之功，荆芥虽为辛温之品，但其温而不燥，正好与辛凉解毒药配合使用，从而提高解毒功效；竹叶、栀子辛凉清热利水，使邪热从小便而解；大黄通泻里热，使邪热从大便而出；生石膏清热降火；桔梗、牛蒡子、甘草清热解毒，利咽消肿散结。本方具有清上泻下之功效，因而治疗效果颇佳。

（童安荣，2018. 童安荣学术思想集. 北京：阳光出版社：54-56.）

【后世发挥】

王幸福：翘荷汤以轻清宣泄上焦郁火为特点，是治疗郁火上怫，头面孔窍火热证的专方。在运用中要注意掌握"火郁发之"的原则，但求轻，不求重。这一点很重要。千万不要重药大投，否则会事与愿违，适得其反。

（王幸福，2017. 杏林薪传：一位中医师的不传之秘. 3 版. 北京：中国科学技术出版社：140.）

张文选：由于内伤郁火也可以化燥伤津，怫郁上焦而表现为翘荷汤证，因此，本方（翘荷汤）可以用于治疗杂病郁火怫郁于头面的多种病证。我在临床上常用翘荷汤治疗燥火上郁所致的耳鸣，目赤，龈肿，咽痛，鼻塞、喷嚏、流涕，头痛等病证。该方以轻清宣泄上焦郁火为特点，是治疗郁火上怫，头面孔窍火热证的专方。

（张文选，2007. 温病方证与杂病辨治. 北京：人民卫生出版社：63-65.）

附

加味翘荷汤

原文　其次时瘄[1]，一名时痧，发于冬春者多，夏秋亦间有之。其病恒发于小儿，且易传染。其症身热烦闷，咳呛鼻塞，面目有水红光，咽痛气急，指尖时冷，所见皆肺经证。因于风热者轻，因于温毒者重。热一二日见点者轻，三五日见点者重。见点要周身匀朗，色鲜润，形高突，颗粒分明者为吉。如初起见点后，一日三潮，潮则热势盛而烦躁加，逾时方退，三日共作九潮，痧已齐透，然后徐徐回退，此为时瘄之顺证，亦为风热之轻证，宜疏风解热为先，不可骤用寒凉，必兼辛散为要，加味翘荷汤主之。若初起壮热无汗，烦躁神蒙，见点细碎平塌，其色晦滞淡白、模糊一片，既出不潮，倏然[2]隐没，亦有闭闷而不能发出，喘急昏闷者，此为时瘄之逆证，亦为风热之险证，宜急急开达为要，新加麻杏石甘汤主之。

加味翘荷汤

青连翘钱半　苏薄荷钱半　炒牛蒡钱半　桔梗钱半　焦栀皮钱半　绿豆皮二钱　生甘草六分　蝉衣十只　苇茎一钱　老紫草钱半

（《重订广温热论·卷之一·论小儿温热》）

【词解】

[1] 时瘄：瘄，音 cù，疹子。时瘄，即时行疹子，多为以肌肤发疹为主要表现的传染病，如麻疹、幼儿急疹等。

[2] 倏然：迅疾貌，突然、很快。

【释义】

本条论述小儿温热引起发疹的证治。

小儿温热发疹，以冬春季居多，易于传染，其证多与肺经有关。若为风热引起的肺热发疹，热一二日即见疹点者，病情相对较轻，疹点周身匀朗，色鲜润，形高突，颗粒分明者为顺证，痧疹若齐透，然后徐徐回退，为顺证，或为风热之轻证，治宜疏风解热为先，不可骤用寒凉，注意辛散透达，以加味翘荷汤主之，该方辛凉开达，轻苦透泄。若为温毒引起的发疹，热三五日才见疹点出现，疹子透发不畅，则病情相对较重。若初起壮热无汗，烦躁神蒙，疹点细碎平塌，疹色晦滞淡白，疹子模糊成片，甫出即隐，甚至疹子无法发出，反喘急昏闷，此为逆证，或为风热之险证，治疗宜急急开达为要，以新加麻杏石甘汤主之。

【后世发挥】

曹炳章《喉痧证治要略》：（加味翘荷汤）治风温喉痧，脉郁苔白，邪热内伏不达，喉赤肿痛。……此辛凉清透，热郁痧隐者，最宜。

（张赞臣，1995. 中医喉科集成. 北京：人民卫生出版社：544.）

张文选：我在临床上体会到，用何氏加味翘荷汤治疗具有类似于伏气温病病机变化的杂病，比如咽喉肿痛、皮肤发斑、发疹等病证，有良好的疗效。

（张文选，2007. 温病方证与杂病辨治. 北京：人民卫生出版社：62.）

二十一、补秋燥胜气论第二条

原文　燥伤本脏，头微痛，恶寒，咳嗽稀痰，鼻塞，嗌塞[1]，脉弦，无汗，杏苏散主之。

本脏者，肺胃也。《经》有嗌塞而咳之明文，故上焦之病自此始。燥伤皮毛，故头微痛恶寒也，微痛者，不似伤寒之痛甚也。阳明之脉，上行头角，故头亦痛也。咳嗽稀痰者，肺恶寒，古人谓燥为小寒也；肺为燥气所搏，不能通调水道，故寒饮停而咳也。鼻塞者，鼻为肺窍。嗌塞者，嗌为肺系也。脉弦者，寒兼饮也。无汗者，凉搏皮毛也。按杏苏散，减小青龙一等。此条当与下焦篇所补之痰饮数条参看。再杏苏散乃时人统治四时伤风咳嗽通用之方，本论前于风温门中已驳之矣；若伤燥凉之咳，治以苦温，佐以甘辛，正为合拍。若受重寒夹饮之咳，则有青龙；若伤春风，与燥已化火无痰之证，则仍从桑菊饮、桑杏汤例。

杏苏散方

苏叶　半夏　茯苓　前胡　苦桔梗　枳壳　甘草　生姜　大枣（去核）　橘皮　杏仁

〔加减法〕　无汗，脉弦甚或紧者，加羌活，微透汗。汗后咳不止，去苏叶、羌活，加苏梗。兼泄泻腹满者，加苍术、厚朴。头痛兼眉棱骨痛者，加白芷。热甚加黄芩，泄泻腹满者不用。

〔方论〕　此苦温甘辛法也。外感燥凉，故以苏叶、前胡辛温之轻者达表；无汗脉紧，故加羌活辛温之重者，微发其汗。甘、桔从上开，枳、杏、前、芩从下降，则嗌塞鼻塞宣通而咳可止。橘、半、茯苓，逐饮而补肺胃之阳。以白芷易原方之白术者，白术，中焦脾药也，白芷，肺胃本经之药也，且能温肌肉而达皮毛。姜、枣为调和营卫之用。若表凉退而里邪未除，咳不止者，则去走表之苏叶，加降里之苏梗。泄泻腹满，金气太实之里证也，故去黄芩之苦寒，加术、朴之苦辛温也。

【词解】

[1] 嗌塞：咽，又谓之嗌，气所流通，厄要之处也。嗌塞系指咽喉阻塞、咽喉不利。

【释义】

本条论述凉燥初犯于表的证治。

原文所说的燥邪伤于本脏，属肺胃之病，但从其所述临床表现看，主要还是上焦肺的病变，而其燥也当属凉燥。有认为燥邪为病而兼有痰饮，是因为燥则多饮，多饮则水停不化，故易生痰饮。其说虽亦有理，但是否感受燥邪者都是多饮而有留饮不化呢？恐未必尽然。实际上，古人有认为燥邪具湿性之论。而从其发生机理上，可以从燥邪阻于肺，致肺气失宣，不能布化津液，以致津液聚而为痰饮来理解。而咯吐稀痰，也正是肺经有痰饮不化之明证。

吴氏对本证的治疗，主以苦温甘辛之法，以杏苏散辛温散肌表凉燥之邪，方中寓有二陈汤之意，用以祛肺经之痰。但细究本方虽是治燥之剂，但未用润燥之品，且该方对寒邪犯表所引起的寒热、咳嗽、咯稀痰之证也可投用，可以看出，古人对这类病证的治疗并不是太强调针对其燥性。再从其所附加减法来看，如有泄泻、腹满者，加用苍术、厚朴，更属温燥之品，如果然燥甚而伤津者，岂可以贸然而用？

【名家医案】

（蒲辅周医案）

薛某，男，60岁。1963年3月8日初诊。感冒2周，尚发烧，鼻塞流涕，咳嗽，咽痒且痛，大便干燥，小便正常，脉浮微数，舌淡苔白黄腻。属感冒夹湿。治宜疏解。处方：苏叶一钱半，杏仁二钱，桔梗一钱，炒枳壳一钱，前胡一钱，制香附一钱，陈皮一钱，炒莱菔子一钱半，薄荷一钱（后下），荆芥一钱，甘草五分，葱白三寸（后下）。3剂，1剂两煎，共取160ml，分早晚两次温服。3月16日复诊：体温正常，咳嗽已止，咽已不痛痒，鼻塞减轻，流黄黏鼻涕，大便软量少，脉浮滑，秽苔未净。病势虽减，外邪未尽。治宜疏解，兼理肠胃。处方：苏叶二钱，杏仁二钱，桔梗一钱，炒枳壳一钱半，前胡一钱，制香附一钱半，陈皮一钱，莱菔子一钱半（炒），僵蚕一钱半，炒神曲二钱，甘草五分，豆豉三钱，葱白三寸（后下）。2剂，煎服法同前。4月2日三诊：药后鼻塞减，不流涕，食纳尚可，腹胀，大便不畅量少。脉沉滑，秽苔未尽。外邪已解，湿滞未尽。治宜和脾消滞，清利湿热。处方：炒苍术二钱，厚朴二钱，陈皮一钱半，炙甘草五分，法半夏二钱，藿香梗二钱，槟榔一钱半，炒枳实一钱，大黄一钱（另包后下），神曲二钱（炒），生姜三片。2剂，煎服法同前。继用香砂平胃丸三袋，早晚各服二钱，白开水下，调理而愈。

（中医研究院，1976.蒲辅周医疗经验.北京：人民卫生出版社：132-133.）

【案例精讲】

《内经》云："从外之内而盛于内者，先治其外而后调其内。"本例属感冒夹湿，治疗先宜杏苏散疏解，继用和脾消滞，清利湿热。初诊用杏苏散加味，以杏、苏辛润开宣肺气，合枳、桔调畅气机，前胡降气下痰，香附、陈皮、莱菔子等理气，加薄荷、荆芥、葱白等开达之品，疏解表邪，生甘草调和诸药。故一剂病势即减，但外邪未尽，故二诊效不更方，仅稍作加减。吴鞠通认为"按杏苏散，减小青龙一等"，其适应的病机为外寒内痰，此证不及外寒里饮的小青龙汤证，故亦可称为"次寒"。组方以辛温为主，药用苦温甘辛，具有外透邪郁，内化痰湿，疏调肺气之效。

【后世发挥】

印会河：杏苏散方中多用辛温之品，对于治燥，方中无一药可及，何以润之？对于凉燥的治疗截然有别于温燥的治疗。……深秋以后，天气渐渐转凉。"阳杀阴藏"，阴阳之气逐渐闭藏。对人体而言，阳气渐于收敛，其推动、温煦等作用不断减退，推动津液等物质运行之功也在减弱，则津液不能正常地输布到全身各处，出现"干"的症状。因此，虽然机体受秋燥气候的影响，津液受到部分损伤，但更主要的是因为阳气不能温煦、推动津液正常输布，因凉而干。故杏苏散中以辛温之剂，辛合肺性，温可抵凉，辅助阳气恢复其推动、温煦作用，使津液的输布渐趋正常，则燥证自可缓解。

（徐远，2019. 印会河脏腑辨证带教录. 北京：中国科学技术出版社：205.）

张文选：杏苏散证的特征性表现主要有三个方面：一是风寒兼湿，舌苔以白腻为特点；二是咳嗽多兼咽喉不利；三是呛咳，咳嗽部位较浅，咽痒或咽喉刺激则咳。杂病内伤咳嗽见本方证，或外感风邪，过用寒凉，风邪郁伏，发为久咳者，可用本方治疗。

赵绍琴先生善用变通杏苏散法治疗风邪伏肺，肺胃郁热之咳嗽，其基本方用：苏叶 6g，苏子 10g，杏仁 10g，前胡 6g，紫菀 6g，陈皮 10g，芦根 10～30g。

（张文选，2017. 温病方证与杂病辨治. 北京：中国医药科技出版社：34.）

第二节 中 焦 篇

一、第 一 条

原文 面目俱赤，语声重浊，呼吸俱粗，大便闭，小便涩，舌苔老黄，甚则黑有芒刺，但恶热，不恶寒，日晡[1]益甚者，传至中焦，阳明温病也。脉浮洪躁甚者，白虎汤主之；脉沉数有力，甚则脉体反小而实者，大承气汤主之。暑温、湿温、温疟，不在此例。

阳明之脉荣于面，《伤寒论》谓阳明病面缘缘正赤[2]，火盛必克金，故目白睛亦赤也。语声重浊，金受火刑而音不清也。呼吸俱粗，谓鼻息来去俱粗，其粗也平等，方是实证；若来粗去不粗，去粗来不粗，或竟不粗，则非阳明实证，当细辨之，粗则喘之渐也。大便闭，阳明实也。小便涩，火腑不通，而阴气不化也。口燥渴，火烁津也。舌苔老黄，肺受胃浊，气不化津也（按《灵枢》论诸脏温病，独肺温病有舌苔之明文，余则无有。可见舌苔乃胃中浊气，熏蒸肺脏，肺气不化而然），甚则黑者，黑，水色也，火极而似水也。又水胜火，大凡五行之极盛，必兼胜己之形。芒刺，苔久不化，热极而起坚硬之刺也；倘刺软者，非实证也。不恶寒，但恶热者，传至中焦，已无肺证，阳明者，两阳合明也，温邪之热与阳明之热相搏，故但恶热也。或用白虎，或用承气者，证同而脉异也。浮洪躁甚，邪气近表，脉浮者不可下。凡逐邪者，随其所在，就近而逐之，脉浮则出表为顺，故以白虎之金飙以退烦热。若沉小有力，病纯在里，则非下夺不可矣，故主以大承气。按吴又可《温疫论》中云：舌苔边白但见中微黄者，即加大黄，甚不可从。虽云伤寒重在误下，温病重在误汗，即误下不似伤寒之逆之甚，究竟承气非可轻尝之品，故云舌苔老黄，甚则黑有芒刺，脉体沉实，的系燥结痞满，方可用之。

　　或问：子言温病以手经主治，力辟用足经药之非，今亦云阳明证者何？阳明特非足经乎？曰：阳明如市，胃为十二经之海，土者万物之所归也，诸病未有不过此者。前人云伤寒传足不传手，误也，一人不能分为两截。总之，伤寒由毛窍而溪[3]，溪，肉之分理之小者；由溪而谷[4]，谷，肉之分理之大者；由谷而孙络[5]，孙络，络之至细者；由孙络而大络，由大络而经，此经即太阳经也。始太阳、终厥阴，伤寒以足经为主，未始不关手经也。温病由口鼻而入，鼻气通于肺，口气通于胃。肺病逆传则为心包；上焦病不治，则传中焦，胃与脾也；中焦病不治，即传下焦，肝与肾也。始上焦，终下焦。温病以手经为主，未始不关足经也。但初受之时，断不可以辛温发其阳耳。盖伤寒伤人身之阳，故喜辛温、甘温、苦热，以救其阳；温病伤人身之阴，故喜辛凉、甘寒、甘咸，以救其阴。彼此对勘，自可了然于心目中矣。

白虎汤（方见上焦篇）

大承气汤方

大黄六钱　芒硝三钱　厚朴三钱　枳实三钱

水八杯，先煮枳、朴，后纳大黄、芒硝，煮取三杯。先服一杯，约二时许，得利止后服，不知，再服一杯，再不知，再服。

〔方论〕　此苦辛通降咸以入阴法。承气者，承胃气也。盖胃之为腑，体阳而用阴，若在无病时，本系自然下降，今为邪气蟠踞于中，阻其下降之气，胃虽自欲下降而不能，非药力助之不可，故承气汤通胃结，救胃阴，仍系承胃腑本来下降之气，非有一毫私智穿凿于其间也，故汤名承气。学者若真能透彻此义，则施用承气，自无弊窦[6]。大黄荡涤热结，芒硝入阴软坚，枳实开幽门之不通，厚朴泻中宫之实满（厚朴分量不似《伤寒论》中重用者，治温与治寒不同，畏其燥也）。曰大承气者，合四药而观之，可谓无坚不破，无微不入，故曰大也。非真正实热蔽痼[7]，气血俱结者，不可用也。若去入阴之芒硝，则云小矣；去枳、朴之攻气结，加甘草以和中，则云调胃矣。

【词解】

[1] 日晡：指申时，即下午 3～5 点。

[2] 缘缘正赤：整个部位皆为红色。

[3] 溪：指肌肉之间的细小缝隙。

[4] 谷：指肌肉之间的较大缝隙。

[5] 孙络：人体络脉中最细的部分。

[6] 弊窦：指不良后果。

[7] 蔽痼：指内伏郁结。

【释义】

本条为阳明温病提纲，主要讨论了阳明温病的临床表现及其产生机理，以及阳明经证、腑证的证治、区别。

阳明温病的共同表现是：面目俱赤，语声重浊，呼吸俱粗，大便闭，小便涩，舌苔老黄，甚则黑有芒刺，但恶热不恶寒，日晡益甚。其中又有经证和腑证的不同，吴氏认为其区别可从舌、脉来区分："承气非可轻尝之品，故云舌苔老黄，甚则黑有芒刺……方可用之""或用白虎，或用承气者，证同而脉异也。浮洪躁甚，邪气近表，脉浮者不可下……若沉小有力，病纯在里，则非下夺不可矣"。然临床区别经证、腑证，尚须注意腹诊和大便状况，如腹软无压痛，大便不秘者，多属经证，如腹部胀满疼痛，便秘或热结旁流，则属腑证。

阳明温病的治疗原则：吴氏在自注中提出："凡逐邪者，随其所在，就近而逐之。"阳明经证法当辛寒清热，透邪外出，方用白虎汤。阳明腑证则当苦寒攻下，用承气汤治疗。临床上对承气汤的应用当谨慎。当然，也未必需《伤寒论》中所说的痞满燥实坚俱全方可运用，但须确属阳明腑实证方可用之。

【名家医案】

（王庆其医案）

患者，50岁，日饮8瓶热水，小便二三十次，形体日瘦，苦不堪言。经西医住院检查1个月余，排除糖尿病、尿崩等病变，以"口渴尿频，待查"出院。患者在当地医院迭服中药80余剂，收效不显。药有补气、敛津、养阴、清胃、益肾等。邀诊后，遍览前方，余亦技穷，后追询病史发现，患者饮食必欲经冰箱之冷食、冷饮而为快，大便干结，察舌质红，苔根黄。此二阳结热，胃、肠热盛。前医虽曾投石膏、知母之类，恐病深药轻，不足以克邪。生石膏90g（后加至120g），知母30g，寒水石30g，甘草6g，乌梅12g，地骨皮15g，生大黄9g（后下）。粳米60g，先煮成米汤，再以米汤煎中药。14剂后，饮水、尿量皆减少，大便通调。前方续有增损，调治3个月余，诸症皆除，照常工作。此案二阳热结，取大剂白虎直折阳明火势，伍大黄通阳明之腑，釜底抽薪，结果：较短时间内热撤渴平。

（王庆其，2016. 杏林散墨王庆其医论医案集. 北京：中国中医药出版社：435-436.）

【案例精讲】

《素问·阴阳别论》："二阳结，谓之消。"二阳，指阳明之胃与大肠，肠胃结热法，津液枯涸，口渴善饥，发为消渴。后世治消渴有滋阴、润燥、降火等法，疗效不一。清胃与大肠之热，滋胃与大肠之阴，是取效的关键之一。前医已用白虎汤，但未按仲景法度，剂量又太轻，药不济病，故无效果。王氏加大剂量，并用承气通腑，令邪有出路，复以仲景法，用粳米60g，先煮成米汤，再以米汤煎中药，阳明火抑，胃气得养，病去如脱。

（王庆其，2016. 杏林散墨王庆其医论医案集. 北京：中国中医药出版社：435-436.）

【后世发挥】

谢昌仁：吴鞠通对下法和承气汤的灵活应用，还表现在用方但不拘于承气汤剂量方面。《伤寒论》大承气汤中，大黄四两，厚朴半斤，其厚朴两倍于大黄。仲景制方意在重用行气药消痞除满，合用硝黄以峻下泄热通里。而吴鞠通在《温病条辨》中运用大承气汤则根据温热病热毒亢盛，易于伤阴耗液，不同于伤寒的特点，用厚朴三钱，大黄六钱，使大黄倍于厚朴。……吴鞠通不仅用承气汤不拘于仲景量，对三承气的主药大黄的炮制方法亦有所改革，《伤寒论》三承气汤中的大黄均用酒洗，吴鞠通在《温病条辨》中则一律改为生用。其用意是加强苦寒泻下实热，存津保液之力，以更加适应温热病的治疗需要。《温病条辨》将《伤寒论》调胃承气汤原方中的炙甘草改为生甘草，目的是既能缓和硝黄之性，又能增强本方泄热之力。以上足见吴鞠通用心之良苦，运用古方之灵活。

（谢英彪，徐蕾，2017. 金陵医派丛书：中医大家谢昌仁. 南京：东南大学出版社：31-32.）

二、第 七 条

原文　阳明温病，纯利稀水无粪者，谓之热结旁流[1]，调胃承气汤主之。

热结旁流，非气之不通，不用枳、朴，独取芒硝入阴以解热结，反以甘草缓芒硝急趋之性，使之留中解结，不然结不下而水独行，徒使药性伤人也。吴又可用大承气汤者非是。

【词解】

[1] 热结旁流：为阳明腑实证的一种症状表现。其特点是肠内有燥屎内结，粪水从旁而下，表现为腹部坚满拒按，同时下利纯稀臭水。

【释义】

本条论述阳明温病热结旁流的证治。

所谓"热结旁流"，是指由于里热盛实，燥屎结于大肠而不得下，后但见下利稀臭粪水的证候。

热结旁流证，在《伤寒论》（321条）中已有论述："少阴病，自利清水，色纯青，心下必痛，口干燥者，急下之，宜大承气汤。"后世便把此证称为"热结旁流"，此属于少阴三急下证之一，急下之意在于保存津液。明代医家吴又可在《温疫论·大便》中，对热结旁流证的证治作了补充："热结旁流者，以胃家实，内热壅闭，先大便闭结，续得下利，纯臭水，全然无粪，曰三四次，或十数度，宜大承气汤，得结粪而利止。服汤不得结粪，仍下利并臭水，及所进汤药，因大肠邪胜，失之传送之职，知邪犹在也，病必不减，宜更下之。"吴鞠通在继承上述认识的基础上，在治疗上提出了改进。他认为，既然可以泄下稀水而粪不得下，说明不是由于气滞不通，而是由于燥结太甚。因此他认为不需要用大承气汤中的枳、朴来通滞散满，且苦燥药还会进一步伤阴耗气，他改用了调胃承气汤，以大黄苦寒通下，用芒硝咸寒软坚，加甘草来缓和硝黄急趋下泄之性。这一改进提高了对急下存阴的认识，使药证更为符合。此外，"热结旁流"，《伤寒论》列于少阴病篇，少阴病属于热病后期，邪存正已虚。吴氏除改用调胃承气汤更下符合急下存阴之旨外，还把条文调整到阳明温病中论述。阳明温病属于热病极期，更易出现津伤热结。因此也更加容易理解和符合临床实际。

【名家医案】

（朱西杰医案）

患者，男，68岁，1998年3月15日就诊。腹泻纯稀水便伴腹痛5天。患者10天前发热38～39℃，伴恶寒、身痛、咳嗽等症，某医院按感冒治疗（具体用药不详），延5日，虽发热、身痛、咳嗽消失，但出现腹泻，泻下稀水，伴有腹痛，遂按肠炎治疗，未效而来我处就诊。刻下症：腹泻，纯稀水便，每日行3～4次，腹痛隐隐，不思饮食，舌暗淡，苔薄黄，脉沉。查：脐周轻度压痛，无腹肌紧张及反跳痛。考虑或系先前治疗过用寒凉，折伤脾胃，遂诊为脾虚泄泻。遣方参苓白术散加减。3剂后，症状并未改观。余思应是辨证失误，再细询病史，揣摩再三，虑或有实邪作祟，姑且投石问路，予调胃承气汤：大黄10g，芒硝20g，甘草3g。1剂，嘱患者务必复诊。次日，患者满面春风，言服药后肠中雷鸣，旋即泻下粪块数枚，状如羊屎，恶臭无比，诸症遂消，病瘳。

（朱西杰，2011. 脾胃病六经辨证治疗. 北京：人民军医出版社：124.）

【案例精讲】

患者初病，恰逢三月，叶天士云："春月受风，其气已温。"此病邪外袭肺卫，推前治未能开门逐寇，反闭户留贼，邪气内陷胃肠。本肺失宣降，其合大肠传导失司，谷反为滞，积滞与内传邪热搏结，终成燥屎，内阻胃肠，粪水自旁而下，形成热结旁流证。而本病例并非典型，既无发热谵语，又仅见腹痛不著，压痛轻微。是以朱氏首诊见稀便，误认脾虚见证，取参苓白术散以健脾止泻，无效后试投调胃承气汤，燥屎得下方安。

（朱西杰，2011. 脾胃病六经辨证治疗. 北京：人民军医出版社：124.）

三、第 十 一 条

原文 阳明温病，无上焦证，数日不大便，当下之。若其人阴素虚，不可行承气者，增液汤主之。服增液汤已，周十二时[1]观之，若大便不下者，合调胃承气汤微和之。

此方所以代吴又可承气养荣汤法也。妙在寓泻于补，以补药之体，作泻药之用，既可攻实，又可防虚。余治体虚之温病，与前医误伤津液、不大便、半虚半实之证，专以此法救之，无不应手而效。

增液汤方（咸寒苦甘法）

元参—两　麦冬（连心）八钱　细生地八钱

水八杯，煮取三杯，口干则与饮，令尽，不便，再作服。

〔方论〕 温病之不大便，不出热结液干二者之外。其偏于阳邪炽甚，热结之实证，则从承气法矣；其偏于阴亏液涸之半虚半实证，则不可混施承气，故以此法代之。独取元参为君者，元参味苦咸微寒，壮水制火，通二便，启肾水上潮于天，其能治液干，固不待言，《本经》[2]称其主治腹中寒热积聚，其并能解热结可知。麦冬主治心腹结气，伤中伤饱，胃络脉绝，羸瘦短气，亦系能补能润能通之品，故以为之佐。生地亦主寒热积聚，逐血痹。用细者，取其补而不腻，兼能走络也。三者合用，作增水行舟[3]之计，故汤名增液，但非重用不为功。

本论于阳明下证，峙立三法：热结液干之大实证，则用大承气；偏于热结而液不干者，旁流是也，则用调胃承气；偏于液干多而热结少者，则用增液，所以迴护其虚，务存津液之心法也。

按吴又可纯恃承气以为攻病之具，用之得当则效，用之不当，其弊有三：一则邪在心包、阳明两处，不先开心包，徒攻阳明，下后仍然昏惑谵语，亦将如之何哉？吾知其必不救矣。二则体亏液涸之人，下后作战汗，或随战汗而脱，或不蒸汗徒战而脱。三者下后虽能战汗，以阴气大伤，转成上嗽下泄，夜热早凉之怯证[4]，补阳不可，救阴不可，有延至数月而死者，有延至岁余而死者，其死均也。在又可当日，温疫盛行之际，非寻常温病可比，又初创温病治法，自有矫枉过正不暇详审之处，断不可概施于今日也。本论分别可与不可与、可补不可补之处，以俟明眼裁定，而又为此按语于后，奉商天下之欲救是证者。至若张氏[5]、喻氏[6]，有以甘温辛热立法者，湿温有可用之处，然须兼以苦泄淡渗。盖治外邪，宜通不宜守也，若风温、温热、温疫、温毒，断不可从。

【词解】

[1] 周十二时：指满十二个时辰，即一昼夜。

[2]《本经》：指《神农本草经》。

[3] 增水行舟：用水涨则船行通畅的现象，来比喻通过滋阴润肠以达到通下目的的治法。

[4] 怯证：怯，音 qiè。因虚劳气血虚衰，心常恐惧，故称之为怯证，一般指虚劳证。此处指以虚损为主的病证。

[5] 张氏：指明代医家张景岳。

[6] 喻氏：指清代医家喻嘉言。

【释义】

本节主要论述热结阴亏所致液干便秘的证治，并概括了阳明温病腑实证的三大治法和温病误下之弊。

热结阴亏便秘的证治：吴氏认为阳明温病腑证的病因不外"热结与液干"两方面。若属于阳明实热内结的实证，即"热结"者，应使用承气汤攻下为主；如病人素体阴液亏虚，即"液干"者，尽管大便不通，则不可滥投承气，可作增水行舟之计，方用增液汤"寓泻于补，以补药之体，作泻药之用，既可攻实，又可防虚"。若用增液汤润下后大便仍不通，即文中所说服用增液汤经过一昼夜后，仍然未大便者，此为液亏与热结并存，当用调胃承气汤以增液滋阴、攻下腑实。

阳明温病腑实的三大治法：吴氏在本条中总结了阳明温病的三种攻下治法：热结肠腑、阴液受损的大实证，当用大承气汤急下存阴；偏重于热结肠腑而阴液损伤不明显，表现为热结旁流者，应投调胃承气汤软坚散结泻热；偏重于阴液亏耗而热结不甚者，则须用增液汤滋阴增液通便。

温病误用下法之弊：吴氏提出了温病误用承气汤攻下的三个弊端：其一，如果病邪不仅炽盛于阳明，而且已传入心包，此时若不先用清心开窍的方药解除心包之闭，只是徒然地攻下阳明热结，即使大便已经通畅，患者仍然神志昏糊、谵语妄言，病情危笃，难以救治。其二，素体阴虚或感受温邪后阴液严重耗损的人，单纯用攻下法后，有的可作战汗，有的可随着战栗、大量汗出而导致正气外脱，有的甚至仅战栗而无汗可出，并伴有正气外脱的表现。其三，运用攻下法后虽然能作战汗，但由于攻下和战汗时都会损伤人体的阴津与阳气，致使病情转变为上见咳嗽、下见泄泻，夜晚发热而清晨热退的虚损病证，这时既不能温补阳气，又不能滋养阴液，很难加以治疗。这三点可供临床参考。

【名家医案】

（欧阳作理医案）

李某，女，3 岁，1999 年 3 月 26 日以"大便干燥，排便困难 2 年"就诊。以前曾反复使用开塞露、果导片、上清丸、麻仁丸、番泻叶，虽可畅快一时，旋即又秘结难下，近半年来完全依赖泻药通便，曾在某医院做钡灌肠摄片检查无特殊发现。患儿平时喜食香燥之物，厌恶蔬果，形体虽显消瘦，但精神颇佳，特别好动，夜间睡眠不安，常常汗出湿衣。舌质偏红，舌苔薄白，脉略细数。诊为津枯肠燥，无水舟停。予三仙增液汤口服，生地、玄参、麦冬皆用至 30g，每日 1 剂。并嘱多食鲜蔬水果和训练定时排便。2 剂后大便畅行，服至第 5 剂时大便转为稀溏，日下 2～3 次。乃减少生地至 15g，玄参、麦冬各 12g，基本维持每日 1～2 次成形软便。其间进食渐增，睡眠好转。服至 1 个月时体重增加 1.2kg，后改为 2 日服 1 剂，服满 2 个月后停药，仍能继续保持大便畅通，每日定时排便，体重增加至 15kg，精神食欲良好，随访至今无复发。

（李振华，2013. 中华名老中医学验传承宝库 2. 北京：中医古籍出版社：567-568.）

【案例精讲】

增液汤系吴鞠通为阳明温病津液不足，大便秘结而设，方中大剂玄参、麦冬、生地滋阴润燥，增益津液，使干涸的肠管滋润，粪便得以自下，犹如水涨船行，故称为"增液行舟"法。以此治疗慢性顽固便秘与其关键的病理环节甚为贴切，本案患者为小儿，故加入神曲、麦芽、山楂消积导滞，和中助运，更加适合小儿脾常不足易致乳食停滞的生理病理特性。

（李振华，2013. 中华名老中医学验传承宝库 2. 北京：中医古籍出版社：567-568.）

【后世发挥】

赵绍琴：若实邪已去，而纯属液枯肠燥，"无水舟停"之便秘者，则应以增液汤"增水行舟"，润肠通便，不可再加大黄、芒硝，以防克伐伤正。

（赵绍琴，胡定邦，刘景源，1982. 温病纵横. 北京：人民卫生出版社：86.）

张文选：如果说沙参麦冬汤以滋气分中上焦肺胃阴津为特点，加减复脉汤以滋下焦肝肾之阴为特点的话，增液汤则是一首界于沙参麦冬汤与加减复脉汤之间的甘寒与咸寒相兼的滋阴名方。……增液汤兼沙参麦冬汤与加减复脉汤两方之长，不仅能滋中上焦胃肺之阴，而且可滋下焦肝肾之阴，另外，还可入营血分，凉营清心，散结通络；并且能通胃肠之结滞，是以滋润之中兼通兼散为特点的一首滋阴名方。

（张文选，2007. 温病方证与杂病辨治. 北京：人民卫生出版社：315-320.）

四、第 十 二 条

原文　阳明温病，下后汗出，当复其阴，益胃汤主之。

温热本伤阴之病，下后邪解汗出，汗亦津液之化，阴液受伤，不待言矣，故云当复其阴。此阴指胃阴而言，盖十二经皆禀气于胃，胃阴复而气降得食，则十二经之阴皆可复矣。欲复其阴，非甘凉不可。汤名益胃者，胃体阳而用阴，取益胃用之义也。下后急议复阴者，恐将来液亏燥起，而成干咳身热之怯证也。

益胃汤方（甘凉法）

沙参三钱　麦冬五钱　冰糖一钱　细生地五钱　玉竹（炒香）一钱五分

水五杯，煮取二杯，分二次服，渣再煮一杯服。

【释义】

本条讨论阳明温病下后汗出伤阴的证治。

温热病本易耗伤阴液，使用攻下法后而见汗出，大量汗出必然加重人体阴液的损伤，故提出应注意补益阴液。而补阴主要是指补益胃阴，因为人体的十二经脉之气都来源于胃，胃阴恢复，则胃气和降，患者能正常饮食，十二经脉的阴液也就可以恢复正常。对于本方的应用范围，并不一定只限于下后汗出之证，对于温病后期胃阴耗伤者，都可酌情使用。

【名家医案】

（张文选医案）

1977 年 5 月，我（张文选）的父亲曾患肺炎发热，经某西医院治疗痊愈出院。但病愈后一直无食欲，间或胃痛，且胃脘胀满，在当地请中医治疗 3 个月而不愈，延至暑假我回家时，其症状有增无减，胃疼痛，脘胀满，不思食。看前医所用处方，或消食导滞，或者理气开胃消胀，或者破气镇痛。我在未诊脉视舌时也觉得前医处方不谬，但诊舌见舌绛无苔，诊脉弦细略数，问之大便干燥。诊罢突然顿悟地联想起益胃汤方证，随即处方如下。益胃汤加味。组成：沙参 12g，麦冬 12g，玉竹 12g，生地黄 15g，冰糖 15g，生甘草 6g。用法：当即取药 3 剂。每剂药煎 3 次，兑在一起令频服。结果服 1 剂胃痛止，2 剂食欲大开，大便通畅，脘胀立消。服完 3 剂后，持续 3 个月的痛苦随之消除。

（张文选，2007. 温病方证与杂病辨治. 北京：人民卫生出版社：236-237.）

【案例精讲】

本案疑点之一在于为何胃阴大亏会引起胃脘胀满、疼痛、不食？从中医理论分析，胃阴亏应该胃火旺，胃火旺理应消谷善饥，不应该不食痛胀。吴鞠通云："此由中焦胃用之阴不降，胃体之阳独亢，故于甘润法救胃用，配胃体，则自然欲食，断不可与俗套开胃健食之辛燥药，致令燥咳成痨也。"中焦第 12 条自注，吴鞠通更云："盖十二经皆禀气于胃，胃阴复而气降得食，则十二经之阴皆可复也。"故本案依据舌绛无苔，大便干燥，从胃阴不足考虑，以益胃汤加味，甘凉清润，清而不寒，润而不腻，效果立现。

【后世发挥】

赵绍琴：益胃汤中诸药，纯属一派甘寒生津养阴之品，有滋养肺胃之功。本方与沙参麦冬汤功用近似，均为气分证后期，瘥后调理之方。然二者亦稍有所偏：沙参麦冬汤偏重于肺，并有轻宣之力；本方则偏重于胃，而无清宣之功。

（赵绍琴，胡定邦，刘景源，1982. 温病纵横. 北京：人民卫生出版社：142.）

宋光瑞：常用益胃汤治疗气阴两虚的胃肠疾病。胃病日久，津液暗耗，胃阴亏虚，则胃阳偏亢，胃失和降，而致胃脘灼热胀痛，饥不欲食，干呕或呃逆。阴液不足，虚热内生，上不能润咽喉，则口燥咽干，下不能润肠，水少舟停，故大便干结。病位在胃，常常累及于脾，胃阴亏虚即是本病发病之关键病机，临床常以养阴益胃的益胃汤加减治疗。

（宋太平，巩跃生，2018. 宋光瑞肛肠病临证经验实录. 北京：中国中医药出版社：102.）

五、第十三条

原文 下后无汗脉浮者，银翘汤主之；脉浮洪者，白虎汤主之；脉洪而芤者，白虎加人参汤主之。

此下后邪气还表之证也。温病之邪，上行极而下，下行极而上，下后里气得通，欲作汗而未能，以脉浮验之，知不在里而在表，逐邪者随其性而宣泄之，就其近而引导之，故主以银翘汤，增液为作汗之具，仍以银花、连翘解毒而轻宣表气，盖亦辛凉合甘寒轻剂法也。若浮而且洪，热气炽甚，津液立见销亡，则非白虎不可。若洪而且芤，金受火克，元气不支，则非加人参不可矣。

银翘汤方（辛凉合甘寒法）

银花五钱　连翘三钱　竹叶二钱　生甘草一钱　麦冬四钱　细生地四钱

白虎汤、白虎加人参汤（方论并见前）

【释义】

本条论述下后表热未解和气热未清的证治。

阳明温病下后热结已除，本应脉静身凉，表里自和而恢复正常汗出。如果无汗而脉浮，说明表证未除，所以还需要用辛凉解表轻宣表热。但是，此时的表证与温病初起的表证不同，阳明温病为里实热证，又经攻下，已耗伤津液。在用银翘汤辛凉透表的同时，加麦冬、生地甘寒药物以养阴。人体出汗，是由阳气蒸化阴液而成。运行于体表的卫气司汗孔的开合，热病初起，卫气与邪气交争于肌表，可以出现无汗之证，可用辛凉解表之剂治疗即可。但因下后已内伤津液，故加甘寒之品清热养阴，以生津液。

若下后脉浮洪，为阳明气分的热邪未除，所以仍用辛凉重剂白虎汤以清气热。如脉洪而芤，说明热伤气阴，所以用白虎加人参汤以清热益气生津。

【名家医案】

（宋撷英医案）

汤某，女，43岁。初诊日期：2015年6月28日。

主诉：双下肢、臀部环状红斑1年余。

现病史：患者1年前无明显诱因双下肢出现散在淡红色斑丘疹，无明显自觉症状，患者未予任何处理。1周后，皮疹不断扩大，累及臀部，颜色转为鲜红色，自行外涂复方醋酸地塞米松乳膏后无明显改善，皮疹中央变平，边缘隆起，呈环形，皮损内缘有黄色鳞屑附着融合，伴轻度瘙痒。外院诊断为"离心性环状红斑"，予泼尼松治疗后皮疹有所好转，此后仍反复发作烦渴，遂来求诊。查体：双下肢、臀部散在大小不等、形态不一的水肿性淡红色或红色扁平丘疹，皮损中央呈淡黄色，边缘稍隆起，呈环状分布。皮疹内侧附着薄鳞屑。舌红，苔薄黄，脉细数。西医诊断：离心性环状红斑。中医诊断：远心性环状红斑（热入气营证）。治则：清营解毒，滋阴透表。处方：银翘汤加减。银花 30g，连翘 15g，蒲公英 15g，生石膏 15g，珍珠母 30g，磁石 30g，代赭石 30g，生地 15g，丹参 15g，丹皮 12g，淡竹叶 15g，黄连 3g。每日 1 剂，煎汤分 2 次内服。

二诊（2015 年 7 月 21 日）：服药后，皮疹较前好转，颜色转为淡红色，未见新发皮疹，口渴仍存。处方：上方去石膏，加石斛 12g。

三诊（2015 年 8 月 4 日）：皮疹基本痊愈，皮色恢复如常，未见色素沉着。

（李福伦，李欣，2017. 当代中医皮肤科临床家丛书第 3 辑：李斌.
北京：中国医药科技出版社：129-130.）

【案例精讲】

本案患者为中年女性，双下肢及臀部出现环状红斑；烦渴，舌红，苔薄黄，脉细数，证属热入气营证。首诊以清营解毒、滋阴透表为主。方中银花、连翘、黄连、竹叶清热解毒、轻清透泄，使营分热邪有外达之机，促其转出气分而透解，此即"入营犹可透热转气"之具体应用；蒲公英、生石膏清热解毒，入气分；丹皮、丹参活血化瘀，入血分。二诊时患者皮疹有所缓解，口渴症状仍存，阴虚明显，去石膏寒凉之品，加石斛滋阴清热。三诊时患者基本痊愈，皮色恢复正常，继续服用原方稳固疗效。

（李福伦，李欣，2017. 当代中医皮肤科临床家丛书第 3 辑：李斌. 北京：中国医药科技出版社：129-130.）

【后世发挥】

畅洪升：本方（银翘汤）与上焦银翘散组方有别。两方均用银花、连翘、竹叶、甘草，但银翘散配以解表药，故为辛凉解表之剂，用于温病初起，邪在肺卫者；本方配伍养阴药物，为滋阴透表之剂，用于温病阴伤，邪热未尽，不能透达外出者。……本方清热解毒、凉血生津，主要治疗温热病下后邪气还表，阴液耗伤者。今用于多种皮肤病及呼吸系统疾病的治疗。

（畅洪升，2013. 大国医系列吴鞠通传世名方. 北京：中国医药科技出版社：136-137.）

张仁安：本方治下后里气得通，欲汗而未能汗，因脉浮而知邪气还表的症状，所以用银花、连翘、竹叶、甘草解毒，而宣表气，仍以生地、麦冬增液为作汗的工具，也即辛凉合甘寒的方法应用。

（张仁安，1994. 中医内科临证医诀. 西安：陕西科学技术出版社：478.）

六、第十七条

原文 阳明温病，下之不通，其证有五：应下失之，正虚不能运药[1]，不运药者死，新加黄龙汤主之。喘促不宁，痰涎壅滞，右寸实大，肺气不降者，宣白承气汤主之。左尺牢坚[2]，小便赤痛，时烦渴甚，导赤承气汤主之。邪闭心包，神昏舌短，内窍不通，饮不解渴者，牛黄承气汤主之。津液不足，无水舟停者，间服增液，再不下者，增液承气汤主之。

《经》谓下不通者死，盖下而至于不通，其为危险可知，不忍因其危险难治而遂弃之。兹按温病中下之不通者共有五因：其因正虚不运药者，正气既虚，邪气复实，勉拟黄龙法，以人参补正，以大黄逐邪，以冬、地增液，邪退正存一线，即可以大队补阴而生，此邪正合治法也。其因肺气不降，而里证又实者，必喘促、寸实，则以杏仁、石膏宣肺气之痹，以大黄逐肠胃之结，此脏腑合治法也。其因火腑不通，左尺必现牢坚之脉（左尺，小肠脉也，俗候于左寸者非，细考《内经》自知），小肠热盛，下注膀胱，小便必涓滴，赤且痛也，则以导赤去淡通之阳药，加连、柏之苦通火腑，大黄、芒硝承胃气而通大肠，此二肠同治法也。其因邪闭心包，内窍不通者，前第五条已有先与牛黄丸，再与承气之法，此条系已下而不通，舌短神昏，闭已甚矣，饮不解渴，消亦甚矣，较前条仅仅谵语，则更急而又急，立刻有闭脱之虞，阳明大实不通，有消亡肾液之虞，其势不可少缓须臾，则以牛黄丸开手少阴之闭，以承气急泻阳明，救足少阴之消，此两少阴合治法也。再此条亦系三焦俱急，当与前第九条用承气、陷胸合法者参看。其因阳明太热，津液枯燥，水不足以行舟，而结粪不下者，非增液不可。服增液两剂，法当自下，其或脏燥太甚之人，竟有不下者，则以增液合调胃承气汤，缓缓与服，约二时服半杯沃之，此一腑中气血合治法也。

新加黄龙汤（苦甘咸法）

细生地五钱　生甘草二钱　人参一钱五分（另煎）　生大黄三钱　芒硝一钱　元参五钱　麦冬（连心）五钱　当归一钱五分　海参（洗）二条　姜汁六匙

水八杯，煮取三杯。先用一杯，冲参汁五分、姜汁二匙，顿服之，如腹中有响声，或转矢气者，为欲便也；候一、二时不便，再如前法服一杯；候二十四刻[3]，不便，再服第三杯；如服一杯，即得便，止后服，酌服益胃汤一剂（益胃汤方见前），余参或可加入。

〔方论〕　此处方于无可处之地，勉尽人力，不肯稍有遗憾之法也。旧方用大承气加参、地、当归，须知正气久耗，而大便不下者，阴阳俱惫，尤重阴液消亡，不得再用枳、朴伤气而耗液，故改用调胃承气，取甘草之缓急，合人参补正，微点姜汁，宣通胃气，代枳、朴之用，合人参最宣胃气，加麦、地、元参，保津液之难保，而又去血结之积聚。姜汁为宣气分之用，当归为宣血中气分之用。再加海参者，海参咸能化坚，甘能补正，按海参之液，数倍于其身，其能补液可知，且蠕动之物，能走络中血分，病久者必入络，故以之为使也。

宣白承气汤方（苦辛淡法）

生石膏五钱　生大黄三钱　杏仁粉二钱　栝蒌皮一钱五分
水五杯，煮取二杯，先服一杯，不知再服。

导赤承气汤

赤芍三钱　细生地五钱　生大黄三钱　黄连二钱　黄柏二钱　芒硝一钱
水五杯，煮取二杯，先服一杯，不下再服。

牛黄承气汤

即用前安宫牛黄丸二丸，化开，调生大黄末三钱，先服一半，不知再服。

增液承气汤

即于增液汤内，加大黄三钱，芒硝一钱五分。

水八杯，煮取三杯，先服一杯，不知再服。

【词解】

[1] 正虚不能运药：人体正气严重虚损，影响了药物的吸收和运化，使其治疗作用不能正常发挥。

[2] 左尺牢坚：左手尺部的脉象实大弦长而硬。

[3] 二十四刻：一小时为四刻，二十四刻为六小时。

【释义】

本条论述阳明热结，下之不通的五种变证的治法。

吴氏认为阳明温病，下之不通，为腑实有兼证，单纯用攻下法并不对证，故无效，其具体有五：

一曰邪正合治法：由于腑实应下失下，邪气留连，正虚不能运药。法当扶正逐邪，邪正合治。方用新加黄龙汤，方中以增液承气滋阴攻下，海参补液，人参补气，姜汁宣通气分，当归宣通血分，甘草调和诸药，共奏补益气阴，攻下腑实之效。

二曰脏腑合治法：用于痰热阻肺，腑有热结者。此时当一面宣肺气之痹，一面逐肠胃之结。方用宣白承气汤，以杏仁、蒌皮宣肺，石膏清肺热，大黄逐热结。

三曰二肠同治法：用于阳明腑实，小肠热盛证。此时治法，一以通大便之秘，一以泻小肠之热，选用导赤承气汤，方中大黄、芒硝攻大肠腑实，黄连、黄柏泻小肠之热，生地、赤芍滋膀胱之液。故属大小肠合治之法。

四曰两少阴合治法：用于热入心包，阳明腑实。此时徒攻阳明无益，须同时开少阴心窍方可。方选牛黄承气汤，一以牛黄丸清心开窍，一以大黄攻下泄热，以急消肾液亡失之虞。

五曰一腑中气血合治法：由于阴液亏耗，大便不通，无水舟停，治当增水行舟，方用增液汤，以滋阴通便。服2剂后大便仍不下者，乃因邪入阳明，阴液损伤太重，可用养阴荡结的增液承气汤，此为一腑中气血合治法也。

【名家医案】

1. 新加黄龙汤（熊继柏医案）

刘某，女，58岁，长沙市退休工人。门诊病例。初诊（2005年12月11日）：诉乙状结肠癌手术切除后，2个月来大便秘结，数日才大便1次，排出粪便干硬，排便无力，排便时间长。常因努力排便而感头晕心悸，腹部轻微胀满，口干，小便正常。诊见精神不佳，面色苍白，舌淡红无苔，脉细数。辨证：阴血亏虚。治法：滋阴润燥，增液通便。主方：新加黄龙汤加减：玄参20g，生地20g，麦冬30g，生大黄5g，甘草6g，西洋参片10g，当归10g，白芍15g，枳壳15g。10剂，水煎服。

二诊（2006年1月4日）：诉服药后病症好转，二三日行一次大便，排便较前顺畅，口干，腹微胀。诊见舌淡红，苔薄黄，脉数。拟前方加香附、浙贝、火麻仁、白花蛇舌草。进20剂，病愈。

（熊继柏，2019. 一名真正的名中医. 北京：中国中医药出版社：93-94.）

2. 宣白承气汤（董建华医案）

盛某，男，52岁。初诊日期：1980年6月18日。因恶寒发热，伴咳嗽胸痛，住院已17天。体温39.3℃，咽红，右肺呼吸音减弱，白细胞18.6×10^9/L，中性粒细胞百分比83%。X线胸透：右下肺可见片状阴影。西医诊断为大叶性肺炎。中医辨证：恶寒发热无汗，咳嗽胸痛，恶心呕吐，腹痛便结，舌红苔黄腻，脉滑数。肺与大肠互为表里，温热犯肺，肺气不降则腑气不通，二者相互影响。治当宣上通下，脏腑同治，以利邪热外达。处方：生石膏45g，瓜蒌30g，大黄5g，杏仁10g，知母 15g，苍术 10g，赤芍 15g，柴胡 10g，前胡 10g，芦根 30g。2 剂。药后体温降至 36.5℃，诸症均减。续进 4 剂，病状消失。X 线胸透复查：炎症吸收。

（卢祥之，2013. 国医圣手董建华经验良方赏析. 北京：人民军医出版社：47-48.）

3. 导赤承气汤（高炜琛医案）

吴某某，女，29 岁。寒战高热，少腹阵痛，痛连阴部，小便热赤，频数而痛，大便秘结已 2 天。诊为急性泌尿道感染。服呋喃坦啶 2 日罔效。症见目赤口苦，心烦不寐，舌红，苔黄，脉弦数，左尺尤劲。此二肠同病，心火亦亢。导赤承气汤加味：黄连 5g，黄柏、赤芍、大黄、芒硝各 10g，生地、车前草、萹蓄、白茅根各 30g。2 剂后大便得通，小便转清，淋痛已瘥，原方去大黄、芒硝，加紫地丁、蒲公英各 30g。续服 2 剂，诸症向安。

（陈宝明，柴茂山，1998. 古方妙用续. 北京：科学普及出版社：92.）

4. 牛黄承气汤（张国骏医案）

孙某，男，4 岁，2004 年 3 月 26 日，因高热 1 天，神志不清，持续抽搐 30 分钟入院。入院查：体温 40℃，脉搏 160 次/分，律齐，无杂音，双肺有粗湿啰音，腹部胀气，左下腹部按之硬满，询其母，谓其 3 日已不大便。四肢冷，无病理性神经反射和脑膜刺激征，X 线胸片示：双下肺炎症感染。入院西医诊断：支气管炎肺炎并发高热惊厥。中医诊断：风温病，热入心包证。入院后用安宫牛黄丸 1/2 丸，凉开水 50ml 溶化后胃管注入，苯巴比妥 50mg 肌内注射，地塞米松 3mg 静脉注射，安定 3mg 静脉注射，复方氨基比林 1/2 支肌内注射，选用头孢哌酮、利巴韦林等抗感染治疗，3 小时后热有稍退，抽搐不止，仍神志不清。查：舌绛，苔黄燥，腹部按之硬满，考虑阳明腑实，加用大黄 10g，水煎 15 分钟，取煎液 40ml，再用安宫牛黄丸 1/2 丸凉开水 20ml 溶化后，一起由胃管注入。30 分钟后，大便排出黑色粪便数枚，臭秽。15 分钟后抽搐停止，1 小时后体温降至 39℃，3 小时后体温降至 38℃，神志转清，问答切题，精神转佳，第 2 天体温降至 37℃，后调理而愈。

（张国骏，2012. 伤寒温病误案解析. 北京：中国中医药出版社：117-118.）

5. 增液承气汤（赵绍琴医案）

宋某，女，65 岁。初诊：初春发病，身热 20 余日，体温 38.5℃上下，形体消瘦，面色暗黑，舌干绛而有裂纹，苔垢厚焦黄，唇厚起皮，胃纳少食，脘腹胀满拒按，口干欲凉饮，咽红干痛，两脉沉细小滑，按之仍有力。素患肺结核 10 余年，经常夜间有汗，有时低烧。近来感受温邪，屡投辛温解表，重亡津液，阴分过亏，津液大伤，蕴热腑实，便秘不通。阴愈亏而热愈炽，肠愈燥而阴愈耗，必须顾津液以润其燥，通腑实求其达除。本虚标实之证，急以增液承气汤治之：元参 45g，生地黄 30g，麦冬 25g，白芍 30g，川石斛 25g，芒硝 1.5g（冲），大黄粉 1.2g（冲）。1 剂。

二诊：1940 年 3 月 7 日。药后昨夜大便通畅一次，初干如羊屎，后则少缓，肛门破裂，微带血渍。今日体温 37.5℃，舌干绛而有裂痕，胃纳渐开，脘腹胀满已减。咽仍红，干痛已见缓和。两脉沉细小滑，大便秘结。此液枯肠燥，无水舟停，故先用增水行舟润肠便法，今便已通热已减，再以甘寒润燥，以补药之体作泻药之用，切不可再用硝黄。北沙参 30g，生地黄 25g，白芍 25g，清阿胶 15g（分两次烊化），黑木耳 12g，麦门冬 15g，炙鳖甲 15g（先煎）。2 剂。

三诊：1940 年 3 月 10 日。身热已退净，体温 37℃，舌苔已化，质绛干裂，胃纳如常，大便又行一次，便下正常，腹下胀满，咽干痛已无，脉见细弦小滑。再以甘寒育阴，从本治疗。生地黄 25g，北沙参 25g，生白芍 25g，生薏米 15g，生白扁豆 25g，天麦冬各 10g，鸡内金 10g，清阿胶 12g（分两次烊化）。5 剂。药后诸症皆安，身热退净，饮食、睡眠皆好。嘱平时忌用辛辣厚味，食以清淡为佳。

（赵绍琴，胡定邦，刘景源，1982. 温病纵横. 北京：人民卫生出版社：87-89.）

【案例精讲】

医案 1 《景岳全书·秘结》曰："秘结证，凡属老人、虚人、阴脏人及产后、病后、多汗后，或小水过多，或亡血失血，大吐大泻之后，多有病为燥结者，盖此非气血之亏，即津液之耗。"此患者手术后气血亏损，气虚则推动无力，血虚则大肠不荣，阴亏则大肠干涩，导致大便干结，便下困难。故以益气养血、滋阴润燥、增液通便为法，用新加黄龙汤加减，便秘得愈。

（熊继柏，2019. 一名真正的名中医. 北京：中国中医药出版社：93-94.）

医案 2 肺其色应白，与大肠相表里，主宣发肃降，肺气不降则腑气不通，二者相互影响。若痰热内蕴，肺气不降，则变证丛生。本案为大叶性肺炎，咳嗽胸痛，腹痛便结，提示痰热阻肺，腑有热结。故以宣白承气汤一面宣肺气之痹，一面逐肠胃之结。药用生石膏清泻肺热，生大黄泻热通便，杏仁宣肺止咳，瓜蒌皮润肺化痰，诸药同用，可使肺气宣降，腑气畅通，痰热得清，咳喘可止。

（卢祥之，2013. 国医圣手董建华经验良方赏析. 北京：人民军医出版社：47-48.）

医案 3 本案患者为急性泌尿道感染，表现为寒战高热，少腹阵痛，痛连阴部，大便秘结已2天，目赤口苦，心烦不寐。舌红、苔黄，脉弦数，左尺尤劲。其中小便热赤，频数而痛，为小肠热盛，下注膀胱之象，大便秘结2天，结合目赤口苦，心烦不寐，舌红、苔黄等热象，提示为热结肠腑。故本证为热结肠腑，小肠热盛。在脉象上，出现左尺尤劲，此与吴鞠通原文提到的左尺牢坚甚为吻合，"左尺牢坚，小便赤痛，时烦渴甚，导赤承气汤主之"。故治疗当攻下腑实，通泄火腑，二肠同治，方选导赤承气汤。

医案 4 本案患儿为支气管炎肺炎并发高热惊厥，起病较急，传变甚快，来势凶险，病情较重。高热1天即现危重之象。其高热，神志不清，持续抽搐，四肢冷，提示热入心包，燔灼肝经，热深厥甚。同时，患儿还有左下腹部按之硬满，3日不大便，提示腑气不通。故为热入心包兼阳明腑实之证。治疗当通腑与开窍并施，予以牛黄承气汤，以安宫牛黄丸开手少阴之闭，以大黄急泻阳明，给邪出路，用之及时，很快神清、痉止、热退。

医案 5 本案患者素患结核，阴虚内热，又患温病，误用辛温，津液大伤，致使肠燥便秘。若只用增液则腑实不去，热不减，津液难生，若只攻下，恐重亡津液，故两管齐下，攻补兼施，增液承气汤切中其病。

（赵绍琴，胡定邦，刘景源，1982. 温病纵横. 北京：人民卫生出版社：87-89.）

【后世发挥】

左智杰：上述五加减承气汤，阳明气机不畅是共同病机，大便不通乃共有症状，由于兼症之不同故治法各异。新加黄龙汤与增液承气汤乃攻补兼施之剂。前者用于热结腑实兼气阴两亏证。后者用于腑实兼津液不足证。其余之方均属热结腑实兼它经实热证。宣白承气用于热结腑实兼痰热壅肺证；导赤承气汤用于二肠间病之热结腑实证；牛黄承气汤用于热结腑实兼热闭心包证。临床谨守病机，剖症析理，稳妥而灵活地运用以上5方，将会收到可喜的效果。

（安定祥，于克俊，1993. 陇东中医医论案验方荟萃. 兰州：甘肃科学技术出版社：558.）

马庆余：吴鞠通不仅继承了仲景三承气汤的配伍原则，而且根据病机、病位、病势，加减化裁，创制新方，灵活运用于温病急重症的治疗中，获得满意疗效。现代中医受五加减承气汤及温病使用承气并不拘于结粪之有无……的启发，将其灵活运用于中医内科急症的救治中，使其致病之邪得以迅速排出体外，从而获得邪去正安的治疗效果。因此，承气法成为了中医内科临床治疗急症常用的有效方法之一。

（杨振华，1996. 中国传统医疗荟萃. 北京：中国物价出版社：129.）

七、第 二 十 条

原文　阳明温病，舌黄燥，肉色绛，不渴者，邪在血分，清营汤主之。若滑者，不可与也，当于湿温中求之。

温病传里，理当渴甚，今反不渴者，以邪气深入血分，格阴于外，上潮于口，故反不渴也。曾过气分，故苔黄而燥。邪居血分，故舌之肉色绛也。若舌苔白滑、灰滑、淡黄而滑，不渴者，乃湿气蒸腾之象，不得用清营柔以济柔也。

【释义】

本条讨论温病邪入营血分的临床特征及其治疗。

温病邪入营血分的主要临床特征为舌干绛，口反不渴。临床当注意温病口不渴还可见于湿邪内阻之证，吴氏认为可从舌苔来鉴别，凡有湿邪而口不渴者，舌苔必滑腻而不燥，其治法当从湿温中求；如确系热入营分，营阴受伤者可用清营汤清营养阴，透热转气。

关于热入营分的辨证及清营汤的论述，可与上焦第十五条、三十条、三十三条、三十四条相互参看。对于湿邪为患，苔滑者出现的"口不渴"，不可误以为是营分证而用清营汤，在上焦篇第三十条有关清营汤条文中，也提出了"舌白滑者，不可与也"。可见，在温病辨证中，辨舌十分重要。

【名家医案】

（林沛湘医案）

梁某，男，47 岁。1942 年 8 月 16 日初诊。主诉：发热 4 天。现病史：患者于 4 天前因劳累及受雨淋而出现发热、寒战，病后虽经治疗，病情无好转而日见加重。症状：壮热，神志模糊，烦躁，口渴引饮，肌肤灼热无汗，微咳无痰。舌质深红而绛、舌苔干黄，脉数尚有力。辨证：风温，热虽已入营血，但仍为气营两燔之证，且热闭心包。治则：当清营透热，清心开窍。处方：清营汤加减。犀角（先煎）4g，生地黄 15g，丹参 15g，金银花 15g，连翘 15g，玄参 15g，浙贝母 15g，黄连 5g，甘草 5g。2 剂，水煎服，每日 1 剂。安宫牛黄丸，每次 1 丸，每日 2 次，汤剂送服。鲜芦根煎水代茶。稀米粥，间断服用。患者服药 2 天后发热逐渐减轻，神清。再予原方治疗，安宫牛黄丸改为每日 1 丸，至第 5 天发热消失，诸症缓解。但觉神疲乏力、纳呆，又改用益气养阴生津之法为主，调治 10 余天，病愈。

（林寿宁，2001. 中国百年百名中医临床家丛书：林沛湘. 北京：中国中医药出版社：201-202.）

【案例精讲】

本案从病人神昏烦躁、舌质红绛来看，其热已入营血，但壮热、舌苔干黄又为气分证候，故林老诊为气营两燔之证。治疗不仅仅是单纯的清热泄热，也注意到扶正以保护脾胃之气。方用清营汤加安宫牛黄丸清营透热转气，开窍醒神，以鲜芦根清热生津护液。同时鼓励间断进食米粥，养护中州，保护胃气。此类病人病情凶险，治疗的时机把握得好，则病情向愈尚可希冀。

（林寿宁，2001. 中国百年百名中医临床家丛书：林沛湘. 北京：中国中医药出版社：201-202.）

【后世发挥】

汪廷珍：此条以舌绛为主。绛而中心黄苔，当气血两清，纯绛鲜红，急涤包络；中心绛干，两清心胃；尖独干绛，专泻火腑；舌绛而光，当濡胃阴；绛而枯萎，急用胶、黄；干绛无色，宜投复脉（此二证俱属下焦）。以上俱仍合脉证以详。若舌绛兼有白苔，或黄白相兼，是邪仍在气分；绛而有滑苔者，则为湿热熏蒸，误用血药滋腻，邪必难解，不可不慎也。

（胡方林，廖菁，2019. 历代名医方论验案选. 北京：中国医药科技出版社：211.）

吴银根等：凡是以全身性发热为主要、重要表现的疾病无论是感染性或是非感染性疾病中，若出现营分证特点的皆可应用，效果明确。此外，在这类热病后期，主要症状缓解，仍有余热不清，也可应用。以上两点是清营汤的基本应用范畴。清营汤的现代临床拓展应用的思路还是基于对营分证的理解和其清营热、养阴液的功效认识而展开的。即从经典的营分证向"局部"的营分证拓展。如斑疹隐隐是营分证的一个重要的表现，这就为其在诸多皮肤病中的应用提供了依据，各类淡红、鲜红色的斑疹都可能含有营分有热（不一定是外感之热）的病机。再如鼻咽癌放疗后，慢性咽炎这类疾病，或因放射损伤，或因病程反复迁延均可造成鼻咽部局部津液营阴耗伤而兼有燥热的表现，也可以看作是一种"局部"的营分证，使用本方效果亦非常显著。

（吴银根，唐斌擎，石克华，2018. 温病汤证新解. 上海：上海科学技术出版社：140.）

八、第二十三条

原文 斑疹，用升提则衄，或厥，或呛咳，或昏痉，用壅补则瞀乱[1]。

此治斑疹之禁也。斑疹之邪在血络，只喜轻宣凉解。若用柴胡、升麻辛温之品，直升少阳，使热血上循清道则衄；过升则下竭，下竭者必上厥；肺为华盖，受热毒之熏蒸则呛咳；心位正阳，受升提之摧迫则昏痉。至若壅补，使邪无出路，络道比经道最细，诸疮痛痒，皆属于心，既不得外出，其势必返而归之于心，不瞀乱[1]得乎？

【词解】
[1] 瞀乱：指心中闷乱，头目昏眩。

【释义】
本条提出斑疹治禁——禁升提，禁壅补，并指出误治的变证。

（1）禁升提 所谓升提，是指用辛温之剂发散透疹之法。这一治法主要是针对风疹、麻疹表气郁闭较甚者而设的，但通常对这类疾病的治疗仍以辛凉宣透为主，而非滥用辛温升提，更不要说是用于斑疹等营血有热之证。如果误用柴胡、升麻等具有升散发表作用，升提少阳之气，血随气升，造成出血；或误用辛温升提之品，助热伤阴，阴气竭于下而出现热厥，热毒熏肺而呛咳，邪热入心而昏迷抽搐等。

（2）禁壅补 壅补之品对一般斑疹治疗并无使用的必要，因斑疹本是邪热之证，治以清解为主。禁壅补即指禁用健脾补气类药物，其性多甘温易壅中。温病外发斑疹，为热邪入营血所致，以清法祛邪为主，疹宜清透，斑宜清化。甘温药物反助热添邪，壅补则使邪无出路，内陷心包，导致神志不清。但值得一提的是，在温病发斑疹时，如正气大虚而出现斑疹内陷之逆证，临床出现体温骤降，斑疹突然隐没等见证，当根据病情需要，用补气以托斑疹之法，此则不属禁忌之法。

【后世发挥】
金寿山：这里有二点值得提出：其一，柴胡、升麻并非辛温之品，而是辛寒之药，其性透发，而不是"直升少阳"。柴胡、升麻只有与党参、黄芪等补气之药配合才有升提作用。可见吴氏对柴胡、升麻确有偏见。其二，病发斑疹，固然切忌壅补，但不是绝对不能用补药。如因正气不足而斑疹透而复陷之证，只要配伍得当（如与开发之药同用），还是可以选用的，所谓扶正托邪，使正气充足，邪从斑疹而透。

（柴中元，2012. 温病求真——叶天士、吴鞠通温病学说研究. 北京：中国中医药出版社：125.）

九、第 三 十 条

原文 温病小便不利者，淡渗不可与也，忌五苓、八正辈。

此用淡渗之禁也。热病有余于火，不足于水，惟以滋水泻火为急务，岂可再以淡渗动阳而烁津乎？奈何吴又可于小便条下，特立猪苓汤，乃去仲景原方之阿胶，反加木通、车前，渗而又渗乎！其治小便血分之桃仁汤中，仍用滑石，不识何解！

【释义】

本条主要讨论温病伤阴而小便不利的治疗禁忌。

吴氏在本条自注提出温病伤阴而小便不利者，为"淡渗之禁也。热病有余于火，不足于水，惟以滋水泻火为急务，岂可再以淡渗动阳而烁津乎？"因此，温病见小便不利，其原因最常见的是热盛耗伤阴液而致，治疗上应当养阴清热，以资化源，而如五苓散、八正散等淡渗之剂，皆在所禁，不可更耗液伤阴。

温病以是否夹湿分为两大类：湿热类和温热类。淡渗之禁适用于温病之不夹湿者。温病之夹湿者，如湿温，淡渗不惟不禁，反而是利湿的常用方法。因此，对任何治疗禁忌，都必须了解其禁忌证，不可一概而论。

十、第三十一条

原文 温病燥热，欲解燥者，先滋其干，不可纯用苦寒也，服之反燥甚。

此用苦寒之禁也。温病有余于火，不用淡渗犹易明也，并苦寒亦设禁条，则未易明也，举世皆以苦能降火，寒能泻热，坦然用之而无疑，不知苦先入心，其化以燥，服之不应，愈化愈燥。宋人以目为火户，设立三黄汤[1]，久服竟至于瞎，非化燥之明征乎？吾见温病而恣用苦寒，津液干涸不救者甚多，盖化气[2]比本气[3]更烈。故前条冬地三黄汤，甘寒十之八、九，苦寒仅十之一、二耳。至茵陈蒿汤之纯苦，止有一用，或者再用，亦无屡用之理。吴又可屡诋用黄连之非，而又恣用大黄，惜乎其未通甘寒一法也。

【词解】

[1] 三黄汤：宋以前方书中有三黄汤多首，此处似指《银海精微》三黄汤，由黄连、黄芩、大黄组成，治疗目疾。

[2] 化气：这里指滥用苦寒药物治疗温病后引起的病机变化。

[3] 本气：这里指未用苦寒药物治疗温病之前的温邪。

【释义】

本条为温病苦寒之禁，论述温病不能纯用苦寒药物之理。

温病热盛阴伤者，用苦寒之药，有化燥伤阴之弊，故不可纯用苦寒之品。但如在温病过程中，邪热炽盛，化火化燥，苦寒清热并非不可投用，只是在使用苦寒之品时，应注意热盛阴伤的病机特点，配合甘寒生津之品，"甘苦合化"，以取清热养阴之效而无苦寒伤阴之弊。

温病苦寒之禁，也适用于温病之不夹湿者。如温病之夹湿者，用苦寒药物既能清热，又可燥湿，不惟不忌苦寒，反而宜用苦寒。相反，甘寒药物过于阴柔，易助湿滞邪，反而要慎重使用。

【后世发挥】

张赞臣：使用清热药时，必须顾到脾胃。如实热病例，脾胃正常者，则苦寒泻热应及时应用；

但脾胃虚弱者，则不可纯用苦寒，避免有上热未除，中寒复起之弊；如胃气一败，则对疾病恢复大有妨碍。

（杨枝青，徐立思，2016. 海上名医心得录：上海市中医文献馆馆员医论医话集. 上海：上海科学技术出版社：283.）

胡希恕：温病多热伤津，结果必燥，燥则宜滋，均属至理。然亦宜细审为病之深浅虚实，而为滋清寒下适宜之治。盖燥而虚者，宜滋水而兼清热，苦寒必须力禁。燥而实者，宜下火而救津液，苦寒导下，亦势在必行。况热为燥之因，燥久则虚竭，以燥虚之体，当如焚之邪，此温病之所以死不治。故善治温者，于热势方盛时，即宜早为滋水急下之治，如仿炙甘草汤或者玉女煎或增液汤等大队滋润品，合大量石膏及硝黄，一举而肃清热毒，使无虚燥后来之变，最为稳妥。

（胡希恕，2015. 六经辨证解温病：胡希恕温病条辨讲义. 北京：中国中医药出版社：128.）

十一、第三十八条

原文 脉洪滑，面赤身热，头晕，不恶寒，但恶热，舌上黄滑苔，渴欲凉饮，饮不解渴，得水则呕，按之胸下痛，小便短，大便闭者，阳明暑温，水结在胸也，小陷胸汤加枳实主之。

脉洪面赤，不恶寒，病已不在上焦矣。暑兼湿热，热甚则渴，引水求救。湿郁中焦，水不下行，反来上逆，则呕。胃气不降，则大便闭。故以黄连、栝蒌清在里之热痰，半夏除水痰而强胃。加枳实者，取其苦辛通降，开幽门而引水下行也。

小陷胸加枳实汤方（苦辛寒法）

黄连二钱　栝蒌三钱　枳实二钱　半夏五钱

急流水五杯，煮取二杯，分二次服。

【释义】

本条论述阳明暑温痰热结胸的证治。"脉洪滑，面赤身热""不恶寒，但恶热""渴欲凉饮""小便短，大便闭者"，是气分里热炽盛，津液损伤的表现。但热炽津伤不应有"头晕""舌上黄滑苔""饮不解渴，得水则呕，按之胸下痛"等症，这些症状的出现说明此证非独热炽津伤，还有痰热结于胸脘。痰热上蒸，充塞清窍则头晕；上蒸于舌，则见舌苔黄而滑腻；痰热阻滞气机，气化不利，津不上承，故虽饮水而渴仍不解；痰热内阻，水湿不化，胃失和降，故饮水则呕。"胸下"是指胃脘部，因痰热阻于胃脘，气机痞塞不通，故按之作痛。上述症状是暑温病在阳明气分阶段的痰热结胸证。因痰、饮、水、湿同属阴邪，故吴氏称之为"水结在胸也"，治用辛开苦降之法，清热化痰，开痞散结，以"小陷胸汤加枳实"主之。

小陷胸汤加枳实证辨证要点：面赤身热，渴欲凉饮，饮不解渴，得水则呕，舌上黄滑苔。现代本方常用于慢性胆囊炎、胆囊结石、胃痛、胃溃疡、咳喘等属痰热互结，气机阻滞者。

【名家医案】

（王孟英医案）

季夏余游槜李，陆君又溪邀视其友王姓之病。寒热时作，汗多不解，便溏不畅，溲赤妄言，面黑如煤，苔黄大渴，烦躁气逆，脉滑而洪，按其心胸，坚硬而痛，乃暑湿夹痰食也。群医但知时感，辄进寒凉，闻说胸次不舒，遂疑为疹，羚、犀、膏、地，力竭计穷，已嘱病家备后事。余曰：此非重证，何必张皇！撤被启窗，胜于服药，病家唯唯，而不甚信。余即手为揭被开窗。病患即曰：舒畅多矣。药以小陷胸加芩、枳、翘、茹、薤、菖、海蜇，数服而愈。

（王孟英，2015. 王孟英医学全书. 太原：山西科学技术出版社：387-388.）

【案例精讲】

小陷胸汤加枳实一方是吴鞠通为暑温病在阳明气分阶段的痰热结胸证所立，方中半夏辛苦温，化痰降逆止呕；栝蒌甘寒，宽胸理气化痰；黄连苦寒，清泄热邪；枳实苦辛寒，降气开结，四药配伍，共奏清热化痰，散气开结之功。观此案王某之病，寒热时作，汗多口渴，面黑如煤，便溏溲赤，脉洪苔黄，烦躁妄言，可知邪热炽盛且津已伤；心胸坚，按之则痛，可见有痰结于胸；病发于夏，正是暑温病之痰热结胸证，方选小陷胸汤加枳实。而王某病已多日，痰热更甚，且有便溏脉滑等夹湿之症，因此王孟英又加黄芩、连翘、竹茹，使清热之功更著，竹茹清热之余更可生津；薤白、菖蒲化痰散结；海蛇理气消痰化食。热得清，痰得化，湿得去，则诸症自愈。

【后世发挥】

何廉臣：惟其间夹酒湿食滞，肌热无汗，胸膈痞满者，最忌白虎法清凉寒润，必须苦辛开泄；小陷胸加枳实，合泻心法最效；间有表见身痛宜参用香薷、秦艽，里见腹满宜参用苍术、厚朴者，正不必以寒凉逆折其邪也。

（戴天章，2006. 重订广温热论. 何廉臣，重订. 福州：福建科学技术出版社：49.）

刘献琳：《伤寒论》138 条："小结胸病，正在心下，按之则痛。"所以本节（38 条）是以胸脘痞闷，按之则痛，为辨证的关键所在，当特别注意。其他面赤身热，不恶寒，但恶热，渴欲凉饮，饮不解渴，颇似阳明经证。但舌苔黄滑，而非黄燥，有得水则呕，胸脘痞闷，按之则痛。则知非阳明经证了。又兼有大便闭结，又好似阳明腑证。但腹部硬满，潮热，苔黄滑而非老黄干燥，且压痛部位在心下而非大腹部，故知非阳明腑证，乃是湿热俱盛，水热结胸所致。故用小陷胸汤加枳实治疗。

（刘献琳，2014. 温病条辨语释. 北京：中国医药科技出版社：102.）

十二、第四十一条

原文　暑温蔓延三焦，舌滑微黄，邪在气分者，三石汤主之；邪气久留，舌绛苔少，热搏血分者，加味清宫汤主之；神识不清，热闭内窍者，先与紫雪丹，再与清宫汤。

蔓延三焦，则邪不在一经一脏矣，故以急清三焦为主。然虽云三焦，以手太阴一经为要领。盖肺主一身之气，气化则暑湿俱化，且肺脏受生于阳明，肺之脏象属金色白，阳明之气运亦属金色白。故肺经之药多兼走阳明，阳明之药多兼走肺也。再肺经通调水道，下达膀胱，肺痹开则膀胱亦开，是虽以肺为要领，而胃与膀胱皆在治中，则三焦俱备矣。是邪在气分而主以三石汤之奥义也。若邪气久羁，必归血络，心主血脉，故以加味清宫汤主之。内窍欲闭，则热邪盛矣，紫雪丹开内窍而清热最速者也。

三石汤方

飞滑石三钱　生石膏五钱　寒水石三钱　杏仁三钱　竹茹（炒）二钱　银花三钱（花露更妙）　金汁—酒杯（冲）　白通草二钱

水五杯，煮成二杯，分二次温服。

〔方论〕　此微苦辛寒兼芳香法也。盖肺病治法，微苦则降，过苦反过病所，辛凉所以清热，芳香所以败毒而化浊也。按三石，紫雪丹中之君药，取其得庚金之气，清热退暑利窍，兼走肺胃者也；杏仁、通草为宣气分之用，且通草直达膀胱，杏仁直达大肠；竹茹以竹之脉络，而通人之脉络；金汁、银花，败暑中之热毒。

加味清宫汤方

即于前清宫汤内加知母三钱，银花二钱，竹沥五茶匙冲入。

此苦辛寒法也。清宫汤前已论之矣。加此三味者：知母泻阳明独胜之热，而保肺清金；银花败毒而清络；竹沥除胸中大热，止烦闷消渴；合清宫汤为暑延三焦血分之治也。

【释义】

本条论述暑湿病热重于湿弥漫三焦的证治。"暑温蔓延三焦，舌滑微黄，邪在气分者"，讲述了病因、病位、症状及病程阶段。暑温病有暑热病与暑湿病之分，此时舌苔滑腻微黄，可以看出是暑湿病；其以暑热为主，夹有湿邪，属热重于湿；其病位弥漫于上、中、下三焦；病程阶段在气分，邪气盛而正气不衰。本条所述症状甚简，仅"舌滑微黄"一句。但以"暑温蔓延三焦"及用三石汤治疗而测其证，则可知应具暑热夹湿弥漫三焦之症状，如上焦见身热，汗出，面赤，眩晕，耳聋；中焦见口渴，胸脘痞闷，恶心呕吐，大便溏臭；下焦见小便黄少等。因其病程属气分阶段，暑湿邪气盛而正气不衰，故治当泄热利湿，宣畅三焦，以"三石汤"主之。

对"邪气久留，舌绛苔少，热搏血分者，加味清宫汤主之"应综合分析。其文意是指暑热夹湿在气分留恋日久，则其暑热邪气与湿邪相煎，化燥入营而成营热阴伤之证，其"舌绛"，即是暑热邪气已入营分，灼伤营阴，血液浓稠之确征。而从其用"加味清宫汤主之"测其证，方中加知母、银花、竹沥，可知其气分湿热仍未尽化，且湿聚成痰，故可见少量黄燥苔。这说明其证候属气营两燔，治疗当清气化痰与凉营养阴并施，方用清宫汤凉营养阴，加知母、银花、竹沥清气化痰。条文中所谓"热搏血分者"，是以血赅营，实际是热入营分，气营两燔。

若见"神识不清"，说明暑热邪气除灼伤营阴外，又煎湿成痰，蒙蔽心包，致心窍闭塞，心神内闭而神昏，治当"先与紫雪丹"清营开窍，"再与清宫汤"清营养阴。

三石汤辨证要点：三焦暑湿症状同见，舌滑微黄。现代本方常用于夏季重症流行性感冒、斑疹、发热、痛风等属湿热互结者。

加味清宫汤辨证要点：身热夜甚，口反不渴，心烦躁扰，舌绛苔少或有少量黄燥苔。现代本方常用于心悸、热病急证、病毒性肝炎等属热甚阴伤者。

【名家医案】

1. 三石汤（常克医案）

区某，女，8 岁，2003 年 10 月 15 日初诊。诊前 2 周食用肥肠粉后，双下肢皮肤出现散在的瘀点、瘀斑，两侧对称，高于皮肤表面，经院外治疗后无效，现斑疹颜色暗红，活动后发作，瘙痒，无腹痛、黑便、关节痛及血尿，纳差，舌质红，苔黄厚腻，脉滑数。实验室检查：血常规：白细胞 $4.2×10^9$L，淋巴细胞百分比 44%，血小板 $160×10^9$L。中医诊断：紫癜（邪热内盛，胃热发斑证）。西医诊断：过敏性紫癜。予以三石汤加味，石膏、寒水石、滑石各 30g，通草 10g，藿香 20g，白豆蔻 10g，苦参 15g，防风 10g，隔山消、地肤子各 20g。水煎服，日服 1 剂，每日 3 次，连服 3 周后，皮肤瘀斑、瘀点基本消退，无新的瘀斑、瘀点出现。继续服用 1 周，皮肤瘀斑、瘀点全部消退，复查血常规正常，病情痊愈。随访 4 周，无复发。

（佘姝娅，常克，2004. 三石汤加味治疗小儿过敏性紫癜皮肤型 30 例. 辽宁中医杂志，(9)：765.）

2. 加味清宫汤（冉雪峰医案）

马某，女，妇科医生，病温，羁迟多日，过经不解，秽浊内干，清窍蒙蔽，气逆神昏，烦乱谵妄，乃请予诊治。脉弦数劲疾，苔黄而灰，底绛，舌上津少，盖邪热既炽，阴液复伤，拟清宫汤加减：卷心竹叶四十九片，莲子心八分，元参四钱，连心麦冬、连翘心各三钱，犀角尖六分磨汁，鲜芦根八钱，六味同煎，冲入犀角汁，外至宝丹一粒，先用银花露一两，温开水半杯化服，续服煎剂二剂，热渐减，神渐清。复诊，煎剂如上，改至宝丹为安宫牛黄丸，又一剂，得大便一次，通身漐漐有汗，热退气平神清，病已向愈，以归地养营加减善后。逾一周，证象甚佳，无残余留邪状况。

（冉雪峰，2006. 冉雪峰医案. 北京：人民卫生出版社：14-15.）

【案例精讲】

医案 1　三石汤是吴鞠通为暑热夹湿弥漫三焦所立，是以清泄三焦之热为主，兼利三焦之湿的代表方剂。方中三石分入上中下三焦，以清泄热邪为主，兼以利湿，同时配金汁、银花、竹茹，以大队寒凉药清其热，又伍以杏仁、通草，通调三焦水道。吴鞠通云此方虽以肺为要领，而胃与膀胱皆在治中，则三焦俱备矣，是邪在气分而主以三石汤之奥义也。观此案，区某年 8 岁，食肥肠粉后病紫癜，症见皮肤散布瘀点瘀斑，苔黄厚腻，脉滑数。小儿形气未充，卫表不固，又脾常不足，脏腑娇嫩，进而更易内聚三焦不化，生湿生热，湿热蕴结，蕴伏脾胃，出现湿热内聚中焦，脏腑积热之征，化火动血，伤络血溢，而见紫癜，正是以气分为主，湿热弥漫三焦之证。故用三石为君药，取其得庚金之气；通草为宣气分之用，且直达膀胱；藿香芳香化浊，化脾肺胃三脏之湿；再配以白豆蔻、隔山消理气温中；苦参、地肤子清热利湿，防风宣畅其表。三焦通调，疗效甚佳。

（佘姝娅，常克，2004. 三石汤加味治疗小儿过敏性紫癜皮肤型 30 例. 辽宁中医杂志，（9）：765.）

医案 2　加味清宫汤为清宫汤原方加知母、银花、竹沥而成，是吴鞠通为暑湿化燥入营灼伤营阴，气营两燔证所立。以犀角为君，取其咸寒清心凉营；元参、麦冬清营热而养营阴；竹叶、连翘透热转气；更入知母、银花、竹沥三味，增养阴透热之力，添豁痰开窍之能。观此案马某之病，病温羁迟，气逆神昏，烦躁谵妄，正是邪热炽盛，波及营分之象；秽浊内干，清窍蒙蔽，提示有痰浊内扰；脉弦数劲急，苔黄而灰，底绛，舌上津少提示气分邪热未退，津液已伤。气营两燔，痰蒙阴伤，正是加味清宫汤证。马某已有"秽浊内干，清窍蒙蔽，气逆神昏"的症状，其痰较加味清宫汤更甚，因此加用至宝丹，豁痰开窍，后神识渐清，改至宝丹为安宫牛黄丸，清热之力更强，热退神清后，以归地养营汤滋阴养血，透其余邪而病渐愈。

【后世发挥】

杨进，王灿晖：本证（41 条）病机为暑热湿邪蔓延三焦气分，进而暑湿化燥内搏包络血分。症见舌苔滑而微黄者，为邪在气分之象，治以三石汤清暑解毒，宣气利湿。若气分之邪久留不解而见舌绛苔少者，则为湿已化热，热邪搏及心包血络的表现，所以治予加味清宫汤清心凉血，泄热解毒。若见神识昏迷不清，则为热邪内闭清窍之征，治当先予紫雪丹清心开窍，促使神志苏醒，而后再进清宫汤清心泄热。所用的三石汤，除以三石、银花、金汁等清暑泄热解毒外，并用杏仁以宣开肺气，因"肺气开则膀胱亦开""气化则暑湿俱化"。

（杨进，王灿晖，2002. 温病条辨临床学习参考. 北京：人民卫生出版社：314-315.）

十三、第四十二条

原文　暑温伏暑，三焦均受，舌灰白，胸痞闷，潮热呕恶，烦渴自利，汗出溺短者，杏仁滑石汤主之。

舌白胸痞，自利呕恶，湿为之也。潮热烦渴，汗出溺短，热为之也。热处湿中，湿蕴生热，湿热交混，非偏寒偏热可治，故以杏仁、滑石、通草，先宣肺气，由肺而达膀胱以利湿，厚朴苦温而泻湿满，芩、连清里而止湿热之利，郁金芳香走窍而开闭结，橘、半强胃而宣湿化痰以止呕恶，俾三焦混处之邪，各得分解矣。

杏仁滑石汤方（苦辛寒法）

杏仁三钱　　滑石三钱　　黄芩二钱　　橘红一钱五分　　黄连一钱　　郁金二钱　　通草一钱　　厚朴二钱
半夏三钱

水八杯，煮取三杯，分三次服。

【释义】

本条论述暑温、伏暑两种病中，湿热并重弥漫三焦的证治。"暑温、伏暑，三焦均受，舌灰白……"，讲述了病因、病位、症状。"胸痞闷""呕恶""自利""舌灰白"，说明湿邪重；"潮热""烦渴""汗出，溺短"，说明热亦重，故其病变属湿热并重之证。湿热交混，热蒸湿动，故弥漫于上、中、下三焦。由于热邪内盛，故潮热，烦渴，汗出；湿邪内停，三焦之气机不利，湿邪停上，肺气不宣，故胸部痞闷；湿邪犯中，胃失和降，其气上逆，故恶心呕吐，舌苔灰白；湿邪停下，气化不利，湿邪偏渗大肠，故大便稀溏，小便短少。

因其湿热并重，弥漫三焦，故治当清泄三焦弥漫之热与祛除三焦弥漫之湿并举。但其关键在于宣通肺气以通调水道，使三焦弥漫之湿邪从下而去，湿有出路，则热亦随之而解。其方名"杏仁滑石汤"，可知以杏仁、滑石为君药。杏仁降肺气以开上焦，滑石利湿热以通下窍，佐以通草，通利三焦。三药合用，则使上下通达，邪有出路。再辅以辛开苦降，燥湿清热，宣畅中焦之品，则三焦弥漫之邪可分道而消，即如吴氏在本条分注中所云"俾三焦混处之邪，各得分解矣"，故此方可称是燥湿清热，分消走泄之代表方剂。

【名家医案】

（吴鞠通医案）

乙酉（1825年），九月十八日，陶，五十八岁，伏暑遇新凉而发，舌苔㿠白，上加灰黑，六脉不浮不沉而数，误与发表，胸痞不食，此危症也。何以云危？盖四时杂感，又加一层肾虚，又加一层肝郁，又加一层误治，又加一层酒客中虚，何以克当！勉与河间之苦辛寒法，一以通宣三焦，而以肺气为主，望其气化而湿热俱化也。飞滑石五钱、杏仁四钱、藿香叶三钱、姜半夏五钱、苡仁五钱、广郁金三钱、云苓皮五钱、黄芩三钱、真雅连一钱、白蔻仁三钱、广皮三钱、白通草一钱五分。煮三碗，分三次服。

廿三日：舌之灰苔化黄，滑而不燥，唇赤颧赤，脉之弦者化为滑数，是湿与热俱重也。滑石一两、云苓皮六钱、杏仁五钱、苡仁六钱、黄柏炭四钱、雅连二钱、半夏五钱、白蔻仁三钱、木通三钱、茵陈五钱。煮三碗，分三次服。

廿六日：伏暑舌之灰者化黄，兹黄虽退，而白滑未除，当退苦药，加辛药。脉滑甚，重加化痰。小心复感为要。滑石一两、云苓皮五钱、郁金三钱、杏仁五钱、小枳实三钱、蔻仁三钱、半夏一两、黄柏炭三钱、广皮三钱、苡仁五钱、藿香梗三钱。煮三碗，分三次服。

十月初二日：伏暑虽退，舌之白滑未化，是暑中之伏湿尚存也，小心饮食要紧。脉之滑大者已减，是暑中之热去也；无奈太小而不甚流利，是阳气未充，不能化湿。重与辛温，助阳气，化湿气，以舌苔黄为度。半夏六钱、白蔻仁（研，冲）三钱、木通二钱、杏仁五钱、益智仁三钱、广皮五钱、苡仁五钱、川椒炭三钱、干姜三钱。煮三碗，分三次服。

初六日：伏暑之外感者，因大汗而退，舌白滑苔究未化黄。前方大用刚燥，苔未尽除，务要小心饮食，毋使脾困。杏仁泥四钱、煨草果八分、川椒炭三钱、茯苓皮五钱、老厚朴二钱、白蔻仁三钱、生苡仁五钱、广皮炭五钱、神曲炭三钱。煮三碗，分三次服。

（李刘坤，2015. 吴鞠通医学全书. 北京：中国中医药出版社：192-193.）

【案例精讲】

本病辨证复杂，患者身患伏暑又感外寒，误以发表，但其基本病机为湿热郁结三焦，故治疗予以河间之苦辛寒法，以宣通三焦，宣肺化湿，气化而湿热俱除。杏仁滑石汤功能宣畅气机，清利湿热。一诊用杏仁滑石汤去厚朴加藿香、薏苡仁、茯苓皮、白蔻仁等药增强祛湿之力。二诊因湿热并重，清热药与化湿药兼顾。三诊为湿痰阻遏中焦，用辛温之药理气化痰。四诊，暑中之热去，阳气未充，不能化湿，故重与辛温助阳气化湿气。五诊，诸证皆退，亦稽留一点湿邪，应以温中理气化湿善其后。

【后世发挥】

杨进，王灿晖：本条（42条）所述亦属暑湿蔓延三焦之证，但其证情与41条所述证候有所不同。上条暑热偏甚而湿邪轻微，本证则湿热交混而暑湿俱盛。症见舌苔灰白、胸闷脘痞、呕恶下利，乃湿阻气机，中焦升降悖逆之象；潮热烦渴、汗出溺短，系里热郁蒸的表现。由于证属"热处湿中，湿蕴生热"，湿与热相互交混，故治疗须清热化湿并重。既不可专事清热，亦不可纯予化湿。方用杏仁滑石汤，正是取其宣开气机，清化湿热之效。

（杨进，王灿晖，2002. 温病条辨临床学习参考. 北京：人民卫生出版社：316.）

余仁欢：慢性肾脏病湿热证要将三焦辨证与脏腑辨证相结合，以三焦辨证为主，当湿热邪气弥漫三焦时主要治则为疏畅三焦气机，清利表里湿热，方剂配伍原则多由芳香化湿、苦寒燥湿、淡渗利湿等药物组成，常用方剂有杏仁滑石汤。正如吴鞠通在本方后自注曰："热处湿中，湿蕴生热，湿热交混，非偏寒偏热可治"。以本方清化三焦湿热邪气，"俾三焦混处之邪，各得分解矣"。虽三焦均受湿热之邪，但治疗重点仍须以中焦为主，《素问·厥论》指出："胃不和则精气竭，精气竭则不营其四肢。"故时时不可忘记顾护胃气，有胃气则病轻而易治，胃气衰败则病重难医。

（张荣融，梁昌昌，郎睿，等，2017. 余仁欢辨治慢性肾脏病湿热证经验介绍. 新中医，49（12）：204-206.）

胡天成：症见痰多色白，吐之易出，胸脘痞闷。以湿盛困脾，脾失健运，水湿凝聚成痰为其病理特点。治以调理脾胃，燥湿祛痰，方用二陈汤加减。若脾虚痰盛，兼腹胀、纳差、便溏者，用香砂六君子汤加炮姜，即所谓"治痰不理脾胃，非其治也"。若湿痰郁久化热，湿热蕴结者，宜用杏仁滑石汤。

（崔冰，吴力群，韦衮政，2013. 胡天成教授治疗小儿痰证经验撷萃. 国医论坛，1（18）：10-11.）

十四、第四十三条

原文 湿之入中焦，有寒湿，有热湿，有自表传来，有水谷内蕴，有内外相合。其中伤也，有伤脾阳，有伤脾阴，有伤胃阳，有伤胃阴，有两伤脾胃。伤脾胃之阳者十常八、九，伤脾胃之阴者十居一、二。彼此混淆，治不中窾[1]，遗患无穷，临证细推，不可泛论。

此统言中焦湿证之总纲也。寒湿者，湿与寒水之气相搏也，盖湿水同类，其在天之阳时为雨露，阴时为霜雪，在江河为水，在土中为湿，体本一源，易于相合，最损人之阳气。热湿者，在天时长夏之际，盛热蒸动湿气流行也，在人身湿郁本身阳气，久而生热也，兼损人之阴液。自表传来，一由经络而脏腑，一由肺而脾胃。水谷内蕴，肺虚不能化气，脾虚不能散津，或形寒饮冷，或酒客中虚。内外相合，客邪既从表入，而伏邪又从内发也。伤脾阳，在中则不运痞满，传下则洞泄腹痛。伤胃阳，则呕逆不食，膈胀胸痛。两伤脾胃，既有脾证，又有胃证也。其伤脾胃之阴若何？湿久生热，热必伤阴，古称湿火者是也。伤胃阴，则口渴不饥。伤脾阴，则舌先灰滑，后反黄燥，大便坚结。湿为阴邪，其伤人之阳也，得理之正，故多而常见。其伤人之阴也，乃势之变，故罕而少见。治湿者必须审在何经何脏，兼寒兼热，气分血分，而出辛凉、辛温、甘温、苦温、淡渗、苦渗之治，庶所投必效。若脾病治胃，胃病治脾，兼下焦者，单治中焦，或笼统混治，脾胃不分，阴阳寒热不辨，将见肿胀、黄疸、洞泄、衄血、便血，诸证蜂起矣。惟在临证者细心推求，下手有准的耳。盖土为杂气，兼证甚多，最难分析，岂可泛论湿气而已哉！

【词解】

[1] 中窾：窾，音 kuǎn，为空隙之意。中窾，指中靶心，达到目的。

【释义】

本条论述中焦湿证的辨证。湿邪内应脾胃，故其致病多以中焦为病变中心，但在性质上则有寒湿和湿热之分，形成原因有外感内伤之别。外感系湿从外受，由表入里传至中焦；内伤由于饮食不节，水谷不化，蕴酿而成。但亦有外湿与内湿相互结合而致病的，即所谓"客邪既从表入，而伏邪又从内发也"。无论内伤外感，其湿邪伤中必多损脾胃之气，不仅易损脾胃阳气，而且亦可损伤脾胃之阴。但在一般情况下则以伤阳为多，即所谓"十常八九"；而伤阴较少，即所谓"十居一二"。这是因为湿乃水湿之气，其性属阴，阴凝之邪必伤阳气；若与寒邪相合，则伤阳尤易。至于伤阴，在湿蕴化热的情况下方可产生，一般较少见到。

寒湿中阻，脾阳不运者，可见中脘痞满，下利腹痛；胃阳受伤，气逆于上者，可见呕逆不食，膈胀胸痛。若湿久不化，蕴而生热，伤及胃阴者，则口渴不饥；脾阴受伤者，则舌苔黄燥，大便坚结。不过临床上无论伤阳伤阴，每多脾胃同时受伤，即吴氏在自注中所说的"两伤脾胃，既有脾证又有胃证也"。由于湿邪为病变化较多，所以临床施治必须根据具体病情，分清证候性质，明确病位重心，而采取相应治法，如此方能收到预期效果。

寒湿病证本不属温病范畴，而吴氏论述了大量的寒湿病证，其目的为与湿热之病证作对比，也为了对湿邪为患的病证论述更全面、系统。

【名家医案】

（吴鞠通医案）

癸亥（1803 年）二月二十日　许　四十七岁　脉弦而紧，弦则木旺，紧则为寒，木旺则土衰，中寒则阳不运。土衰而阳不运，故吞酸嗳气，不寐不食，不饥不便。九窍不和，皆属胃病。浊阴蟠踞中焦，格拒心火不得下达，则心热如火。议苦辛通法：半夏一两、小枳实三钱、广皮二钱、薏仁五钱、厚朴三钱、淡吴萸三钱、生姜六片、炒云连二钱。用甘澜水八碗，煮成三碗，分三次服；渣再煮一碗服。

廿四日：六脉阳微，浊阴蟠踞，不食不饥不便，用和阳明驱浊阴法。今腹大痛，已归下焦，十余日不大便，肝病不能疏泄，用驱浊阴、通阴络法，又苦辛通法，兼以浊攻浊法。台乌药二钱、厚朴三钱、淡吴萸三钱、川楝子三钱、小茴香（炒黑）三钱、两头尖（拣净）三钱、槟榔二钱、小枳实二钱、炒良姜二钱、广皮一钱五分。以得通大便为度。

廿七日：服以浊攻浊法，大便已通，但欲便先痛，便后痛减，责之络中宿积未能通清，脐上且有动气，又非汤药所能速攻，攻急恐有瘕散为蛊之虞。议化癥回生丹缓攻为妙。

（李刘坤，2015. 吴鞠通医学全书. 北京：中国中医药出版社：289-290.）

【案例精讲】

吴鞠通从脉象入手分析病情。脉弦主肝病，脉紧为寒象。肝属木，脾属土，木克土，木旺则土衰，即肝旺脾衰，中焦有寒则脾阳不运，痰湿内生，表现为吞酸嗳气，不寐不食，不饥不便，浊阴盘踞中焦，格拒心火，心火不能下达，则心火亢旺于上。治以苦降心火、辛温和胃、行气导滞为法。六脉阳微，故复诊加强辛温药力以散浊阴。改生姜为良姜，加川楝子、乌药疏肝行气，两头尖，又名牡鼠粪，导浊行滞，清热通瘀，槟榔行气导滞。最后，用化癥回生丹，缓攻，不可急躁。

【后世发挥】

杨进，王灿晖：吴氏把湿邪在中焦病证，分为寒湿、湿热、伤脾阳、伤脾阴、伤胃阳、伤胃阴等，同时还举出了各种病证的主要见证，对于中焦湿证的辨证颇有参考价值，甚至对内科杂病中湿热在脾胃的病证的辨证也可参照。实际上这是以病邪的湿热偏重和病位的脾胃侧重来进行中焦湿热病证分类的，联系到薛生白所说的"中气实则病在阳明，中气虚则病在太阴"，对吴氏此论就不难理解了。

应该指出，吴氏对寒湿证的证治内容多取材于叶天士《临证指南医案》，其中大量的内容可属于内科杂病，在学习时可以与叶氏的病案相互对照。

（杨进，王灿晖，2002. 温病条辨临床学习参考. 北京：人民卫生出版社：320.）

路志正：湿病之兼夹变幻莫测，吴鞠通《温病条辨》提到："湿之入中焦，有寒湿，有湿热，有自表传来，有水谷内蕴，有内外相合。其中伤也，有伤脾阳，有伤脾阴，有伤胃阳，有伤胃阴，有两伤脾胃。伤脾胃之阳者十常八九，伤脾胃之阴者十居一二。"湿为诸邪之窠臼，以其黏滞之性，故湿邪为患，每兼夹它邪，湿病兼夹有风、寒、暑、热、气郁、痰饮、食滞等之不同，以及三焦各脏腑湿邪之弥漫。同时湿邪也易发生转化，可致热郁、血瘀、痰凝、痿痹等兼夹证，治疗应抓主证、顾兼证。总体湿与热合为湿热，与寒结成寒湿，此二者最为多见。

（张维骏，侯建春，2016. 路志正学术思想之湿病证治. 中国中医基础医学杂志，22（4）：548-550，557.）

十五、第五十六条

原文　吸受秽湿，三焦分布，热蒸头胀，身痛呕逆，小便不通，神识昏迷，舌白，渴不多饮，先宜芳香通神利窍，安宫牛黄丸；继用淡渗分消浊湿，茯苓皮汤。

按此证表里经络脏腑三焦，俱为湿热所困，最畏内闭外脱，故急以牛黄丸宣窍清热而护神明；但牛黄丸不能利湿分消，故继以茯苓皮汤。

安宫牛黄丸（方法见前）

茯苓皮汤（淡渗兼微辛微凉法）

茯苓皮五钱　生薏仁五钱　猪苓三钱　大腹皮三钱　白通草三钱　淡竹叶二钱

水八杯，煮取三杯，分三次服。

【释义】

本条论述湿温病湿热邪气阻滞膀胱，小便不通而致神昏的证治。"吸受秽湿，三焦分布"，是指湿热弥漫三焦。"头胀，身痛""神识昏迷"是上焦症状；"呕逆""渴不多饮"是中焦症状；"小便不通"是下焦症状。从"热蒸头胀"可知有热邪，从"吸受秽湿""舌白"又可知是以湿邪为主，此证为湿重于热而热蕴湿中。其"热蒸头胀"是因热蒸湿动，湿热上蒙清窍，而致头晕胀如蒙如裹；湿热弥漫肌表，阻滞气机，气血不通，则身重酸痛；湿阻中焦，脾胃升降失司，则胃气上逆而作呕恶；湿阻膀胱，下窍闭塞，则小便不通；湿蒙心包，则神识昏迷；湿阻气机，气化不利，津不上承，故渴，但因热蕴湿中，津液未伤，故虽渴而不多饮；舌白，即舌苔白腻，此为湿重于热之确征。综观其证，关键在于"小便不通"。其小便点滴皆无，说明膀胱闭塞，气化无权。而尿液不出，则邪无出路，邪不去，则其证不解。因此，其主症为"小便不通"，治疗亦应以淡渗利尿为法。膀胱闭塞，病变中心在下焦，但吴氏却将其证候列入"中焦篇"，究其原因，如他在本条分注中所云："此证表里经络脏腑三焦，俱为湿热所困。"可见，他将湿热弥漫三焦病变的中心部位归于中焦脾失健运，故将本条归入中焦病变中论述。

关于治法，吴氏提出："先宜芳香通神利窍，安宫牛黄丸；继用淡渗分消浊湿，茯苓皮汤。"吴氏在本条分注中云："此证表里经络脏腑三焦俱为湿热所困，最畏内闭外脱，故急以牛黄丸宣窍清热而护神明；但牛黄丸不能利湿分消，故继以茯苓皮汤。"吴氏此说虽似有理，但并不符合临床实际。因本证之关键在于湿阻膀胱，"小便不通"，邪无出路，以致湿热弥漫，上蒙心包而"神识昏迷"。

小便不下，则湿热不解而其窍终不能开，故其先开窍，后利湿通小便之说有本末倒置之嫌，应利小便与开窍并举。另外，"舌白"属湿重于热，而用安宫牛黄丸大寒之剂，不仅不能"通神利窍"，反易冰伏湿邪，故应选"温开"之苏合香丸，以"芳香通神利窍"。本证之临床治疗应以淡渗利湿之茯苓皮汤送服芳香开窍之苏合香丸为宜。

【后世发挥】

刘献琳：此节（56条）为湿重于热。湿浊之邪，侵入心包，而为神识昏迷者，治宜化湿清热，豁痰开窍，菖蒲郁金汤（鲜石菖蒲、郁金、焦栀、连翘、菊花、滑石、竹叶、丹皮、牛蒡子、竹沥、姜汁、玉枢丹）最好。昏迷甚者，亦可用此汤送服至宝丹。若秽浊甚者，可用温开法，用苏合香丸。

（刘献琳，2014. 温病条辨语释. 北京：中国医药科技出版社：124.）

余奉仙：湿温者，乃夏暑熏蒸，阴阳酝酿。天地间氤氲之气也。人在蒸淫之中，受而即发，或交秋令。而为新寒感发者，身重头痛。胸闷寒热，过午更甚者，是曰湿温。梁东舍梁云友。患湿温证。延予诊之，入其门。见其家裁制衣衾。忙备后程矣。心甚讶之，其家人引予入内，为之诊。病者直卧如户面色萎而淡黄。舌白口干。神昏热甚，头若不能稍举，动则呕哕。予察其症情虽重，而脉尚有根。可不至死，遂谓其家人曰：后事可以暂停，药如无效，未为晚也，即以茯苓皮汤去猪苓，合新制橘茹饮，连服二剂。病势大转。后又以原方增减，逐渐而安。

（余奉仙，2009. 医方经验汇编. 北京：人民军医出版社：66.）

周仲瑛：清热燥湿药的特点是寒可胜热，苦能燥湿，但毕竟以清热为主，药如黄芩、黄连、黄柏、栀子、龙胆草、大黄、苦参等，可随证选用。祛湿的具体治法涉及多个方面：湿在上焦，郁遏卫表，患者表现为寒热，身楚酸困，胸闷，苔白罩黄者，当疏表祛湿、芳香化浊，如藿香正气散、三仁汤之类，药取秦艽、大豆黄卷、藿香、佩兰、香薷、苍术皮、薄荷、鲜荷叶等；湿困中焦，胸闷脘痞、恶心呕吐，腹胀，大便溏垢，口中黏腻者，当苦温燥湿、醒脾开胃，方用藿朴夏苓汤、不换金正气散之类，药如苍术、厚朴、法半夏、陈皮、白豆蔻、草果、槟榔等；湿在下焦，小便黄赤热涩，量少不利，当淡渗利湿为法，方如茯苓皮汤，药用赤茯苓、猪苓、泽泻、通草、车前草、滑石等。

（郭立中，刘琴，皇玲玲，等，2008. 周仲瑛从湿热论治疑难杂病经验. 中医杂志，（11）：971-973.）

十六、第五十八条

原文 三焦湿郁，升降失司，脘连腹胀，大便不爽，一加减正气散主之。

再按此条与上第五十六条同为三焦受邪，彼以分消开窍为急务，此以升降中焦为定法，各因见证之不同也。

一加减正气散方

藿香梗二钱　厚朴二钱　杏仁二钱　茯苓皮二钱　广皮一钱　神曲一钱五分　麦芽一钱五分
绵茵陈二钱　大腹皮一钱

水五杯，煮二杯，再服。

〔方论〕　正气散本苦辛温兼甘法，今加减之，乃苦辛微寒法也。去原方之紫苏、白芷，无须发表也。去甘、桔，此证以中焦为扼要，不必提上焦也。只以藿香化浊，厚朴、广皮、茯苓、大腹泻湿满，加杏仁利肺与大肠之气，神曲、麦芽升降脾胃之气，茵陈宣湿郁而动生发之气。藿香但用梗，取其走中不走外也。茯苓但用皮，以诸皮皆凉，泻湿热独胜也。

【释义】

本条论述湿滞中焦，脾胃升降失司的证治。"三焦湿郁，升降失司"，是指湿邪以中焦脾胃为中心，弥漫三焦，郁阻气机，导致脾失健运，脾胃升降失司。"脘连腹胀"，是因湿邪阻滞气机；大便溏滞不爽，是湿困脾胃，消磨、运化失司，湿夹食滞下注大肠，粘滞肠道所致。治当燥湿行气化滞，调理脾胃之升降，以"一加减正气散主之"。方中藿香梗芳香化湿行气；厚朴、大腹皮、陈皮三药配伍，苦温、辛温并用，辛开苦降，燥湿行气；神曲、麦芽健胃消食行滞；茯苓皮、茵陈二药共奏渗利湿邪之功，茵陈兼有芳香化湿之效；肺与大肠相表里，杏仁降肺气有利大肠之通降，兼通调水道。诸药相配，祛湿化滞行气，调理中焦脾胃升降。

十七、第五十九条

原文 湿郁三焦，脘闷，便溏，身痛，舌白，脉象模糊，二加减正气散主之。

上条中焦病重，故以升降中焦为要。此条脘闷便溏，中焦证也，身痛舌白，脉象模糊，则经络证矣，故加防己急走经络中湿郁；以便溏不比大便不爽，故加通草、薏仁，利小便所以实大便也；大豆黄卷从湿热蒸变而成，能化蕴酿之湿热，而蒸变脾胃之气也。

二加减正气散（苦辛淡法）

藿香梗三钱　广皮二钱　厚朴二钱　茯苓皮三钱　木防己三钱　大豆黄卷二钱　川通草一钱五分
薏苡仁三钱

水八杯，煮三杯，三次服。

【释义】

本条论述湿郁三焦、湿滞经络的证治。"脘闷"，说明湿滞中焦，气机不畅。"便溏"，乃湿浊下注大肠所致。"身痛"，因于湿邪弥漫，郁于肌肉经络，导致气机不通，不通则痛。"舌白"，主湿重。"脉象模糊"，即濡软缓怠之类，亦主湿。综观其证，本条与上条均属三焦湿郁、脾胃升降失常，如脘腹胀闷、便溏等，不同之处在于本条湿郁经脉，故"脉象模糊""身痛""舌白""便溏"说明湿郁较重无明显热象。治用二加减正气散。该方在藿梗、陈皮、厚朴、苓皮四味药通降中焦利湿的基础上，加木防己、苡仁、通草，淡渗以利经络中湿，加大豆黄卷以化蕴酿之湿热。本条因湿邪偏重，用淡渗药物较多，所以属于"苦辛淡法"。

【后世发挥】

杨进，王灿晖：吴氏在四十三条自注中曾提到，湿邪侵犯人体可"由经络而脏腑"。本证湿邪内蕴脾胃外着经络，治予化湿和中，利气通络之品，正体现了脏腑经络同时受邪的合治之法。

（杨进，王灿晖，2002. 温病条辨临床学习参考. 北京：人民卫生出版社：363.）

十八、第六十条

原文 秽湿着里，舌黄脘闷，气机不宣，久则酿热，三加减正气散主之。

前两法，一以升降为主，一以急宣经隧为主；此则以舌黄之故，预知其内已伏热，久必化热，而身亦热矣，故加杏仁利肺气，气化则湿热俱化，滑石辛淡而凉，清湿中之热，合藿香所以宣气机之不宣也。

三加减正气散方（苦辛寒法）

藿香（连梗叶）三钱　茯苓皮三钱　厚朴二钱　广皮一钱五分　杏仁三钱　滑石五钱

水五杯，煮二杯，再服。

【释义】

本条论述湿郁生热的证治。"秽湿着里"，指湿浊内蕴，滞着不去，是讲病因。"气机不宣，久则酿热"，是讲病机，论述湿浊阻滞，气机不宣，阳气被郁，若人体阳气不虚，阳郁日久则化热。由此可以看出，本证是因湿生热，热蕴湿中，湿重于热之候。其主症见"舌黄，脘闷"，可知湿阻气机，邪无出路，故治当祛湿泄热，通调水道，宣畅气机，以"三加减正气散主之"。着重祛湿，湿去则热亦去。方中藿香芳香化湿，叶梗并用，叶辛温轻扬，宣热达表；其梗有行气之效。厚朴、陈皮辛开苦降，燥湿行气。茯苓皮、滑石淡渗利湿，滑石兼泄热之效。杏仁降肺气，通调水道。诸药配伍，化湿，行气，泄热。

【名家医案】

一至三加减正气散（蒲辅周医案）

罗某，男，62岁，干部，1960年9月1日初诊。素体中虚脾弱，长夏宿营于海滨，至秋后白露前数日，稍感精神不佳，体重减轻，脉搏稍快，微有低热。服用抗生素数日，高热转增达40℃以上，随出现呕吐，胸腹胀满，大便溏泄，每日六七次，手足凉，额腹热，微汗出，小便频数，便时茎痛，四肢关节酸痛。脉两寸微浮数，右关沉数，左关弦数，两尺沉濡，舌质红，苔白腻。结合病因脉证，中医辨证为伏暑夹湿，热郁三焦。治以清暑利湿，苦辛淡渗法。处方：藿香二钱，杏仁一钱五分，香薷一钱，连皮茯苓三钱，黄芩一钱五分，滑石三钱，薏苡仁五钱，防己一钱五分，猪苓一钱五分，竹叶一钱五分，通草一钱五分，荷叶二钱，服二剂。

复诊：热减吐止，解小便时茎痛消失，关节酸痛减轻，大便每日减至四五次。身倦乏力，食纳尚差，脉寸沉细、关沉滑、尺沉迟。病势虽减，但湿热未尽，胃气未复，宜和胃气并清湿热。处方：山茵陈二钱，藿香梗二钱，新会皮一钱五分，连皮茯苓三钱，川厚朴一钱，豆卷三钱，白蔻仁八分，滑石块三钱，扁豆皮三钱，猪苓一钱五分，薏苡仁四钱，炒稻芽二钱，通草一钱，荷叶三钱，服二剂。

再诊：热再退，周身漐漐汗出，小便正常，大便一日二次，食纳仍差，食后腹微胀，昨日一度出冷汗，六脉沉细微数，舌转正红苔退。湿热已尽，胃气尚差，宜益胃养阴为治。处方：玉竹二钱，沙参二钱，茯神三钱，石斛四钱，桑寄生三钱，炒稻芽二钱，新会皮二钱，莲子肉四钱，扁豆皮三钱，荷叶三钱，连服三剂诸症悉平，饮食、二便俱正常。停药以饮食调养月余而康复。

（高辉远，2005. 蒲辅周医案. 北京：人民卫生出版社：50-51.）

【案例精讲】

本案因患者长夏宿营于海滨，素体中虚阳弱，感受暑湿，潜伏体内，迨至仲秋复感新凉引动伏邪而发。吴鞠通云："长夏受暑，过夏而发者，名曰伏暑。霜未降而发者少轻，霜既降而发者则重，冬日发者尤重。"治病必求其本。要明其所因，结合季节与患者体质强弱予以处理才能中的。本案病机为伏暑夹湿，热郁三焦。患者初诊时发热，呕吐泄泻，四肢远端发凉，头身发热，脉数苔白腻，属湿重热轻之表现，治以清暑利湿之法，以祛湿为主兼以清热。二诊时患者湿热已去多半，见泄泻，乏力，纳差，脉沉滑，属湿阻中焦，脾胃运化失职。针对寒热进退、病机变化，蒲老于一诊、二诊处以一、二、三加减正气散和黄芩滑石汤灵活化裁而治之。三诊时患者二便已正常，湿热已尽，但仍纳差，脉沉微数，提示胃气未复，胃阴亏虚，以玉竹、沙参等清补之品益胃养阴。本案经问明病因及季节，结合脉证、体质全面分析，确定先以清暑利湿，继则和胃利湿，再以和胃养阴治之，先后各有次第，因而收效满意。

（高辉远，2005. 蒲辅周医案. 北京：人民卫生出版社：50-51.）

【后世发挥】

刘景源：一、二、三加减正气散都是由藿香正气散加减化裁组成，因其病在中焦，所以去掉白芷、紫苏、苦桔梗、生姜四味入上焦的药物，因为湿郁中焦，困阻脾胃，所以又去掉白术、炙甘草、大枣防其壅滞之弊。三个加减正气散都是治疗中焦湿重于热的方剂，所以都用藿香梗、厚朴、陈皮、茯苓皮，取其燥湿、利湿、行气之功。因其证候又有所不同，所以药味的加减也有所区别。一加减正气散证，是湿邪郁阻脾胃，导致升降失司的病变，所以方中又加大腹皮、神曲、麦芽、茵陈、杏仁以增强祛湿、化滞、行气之功。二加减正气散证，是湿邪郁阻表里的病变，所以又加木防己、大豆黄卷以祛肌肤经络之湿邪而止身痛，加通草、薏苡仁以增强健脾利湿之功。三加减正气散证，是湿阻中焦，蕴郁化热的病变，所以加藿香叶以轻宣达表，透热外出，加滑石以清利湿热，加杏仁以开肺气通调水道，使湿热有下行的出路。

（刘景源，2008. 温病条辨通俗讲话. 北京：中国中医药出版社：270-271.）

杨进，王灿晖：本条（60 条）取材于《临证指南医案》卷五湿门汪姓治案。前两条（58、59条）所述证候，均以湿邪郁阻为主，故舌苔必呈白色；本证（60 条）则为湿邪已渐化热，故舌苔色黄，这是临床辨证的关键。利肺气以化湿邪，这是贯穿叶氏湿门治案的一个重要指导思想，亦是吴氏在本篇中反复申述的一个湿病治疗原则。

（杨进，王灿晖，2002. 温病条辨临床学习参考. 北京：人民卫生出版社：364.）

十九、第六十一条

原文　秽湿着里，邪阻气分，舌白滑，脉右缓，四加减正气散主之。

以右脉见缓之故，知气分之湿阻，故加草果、楂肉、神曲，急运坤阳，使足太阴之地气不上蒸手太阴之天气也。

四加减正气散方（苦辛温法）

藿香梗三钱　厚朴二钱　茯苓三钱　广皮一钱五分　草果一钱　楂肉（炒）五钱　神曲二钱

水五杯，煮二杯，渣再煮一杯，三次服。

【释义】

本条主要论述寒湿困阻脾阳，以胃消磨水谷功能失常为主的证治。条文中的"秽湿着里，邪阻气分"，是指湿浊内蕴，阻滞气机。"舌白滑，脉右缓"，是湿重之征，右手脉候气分病变，因其"邪阻气分"，遏伤中阳，所以右手脉濡缓无力。

本条只列舌、脉，而未述其他症状，但从其方中加入辛温芳香的草果及消食导滞的楂肉、神曲来以方测证，应是湿困脾胃，久郁伤阳，脾阳不足而从阴化寒，转化为寒湿病。寒湿困阻脾胃，则胸脘痞闷，纳呆食少，食滞不化等见证自不可少。治当辛开苦降，温胃消食，方用四加减正气散。方中用藿香梗、厚朴、陈皮、草果辛开苦降，燥湿散寒。茯苓用块而不用皮，取其健脾利湿之功。草果辛温芳香，温阳醒胃。炒山楂肉、神曲醒胃消导以化滞。诸药配伍，燥湿行气，温胃消滞，使寒湿化则胃纳复。

【名家医案】

（丁甘仁医案）

邬左，受寒夹湿停滞，脾胃两病，清不升而浊不降，胸闷泛恶，腹痛泄泻，苔腻脉迟。拟正气饮加减，芳香化浊，分利阴阳。

处方：藿苏梗（各）一钱五分，陈皮一钱，仙半夏二钱，制川朴一钱，赤茯苓（砂仁拌）四钱，大腹皮二钱，白蔻壳八分，大砂仁（后下）八分，六神曲三钱，焦楂炭二钱，生姜两片，干荷叶一角，另纯阳正气丸（吞服）五分。

（肖万泽，2015. 丁甘仁经典医案赏析. 北京：中国医药科技出版社：114-115.）

【案例精讲】

本案为寒湿之邪侵袭肠胃，造成脾胃温运和升降功能失调。寒湿阻滞气机，见胸闷泛恶、腹痛；脾阳不升，湿浊下流则溏泄；苔腻脉迟是寒湿内停，水湿不化的征象。治拟化湿解表，理气和中。方中藿香正气饮去白芷、白术、桔梗、甘草，加荷叶以轻清升阳；楂、曲消肠胃积滞；砂仁、白蔻壳化湿而温运脾阳；纯阳正气丸吞服以温中止痛止泻，加强全方的功用。

（肖万泽，2015. 丁甘仁经典医案赏析. 北京：中国医药科技出版社：115.）

【后世发挥】

刘献琳：吴鞠通五个加减正气散证，均是湿郁三焦，脾胃升降失司所导致。但一、二、三加减正气散证是湿温；四、五加减正气散证是寒湿。其主证均为脘闷便溏。舌质红苔白腻，或黄腻者，为湿温；舌质淡苔白滑，脉右缓者，为寒湿。四加减正气散有舌白滑，脉右缓而无症状；五加减正气散有脘闷便泄，而无脉、舌之诊。其实前者的主证也是脘闷便泄，后者的舌脉也白滑，右缓。因脘闷属胃，便泄属脾，脾为脏主湿土，胃为腑主燥土，这是脏腑相连，湿土同气的缘故。所以湿温证的病变重心，在于脾胃，诚如章虚谷所说："湿土之气同类相召，故湿热之邪，始虽外受，终归脾胃。"在治疗上藿香正气散虽加减有五，而其主药藿香、厚朴、陈皮、云苓不变。盖湿邪在上，宜芳香化浊（藿香宜用叶，中焦用梗）；湿邪在中，宜苦温燥湿（厚朴、陈皮）；湿邪在下，宜淡渗分利（茯苓）。

（刘献琳，2014. 温病条辨语释. 北京：中国医药科技出版社：128.）

杨进，王灿晖：本条（61条）取材于《临证指南医案》卷五湿门张姓治案而稍作变通。原案叶氏以脉右缓提示湿着气分的病机特点，可谓要言不烦。按湿证脉缓，乃临床常见之征象，在辨证上具有重要的实践意义。究其机理，乃因湿浊阻滞气机，血脉流行失畅所致。吴氏撰述条文又增入舌白滑，则更能体现本证湿浊偏重的证候性质。在制方上增加茯苓一味，更有助于调中利湿。

（杨进，王灿晖，2002. 温病条辨临床学习参考. 北京：人民卫生出版社：365.）

二十、第六十二条

原文 秽湿着里，脘闷便泄，五加减正气散主之。

秽湿而致脘闷，故用正气散之香开，便泄而知脾胃俱伤，故加大腹运脾气，谷芽升胃气也。以上二条，应入前寒湿类中，以同为加减正气散法，欲观者知化裁古方之妙，故列于此。

五加减正气散（苦辛温法）

藿香梗二钱　广皮一钱五分　茯苓块三钱　厚朴二钱　大腹皮一钱五分　谷芽一钱　苍术二钱

水五杯，煮二杯，日再服。

按今人以藿香正气散统治四时感冒，试问四时止一气行令乎？抑各司一气，且有兼气乎？况受病之身躯脏腑，又各有不等乎？历观前五法，均用正气散，而加法各有不同，亦可知用药非丝丝入扣、不能中病。彼泛论四时不正之气，与统治一切诸病之方，皆未望见轩岐之堂室者也，乌可云医乎！

【释义】

本条主要论述寒湿困阻脾胃，以脾主运化水湿功能失常为主的证治。条文中"秽湿着里"，是指湿浊内蕴，日久不解。湿郁日久，损伤脾阳，则寒自内生而转化为寒湿病。寒湿阻滞气机，则"脘闷"。脾不健运，寒湿下注大肠，则"便泄"。治疗以辛开苦降，燥湿醒脾为法，方用五加减正气散。方中用藿香梗、陈皮、厚朴、大腹皮、苍术辛开苦降，燥湿散寒。茯苓块健脾利湿。谷芽醒脾胃而升清气。

吴氏在本条分注中云："以上二条（即第61、62条）应入前寒湿类中，以同为加减正气散法，欲观者知化裁古方之妙，故列于此。"寒湿本非温病，但因其亦为湿邪为患，与湿温有疑似之处，且湿温病湿重于热之证，因湿邪伤阳，亦可从阴化寒而转化为寒湿病，故吴氏在《温病条辨》中亦收载寒湿病，以与湿温病对照。

【名家医案】

（蒲辅周医案）

张某，男，52岁，1963年6月18日初诊。半个月来，大便稀，每日四五次，无腹痛，饮食不佳，睡眠一般，阴雨天关节痛。脉缓有力，舌淡苔白腻。属饮食不适，兼过度疲劳，以致脾湿不化。治宜调和脾胃，通阳利湿。处方：炒苍术一钱半，厚朴一钱，陈皮一钱半，炙甘草五分，藿香梗二钱，大腹皮一钱半，白豆蔻一钱，茵陈二钱，扁豆皮二钱，炒麦芽二钱，神曲二钱。3剂，每剂2煎，共取200ml，早晚温服。

7月8日复诊：服药后大便已正常，但久坐则少腹胀较著，矢气后减轻。脉沉细微弦，舌正无苔。由中虚湿滞，治宜益气和中，疏利湿热。处方：生白术钱半，云茯苓三钱，泽泻钱半，厚朴钱半，大腹皮钱半，木香七分，陈皮钱半，白通草一钱，藿香梗钱半，茵陈二钱。4剂，隔日1剂，煎服法同前。药后症状消失。

（蒲志兰，2004. 中国百年百名中医临床家丛书：蒲辅周. 北京：中国中医药出版社：70.）

【案例精讲】

本案主要由饮食不节，劳逸不当，以致脾失健运，肠胃不和，影响水谷的消化吸收，湿邪停滞，传导功能失常，而大便泄泻。治以除湿健脾，调和肠胃，症状消失。方中藿香梗、厚朴、大腹皮、陈皮辛开苦降，燥湿行气。神曲、麦芽醒胃消食化滞。茵陈、苍术渗利湿浊。白豆蔻、扁豆皮芳香化湿，和胃止呕。炙甘草补脾和胃，调和诸药。诸药配伍祛除湿浊，温胃消滞。

（蒲志兰，2004. 中国百年百名中医临床家丛书：蒲辅周. 北京：中国中医药出版社：73.）

【后世发挥】

宋乃光：四加减正气散、五加减正气散所主属于中焦湿热证湿从寒化的证候。寒化主要出现在湿热证中焦阳气不足或湿邪太甚脾阳被遏伤的情况下。四、五加减正气散苦辛温，用于湿困日久，脾胃本虚显现，舌白滑，脉缓，脘闷便泄。

（肖培新，张弛，2017. 宋乃光温病学临证心法. 北京：中国中医药出版社：78-80.）

杨进，王灿晖：本条（62条）亦源于《临证指南医案》卷五湿门治案。原案病例为素禀内虚复感湿邪，但在治疗上则先祛其湿。吴氏从其制方用药的实际出发，在条文中只言秽湿着里而不提内虚，体现了理法方药的一致性，在临床上也更有普遍意义。方中又增入苍术一味，有助于增强化湿运脾之效。

以上五个加减正气散是吴氏根据叶天士《临证指南医案》中的病案而整理的，反映了叶氏对藿香正气散的灵活运用和吴氏对该方变化的深刻理解。在临床上，对藿香正气散的变化运用还有许多，上述五种加减法也只能作为举例。但总的来说，该方所适用的病证是以湿邪犯于肌表及脾胃为主，病邪的性质以湿为主，热邪不明显，或属寒湿之性，如已有明显的化热，则不再适宜用该方。

（杨进，王灿晖，2002. 温病条辨临床学习参考. 北京：人民卫生出版社：367.）

二十一、第六十三条

原文 脉缓身痛，舌淡黄而滑，渴不多饮，或竟不渴，汗出热解，继而复热，内不能运水谷之湿，外复感时令之湿。发表攻里，两不可施，误认伤寒，必转坏证，徒清热则湿不退，徒祛湿则热愈炽，黄芩滑石汤主之。

脉缓身痛，有似中风，但不浮，舌滑不渴饮，则非中风矣。若系中风，汗出则身痛解而热不作矣。今继而复热者，乃湿热相蒸之汗，湿属阴邪，其气留连，不能因汗而退，故继而复热。内不能运水谷之湿，脾胃困于湿也；外复受时令之湿，经络亦困于湿矣。倘以伤寒发表攻里之法施之，发表则诛伐无过之表，阳伤而成痉；攻里则脾胃之阳伤，而成洞泄寒中，故必转坏证也。湿热两伤，不可偏治，故以黄芩、滑石、茯苓皮清湿中之热，蔻仁、猪苓宣湿邪之正，再加腹皮、通草，共成宣气利小便之功，气化则湿化，小便利则火腑通而热自清矣。

黄芩滑石汤方（苦辛寒法）

黄芩三钱　滑石三钱　茯苓皮三钱　大腹皮二钱　白蔻仁一钱　通草一钱　猪苓三钱

水六杯，煮取二杯，渣再煮一杯，分温三服。

【释义】

本条阐述中焦湿温、湿热表里同病发热的证候、病因、治法及治疗禁忌。本证"脉缓，身痛""汗出"，有似太阳中风，但脉虽缓而不浮，且舌苔"淡黄而滑"，不渴饮，虽汗出热减，但"继而复热"，不可误诊为伤寒的太阳中风表证而投以辛温解表之剂。此处"脉缓"，乃濡缓之脉，主湿热内蕴；"舌淡黄而滑"，主湿热熏蒸；"身痛"，是湿热熏蒸于肌肉、经络之间，气血运行不畅所致。湿阻气机，气化不利，津不上承，可见口渴，但因其津液未伤，湿邪内蕴，故"渴不多饮，或竟不渴"；热邪随汗出有外达之机，故"汗出热解"，但湿浊黏腻，不可能一汗而尽泄，而热蕴湿中，湿不去则热不能除，故汗出之后"继而复热"，正说明湿热胶结，缠绵难解。究其病因，乃"内不能运水谷之湿，外复感时令之湿"。"内不能运水谷之湿"，则水谷内生之湿困阻脾胃，脾不健运。脾不健运，则易遭外邪侵袭而"外复感时令之湿"。外湿侵袭，则肌肤经络受困，进而困阻脾胃。内外合邪，湿阻气滞，阳郁化热，热处湿中，遂成裹结胶着之势。因湿热阻滞中焦，其大便多见溏滞不爽，黏滞难下，更不可误诊为伤寒阳明腑实证而误用攻下之法。如果误诊为伤寒之太阳中风或阳明腑实证而误用汗、下之法，不惟邪不能去，反使正气损伤，转为"坏证"。正如吴氏在本条分注中所云："发表则诛伐无过之表，阳伤而成痉；攻里则脾胃之阳伤，而成洞泄寒中，故必转坏证也。"

其证湿热胶着，气机不通，气化不行，若单纯寒凉清热，则湿不能去，且热蕴湿中，寒凉药物反易冰伏湿邪；若单纯用温燥祛湿药物，则又易助其热邪，欲祛其邪，二者皆非所宜，即必从宣畅气机入手，气机通畅，则气化功能恢复，其湿邪可化，热亦随湿解。宣畅气机之法，以行气利小便为首选，其方剂，以"黄芩滑石汤"主之。

【名家医案】

带下病（刘云鹏医案）

彭某，女，30岁，已婚。

初诊：1978年2月20日。患者月经周期正常，经前三四天腰痛白带多已2年余。经来量一般，色暗，经期腹痛。末次月经2月4日，4天干净。现白带特多，色白，下阴痒，伴头昏重，胸闷，脘腹胀，腰痛，肢软，脉沉弦软滑，舌质红，苔薄黄，证属湿热郁阻三焦。治以苦辛化气，淡渗利湿。兼用外洗药清热燥湿，杀虫止痒。方以黄芩滑石汤加减：黄芩 9g，滑石 18g，厚朴 9g，大腹皮 9g，通草 6g，竹叶 9g，茯苓皮 15g，藿香 9g，牛膝 9g，乌药 9g，共 4 剂。外洗药：蛇床子 30g，地肤子 30g，白鲜皮 30g，苦参 30g，先熏后洗，共 3 剂。

二诊：1978 年 2 月 24 日。服上方 4 剂后，白带较前减少，脘腹胀闷减轻，四肢有酸麻感。脉沉软滑，舌淡红，苔黄。药已收效，继续清热利湿为法，守上方 4 剂，洗药 3 剂。

三诊：1978 年 3 月 1 日。患者服上方 8 剂，带下阴痒基本治愈，脘腹闷胀大减，现四肢稍觉酸麻，小腹微痛，牙龈肿痛。末次月经 2 月 4 日，舌淡红，苔黄，脉沉软。此属经前症状，治宜疏肝理脾调经。治宜八味逍遥散加减，柴胡 9g，当归 9g，白芍 9g，白术 9g，茯苓 9g，甘草 3g，炒栀子 9g，丹皮 9g，牛膝 9g，鸡血藤 12g，益母草 15g，共 3 剂。

随访：3 个月后访问，带下治愈。

（刘云鹏，2001. 中国百年百名中医临床家丛书：刘云鹏. 北京：中国中医药出版社：97.）

【案例精讲】

本例患者带下病，多因湿热郁结，下注任脉所引起。症见上焦头昏重，中焦胸闷，脘腹胀满，下焦白带量多，色白。脉沉弦软滑，苔薄黄，证属湿热郁阻三焦，治以苦辛化气，淡渗利湿为法，方选用黄芩滑石汤加减。方中黄芩、滑石清湿中之热，茯苓皮、通草淡渗利湿，猪苓缺而未用，蔻仁用藿香代之，取其化湿和中，加厚朴合大腹皮理气除湿散满，上、中、下三焦分治，再加乌药、牛膝理气活血而治腰痛。刘老常于原方中加淡竹叶一味，以图清热利尿，使湿热之邪从小便而去，效果更好。患者湿热郁结，下阴作痒，另加外洗药，燥湿清热，内外合治，连服药 8 剂，外洗药用 6 剂，诸症基本消失，白带治愈。三诊时，月经将至，小腹痛，四肢酸麻，是气血不调的征象，采用八味逍遥散加味疏肝调经，使经行顺畅而诸症告愈。

（刘云鹏，2001. 中国百年百名中医临床家丛书：刘云鹏. 北京：中国中医药出版社：97.）

【后世发挥】

刘景源：黄芩滑石汤是治疗湿热胶着难解的方剂，其病位在中焦，脾湿与胃热并重，难解难分，所以治疗要以清利湿热，宣展气机为法。方中以淡渗利湿药为主，配伍燥湿行气之品，以通利三焦水道，"共成宣气利小便之功"，使湿热从小便而驱。

（刘景源，2008. 温病条辨通俗讲话. 北京：中国中医药出版社：280.）

杨进，王灿晖：本条重点在于说明，对湿热蕴阻中焦之证的治疗原则是清热化湿，不可用一般的解表攻里之法，也就是提出了有湿邪存在时，其治法的特殊性："徒清热则湿不退，徒祛湿则热愈炽。"为此，在自注中提出了本证与伤寒中风的区别及误用解表攻里的后果。黄芩滑石汤中既有清热之品，又有化湿、利湿之品，是治疗湿热病的代表方之一。但本方清热之力较弱，主要还是适用于湿重于热者，对于湿已化火，邪热较盛者，则又当另选他方。本条内容亦取材于《临证指南医案》卷五湿门治案。

（杨进，王灿晖，2002. 温病条辨临床学习参考. 北京：人民卫生出版社：368.）

柴瑞霭：运用黄芩滑石汤加升降散加减治疗反复发热，夜间尤甚，汗出热减，继而复热的湿温病，因邪热随汗外泄，故汗出热解，但湿热之邪黏滞，不能随汗而解，故继而复热。选用《温病条辨》黄芩滑石汤加炒杏仁，祛湿清热，畅利气机，以解郁阻气机胶结之湿热；合《伤寒瘟疫条辨》半个升降散，只用蝉衣、僵蚕，不用姜黄、大黄，再加金银花、生薏米升清降浊，散风清热，以宣透阻遏郁闭卫表之湿热。全方祛湿清热，畅利气机，升清降浊，宣透郁闭，俾胶结之湿热分解，郁阻之气机宣畅，遏闭之卫阳开合，病自可愈。

（柴瑞霭，2011. 全国名老中医柴瑞霭临床经验集萃. 北京：科学出版社：80.）

二十二、第六十五条

原文 湿聚热蒸，蕴于经络，寒战热炽，骨骱[1]烦疼，舌色灰滞，面目痿[2]黄，病名湿痹，宣痹汤主之。

《经》谓：风寒湿三者合而为痹。《金匮》谓：经热则痹。盖《金匮》诚补《内经》之不足。痹之因于寒者固多，痹之兼乎热者，亦复不少，合参二经原文，细验于临证之时，自有权衡。本论因载湿温而类及热痹，见湿温门中，原有痹证，不及备载痹证之全，学者欲求全豹，当于《内经》《金匮》、喻氏、叶氏以及宋元诸名家，合而参之自得。大抵不越寒热两条、虚实异治。寒痹势重而治反易，热痹势缓而治反难，实者单病躯壳易治，虚者兼病脏腑夹痰饮腹满等证，则难治矣，犹之伤寒两感也。此条以舌灰目黄，知其为湿中生热；寒战热炽，知其在经络；骨骱疼痛，知其为痹证。若泛用治湿之药，而不知循经入络，则罔效矣。故以防己急走经络之湿，杏仁开肺气之先，连翘清气分之湿热，赤豆清血分之湿热，滑石利窍而清热中之湿，山栀肃肺而泻湿中之热，薏苡淡渗而主挛痹，半夏辛平而主寒热，蚕沙化浊道中清气，痛甚加片子姜黄、海桐皮者，所以宣络而止痛也。

宣痹汤方（苦辛通法）

防己五钱　杏仁五钱　滑石五钱　连翘三钱　山栀三钱　薏苡五钱　半夏（醋炒）三钱　晚蚕沙三钱　赤小豆皮三钱（赤小豆乃五谷中之赤小豆，味酸肉赤，凉水浸取皮用，非药肆中之赤小豆。药肆中之赤豆乃广中野豆，赤皮蒂黑肉黄，不入药者也）

水八杯，煮取三杯，分温三服。痛甚加片子姜黄二钱，海桐皮三钱。

【词解】

[1] 骨骱：骱，音jiè。骨骱，指骨节间相衔接处。

[2] 痿：此应为"萎"，指色黄而无光泽。

【释义】

本条是讲湿热邪气痹阻关节导致湿热痹的证治。条文中的"湿热蕴蒸，蕴于经络"是讲湿热痹的病因病机。湿热邪气侵袭人体，蕴于肌肉、经络、关节，闭阻气血，因而发为痹证，从"湿聚热蒸"四字可以看出是湿热并重，如果是湿重，则可见"湿聚"而无"热蒸"，如果是热重，则可见"热蒸"而无"湿聚"，只有湿热并重，湿郁热蒸，才会出现"湿聚热蒸"的状态。湿热俱盛，正邪相争，所以出现"热炽"，也就是高热的见证。"寒战"与"热炽"同时出现，并不是表证的恶寒发热，而是湿热内盛的反映，其所以出现寒战，是因为湿热阻滞气机，正邪相争于里，阳气郁遏不宣，不能敷布于周身，致使周身失于温煦所致，其机理是阳郁而不是阳虚。因为湿热闭阻，气血不通，"不通则痛"，所以"骨骱烦疼"。湿热熏蒸，所以"舌色灰滞"。湿热阻滞，气血不能上荣于面，所以"面目痿黄"。这种病人应当见濡数脉。条文中所说的"病名湿痹"确切地说应当称为湿热痹。

湿热并重闭阻经络而致湿热痹痛，治疗应当以祛湿清热，通络宣痹为法，用"宣痹汤主之"。方中防己苦辛而寒，祛湿清热，通利关节，宣痹止痛，急走经络之湿，为方中君药，杏仁入上焦，开肺气以通调水道，滑石入下焦以通利湿热，杏仁与滑石相配，上下相应，畅三焦而通水道，使湿热有从小便外泄的出路，共为臣药。山栀泄热而通利三焦，导湿热从小便而出。薏苡仁健脾且清利经络中湿热，赤小豆皮利经络之湿，二药相伍，清利关节经络之湿热而通痹止痛。半夏配晚蚕沙，开郁化湿。连翘轻清宣扬，透邪外达。诸药配伍，共奏祛湿清热，通络宣痹止痛之功。骨节痛甚者，加片姜黄可增强行气活血，宣痹止痛的功效，加海桐皮有祛湿宣痹止痛作用。

【名家医案】

（陆正斋医案）

韩某某，男。

4月14日一诊：温邪夹湿，历节攻痛，不能转侧，身热自汗，苔灰腻，脉滑数，口渴谵语，症有深入之势，拟方候酌：苏梗6g，晚蚕沙9g，带皮苓12g，苦杏仁9g，汉防己4.5g，飞滑石12g，大豆卷9g，片姜黄3g，薏苡仁15g，通草3g，海桐皮9g，橘皮4.5g。

4月15日二诊：口渴身热减，灰苔转退，唯周身历节攻痛，有增无减，脉象仍显滑数，风湿热三者蕴蓄于经络而成历节风大症。川独活3g，络石藤5.4g，木防己5.4g，稆豆衣12g，天仙藤5.4g，橘红络各4.5g，白蒺藜去刺12g，双钩藤12g，当归身5.4g，左秦艽5.4g，晚蚕沙9g，丝瓜络4.5g，路路通2个。

4月17日三诊：前方3剂获效，痛减，原法继进。川独活3g，法半夏6g，左秦艽5.4g，石楠叶5.4g，赤茯苓12g，木防己5.4g，晚蚕沙6g，天仙藤3g，络石藤5.4g，当归身5.4g，鹿衔草5.4g，路路通2个，小活络丹1粒，陈酒送服。

4月18日四诊：搜风渗湿涤痰，调和营卫，以冀痛止为幸。川独活3g，赤茯苓12g，法半夏5.4g，左秦艽5.4g，粉萆薢12g，当归身5.4g，炙鳖甲18g，天南星4.5g，炒白芍12g，川桂枝1.5g，鹿衔草5.4g，白茄根12g。

（陆儋辰，陆正斋，1987. 运气辩与临证录. 上海：上海中医学院出版社：215-216.）

【案例精讲】

历节痹痛，仲景主乌头汤及桂枝芍药知母汤，前者为寒湿而设，后者为风湿日久化热而设。本案乃感受温热邪气复夹湿邪，导致风湿热蓄于经络，疼痛难忍，然患者口渴谵语，则提示湿热之邪有深入之势，症情险恶，故陆先生取吴鞠通中焦宣痹汤先以透、通为主，使气机得以宣泄，以发挥清化湿热，通络止痛的作用。俟口渴身热减退，灰苔转退，症见缓解后，但湿热留于经络难为缓解，证势重笃，遂从祛风除湿而治，清化经络之湿热，使邪气多从小便而下，痛减后，又主以搜风渗湿涤痰，以拭去郁久闭阻的痰湿之邪，调和营卫，以善其后，故临证之时，务必辨明湿与热孰轻孰重，辨清主次，法随证变，变通灵活，方能效如桴鼓。

（陆儋辰，陆正斋，1987. 运气辩与临证录. 上海：上海中医学院出版社：216.）

【后世发挥】

许家松：《温病条辨》中论痹的4条条文，均采自叶案，吴瑭做了以下工作：第一，精研叶案，从叶案"痹门""湿门"的大量医案中，发掘、精选、整理出这四条具有示范性，能提示湿热痹证治特点的条文；第二，通过条文和注文中提炼出了一个理法方药俱全的湿热痹证治大纲，包括病机、证候、兼夹证、治则、治法等，而没有停留在个案的复述点评上；第三，在方药上，结合个人经验或增损，或驳正，如选用晚蚕沙、海桐皮、片姜黄，改野赤豆皮为赤小豆皮，就连极尽讥诮之能事的叶子雨也不得不评曰："发明蚕沙功用，颇为精切，亦不可没其善也。"王孟英评曰："发明蚕沙功用，何其精切，故余治霍乱，以此为主药也。"其治霍乱的蚕矢汤，正是从中受到了启发。

（许家松，2014.《温病条辨》研读与临证心悟九讲. 北京：人民卫生出版社：118.）

赵绍琴：湿热之邪郁阻骨节经络之间，而成湿热痹痛。症见壮热寒战，骨节肿痛，面色晦暗不华，舌苔灰腻或黄腻，两脉多属濡数。用清化湿热，宣痹止痛方法，方药宣痹汤。若湿邪闭遏较重时，可加重疏风药，如羌活3g或独活2g，但不宜药量过多，恐其助热而病势加重。若肝热筋脉失养，可于方中加木瓜10g、赤芍10g、川萆薢10g。若湿阻络脉，关节痛甚者，可加桑枝30g、丝瓜络10g、海风藤10g，以宣痹而止痛。

（赵绍琴，2006. 赵绍琴临证400法. 北京：人民卫生出版社：169.）

二十三、第六十六条

原文 湿郁经脉，身热身痛，汗多自利，胸腹白疹[1]，内外合邪，纯辛走表，纯苦清热，皆在所忌，辛凉淡法，薏苡竹叶散主之。

上条但痹在经络，此则脏腑亦有邪矣，故又立一法。汗多则表阳开，身痛则表邪郁，表阳开而不解表邪，其为风湿无疑。盖汗之解者寒邪也，风为阳邪，尚不能以汗解，况湿为重浊之阴邪，故虽有汗不解也。学者于有汗不解之证，当识其非风则湿，或为风湿相搏也。自利者小便必短，白疹者，风湿郁于孙络毛窍。此湿停热郁之证，故主以辛凉解肌表之热，辛淡渗在里之湿，俾表邪从气化而散，里邪从小便而驱，双解表里之妙法也，与下条互斟自明。

薏苡竹叶散方（辛凉淡法，亦轻以去实法）

薏苡五钱　竹叶三钱　飞滑石五钱　白蔻仁一钱五分　连翘三钱　茯苓块五钱　白通草一钱五分

共为细末，每服五钱，日三服。

【词解】

[1] 白疹：即白痦。多因外感湿热之邪，郁于肌表，汗出不彻而发，见于湿温病。白痦有晶痦、枯痦之分。

【释义】

本条论述湿热郁蒸，外发白痦的病因、证治及治疗禁忌。"内外合邪"，是讲病因，即第六十三条外感湿热与内生湿邪相合，则形成湿热郁蒸之势。"湿郁经脉"，说明湿热郁蒸于肌表，邪气有外达之趋势。因其湿热郁蒸，正邪相争，故见"身热"。湿热阻滞于经脉肌肉之间，气血不通，故"身痛"。热蒸湿动，湿邪从表而出，则见"汗多"，且其汗质黏味秽。脾不健运，湿热下注大肠，则见"自利"，但其大便虽溏却黏滞不爽。"胸腹白疹"，是指胸腹部发出白痦。

白痦，吴鞠通称之为"白疹"，是湿热病的特有体征，多在湿热病发病1周左右出现，形如粟米，高出皮肤，内有淡黄色浆液，状如水疱，多见于胸、腹，有时延及背部，四肢很少出现，一般数量不多，几个或几十个，偶尔也有大片出现者。若白痦破溃，有浆液渗出，退后皮肤如常，不留斑痕及色素沉着。白痦的发出，是湿热郁蒸，热蒸湿动，湿热外达于肌表所致，其从毛孔渗出者就是黏汗，而无毛孔处则湿邪郁于皮肤而发，所以白痦一般随汗出而发。白痦与汗并出，是湿热外达的征兆，所以在汗出与发之后，发热、胸闷等症状虽然不解，但是有所减轻。如果白痦空瘪，内无浆液，称为"枯痦"，是气阴两竭的征兆。舌苔白腻，脉濡是热蕴湿中之象，如果湿热郁蒸，热已显露则舌苔黄腻。

因本证为内外合邪，湿热郁蒸之候，外达于表，以致湿热弥漫表里，治当表里兼顾，透表与清利并施，以双解表里之邪，不可偏执一端。条文中之"纯辛走表"，是指用辛温解表药物，因其辛温燥烈，必助热动湿，不唯湿热不去，反易招致它患，甚至发生湿热上蒙清窍，内闭心包之重证。"纯苦清热"，是指用苦寒药物，其虽长于清热，但有碍于湿，易于导致湿邪冰伏之患，故二者"皆在所忌"。宜用辛凉甘淡之剂，宣透与清利并施，表里同治，以"薏苡竹叶散主之"。

【名家医案】

（高辉远医案）

李某，女，12岁。住某医院，初秋患病。开始发热，即见神识如蒙，并有手足抽动而不甚，经中西药治疗，手足抽动停止，但体温初则持续39～40℃之间，继则38～39℃之间，午后尤甚，神识如蒙，始终不见改善，能出声而不能语。右肢若废，头汗时有，身汗不彻，小便、大便犹自行，白痦出现已十余日，舌白苔秽而腻，质不红，脉濡数，病程迄阅四旬，日服犀羚、白虎、安宫、至宝和各种抗生素之类，病势渐趋沉困。

会诊后，议其脉证属湿温病，凉遏冰伏，以致外则经络湿郁，内则三焦闭阻，遂以薏苡竹叶散加味，通阳宣痹，冀期湿开热透。方用薏苡 12g，竹叶 9g，茯苓连皮 9g，滑石 9g，茵陈蒿 9g，白通草 3g，大豆黄卷 9g，晚蚕沙 9g，防己 4.5g，荷叶 6g。嘱进 2 剂，连服 2 日，亦停其他药物。归以告师，师曰：湿温之邪，黏滞羁留，通阳淡渗，最为要旨，故徒清热，则湿愈结而热愈伏，予疏方，颇中肯綮。

第 3 日午前，其父来电话云：服前方 2 剂后今晨已开始能说话。午后其父再邀前往会诊，见患儿周身微汗续出，白痦漫及下肢，体温有下降的趋势，询其思食否，则以颤动的低音回答，呈微笑表情，神志清晰，舌苔仍秽腻而厚，脉濡而不数，此证已趋湿开热透之象，清窍已通，仍以原法去豆卷、蚕沙，加丝瓜络 6g、稻芽 6g，再进 2 剂，其后以益胃法调理之，痊愈出院。

（于有山，2004. 中国百年百名中医临床家丛书：高辉远. 北京：中国中医药出版社：149-150.）

【案例精讲】

此案初秋患病，开始发热，神蒙不语，头汗时有，身汗不彻，白痦出现已十余日，舌白苔秽而腻，质不红，脉濡数。湿邪酝酿成温，湿重于热明也。但前医失察，不用化湿透热之方，恣用犀羚、白虎、安宫、至宝等大寒清凉之药，以致湿遏蕴伏，病处四旬，留连难已，证势重笃。所幸高师辨治明晰，救误恰当，改投通阳宣痹之剂，其味淡，其性平，而湿始开，热始透，神蒙不语转而能言，病情由危转安，以收轻以去实之功。

夫湿温一病，历来议论纷纷，后学几无成法遵。有言温病复感乎湿者；有言素伤于湿，因而中暑，暑湿相搏者；有言长夏初秋，湿中生热，即暑病偏于湿者。临证之时，务必辨明湿与热孰轻孰重，然后方可对症下药，随机应变，方能收效。此案说明，小方能治大病，轻剂亦能治重症。为医者辨证准确与否，实在几微之间，稍有差异，即难中的。

（于有山，2004. 中国百年百名中医临床家丛书：高辉远. 北京：中国中医药出版社：150.）

【后世发挥】

刘景源：薏苡竹叶散是由三仁汤去杏仁、半夏、厚朴，加茯苓、连翘组成。两方相比较，本方偏于清利，而且具有宣表透邪之长，三仁汤则以辛开苦降为胜。湿热发痦的证候，如果见热蕴湿中而舌苔白腻者，三仁汤也可以使用。

（刘景源，2008. 温病条辨通俗讲话. 北京：中国中医药出版社：283.）

赵绍琴：湿热病，尤其是湿温病，湿热郁阻肌肤经络，故胸腹部透发白痦，此为湿热蕴郁的情况，也是湿热病外透邪气的又一种表现，故用清化湿热，清气透痦方法，以缩短病程。

（赵绍琴，胡定邦，刘景源，2006. 温病纵横. 北京：人民卫生出版社：225.）

二十四、第六十七条

原文 风暑寒湿，杂感混淆，气不主宣，咳嗽头胀，不饥舌白，肢体若废，杏仁薏苡汤主之。

杂感混淆，病非一端，乃以气不主宣四字为扼要。故以宣气之药为君。既兼雨湿中寒邪，自当变辛凉为辛温。此条应入寒湿类中，列于此者，以其为上条之对待也。

杏仁薏苡汤（苦辛温法）

杏仁三钱 薏仁三钱 桂枝五分 生姜七分 厚朴一钱 半夏一钱五分 防己一钱五分 白蒺藜二钱

水五杯，煮三杯，渣再煮一杯，分温三服。

【释义】

本条是讲风暑寒湿邪气杂感致痹的证治。条文中的"风暑寒湿，杂感混淆"是对《素问·痹论》

"风寒湿三气杂至，合而为痹也"的发挥，是指风暑寒湿邪气夹杂而侵袭人体。杂气相混袭入，尤其是夹杂湿邪，就导致气机闭阻不宣，三焦气滞，所以吴鞠通指出其病机是"气不主宣"，而且在分注中又特别强调"乃以气不主宣四字为扼要"。气机不宣，闭阻于上，肺气不宣则上逆而为"咳嗽"，清窍不利则"头胀"。中焦闭阻，脾胃呆钝，则纳呆"不饥"。邪气闭阻于肢体，气血不通，筋脉肌肉失养，则"肢体若废"。"若废"二字要正确理解，若废不等于已废，如果是肢体废用，就属于痿证，而"若废"是指肢体活动受限，不能正常活动，与废用相似但却并未痿废，所以仍属痹证的范畴。既然属于痹证，除了"肢体若废"的症状之外，还应见关节疼痛。"舌白"，是指舌苔白腻，由此可见，本证是以湿邪为主。杂气闭阻，气机不宣，治疗应当用祛邪行气之法，气行则痹自解，方用杏仁薏苡汤。

吴氏在分注中说"故以宣气之药为君"，方中用杏仁、桂枝、生姜相配，辛温与苦温并用以宣通肺气，使肺气宣则气机通。厚朴配半夏辛开苦降，开郁燥湿，行气宣痹。薏苡仁健脾利湿。防己配白蒺藜祛风宣痹止痛。桂枝祛风散寒，通血脉而宣痹。吴鞠通称本方为"苦辛温法"，而方中辛温药桂枝的用量仅五分，生姜仅七分，半夏一钱五分，但寒凉的薏苡仁用三钱，防己用一钱五分，总起来看，本方是寒温并用而略偏于温的方剂。吴氏说"此条应入寒湿类中"，但从其证候与方剂来看，寒象并不明显，应当是以湿邪为主，临床中治疗湿热痹之湿重于热者，杏仁薏苡汤也同样可用。

【名家医案】

（梁惠光医案）

周某，男，54 岁。1987 年 10 月 15 日诊。患者于 13 天前，劳累后过量饮酒，一日晨起即足不能任地，乡医以"安乃进"等药片服之，病情加重。在县医院住院治疗 7 天，诊断为"神经根炎"，以泼尼松、能量合剂、辅酶 A 等治疗，效果不大，自动出院。诊查：双侧上下肢不能活动，肌力全无，无疼痛，知觉无障碍，语言正常，神志清楚，头痛咳嗽，饮食减少，溺少而黄，舌白脉濡。辨证为寒湿热邪、杂气感伤、经络痹阻，气机不宣。治以宣畅气机，温经通络。杏仁、半夏、生姜各 10g，桑寄生、薏苡仁各 30g，桂枝、厚朴各 5g，防己 15g，仙灵脾、白蒺藜各 20g。煎服 3 剂后，咳嗽、头痛均无，上肢已能活动，穿衣持筷，下肢亦能站立，肌力已恢复到 2 级，唯步履欠稳。仍宗前方再进 5 剂，四肢活动如常而愈。

（梁惠光，1991. 杏仁薏苡汤证治举隅. 四川中医，(6)：32-33.）

【案例精讲】

本案因患者劳累后正气亏虚，再过度饮酒酝湿蕴热，内经云"邪之所凑，其气必虚"，因此正虚与邪实同时存在而发为此病。寒湿热三气杂至阻滞经脉故下肢不能活动，湿邪黏腻重着故饮食减少，寒邪收引故头痛咳嗽，热邪伤津耗气故溺少而黄。治以散寒、祛湿、清热、补虚并用。以桂枝、仙灵脾、白蒺藜温阳通脉，杏仁、半夏、生姜、厚朴燥湿行气，防己、薏苡仁利水驱邪外出，桑寄生补肝肾以治本，诸药并用邪去正还而愈。

【后世发挥】

杨进，王灿晖：文中提到"风暑寒湿，杂感混淆"，实质上仍是以寒湿为主，而其中最主要者是"气不主宣"，特别是阳气痹阻经络，所以用药以辛温为主。由于本条是录自《临证指南医案》的病案，所述的病案有咳嗽、头胀等表现，所以方中用了白蒺藜、杏仁等疏表之品，在临床上，寒湿痹不必都表现为咳嗽、头胀，所以用药也不必拘于该方。原案叶氏谓风暑湿杂感，吴氏条文易为"风暑寒湿杂感"。增入寒邪病因，更符合其证候性质。从本条证治分析，其病因主要是风寒夹湿，暑热之象并不明显，所以吴氏说"此条应入寒湿类中"。本证虽有"肢体若废"见证，但与痹证并不相同，吴氏列于痹证类中实欠妥当。

（杨进，王灿晖，2002. 温病条辨临床学习参考. 北京：人民卫生出版社：377.）

胡希恕：气不主宣，亦太抽象语，肢体若废，或即手足痹证，合咳嗽头胀，不饥，舌白等证观之，当属湿伴冲气，咳而胸满，其人（遂）痹（编者按："遂"字处原空一格，乃据文义从《金匮要略》

补入。）类病，然此当用苓甘五味加姜辛半夏杏仁汤，杏仁薏苡汤虽属类似方，然芜杂不足取。

（李渡华，武国忠，李鑫，2009. 胡希恕讲《温病条辨》拾遗. 北京：人民军医出版社：150.）

二十五、第六十八条

原文 暑湿痹者，加减木防己汤主之。

此治痹之祖方也。风胜则引，引者（吊痛掣痛之类，或上或下，四肢游走作痛，经谓行痹是也）加桂枝、桑叶。湿胜则肿，肿者（土曰敦阜）加滑石、草薢、苍术。寒胜则痛，痛者加防己、桂枝、姜黄、海桐皮。面赤口涎自出者（《灵枢》谓：胃热则廉泉开），重加石膏、知母。绝无汗者，加羌活、苍术；汗多者，加黄芪、炙甘草。兼痰饮者，加半夏、厚朴、广皮。因不能备载全文，故以祖方加减如此，聊示门径而已。

加减木防己汤（辛温辛凉复法）

防己六钱　桂枝三钱　石膏六钱　杏仁四钱　滑石四钱　白通草二钱　薏仁三钱

水八杯，煮取三杯，分温三服。见小效不即退者，加重服，日三夜一。

【释义】

本条是讲湿热痹"祖方"的临床加减运用，也就是湿热之中又夹杂其他邪气而见其他兼夹证的治疗方法。从条文中"暑湿痹"的病名可以看出，这种痹证是湿与热两种邪气为患，再从其方剂组成来以方测证，方中辛寒的防己、石膏与辛温的桂枝同用，属"辛温辛凉复法"，可见本证属湿热并重。吴鞠通在这里虽以"暑湿痹"命名，但本证不一定只发于夏季，其他季节也可以发生。条文中虽然未详细讲述其临床表现，但从其病名及所用方剂来看，可知发热、关节红肿热痛、屈伸不利等湿热痹的主症必不可少，所以治疗用木防己汤以祛湿清热，通络宣痹。

《金匮翼·热痹》说："热痹者，闭热于内也……脏腑经络，先有蓄热，而复遇风寒湿气客之，热为寒郁，气不得通，久之寒亦化热，则群痹燠然而闷也。"加减木防己汤由《金匮要略》的木防己汤去人参加通草、杏仁、滑石、薏苡仁而组成。本方的特点是重用石膏，以清热为主，配以滑石、杏仁、薏仁清利三焦之湿热；防己、桂枝宣通经脉之气；通草能通利经络关节之气血。全方共奏清热利湿，宣气通痹止痛之功，吴鞠通称之为"治痹之祖方"。

【名家医案】

（吴鞠通医案）

五月初十日　昆氏，二十六岁。风湿相搏，一身尽痛，既以误汗伤表，又以误下伤里，渴思凉饮，面赤舌绛，得饮反停，胁胀胸痛，皆不知病因而妄治之累瘁也。议木防己汤两开表里之痹：桂枝六钱，防己四钱，生石膏一两，炙甘草三钱，杏仁四钱，苍术五钱，生香附三钱，四次服。

十二日：胁胀止，而胸痛未愈。于前方加薤白、广皮，以通补胸上之清阳。薤白三钱，广皮三钱。

十四日：痹症愈后，胃不和，土恶湿也。姜半夏一两，茯苓五钱，秫米二合，生姜三片，水五碗，煮取两碗，渣再煮一碗，三次服。

十六日：痹后清阳不伸，右胁瘕痛。半夏六钱，广皮二钱，青皮钱半，乌药二钱，薤白三钱，桂枝二钱，吴萸一钱，郁金二钱，煮取两杯，渣再煮一杯，三次服。

（李刘坤，2015. 吴鞠通医学全书. 北京：中国中医药出版社：302.）

【案例精讲】

风寒湿痹，误治伤正，邪痹表里，则以木防己汤两开表里之痹，重用石膏，以清热为主，配以杏仁宣肺化湿，苍术苦温燥湿以除湿郁；防己、桂枝宣通经脉之气以开表痹；香附、甘草理气宽中，缓急止痛以解里痹。薤白、广皮，以通补胸上之清阳，诸药合功则热清湿化，气行络通痛止而痹瘥。

【后世发挥】

杨进，王灿晖：本条（68条）原文提出加减木防己汤是治痹之祖方，为《金匮要略》木防己汤加减而来，原方治疗膈间支饮之方，由防己、石膏、桂枝、人参组成，而本条中去人参，加杏仁、滑石、白通草、薏苡仁。然而，该方虽可通用多种痹证，但以湿热者较宜，如认为本方为治痹之祖方，尚难以令人信服。文中所提出的各种加减法，应为木防己汤的加减法，其用药可供参考，但如属寒湿性痹证，原方中的石膏、人参非所宜。

（杨进，王灿晖，2002. 温病条辨临床学习参考. 北京：人民卫生出版社：378.）

胡希恕：湿痹但当利小便，《金匮要略》原有明示，此出加减木防己汤及随证加减法，亦可作参考，但应就全面证候而求适方，不得以此为定法。

（李渡华，武国忠，李鑫，2009. 胡希恕讲《温病条辨》拾遗. 北京：人民军医出版社：150.）

刘渡舟：本方石膏必须重用，热甚者，取白虎加桂枝汤义加知母，或者再加金银花等，首先要清热。关节疼痛甚者，遵吴瑭加减法，加片姜黄、海桐皮宣通经络。如热伤营血，见皮下瘀斑者，加紫草、丹皮、生地等凉血清营。湿热下注，以下肢疼痛为主者，取加味苍柏散意，加苍术、黄柏、木瓜、木通、龙胆草等。久痛属于血络瘀滞者，加桃仁、红花、当归、乳香、没药等活血化瘀通络。如肌肉经脉疼痛拘急、挛急者，用芍药甘草汤重用芍药缓解筋脉拘急。

（张文选，2007. 温病方证与杂病辨治. 北京：人民卫生出版社：595.）

二十六、第 七 十 条

原文 夏秋疸病，湿热气蒸，外干时令，内蕴水谷，必以宣通气分为要，失治则为肿胀。由黄疸而肿胀者，苦辛淡法，二金汤主之。

此揭疸病之由与治疸之法，失治之变，又因变制方之法也。

二金汤方（苦辛淡法）

鸡内金五钱　海金沙五钱　厚朴三钱　大腹皮三钱　猪苓三钱　白通草二钱

水八杯，煮取三杯，分三次温服。

【释义】

本条是讲黄疸湿重于热的证候，由于失治而合并肿胀的治法及方药。夏秋季节所发之黄疸，病因是"湿热气蒸"，病机是外感时令湿热之邪，内蕴水谷之湿，内外合邪，困阻脾胃，土壅木郁，肝胆气滞，胆汁浸淫而发为黄疸。黄疸的治疗，"必以宣通气分为要"。因为黄疸是由湿热内蕴，阻滞气机，胆汁失于疏泄而发病，所以治疗必须以清利湿热，宣通气机为法，气行则湿行，湿去则热不独存。若是失治误治，"则为肿胀"。病由黄疸而发肿胀者，立苦辛淡法，处方二金汤治之。方用鸡内金的甘平，合厚朴、大腹皮的苦辛，宣通利气而行水。海金沙清除血分湿热，猪苓、通草淡渗气分水湿。诸药配伍，利湿浊，行气机，健脾胃，使湿邪从小便而去，并从湿中泄热，湿去则热不独存，湿热外解，则黄疸退而肿满消。

【名家医案】

（许家松医案）

高某，女，44岁，教师。1986年10月31日初诊。

主诉：发作性右腹绞痛、尿血1个月。患者10月1日突然出现右侧腰部及右少腹部剧痛并见肉眼血尿。在某医院超声提示：右肾轻度积水，左肾未见异常。尿常规：蛋白（+），红细胞（++++），白细胞0～2个/HP，诊为右肾结石，服用呋喃妥因、石淋通等治疗未效。目前情况：右侧腹部、少腹部疼痛时轻时重，尿黄浊，稍频，口干黏不欲饮水，纳食一般，睡眠、大便尚调。脉濡滑，舌体稍淡苔淡黄滑腻。辨证：病在脾肾，证属湿热蕴结下焦，脾肾气虚。治法：清热利湿行气，佐以健脾温肾。方药：二金汤合五苓散加减：海金沙 15g，厚朴 10g，猪苓 10g，通草 3g，茯苓 30g，泽泻 12g，白术 10g，肉桂 6g，金钱草 30g，萆薢 15g，乌药 10g，川、怀牛膝各 10g。水煎服，每日 1 剂。每晚加服核桃 4 枚。

二诊：1986 年 11 月 7 日。上方服 6 剂后，未再发作腹痛剧痛，宜加补气以助气化，上方加黄芪 30g，滑石 30g，继服 4 剂。

三诊：1986 年 11 月 14 日。上药服 2 剂后，出现腹痛，并于 11 月 8 日排出肾形结石一块（0.5cm× 0.3cm），色灰白，质坚硬，表面不光滑。目前仍有轻微腰痛，尿黄浑浊，舌苔薄白，脉稍沉。超声提示：双肾大小、形态、内部回声均未见异常，未见右肾积水。尿常规（−）。予健脾补肾佐以清热利湿方 4 剂，以收全功。

（许家松，2014.《温病条辨》研读与临证心悟九讲. 北京：人民卫生出版社：242-243.）

【案例精讲】

观本案患者见证及舌脉，乃湿热兼着，其主诉又为右腹绞痛，尿血 1 个月并西医查体诊断，故此病乃湿热蕴结下焦，脾肾气虚之证。以二金汤合五苓散加减治之，方中大队通利下焦湿热之品茯苓、泽泻等使湿热从小便而出，又兼有健脾之功，肉桂、牛膝又可温补肝肾，脾肾全则病速愈。核桃有温肾健脾之效，服之益于病情恢复。故许师嘱之每晚加服 4 枚。二诊，未见患者腹痛，说明许师辨证准确，"气化则湿亦化"，故加黄芪、滑石以助气化，颇有河间天水散之妙。三诊，体内"异石"随气排出，疗效佳。

【后世发挥】

胡希恕：黄疸而致腹水肿胀，最属恶候，仲景猪膏发煎，《金鉴》载有骆天游之治验，似可从。著者出示二金汤方，不外宽胀消水解热之品，虽亦可备一格，但以再加栀子茵陈等物为佳。

（李渡华，武国忠，李鑫，2009. 胡希恕讲《温病条辨》拾遗. 北京：人民军医出版社：153.）

张文选：先师刘渡舟先生是治疗肝病的专家，他用二金汤加射干茵陈、柴胡，命名为加减二金汤，治疗湿热黄疸湿重于热证。其证见黄疸，色鲜明而带暗滞，一身面目悉黄，肿胀，身重，头如裹，纳差，便溏，腹胀，舌红苔黄白相兼而腻，脉濡不数等。刘老解释加减二金汤方曰：用厚朴、大腹皮、鸡内金宣气化湿以消肿胀；海金沙、猪苓、通草淡渗利湿以宣通气化；加柴胡疏肝，射干开痹解毒，茵陈清肝胆以疗黄疸，使湿热之邪从小便分消。他体会到：急慢性肝炎属于湿热发黄、湿重于热，用大量清热解毒法而黄疸不退，症见腹胀便溏，纳差等证者，此方疗效颇好。

（张文选，2007. 温病方证与杂病辨治. 北京：人民卫生出版社：587-588.）

杨进，王灿晖：本节所列的二金汤来自《临证指南医案》，所治黄疸肿胀案，是以"苦辛渗利"为主法，对一般的湿热黄疸，如气机不畅者也可使用。但如真正发生肿胀，单用二金汤也不能消肿，而《临证指南医案》该病案中除了用二金汤中一些药物外，还用浚川丸（出自《证治准绳》，由大戟、芫花、沉香、檀香、木香、槟榔、莪术、大腹皮、桑白皮、黑白牵牛、巴豆组成）以逐水消肿。吴氏在收入本案时，未提及该丸药而认定治疗黄疸肿胀，未免欠妥。

（杨进，王灿晖，2002. 温病条辨临床学习参考. 北京：人民卫生出版社：383.）

二十七、第七十六条

原文　背寒，胸中痞结，疟来日晏[1]，邪渐入阴[2]，草果知母汤主之。

此素积烦劳，未病先虚，故伏邪不肯解散，正阳馁弱[3]，邪热固结。是以草果温太阴独胜之寒，知母泻阳明独胜之热，厚朴佐草果泻中焦之湿蕴，合姜、半而开痞结，花粉佐知母而生津退热；脾胃兼病，最畏木克，乌梅、黄芩清热而和肝；疟来日晏，邪欲入阴，其所以升之使出者，全赖草果。（俗以乌梅、五味等酸敛，是知其一，莫知其他也。酸味秉厥阴之气，居五味之首，与辛味合用，开发阳气最速，观小青龙汤自知）。

草果知母汤方（苦辛寒兼酸法）

草果一钱五分　知母二钱　半夏三钱　厚朴二钱　黄芩一钱五分　乌梅一钱五分　花粉一钱五分
姜汁（冲）五匙

水五杯，煮取二杯，分二次温服。

按此方即吴又可之达原饮去槟榔，加半夏、乌梅、姜汁。治中焦热结阳陷之证，最为合拍，吴氏乃以治不兼湿邪之温疫初起，其谬甚矣。

【词解】

[1] 疟来日晏：晏，迟、晚。指疟病发作的时间日渐推迟，即发作间隔越来越长。

[2] 邪渐入阴：作"邪渐入里"理解，即原文"热结阳陷"之意。

[3] 正阳馁弱：阳气虚弱。

【释义】

本条主要论述疟病正气素虚，邪渐入阴，湿热固结中焦证治。患者长期劳累伤正，未病既已正阳亏虚，病后更是抗邪无力，邪气深伏难出。湿热疟邪久伏而渐趋入里，交结于中焦，胸脘气机为之壅遏，则现胸脘痞结胀闷之症；阳气素虚，加上胸脘气滞而胸阳不振，胸为背之府，于是寒从背起；疟病寒热休作的时间日渐推迟，正是疟邪日趋入阴的征象。本证湿热交结，脾胃同病，治宜祛湿清热、升邪出阳，方用草果知母汤。该方由吴又可之达原饮去槟榔、芍药、甘草，加半夏、乌梅、花粉、姜汁而成。方中草果性温香燥，能醒脾化寒湿而升邪出阳；知母清泻阳明邪热；厚朴佐草果燥化中焦寒湿，配合姜汁、半夏开散痞结；天花粉佐知母清热生津；黄芩、乌梅清热和肝，以防肝木乘土。乌梅酸敛，本有碍湿敛邪之弊，但在本方中乌梅和肝而秉受厥阴风木之气，与草果、半夏、厚朴、姜汁等辛味善行之品并用，尤为升发阳气，故无需忌讳。

草果知母汤方证辨证要点：胸脘痞结，舌苔厚腻。

现代本方常用于癫痫、口臭、失眠、腹胀不食等属湿热痰浊蕴结中焦者。

【名家医案】

（张丽萍医案）

患者，女，17岁。2008年5月8日初诊。因癫痫症状反复发作15年就诊。其母代述，患者于2岁时，突然仆倒，不省人事，口吐涎沫，两目上视，四肢抽搐，10余分钟后苏醒。1年后出现第2次大发作。以后发作频率逐年增快，每年2～3次，逐渐增加到每月2～3次，发作后伴头痛、呕吐、心慌等症状，几天后方才恢复正常。就诊时症状：精神可，智力正常，纳呆，咯痰，大便秘结，舌红苔黄腻，脉弦滑数。诊断：痫病，风痰闭阻证。治法：健脾化痰，息风开窍。方药：草果仁12g，知母10g，黄芩12g，厚朴8g，清半夏8g，远志9g，地龙10g，炙甘草6g。每日1剂，水煎服，连服20剂。

开始服3剂时，出现小发作1次，从第4剂起直至服完20剂，同时配合西药丙戊酸钠口服，患者未再出现癫痫发作。嘱患者继续服用此方半年，以巩固疗效。半年后随访，西药丙戊酸钠已全部停止服用，服用中药期间，未出现癫痫大发作。

（夏猛，2011. 张丽萍教授治痫经验举隅. 广西中医药，34（3）：40-41.）

【案例精讲】

癫痫属于中医"痫"证范畴，多以先天或后天虚损为本，以停痰蓄瘀蕴热生风为标。《医学纲目·癫痫》中说："癫痫者，痰邪逆上也。"癫痫发作时，气机逆乱，风痰上扰，元神不得充养，筋脉壅滞不利，故见神昏、抽搐之症；风痰壅滞喉中，则有痰鸣或如猪羊叫。本案患者幼龄发病，先天有亏，脏腑虚损，易生痰湿瘀浊，久必化热生风，若得不到纠正，则风、痰、热、瘀邪势渐重，发作更频；咯痰、舌红苔黄腻、脉弦滑数，可知内有湿热痰浊；呕吐、纳呆、大便秘结乃邪结中焦之候；湿热交阻，风痰上扰，故发作时伴头痛、心慌等症。本案符合草果知母汤的主治特点，故以该方化裁治之。处方以草果燥化太阴痰湿，知母清阳明邪热，黄芩苦降三焦风火，厚朴、半夏助草果除痰湿兼降逆止呕，远志化痰安神，地龙清热息风通络，炙甘草健脾补中、调和诸药。本案从脾胃入手，斡旋气机，使固结之邪得以祛除，精微得以归化，临床可资借鉴。

【后世发挥】

徐树楠：本证从吴氏自注可知，主要原因是本病先虚，使疟邪乘而入，遂成疟疾。由于疟邪与阴相并，而阳气又为湿邪所困，故见背部发冷。疟来日晏，是疟邪日趋入阴之故，所以发作时间一次比一次迟。这些都是疟邪入阴的表现。至于胸脘痞结，则是脾虚湿郁，邪热与湿邪郁结胸脘所为。因为本证为湿热郁蒸，脾胃兼病，疟邪将要入阴，因此治宜草果知母汤，以清热化湿，开邪出阳。

（徐树楠，2003. 吴鞠通医方精要. 石家庄：河北科学技术出版社：257-258.）

张文选：草果知母汤是达原饮的加减方……全方既两和太阴、阳明，又两调厥阴、太阴，其组方颇有深意，故可治疗太阴寒湿与厥阴郁热并见，或湿浊痹阻胃阳而厥阴郁热冲逆所致的病证，以及达原饮证与乌梅丸证并见的复杂病证，如寒热错杂，或定时寒热，或定时发作的难治病证。

（张文选，2017. 温病方证与杂病辨治. 北京：中国医药科技出版社：391-392.）

第三节 下　焦　篇

一、第　一　条

原文　风温、温热、温疫、温毒、冬温，邪在阳明久羁[1]，或已下，或未下，身热面赤，口干舌燥，甚则齿黑唇裂，脉沉实者，仍可下之；脉虚大，手足心热甚于手足背者，加减复脉汤主之。

温邪久羁中焦阳明阳土[2]，未有不克少阴癸水[3]者，或已下而阴伤，或未下而阴竭。若实证居多，正气未至溃败，脉来沉实有力，尚可假手于一下，即《伤寒论》中急下以存津液之谓。若中无结粪，邪热少而虚热多，其人脉必虚，手足心主里，其热必甚于手足背之主表也。若再下其热，是竭其津而速之死也。故以复脉汤复其津液，阴复则阳留，庶可不至于死也。去参、桂、姜、枣之补阳，加白芍收三阴之阴，故云加减复脉汤。在仲景当日，治伤于寒者之结代，自有取于参、桂、姜、枣，复脉中之阳；今治伤于温者之阳亢阴竭，不得再补其阳也。用古法而不拘用古方，医者之化裁也。

【词解】

[1] 羁：留滞、停留。

[2] 阳明阳土：此处指阳明胃肠邪热炽盛。

[3] 癸水：肾水、肾精。

【释义】

本条主要论述温病后期邪入下焦，耗伤真阴证治。阳明温病邪热久羁，必灼胃津，也伤肾液，而见身热面赤、口干舌燥，甚则齿黑唇裂等邪热伤阴之症，但在病机上有偏实偏虚两种情况，主要依据脉象而定：一是脉沉实者，此时虽有阴虚，但以阳明腑实热结为主，正气未败，无论之前是否已用下法，仍可攻下以"急下存阴"；二是脉虚大者，并见手足心热甚于手足背，而无腹满便闭等症，提示邪已入下焦肝肾，真阴大亏，虚热内生，此时不可再用下法重伤阴液以致阴竭阳脱，而宜用加减复脉汤治之。加减复脉汤由《伤寒论》炙甘草汤化裁而来。炙甘草汤滋阴益气、通阳复脉，但温病后期真阴耗竭，不可再用温补，故去掉方中参、桂、姜、枣等温阳益气之品，保留炙甘草、干地黄、麦冬、阿胶、麻仁，再加白芍组成加减复脉汤，白芍既与生地、麦冬酸甘化阴，又能酸收敛阳，全方滋养真阴，使阴复而阳有所依。

加减复脉汤方证辨证要点：手足心热甚于手足背，脉虚大。

现代本方常用于心律失常、冠心病、心力衰竭、病毒性心肌炎、风湿性心脏病、帕金森病、病毒性脑炎、失眠、骨质疏松、甲状腺功能亢进、肝纤维化、慢性肾衰、癫病等属真阴亏损者。

【名家医案】

（蒲辅周医案）

苟君，35 岁，其人清瘦，素有咳嗽带血。仲春受风，自觉精神疲乏，食欲不振，头晕，微恶寒，午后微热，面潮红，咳嗽。众皆以本体阴虚，月临建卯（农历二月），木火乘金为瘠，以清燥救肺为治，重用阿胶、二冬、二地、百合、沙参、二母、地骨皮、丹皮之类，出入互进。至 4 月初，病势转增，卧床不起，渐渐神识不清，不能语言，每午必排出青黑水 1 次，量不多，予以清稀粥能吞咽。其家延请蒲老诊之。观其色苍不泽，目睛能转动，齿枯，口不噤，舌苔薄黑无津，呼吸不利，胸腹不满硬，少尿，大便每日中午仍泻青黑水 1 次，肌肤甲错，不厥不痉，腹额热，四肢微清，脉象六部皆沉伏而数。断为阴虚伏热之象，处以复脉去麻仁加生牡蛎、西洋参，1 日 1 剂。处方：炙甘草 18g，白芍 12g，干地黄 18g，连心麦冬 18g，阿胶（烊化）15g，生牡蛎 30g，西洋参 9g。服至 10 剂后，病势无甚变化。坚持服至 15 剂而下利止，原方去牡蛎续服至 20 剂，齿舌渐润，六脉渐达中候，服至 23 剂，脉达浮候，其人微烦。是夜之半，其妻叩门，云病有变，往视，四肢厥冷，战抖如疟状，乃欲作战汗，嘱仍以原方热饮之，外以热敷小腹、中脘、两足，以助阳升，冀其速通。斯时也，正胜邪却，得汗则生，邪胜正却，不汗则危。少顷汗出，烦渐息，次日往视，汗出如洗，神息气宁，脉象缓和，仍与复脉加参，大汗三昼夜，第四日开始能言，又微汗三旦夕，自述已闻饭香而口知味。继以复脉全方加龟板、枸杞、西洋参，服 10 余剂，遂下床行走，食欲增强，终以饮食休息之而渐次复原。

（冷方南，1987. 近代著名中医误诊挽治百案析. 贵阳：贵州人民出版社：19-21.）

【案例精讲】

本案患者清瘦，有咳嗽带血宿恙，本为阴虚火热之体，仲春又外感温邪，此当先予解表或兼滋阴解表，以免表邪入里生变。前医忽视新感表证，单究阴虚宿疾而径投滋阴补剂，表邪不惟不解，更令邪热留伏不去。邪胜正却，病延两月，渐入下焦，重伤真阴，正气不支，遂见卧床不起、神识不清、不能语言等危候。其每日中午泻清黑水 1 次，证似热结旁流，但胸腹不满硬，便知无里实热结，乃邪热熬灼，迫津下渗所致；齿枯、舌苔薄黑无津、少尿、肌肤甲错、腹额热、四肢微清、脉六部沉伏而数，乃阴虚热伏之候；幸色苍不促、目睛能动、口不噤、不厥不痉，能吞咽清粥，尚有救治之机。吴鞠通云："热邪深入，或在少阴，或在厥阴，均宜复脉。"蒲老先以加减复脉汤去麻仁加生牡蛎（亦即一甲复脉汤）、西洋参救治，去麻仁减其滑肠之弊，加生牡蛎增其涩便存阴清热之效（下利止则去之），加西洋参以甘寒益气养阴清热。全方匡扶即将衰败之气阴，以冀正胜邪却。真阴难以速回，故坚持久服方才获效。待正气渐复，与邪交争则见战汗，此时热服汤药并予热敷，乃鼓舞阳气抗邪之举，邪随汗泄，则症情大好。继此思路化裁增减，患者终见治愈。

【后世发挥】

曹炳章：凡温病在上焦业已虑其伤阴，况传至下焦乎？故用药纯取重镇厚味滋腻之品。若寒湿未化热则系伤下焦之阳，虽传至下焦，不在此例。一则速下存液，一则但复其液。

（曹炳章，1958. 增补评注温病条辨. 上海：上海卫生出版社：卷三 1-2.）

蒲辅周：津枯液竭，热邪深入，除益气生津、扶阴救液，别无良图。

（萧龙友，1960. 现代医案选（第一集）. 北京：人民卫生出版社：145-146.）

二、第 九 条

原文　下后大便溏甚，周十二时[1]三、四行[2]，脉仍数者，未可与复脉汤，一甲煎主之；服一二日，大便不溏者，可与一甲复脉汤。

下后法当数日不大便，今反溏而频数，非其人真阳素虚，即下之不得其道，有亡阴之虑。若以复脉润滑，是以存阴其品，反为泻阴之用。故以牡蛎一味，单用则力大，既能存阴，又涩大便，且清在里之余热，一物而三用之。

一甲煎（咸寒兼涩法）

生牡蛎二两（碾细）

水八杯，煮取三杯，分温三服。

一甲复脉汤方

即于加减复脉汤内，去麻仁，加牡蛎一两。

【词解】

[1] 周十二时：每天十二个时辰。

[2] 行：次。

【释义】

本条主要论述阴虚便溏证治。温病用攻下法后，便通热退，诸症缓解，一般会有几天不大便。今下后便溏频繁，一天有三四次之多，可能有两种情况：一是阳气素虚，苦寒攻下更伤其阳，阳虚失固而溏泄不止，此种便溏脉当沉迟而弱；二是下不得法，不当下而强下，或下之过猛，使阴液下溜而便溏频频，此种便溏必致阴液大伤甚则亡阴，阴虚而内热未退，其脉细仍数，本证即是如此。阴虚便溏，当滋阴与止泻并施，但滋阴之剂滑泄，恐便溏更甚，故宜先止其泻，再议复阴。一甲煎重用生牡蛎，咸寒存阴，涩便止泻，兼清余热；一甲煎服一二日，溏泻刚止，骤用滋阴柔润恐致便溏复作，故其后滋阴与固涩并用，予一甲复脉汤。

三、第 十 条

原文　下焦温病[1]，但大便溏者，即与一甲复脉汤。

温病深入下焦劫阴，必以救阴为急务。然救阴之药多滑润，但见大便溏，不必待日三、四行，即以一甲复脉法，复阴之中，预防泄阴之弊。

【词解】

[1] 下焦温病：指邪热深入下焦，耗伤真阴之证。

【释义】

本条与上条都是下焦阴伤，都以"便溏"为主要症状，治疗上都以救阴为急务。但上节是因下后引起便溏频数，恐因泄多导致亡阴，故先独用牡蛎一味涩便固阴防脱为重；本条则是邪入下焦，热灼阴伤而便溏，强调是在溏泄尚未频数、亡阴之虞尚不急迫之际，以阴伤为主，故予滋阴为主、固涩为辅的一甲复脉汤来治疗。

一甲煎方证辨证要点：手足心热甚于手足背，便溏频频，脉细数。

一甲复脉汤方证辨证要点：手足心热甚于手足背，便溏不甚或无，脉细数。

现代一甲煎、一甲复脉汤常用于热病后期阴虚便溏者及甲状腺功能亢进伴心悸、伤寒肠出血、再生障碍性贫血等属肝肾阴虚者。

【名家医案】

（王庆云医案）

孟府老夫人患热病数月，缠绵不愈。复又经医生用药通下泄热，热不但未除，反添泄泻不止，一日登厕数次，身体渐渐憔悴不支。孟府上下颇感焦虑，遂命驻京、津、鲁各大商号举荐名医会诊，先生亦在其列。众名医云集环绕病榻。先生其貌不扬，不修边幅，为众医所不屑。众医依次诊毕，各自拟方以供孟府家医裁夺。诸医所开列的药方中，有谓元气大虚的不乏人参鹿茸丸、有谓中气不足的不乏补中益气汤、有谓脾肾虚寒的则用真人养脏汤、有谓湿热下迫的则用葛根芩连汤……众说纷纭，莫衷一是。唯独先生不慌不忙，从容自若，望闻问切，一丝不苟。诊罢铺纸蘸墨写出"生牡蛎二两"，后又用小楷细书病案情由："……吴鞠通《温病条辨》云：'下后大便溏甚，周十二时三四行，脉仍数者，未可与复脉汤，一甲煎主之'。"孟府家医览罢，顿开茅塞，暗暗称是，回禀家主重新见礼，设筵款洽，众医作陪。席前家医将先生所书病案从头至尾高声诵读一遍，众医闻罢，皆赧颜叹服。先生从此医声鹊起，名闻遐迩。

（王本朱，王毓昌，1998. 王庆云与"一甲煎". 山东中医杂志，17（1）：18.）

【案例精讲】

本案患者热病数月，缠绵不愈，必然阴伤。又经通下泄热而热不除，可知并非里实热结之证，此乃误治，苦寒下夺，迫泄阴液，致一日泄泻数次，证情正合一甲煎主治特点，故以生牡蛎一味即令效彰而众人叹服。

【名家医案】

（谭日强医案）

代某，男，27岁。1978年4月16日初诊。患者反复牙龈及皮下出血9个月，外院骨髓检查示骨髓增生极度低下，粒系统增生减低，红系统增生明显减低，淋巴及网状细胞比值增加，巨核细胞未见，血小板极少见，诊为再生障碍性贫血。曾输血600ml，服过泼尼松、利血生、康力隆等无效。病前曾服过抗风湿药（药名不详）。就诊时血红蛋白40g/L，白细胞$2.4×10^9$/L，血小板$4×10^9$/L，网织红细胞百分比0.1%。症见面色苍白，头晕，眼花，心悸多烦，咽喉干燥，睡眠不宁，情绪急躁，盗汗，齿衄，食欲可，大便干，舌淡苔少，脉弦大芤数。用一甲复脉汤加当归、黄芪、桑叶、莲肉、黑豆、浮小麦等。服药5剂，盗汗止，睡眠宁，余症同前，乃改用下方：生地15g，麦冬10g，党参15g，生白芍10g，炒枣仁9g，大枣5枚，阿胶10g（蒸兑），生牡蛎30g，炙甘草5g，花生红皮6g。同时肌内注射丙酸睾丸酮50mg，1日1次。至同年7月4日血红蛋白上升至75g/L，白细胞达$6.8×10^9$/L，血小板达$43×10^9$/L。停注丙酸睾丸酮，连服上方100余剂。至同年11月23日，血红蛋白已达145g/L，白细胞达$8.8×10^9$/L，此时脉转缓弱，舌质红润，苔薄白，继用归脾汤善后。至1979年4月16日检查血常规：血红蛋白130g/L，白细胞$5.1×10^9$/L，血小板$116×10^9$/L，网织红细胞百分比2%，病情缓解。随访2年余，血常规正常，已恢复全日工作。1982年5月20日复查，骨髓象基本恢复。

（谭日强，蒋红玉，1982. 再生障碍性贫血29例疗效观察. 中医杂志，（9）：28-30.）

【案例精讲】

本案为再生障碍性贫血，检查示骨髓增生减低。中医认为"肾主骨生髓""肾主藏精"，肾之阴精不足则髓化乏源；又"肝主藏血""乙癸同源互化"，肾之阴精不足，肝阴肝血亦虚少。本案患者面色苍白、头晕、眼花、咽喉干燥，是肝肾阴血亏虚，不能上荣所致；心悸多烦、睡眠不宁、情绪急躁，是肾阴不足，水不济火，心失所养所致；阴虚失濡则便干、苔少；阴虚内热则盗汗；阴虚而肝脉刚劲失柔则脉弦大芤数；阴虚气化不足，气阴两亏则舌淡；气不摄血则齿衄、皮下出血。故治以一甲复脉汤滋肾养肝为本，加当归、黄芪、桑叶、莲肉、黑豆、浮小麦益气敛汗、养血安神。待盗汗止、睡眠宁时，再用一甲复脉汤加党参、酸枣仁、大枣、花生红皮，继续滋养肝肾并生血养血。

当脉转缓弱，说明真阴已得填补，惟气血两亏，故继用归脾汤善后。

【后世发挥】

赵绍琴：温病真阴耗损之证，又兼见大便溏泄者，无论是误下所致，或热邪下迫，下利不止而致阴伤者，均应滋阴与固摄并施。如大便溏甚，又应先以固摄止泄，后再议滋阴与固摄并施。

（赵绍琴，胡定邦，刘景源，1982. 温病纵横. 北京：人民卫生出版社：210.）

张灿玾：津亏便秘，或热结不实者，妄用下法，则徒伤正气，最易引起大便溏甚，因肾为胃之关，司二便之开合，下伤肾气，致令关门不禁，津液下脱，此时必有口燥咽干脉细数等阴虚现象，不能用温燥止涩，便溏又不能滋腻滑润，故以一甲煎权宜施治。牡蛎一药，据《名医别录》云，主治"虚热去来不定，止汗止渴，涩大小肠，止大小便"。故能敛津存阴，涩肠止溏，清解余热，若服后大便不溏时，即以一甲复脉汤滋肾救液。

（张灿玾，2014. 实用温病学. 北京：中国医药科技出版社：63.）

袁鹤侪：前一甲煎，为下后滑泻者设。此二方为阳虚而关门不固者当审证用之。此外，有虽下利而邪未尽，如热结旁流之类，仍当下（见中焦篇阳明温病）。其协热下利，后重者，则宜白头翁汤、芩芍汤之类。不可混为一例也。

（袁鹤侪，袁立人，2017. 御医袁鹤侪医学存真. 石家庄：河北科学技术出版社：401.）

印会河：若热病之后，大便溏泄，是为阴虚热盛、阴液下泄所致，当去有润肠通便之功的火麻仁，加生牡蛎以滋阴收敛而止泻，是为一甲复脉汤。

（徐远，2019. 印会河脏腑辨证带教录. 北京：中国科学技术出版社：51.）

四、第 十 二 条

原文　夜热早凉，热退无汗，热自阴来者，青蒿鳖甲汤主之。

夜行阴分而热，日行阳分而凉，邪气深伏阴分可知；热退无汗，邪不出表而仍归阴分，更可知矣，故曰热自阴分而来，非上中焦之阳热也。邪气深伏阴分，混处气血之中，不能纯用养阴，又非壮火，更不得任用苦燥。故以鳖甲蠕动之物[1]，入肝经至阴之分，既能养阴，又能入络搜邪；以青蒿芳香透络，从少阳领邪外出；细生地清阴络之热；丹皮泻血中之伏火；知母者，知病之母也，佐鳖甲、青蒿而成搜剔之功焉。再此方有先入后出之妙，青蒿不能直入阴分，有鳖甲领之入也；鳖甲不能独出阳分，有青蒿领之出也。

青蒿鳖甲汤方（辛凉合甘寒法）

青蒿二钱　鳖甲五钱　细生地四钱　知母二钱　丹皮三钱

水五杯，煮取二杯，日再服。

【词解】

[1] 蠕动之物：原指能爬行蠕动的动物，这里指血肉有情的动物药。

【释义】

本条主要论述温病后期邪留阴分证治。温病后期，阴伤未复，温热余邪未尽，深伏于厥阴血络之中，人体卫气夜行阴分与邪相争可见夜间低热，日行阳分不与邪争故晨起热退身凉；邪归阴分，阴液已虚，无津作汗，故热退无汗。此外病患尚有能食形瘦、精神倦怠、舌红少苔、脉细略数等症，病机上以阴虚未竭、邪热不甚为特点，无需大补大攻，治以滋阴透络法。青蒿鳖甲汤以鳖甲、青蒿为君，鳖甲滋肝肾之阴且入络搜邪，青蒿配合鳖甲领阴分之邪从少阳转出，再合生地、丹皮、知母以助养阴清热之效。

青蒿鳖甲汤方证辨证要点：夜热早凉，热退无汗，脉细略数。

现代本方常用于各种不明原因发热、病毒感染、慢性肾盂肾炎、结核、小儿夏季热、癌症发热、外科术后发热、风湿免疫性疾病、急性白血病、内分泌失调、口腔溃疡等属阴虚内热、低热不退者。

【名家医案】

（王立忠医案）

章某，男，72岁。2015年10月7日初诊。主诉：间断性咳嗽、咯血2年余，间断性午后低热1月余。患者2年前诊为右肺门中央型肺癌，其间按疗程化疗后，间断咳嗽，咳痰，痰中带血，经过抗感染、解痉平喘、止血等西医治疗后，症状均有好转。此次病情反复，再次入住我院肺病科病房。现长期低热（40余天），体温波动在37.3～38.5℃之间，夜间尤甚。按发热开展全面检查未果，各种抗生素治疗无效。主治医师邀请王老会诊。刻见：神志清，面部略肿色微红，咳嗽，咳吐粉红色痰液少许，昨夜体温最高达38.1℃，伴有口干渴，手足心热，头晕乏力，心烦纳呆，舌红，苔薄黄，脉细数。予青蒿鳖甲汤加味治疗：青蒿10g，醋鳖甲20g，生地黄10g，丹皮10g，柴胡6g，白芍10g，炒莱菔子15g，建曲10g，山楂15g，炙紫菀12g，炙冬花12g，枇杷叶10g，川贝10g，甘草8g。7剂。

2015年10月14日主治医师反馈，药后症状较前明显好转，体温降至36.8～37.3℃之间，继服7剂。后改用六君子汤合当归六黄汤善后，随访半年余，患者未再发热。

（王立忠，2018. 王立忠临证方药心悟. 北京：中国中医药出版社：176-177.）

【案例精讲】

本例肺癌患者，素有咳嗽、咯血，素体阴虚内火灼络可知。化疗易损人体气阴之正，化疗后持续性低热，病程较长，阴伤更甚，热伏阴分。阴精不足则失于濡养，故见口干渴、手足心热、头晕乏力；阴不制阳，热伏阴分则见午后、入夜发低热；虚热内扰则心烦纳呆、面色微红、咳吐粉红色痰液、舌红、苔薄黄、脉细数。其中"手足心热"一症，真阴不足可知，此为伏热消烁所致，若此伏热不除，真阴将继续被熬烁而致病重，故先以青蒿鳖甲汤滋阴搜剔阴分伏热，处方中的青蒿、鳖甲、生地、丹皮即为青蒿鳖甲汤原方药物，另加柴胡、白芍升阳敛阴；加紫菀、款冬花、川贝、枇杷叶润肺止咳；加炒莱菔子、建曲、山楂以助运化，扶正祛邪。待伏热得透，再针对宿疾用六君子汤合当归六黄汤气阴双补，扶正泻火以善后。

【后世发挥】

张志远：前贤投青蒿鳖甲汤，医温病后期邪伏阴分，夜热昼凉，身上无汗；或肺结核虚火旺盛，骨蒸劳热，奉为传统名方。老朽在临床过程中发现本汤对阴虚外感高热无汗，亦有理想作用，细菌性、病毒性感冒皆可给予，能通过出汗而解，热即消退。

（张志远，2017. 国医大师张志远习方心悟. 北京：中国医药科技出版社：125.）

韩仲成：本方有直入阴分、滋阴清热及疏郁透热之功。凡属温病后期，阴虚有火，热伏阴分不去，或久病阴虚，热郁骨蒸者，用本方可滋阴清热，并能疏达郁伏之热，使阴分之热得清，内伏之热得透，清里达外，则内热分消。

（韩仲成，韩文彪，2017. 中医方剂讲用. 北京：中国中医药出版社：128.）

五、第十三条

原文　热邪深入下焦，脉沉数，舌干齿黑，手指但觉蠕动，急防痉厥[1]，二甲复脉汤主之。

此示人痉厥之渐也。温病七、八日以后，热深不解，口中津液干涸，但觉手指掣动[2]，即当防其痉厥，不必俟其已厥而后治也。故以复脉育阴，加入介属[3]潜阳，使阴阳交纽[4]，庶厥不可作也。

二甲复脉汤方（咸寒甘润法）

即于加减复脉汤内，加生牡蛎五钱，生鳖甲八钱。

【词解】

[1] 痉厥：痉指肢体拘挛或手足抽搐，又称动风、抽筋；厥包括神志不清的昏厥和四肢清冷不温的肢厥，临床上痉厥常常并见，故痉厥并称。

[2] 瘈动：抽动。

[3] 介属：甲壳类药物。

[4] 阴阳交纽：指阴阳相互依存、相互交通的正常状态。

【释义】

本条主要论述下焦温病痉厥将作证治。邪热深入下焦，故脉沉数；肾阴亏耗，水不上承，故舌干齿黑；水不涵木，筋脉失养则易挛急发痉。手指蠕动即是痉厥的先兆或轻证表现，此时不必等到痉厥大作才开始治疗，用加减复脉汤来滋水涵木，加入牡蛎、鳖甲以育阴潜阳，可以防止痉厥发生。

二甲复脉汤证辨证要点：手指蠕动，舌干齿黑，脉沉数。

现代本方常用于糖尿病、甲状腺功能亢进、原发性高血压、更年期综合征等属阴虚阳亢者。

【名家医案】

（宋鹭冰医案）

李某，男，38岁。1981年9月16日初诊。由其妻扶来就诊。头倾不立，面容憔悴。自述患痢疾已2日，腹痛按之尤甚，大便脓血，每日8~10次，里急后重。饮食不思，夜不能寐。舌质红，苔黄黑而燥，脉象细弱而数。病属气液大伤，毒热滞于肠道。方用增液承气汤加减。处方：红人参6g，大生地18g，玄参18g，麦冬10g，黄芩10g，白芍10g，地锦草18g，生大黄（另包，后下）5g。2剂。

二诊：服上药中，大便解出硬结粪块12枚，外裹脓血，于解出后腹痛即止。2剂服完，脓血已无，头始能抬，面色微红润。但仍夜寐不眠，舌质红，苔黄黑而燥，口干，手指有时蠕动，脉细弱而数。改用二甲复脉汤加味。处方：红人参10g，大生地18g，黑芝麻24g，阿胶（另包，烊化兑冲）12g，麦门冬12g，白芍12g，生鳖甲（先煎）18g，生牡蛎（先煎）24g，生甘草6g。4剂。

三诊：服后黄黑燥苔消退，舌质转红润，睡眠安，手指蠕动停止。嘱以黑豆芡实粥调养，旋即康复。

（程式，何德鲤，2016. 宋鹭冰60年疑难杂症治验录—附：温病六论. 北京：中国中医药出版社：146.）

【案例精讲】

便脓血、里急后重乃湿热痢疾常症，本案患者除见上述两症外，每日大便8~10次之多，仅2日就已饮食不思、夜不能寐、头倾不立、面容憔悴、苔燥、脉细弱，说明气阴已经大伤，乃热毒重耗气阴所致，需养阴增液防亡脱之变；再舌红、苔黄黑而燥、脉细弱而数，说明气阴虽亏但里热尚盛，不可纯用滋腻收敛之剂使热闭不出，前贤谓"救阴不在血，而在津与汗"，可资考虑。又腹痛按之尤甚，热结里实可知，更当急下存阴。故本案舍芍药汤、白头翁汤、葛根芩连汤等中医治痢常方，先予增液承气汤加减养阴攻下、燥湿清热兼补元气。2剂后燥屎得下，湿热大除，故腹痛止，大便无脓血；气阴得到部分补益，故头始能抬，面色微红润。但气阴尚未复全，且前治乃速回津液救急为先，患者尚见夜寐不眠、手指有时蠕动，提示已伤及下元真阴，有动风之兆，故继用二甲复脉汤加味以腻补真阴防痉厥。动风之兆除后，再以黑豆芡实粥健脾肾、祛余邪收功。

【后世发挥】

赵绍琴：若亡阴失水而初见虚风内动，手足略有蠕动之象，可用二甲复脉汤。方中以加减复脉汤复其阴，而救亡阴失水。以生牡蛎、生鳖甲二味甲壳药滋阴清热、潜阳息风，共同达到滋阴养血、潜阳息风的目的。

（赵绍琴，胡定邦，刘景源，1982. 温病纵横. 北京：人民卫生出版社：211.）

六、第 十 四 条

原文 下焦温病，热深厥甚，脉细促，心中憺憺大动[1]，甚则心中痛者，三甲复脉汤主之。

前二甲复脉，防痉厥之渐，即痉厥已作，亦可以二甲复脉止厥。兹又加龟板名三甲者，以心中大动，甚则痛而然也。心中动者，火以水为体，肝风鸱张[2]，立刻有吸尽西江之势，肾水本虚，不能济肝而后发痉，既痉而水难猝补，心之本体欲失，故憺憺然而大动也。甚则痛者，"阴维[3]为病主心痛"，此证热久伤阴，八脉[4]丽于[5]肝肾，肝肾虚而累及阴维故心痛，非如寒气客于心胸之心痛，可用温通。故以镇肾气、补任脉、通阴维之龟板止心痛，合入肝搜邪之二甲，相济成功也。

三甲复脉汤方（同二甲汤法）

即于二甲复脉汤内，加生龟板一两。

【词解】

[1] 心中憺憺大动：形容心跳很快，心中空虚有震动感，为心悸重证。

[2] 肝风鸱张：形容肝风来势猛烈。

[3] 阴维：指阴维脉。

[4] 八脉：指奇经八脉。

[5] 丽于：丽，通"隶"，隶属之意。

【释义】

本条主要论述下焦温病痉厥已作，心失所养证治。本条是从上条之证发展而来，邪入下焦，热闭不出，故热深厥甚；邪热久留，大灼肾阴、肝阴，肝木失养，则虚风燎动；热灼阴伤则脉来细促。阴虚动风之轻证可用上节二甲复脉汤治之；但本证动风较甚，并有心中空虚而悸动不安甚则心中痛的表现，此为肝风鸱张，肾阴大烁，水不济火，心失所养所致，故治疗除用二甲复脉汤滋阴清热、潜阳息风外，还加咸寒之龟板（即三甲复脉汤）以滋养任脉、阴维，加强滋阴潜镇、交通心肾以止心痛的效果。

三甲复脉汤方证辨证要点：手足蠕动甚或瘛疭，心中憺憺大动，甚则心中痛，脉细促。

现代本方常用于中暑、流行性脑脊髓膜炎、流行性乙型脑炎、低钙血症、帕金森病引起的肢体抽搐，高血压引起的眩晕、心悸，糖尿病并发虚脱，心律失常、甲状腺功能亢进、失眠等证属阴虚动风者。

【名家医案】

（刘渡舟医案）

李某，女，43岁。有风湿性心脏病史5年。近日来头目眩晕，肢体颤动，站立不稳，心悸不宁，神乱少寐。舌红少苔，脉沉取弦细，举之则大而无力。处方：炙甘草12g，党参12g，桂枝6g，大枣7枚，生地30g，麦冬18g，白芍18g，火麻仁18g，阿胶10g，龟甲18g，鳖甲18g，牡蛎30g。服药1剂则能安卧，肢颤止，眩晕减轻，能自行步走。但纳谷不香而脘闷，方中加米醋一大盅，又服3剂而症消。

（尤虎，苏克雷，熊兴江，2016. 历代名医时方：一剂起病录. 北京：中国中医药出版社：276.）

【案例精讲】

本案患者风湿性心脏病史5年，脉沉取弦细，举之则大而无力，为慢性痼疾真阴不足之脉象；近日头目眩晕、肢体颤动、站立不稳，是水不涵木，肝木失养，虚风内动之象，故脉亦见弦；水不上济，心失所养，故见心悸不宁，神乱少寐；阴虚内热，则舌红少苔。其脉证特点符合三甲复脉汤之主治，故以该方加减治之。

【后世发挥】

张文选：三甲复脉汤组方的关键是在加减复脉汤中加入了"三甲"。牡蛎咸涩，平肝潜阳，收涩敛阴；鳖甲咸平，滋阴潜阳，搜剔血分络脉结邪；龟甲咸甘，通补奇经任脉。这三味药与滋阴生津的加减复脉汤配合，就产生了滋阴潜阳、息风止痉的作用。

（张文选，2017. 温病方证与杂病辨治. 北京：中国医药科技出版社：257.）

施仁潮：三甲复脉汤去龟甲、鳖甲、麻仁为"一甲复脉汤"，治温热伤阴，大便溏泻；去龟甲为"二甲复脉汤"，治阴虚肾不养肝的手指蠕动。

（施仁潮，2019. 施仁潮说中医经典名方100首. 北京：中国医药科技出版社：210.）

七、第 十 五 条

原文　既厥且哕（俗名呃忒），脉细而劲[1]，小定风珠主之。

温邪久踞下焦，烁肝液为厥，扰冲脉为哕，脉阴阳俱减则细，肝木横强则劲。故以鸡子黄实土而定内风；龟板补任（谓任脉）而镇冲脉；阿胶沉降，补液而息肝风；淡菜生于咸水之中而能淡，外偶内奇，有坎卦[2]之象，能补阴中之真阳，其形翕合[3]，故又能潜真阳之上动；童便以浊液仍归浊道，用以为使也。名定风珠者，以鸡子黄宛如珠形，得巽木之精，而能息肝风，肝为巽木，巽为风也。龟亦有珠，具真武之德[4]而镇震木。震为雷，在人为胆，雷动未有无风者，雷静而风亦静矣。亢阳直上巅顶，龙上于天也，制龙者，龟也。古者蓁龙御龙[5]之法，失传已久，其大要不出乎此。

小定风珠方（甘寒咸法）

鸡子黄（生用）一枚　真阿胶二钱　生龟板六钱　童便一杯　淡菜三钱

水五杯，先煮龟板、淡菜得二杯，去滓，入阿胶，上火烊化，内鸡子黄，搅令相得，再冲童便，顿服之。

【词解】

[1] 劲：指脉象坚强有力，是弦急之象。

[2] 坎卦：八卦之一，代表水。

[3] 翕合：收敛闭合。

[4] 真武之德：真武是传说中的北方之神，真武之德指具有北方神灵的能力。

[5] 蓁龙御龙：养龙以制龙，此处意喻用养阴的方法治疗阴虚阳亢之动风证。

【释义】

本条主要论述下焦温病厥哕并作证治。本证之厥指痉厥，哕指呃逆。下焦温病以肝肾阴虚为本，阴虚动风，扰动冲脉，故手足发痉厥逆，冲气上逆作呃，呃声低弱无力而断续，正如朱丹溪谓："呃逆属于肝肾之阴虚者，其气必从脐下直冲上出于口，断续作声，必由相火炎上，挟其冲气乃能逆上为呃。"本证较之三甲复脉汤证，除有呃逆表现外，脉象区别亦是关键，本证脉细而劲，脉细为阴亏液耗，脉劲为肝阳亢逆，故治疗上应滋阴潜阳、降逆息风，用小定风珠。方中阿胶、鸡子黄滋阴养血，生龟板养肾阴、补任脉、降冲逆，淡菜滋肾潜阳，童便引虚火下行，阴复阳潜，冲逆得降，则厥哕可止。

小定风珠方证辨证要点：手足蠕动，呃逆，脉细劲。

现代本方常用于糖尿病、甲状腺功能亢进、产后痉证等属虚火上冲者。

【后世发挥】

娄杰：既厥且哕（俗名呃忒），脉细而劲者，温邪久踞下焦，消烁肝液，扰及冲脉也，小定风珠主之。

（娄杰，1985. 温病指南. 北京：中医古籍出版社：59.）

八、第十六条

原文　热邪久羁，吸烁真阴，或因误表，或因妄攻，神倦瘛疭[1]，脉气虚弱，舌绛苔少，时时欲脱者，大定风珠主之。

此邪气已去八、九，真阴仅存一、二之治也。观脉虚苔少可知。故以大队浓浊填阴塞隙，介属潜阳镇定。以鸡子黄一味，从足太阴，下安足三阴，上济手三阴，使上下交合，阴得安其位，斯阳可立根基，俾阴阳有眷属一家之义，庶可不致绝脱欤！

大定风珠方（酸甘咸法）

生白芍六钱　　阿胶三钱　　生龟板四钱　　干地黄六钱　　麻仁二钱　　五味子二钱　　生牡蛎四钱
麦冬（连心）六钱　　炙甘草四钱　　鸡子黄（生）二枚　　鳖甲（生）四钱

水八杯，煮取三杯，去滓，再入鸡子黄，搅令相得，分三次服。喘加人参，自汗者加龙骨、人参、小麦，悸者加茯神、人参、小麦。

【词解】

[1] 瘛疭：瘛，筋脉拘急而缩；疭：筋脉缓纵而伸。瘛疭，指手足时缩时伸，拘挛抽动的症状，俗称"抽风"。

【释义】

本条主要论述阴虚动风，时时欲脱证治。本证因邪热久羁或因误汗误下重伤阴液，邪热已去八九，真阴仅存一二，邪少虚多，故脉气虚弱，舌绛苔少；因阴精大亏，心神失养，故精神倦怠；因水不涵木，虚风内动，故手足瘛疭。本证与三甲复脉汤证相似，但本证阴伤更甚，证情更重，有阴竭阳脱之势。治疗非大定风珠之大剂滋腻填补、重镇潜阳不足以挽回危局。该方以三甲复脉汤加鸡子黄、五味子而成，三甲复脉汤滋阴潜阳息风，鸡子黄血肉有情之品，滋阴养血以增息风之效，五味子酸敛防厥脱之变。兼虚喘可加人参补益元气；兼自汗可加龙骨、人参、小麦益气敛汗生津；兼心悸可加茯神、人参、小麦宁心安神，益气养心。若壮火尚盛，则不宜用本方。

大定风珠方证辨证要点：神倦瘛疭，舌干绛，脉虚弱，有时时欲脱之势。

现代本方常用于感染性疾病后期及内伤杂病中的心力衰竭、震颤麻痹、肝豆状核变性、放疗后舌萎缩、小儿舞蹈病、甲状腺功能亢进等属阴虚动风者。

【名家医案】

（李可医案）

孟金娥，女，11岁。1978年12月16日来诊。患病1周，全身舞动无片刻宁静。其状：颈转头摇，吐舌呭嘴，眉眼频搐，四肢摇摆，舌短不能言，手颤不能握物，脚飘摇不能迈步，嘴不停开合如嚼物状，生活不能自理。进食亦需人喂之，且必须按其口部开合之节奏喂食，痛苦万状。某医院诊为"小儿舞蹈病"，曾用激素、镇静剂，并服虫类息风之剂皆无效，建议去省一院神经科住院治疗。患儿父母系农村社员，生活困难，邀李老诊视。视其舌光绛无苔，全身疲软，入夜盗汗，烦渴。由于喉头亦随舞蹈之节奏而抽搐，饮水即呛，脉沉细数。据其父言，起病时似曾感冒发烧。当年冬应寒反温，晋南洪洞以南桃花开放。乃选大定风珠：牡蛎、龟鳖甲各 15g，生地、麦冬各 18g，阿胶（烊化）12g，枣仁 15g，炙草 12g，天麻、五味子、远志各 10g，菖蒲 12g，蛋黄（冲）1 枚，3 剂。

12 月 20 日再诊，舞动已止，语言大有进步，生活可以自理。唯盗汗不止，神情疲惫，腰困膝软。乃气阴未复，肾元受损。仍予原方，去菖蒲、远志、天麻，加山萸肉 45g，黑小豆 30g，生芪、肾四味各 18g，上方服 5 剂后随班学习。腰为肾之府，诸症凡见腰痛如折或腰酸膝软，即为肾虚的据。随证选用肾十味（枸杞、菟丝子、盐补骨脂、仙灵脾、沙苑子、杜仲、盐巴戟肉、仙茅、骨碎补、狗脊）于对症方内，其效如神。

（李可，2005. 李可老中医急危重症疑难病经验专辑. 太原：山西科学技术出版社：90-91.）

【案例精讲】

本案病发当年冬天应寒反温，起病时似曾感冒发烧，症从发热而来，必是温邪久羁，消灼肝肾真阴，故内风妄动。肾之经脉络舌本，肾阴亏耗不能上承于舌，故舌短难言。且肝肾同源，肾精匮乏不能滋荣肝木，故阳无所制而风动。故以大定风珠化裁滋肾柔肝，平息内风。药后症状随即大好，后再随证加减治之，其效如神。

【后世发挥】

秦伯未：本方主治温热之邪消烁真阴，神倦瘛疭，脉弱舌绛，时有虚脱的现象，故用大队滋阴药，佐以介类潜阳镇定。在肝病中遇到肝肾阴血极虚，内风煽动不息，如眩晕不能张目、耳鸣、筋惕肉瞤、心慌泛漾，亦常用此加减。凡风阳上扰，肝阴多虚，且有水不涵木现象，故常用白芍、生地治本，结合息风潜阳。但肝阳宜于凉镇，肝风必须填补，将本方和羚角钩藤汤对比，可以看到用药的浅深程度。

（秦伯未，2009. 谦斋医学讲稿. 上海：上海科学技术出版社：100.）

丁学屏：伤寒伤人阳气，温病耗人津液。乃热病诊治千古不易要决焉。温病末路，邪热虽渐平复，而热烁津液，液为汗耗，脏真亦日见消蚀矣。元阴既亏，心神浮越，厥阳蠢动，虚烦少寐，手足蠕动。舌红苔少，脉虚细少神。病至此，则滋养营阴，潜摄浮阳之法，已不可少者也。吴氏此方，治熔咸寒救液，酸甘化阴，甘柔育阴，介属潜阳于一炉，为热病伤阴者，立一法程。

（丁学屏，2002. 古方今释. 北京：中国医药科技出版社：319.）

李士懋：《温病条辨》之加减复脉汤、一甲复脉汤、二甲复脉汤、三甲复脉汤、大定风珠等，皆吴瑭由仲景之炙甘草汤化裁而来，为治温病后期肝肾阴伤之总方。伤寒后期，仲景详于阳衰，而略于阴亏，吴瑭补仲景之未备，且创一系列治肝肾阴伤之方，实为仲景之功臣，后人之楷模。

（李士懋，田淑霄，2012. 平脉辨证经方时方案解. 北京：中国中医药出版社：278-279.）

九、第 二 十 条

原文　时欲漱口不欲咽，大便黑而易者，有瘀血也，犀角地黄汤主之。

邪在血分，不欲饮水，热邪燥液口干，又欲求救于水，故但欲漱口，不欲咽也。瘀血溢于肠间，血色久瘀则黑，血性柔润，故大便黑而易也。犀角味咸，入下焦血分以清热，地黄去积聚而补阴，白芍去恶血[1]，生新血，丹皮泻血中伏火，此蓄血自得下行，故用此轻剂以调之也。

犀角地黄汤方（甘咸微苦法）

干地黄一两　　生白芍三钱　　丹皮三钱　　犀角三钱

水五杯，煮取二杯，分二次服，渣再煮一杯服。

【词解】

[1] 恶血：溢于脉外，积存于体内，尚未消散的败坏之血，也称"败血"。

【释义】

本条主要论述下焦血热蓄血证治。热入下焦血分，迫血妄行，灼伤肠络，血液渗蓄肠内，与粪便相混，因血性阴柔滑润，故大便易下。此为离经瘀血，热灼血凝久而色黑，故大便色黑。热烁阴液口干，欲求水津润燥，但邪已入阴，热在血分，且血蓄肠道，故时欲漱口不欲咽。热入血分，本证尚有身灼热、心烦躁扰甚则谵妄、舌质深绛、脉数等表现，亦可伴有斑疹或其他部位出血见证。本证属血热蓄血之轻证，以血热动血为主，瘀结不重，尚未见少腹坚满、大便闭、脉沉实等瘀热交结严重症状，故用犀角地黄汤清热解毒、凉血散血，否则当用桃仁承气汤、抵当汤治之。

犀角地黄汤方证辨证要点：身灼热，便血（或斑疹、其他部位出血），舌质深绛。

现代本方常用于弥漫性血管内凝血、急性白血病、急性重型肝炎、肝性昏迷、尿毒症、流行性脑脊髓膜炎、过敏性紫癜、血小板减少性紫癜、败血症、红皮病型银屑病、系统性红斑狼疮、真性红细胞增多症等属血热动血者。

【名家医案】

（丁樱医案）

李某，女，12岁。2005年5月10日初诊。以"反复皮肤紫癜2周"为主诉就诊。患儿2周前感冒发热，继而四肢出现皮肤瘀斑瘀点，伴有咽痛、口渴、心烦、喜冷饮，大便可，小便黄赤。查体：生命体征平稳，四肢出现皮肤瘀斑瘀点，密集成片，色泽鲜红或紫暗，下肢尤甚，无瘙痒及触痛，察其舌质红绛，苔黄，脉弦数。实验室检查：血小板计数正常；尿液镜检潜血（＋）。四诊合参，中医诊断：紫癜，证属血热妄行。西医诊断：过敏性紫癜。治法：清热解毒，凉血散瘀。方选犀角地黄汤加减：水牛角粉20g，生地黄10g，赤芍10g，牡丹皮10g，玄参10g，黄芩10g，连翘10g，茜草10g。上方6剂，日1剂，水煎煮，分3次服。嘱咐患者忌食海鲜辛辣及油炸食品。

二诊：2005年5月18日。皮肤紫癜已消退，其他无恙。尿液镜检：红细胞2~5个/HP。考虑热后伤阴耗血，故上方去水牛角和连翘之寒，加当归10g、知母10g养血活血滋阴，日1剂，水煎，分3次服，继服10剂后痊愈，随访半年无复发。

（丁樱，2018. 全国名中医丁樱五十年临证经验荟萃. 北京：中国中医药出版社：223-224.）

【案例精讲】

本案为热入营血，血热妄行所致紫癜。心主血脉，肝藏血，与血和脉络相关的病证脏腑应首先考虑心肝，再辨寒热虚实。营热不解，多深入血分，心肝受病。温热之邪燔灼血分，一则热盛血沸，且必扰于心，故有心烦、口渴、喜冷饮；二则迫血妄行，阳络伤则血外溢，阴络伤则血内溢，故有皮肤紫癜、尿血之别。离经之血又可致瘀阻，故而发斑，色紫暗。所以治法以清热解毒、凉血散瘀为主，方选犀角地黄汤化裁。凉血与散瘀并用，一是因离经之血残留成瘀；二是因热与血结致瘀。待皮肤紫癜消退后，当以养阴清热活血为主。全方谨守病机、机圆法活、药少力专，故有良效。

【后世发挥】

唐宗海：犀牛土属，而秉水精；地黄土色，而含水质。二物皆得水土之气，能滋胃阴，清胃火，乃治胃经血热之正药。然君火之主在心，故用丹皮以清心。相火所寄在肝，故用白芍以平肝。使君相二火不凑集于胃，则胃自清而血安。

（唐宗海，2018. 血证论. 北京：中国医药科技出版社：156-157.）

朱良春：古人认为，治疗犀角地黄汤证，不清其热，则血不宁；不滋其阴，则火不息；不祛其瘀，则新血不得复生。此方面面俱顾，确是本证的治疗良方。不过，在临床运用上，多将白芍改为赤芍，因为赤芍功能清营凉血，活血祛瘀，治疗热病出血、发斑的作用，较白芍为优。此外，如果兼怒而致吐血的，可加柴胡、黄芩，以清肝解郁；热邪炽盛的，可加黄连、黑山栀，以增强泄热的作用；斑疹较重的，可加连翘、银花、牛蒡子、生甘草，以增强解毒化斑疹的作用。

（朱良春，缪正来，2013. 汤头歌诀详解（修订版）. 北京：中国中医药出版社：179.）

徐宜厚：犀角地黄汤治疗温热之邪入血分所致的各种变证，如衄血、吐血、便血、尿血、妇人倒经等，甚者神昏谵语等危笃之证……在皮肤科领域，凡见三种情况，均可用犀角地黄汤：一是毒热炽盛所致病证，如丹毒、带状疱疹、猩红热样药疹、红皮病等；二是血热妄行，在肤表出现出血点的疾病，如过敏性紫癜、毒性红斑等；三是温热毒邪逆传心包证，如红斑性狼疮脑病等皆可用之。

（徐宜厚，2019. 徐宜厚皮肤病临证经验笔录. 北京：中国医药科技出版社：286.）

十、第三十六条

原文　暑邪深入少阴消渴[1]者，连梅汤主之；入厥阴麻痹[2]者，连梅汤主之；心热烦躁神迷甚者，先与紫雪丹，再与连梅汤。

肾主五液[3]而恶燥，暑先入心，助心火独亢于上，肾液不供，故消渴也。再心与肾均为少阴，主火，暑为火邪，以火从火，二火相搏，水难为济，不消渴得乎！以黄连泻壮火，使不烁津，以乌梅之酸以生津，合黄连酸苦为阴；以色黑沉降之阿胶救肾水，麦冬、生地合乌梅酸甘化阴，庶消渴可止也。肝主筋而受液于肾，热邪伤阴，筋经无所秉受，故麻痹也。再包络[4]与肝均为厥阴，主风木，暑先入心，包络代受，风火相搏，不麻痹得乎！以黄连泻克水之火，以乌梅得木气之先，补肝之正，阿胶增液而息肝风，冬、地补水以柔木，庶麻痹可止也。心热烦躁神迷甚，先与紫雪丹者，开暑邪之出路，俾梅、连有入路也。

连梅汤方（酸甘化阴酸苦泄热法）

云连二钱　乌梅（去核）三钱　麦冬（连心）三钱　生地三钱　阿胶二钱

水五杯，煮取二杯，分二次服。脉虚大而芤者，加人参。

【词解】

[1] 消渴：此处指渴而多饮、饮不解渴的症状，而非消渴病。

[2] 麻痹：肢体麻木或不用。

[3] 五液：指汗、涕、泪、涎、唾五种体液。

[4] 包络：指心包络。

【释义】

本条主要论述暑热深入少阴、厥阴证治。少阴指心、肾，厥阴指肝、心包。暑为火热之邪，心为火脏，肾为水脏，暑入少阴，助燎心火，灼耗肾水，水不制火，火盛消水，故饮水自救，饮不解渴，发为消渴。肝属风木主筋，暑入厥阴，伤及肝阴，且乙癸同源，肾阴不足，水不涵木，则筋脉失养而麻痹。心包内寓相火，代心受邪，暑犯心包，则心热烦躁；火亢风动，风火相煽，故筋肉拘急失用。本证尚可见舌红绛、苔薄黄或薄黑而干，脉细数等，主用连梅汤治疗。方中黄连苦寒入心与心包，泻热存阴；阿胶合生地、麦冬滋养肾阴，柔肝息风；乌梅味酸入肝，配生地、麦冬酸甘化阴，配黄连酸苦泄热，共成"泻南补北"之剂。若病患心热烦躁，神昏程度较重，提示已是暑热内闭之证，先急用紫雪丹开闭达邪，再继用连梅汤养阴泻热。

连梅汤方证辨证要点：消渴，麻痹，心热烦躁，舌红绛。

现代本方常用于暑热泻利、疫毒痢、慢性萎缩性胃炎、慢性溃疡性结肠炎、小儿霉菌性肠炎、胆道感染、糖尿病并发症、遗传代谢性疾病、流行性乙型脑炎、非感染性颅内病变等属肝肾阴虚、内火仍盛者。

【名家医案】

（杨志一医案）

刘某，女，57岁。近年来白带增多，下腹疼痛，西医诊为子宫颈癌。经放射治疗后，近3周来大便泄泻不止，服痛泻要方不见有效。诊得患者目青，脉弦，舌光红中裂，头晕口苦咽干，饮食睡眠均差，大便日泄4~5次，无黏液，肛门灼热。诊为厥阴阴虚热泄，肝风下迫，疏泄太过。法宜酸苦泻肝，酸甘养阴清热。处以连梅汤加味：川黄连5g，乌梅10g，生地12g，麦冬10g，阿胶10g，白芍10g，甘草3g，水煎服，4剂后便泄已止。再3剂，大便正常，食欲增加，精神睡眠均较好，但仍觉口干，舌光红较前稍润，脉细弦。至此肝风下迫之势已去，但气阴未复。治以酸甘为主，佐以酸苦，仍照原方减黄连，加党参调治而愈。

（杨扶国，1981. 杨志一医论医案集. 北京：人民卫生出版社：109-110.）

【案例精讲】

白头翁汤为仲景治厥阴热利之代表方，但白头翁汤主治之泄利乃厥阴疏泄不及、湿热郁遏、木郁土中所致，所下往往夹有红白黏液或脓血，症见腹痛里急后重、舌苔黄腻等；而本案之泄泻未见里急后重，亦无黏液或脓血，舌光红中裂，显然与白头翁汤证不符；本案亦无痛泄并作之肝脾不和之症，故用抑肝扶脾之痛泻要方未能奏效。其舌象已示阴伤之征，口苦咽干、脉弦、目青、舌光红乃热入厥阴、阴液内伤之象，因厥阴疏泄太过，肝风下迫而导致便泄不止，故用连梅汤酸苦泻热、酸甘化阴。

【后世发挥】

秦伯未：连梅汤：黄连、乌梅、麦冬、生地、阿胶。此酸甘化阴兼酸苦泄热法，治津伤消渴，亦清心火而滋肝肾。

（秦伯未，2015. 谦斋四大经典简释. 北京：中国中医药出版社：336.）

张文选：连梅汤是乌梅丸的变制方，用麦冬、生地、阿胶之甘寒咸寒滋阴生津，代替附子、干姜、桂枝、细辛、蜀椒、当归、人参之辛热甘温；减去乌梅丸苦寒药组中之黄柏，留黄连苦寒泄火；另取加减复脉汤意加麦冬、生地、阿胶。经如此巧妙化裁，将乌梅丸变成了具有酸甘化阴、酸苦泄热作用的连梅汤。变化后的组方中，麦冬、生地、阿胶是加减复脉汤的核心药，长于滋肾阴而柔肝御风；麦、地、阿胶与黄连配伍，又有黄连阿胶汤意，可上泻心火，下滋肾阴。乌梅合黄连能酸苦泄热，合麦、地、阿胶能够酸甘化阴。此方含有乌梅丸、加减复脉汤、黄连阿胶汤三法，临床上不论外感、杂病，只要上有心火亢盛，心胸烦躁；下有肝肾阴亏，消渴，麻痹者，均可用本方化裁治之。

（张文选，2017. 温病方证与杂病辨治. 北京：中国医药科技出版社：297.）

十一、第四十一条

原文 伏暑、湿温胁痛，或咳，或不咳，无寒，但潮热，或竟寒热如疟状，不可误认柴胡证，香附旋覆花汤主之；久不解者，间用控涎丹。

按：伏暑、湿温，积留支饮[1]，悬于胁下，而成胁痛之证甚多，即《金匮》水在肝而用十枣之证[2]。彼因里水久积，非峻攻不可；此因时令之邪，与里水新搏，其根不固，不必用十枣之太峻。只以香附、旋覆，善通肝络而逐胁下之饮，苏子、杏仁，降肺气而化饮，所谓建金以平木[3]；广皮、半夏消痰饮之正；茯苓、薏仁开太阳[4]而合阳明，所谓治水者必实土，中流涨者开支河之法也。用之得当，不过三、五日自愈。其或前医不识病因，不合治法，致使水无出路，久居胁下，恐成悬饮[5]内痛之证，为患非轻，虽不必用十枣之峻，然不能出其范围，故改用陈无择之控涎丹，缓攻其饮。

香附旋覆花汤方（苦辛淡合芳香开络法）

生香附三钱　旋覆花（绢包）三钱　苏子霜三钱　广皮二钱　半夏五钱　茯苓块三钱　薏仁五钱

水八杯，煮取三杯，分三次温服。腹满者，加厚朴；痛甚者，加降香末。

控涎丹方（苦寒从治法）

痰饮，阴病也。以苦寒治阴病，所谓求其属以衰之是也。按肾经以脏而言，属水，其味咸，其气寒；以经而言，属少阴，主火，其味苦，其气化燥热。肾主水，故苦寒为水之属，不独咸寒为水之属也，盖真阳藏之于肾，故肾与心并称少阴，而并主火也，知此理则知用苦寒、咸寒之法矣。泻火之有余用苦寒，寒能制火，苦从火化，正治之中，亦有从治；泻水之太过，亦用苦寒，寒从水气，苦从火味，从治之中，亦有正治，所谓水火各造其偏之极，皆相似也。苦咸寒治火之有余、水之不足为正治，亦有治水之有余、火之不足者，如介属芒硝并能行水，水行则火复，乃从治也。

甘遂（去心制）　大戟（去皮制）　白芥子

上等分为细末，神曲糊为丸，梧子大，每服九丸，姜汤下，壮者加之，羸者减之，以知为度。

【词解】

[1] 支饮：痰饮、水气停留胸膈，阻碍肺气宣降而引起的胸膈不利病证，主要表现为喘咳上逆、胸满短气、倚息不能平卧，甚则浮肿等。

[2] 十枣之证：即十枣汤证。

[3] 建金以平木：金指肺，木指肝，建金以平木是肃肺以抑肝的方法，此处指通过宣降肺气而化胁下之饮。

[4] 开太阳：开通膀胱，化气利水。

[5] 悬饮：饮邪停留胁肋而见咳唾引痛的病证。

【释义】

本条主要论述湿热病饮停胸胁证治。伏暑、湿温等外感湿热邪气入里，湿重于热者更易阻滞气机，多致水饮不得化而内聚，留滞胸膈则成支饮，悬于胁下则成悬饮。悬饮因饮停胁下，气滞不通，所以胁痛，这是悬饮的主症，当胁肋气滞影响到肺气宣降时，可见咳嗽，且常因咳逆牵引而胁痛加重。此悬饮因外感而引，外邪与水饮搏结，并与正气相争而发热。本证总属湿重热轻，故多见午后潮热，苔滑腻；湿阻气滞则脉弦滑；因邪已入里，故未见恶寒。胁肋乃少阳所过之处，故其发热亦可呈寒热往来之状，切不可误以为是小柴胡汤证。本证乃悬饮初发之轻证，与《金匮要略方论》十枣汤证之重证痼疾不同，无需峻下逐水，而用香附旋覆花汤分消走泄以"开支河"，使邪有出路。方中香附辛温，疏肝理气止胁痛；旋覆花降气消痰，行水蠲饮；苏子、杏仁（杏仁在方中未见，但在原文按语中述及，临床可加用）宣降肺气，化水饮止咳；陈皮、半夏辛开苦降，燥湿化痰饮；茯苓、薏仁健脾利尿，使水饮从小便而去。全方开上、畅中、渗下，使水湿痰饮分而消之。若病变迁延日久，饮邪久踞胁下，病情加重的，可加配控涎丹间断服用，以增强祛痰逐饮之功。

香附旋覆花汤、控涎丹方证辨证要点：胁痛，潮热或寒热往来，苔滑腻。

现代上两方常用于恶性胸腔积液、结核性胸膜炎、胃食管反流病、肋骨骨折伴气血胸、胆囊炎、神经性呕吐症、多囊卵巢综合征、肝硬化腹水等属痰饮水湿停聚胸胁上下者。

【名家医案】

1. 香附旋覆花汤（熊寥笙医案）

江某，女，50岁。因患外感服发表药后，头痛寒热已去，咳嗽气急，时吐涎痰，咳时牵引胁下疼痛，苔薄白，脉弦细。病属痰饮流注，法宜蠲饮通络，拟香附旋覆花汤加减：生香附2g，旋覆花（布包）9g，苏子霜9g，橘皮络各6g，法夏15g，白茯苓12g，生苡仁15g，炒白芥子6g，醋炒延胡索12g。3剂，水煎，每日1剂，分3次服。

药后咳嗽减，气不急，胁不痛。嘱续服3剂以巩固疗效。

（熊寥笙，2016. 熊寥笙中医难症诊治心得录. 北京：中国中医药出版社：102.）

【案例精讲】

本案为痰饮流注证。经云："邪在肝，则两胁下痛。"又云："肝病者，两胁下痛，引少腹。"肺为咳，但咳嗽一证，又非独肺有之，五脏六腑皆能令人咳。故咳嗽而见胁痛之证，与肝经关系极大，香附旋覆花汤，疏肝逐饮，理气通络，痰饮流注得之，此为对证之方，故服之胁痛咳嗽两解。

（熊寥笙，2016. 熊寥笙中医难症诊治心得录. 北京：中国中医药出版社：102.）

2. 控涎丹（吴考槃医案）

杜某，男，42岁。咳嗽多痰，咳引胁痛，舌腻纳减，多医不愈。脉息微弦，病属悬饮。处方：净麻黄5g，洗半夏9g，细辛6g，五味子6g，橘红6g，甘遂5g，白芥子9g，紫菀9g，炙冬花9g。3剂。

二诊：据述初服药大便一度溏泄，胁痛旋停，舌腻亦化，咳嗽亦微，治宜控涎丹加减。处方：控涎丹去甘遂，加鲜生姜6g，红枣4枚。3剂。

（董建华，2010. 中国现代名中医医案精粹. 北京：人民卫生出版社：129.）

【案例精讲】

悬饮非攻不去。用药如用兵，故仿兵家易帅之法，方以治咳之射干麻黄汤去射干而易控涎丹之甘遂、白芥子攻逐之；加橘红者，增其化痰利气力也。不用姜枣者，攻邪宜急也。再诊胁痛已停，则甘遂无用武之地，故去之，而仍用姜枣以和之。

（董建华，2010. 中国现代名中医医案精粹. 北京：人民卫生出版社：129.）

【后世发挥】

韦绪性：胸胁胀闷、转侧、呼吸时引痛，咳嗽，气急不能平卧，呼吸短促，舌苔薄白而润，脉沉弦者，证属饮停胸胁，络脉痹阻，气机不利，治宜逐饮通络，方用控涎丹……对于体质虚弱者，应与补益剂交替服用。病情较轻者，可服辛香宣通、甘淡分离之香附旋覆花汤，以行气和络，渗湿化饮。畏寒加桂枝、葱白通阳化饮；咳剧加炙百部、炙桑皮、杏仁，以宣肺止咳。

（韦绪性，2020. 全国名老中医韦绪性医论医案精要. 北京：中国中医药出版社：100.）

张山雷：此攻逐痰涎之峻剂。古书主治，谓忽患胸背腰胯手脚痛不可忍，牵连筋骨，坐卧不宁，走移无定，是痰涎伏在胸膈上下，变为此病。或头重不可举，或神志昏倦，多睡，或饮食无味，痰唾稠黏，口角流涎，卧则喉中有声，手脚肿痹，疑是瘫痪，但服此药数服，其病如失云云。是即痰塞中州，气逆上壅，神经不用之证，故有以上诸恙，忽然而起。古人立法，不治其肢节之痹痛，而专逐其痰涎，剿破巢穴，去其凭依，则机关自利，正是手眼之独高处，与指迷茯苓丸用意同而用药更猛，常随其缓急轻重而择用之。

（孟凡红，杨建宇，李莎莎，2017. 张山雷中风讲义. 北京：中国医药科技出版社：184.）

十二、第五十五条

原文　湿温久羁，三焦弥漫，神昏窍阻，少腹硬满，大便不下，宣清导浊汤主之。

此湿久郁结于下焦气分，闭塞不通之象，故用能升、能降、苦泄滞、淡渗湿之猪苓，合甘少淡多之茯苓，以渗湿利气；寒水石色白性寒，由肺直达肛门，宣湿清热，盖膀胱主气化，肺开气化之源，肺藏魄，肛门曰魄门，肺与大肠相表里之义也；晚蚕沙化浊中清气，大凡肉体未有死而不腐者，蚕则僵而不腐，得清气之纯粹者也，故其粪不臭不变色，得蚕之纯清，虽走浊道[1]而清气独全，既能下走少腹之浊部，又能化浊湿而使之归清，以己之正，正人之不正也，用晚者，本年再生之蚕，取其生化最速也；皂荚辛咸性燥，入肺与大肠，金能退暑，燥能除湿，辛能通上下关窍，子更直达下焦，通大便之虚闭，合之前药，俾郁结之湿邪，由大便而一齐解散矣。二苓、寒石，化无形之气；蚕沙、皂子，逐有形之湿也。

宣清导浊汤（苦辛淡法）

猪苓五钱　茯苓五钱　寒水石六钱　晚蚕沙四钱　皂荚子（去皮）三钱

水五杯，煮成两杯，分两次服，以大便通快为度。

【词解】

[1] 浊道：此处指肠腑。

【释义】

本条主要论述湿温湿阻大肠证治。湿温湿重于热，湿浊久滞，下阻大肠，腑气闭阻，传导失司，则见少腹硬满，大便胶滞不通，这是本证的主症。大便不下，湿无出路则以大肠为中心弥漫三焦。湿浊上蒙清窍可见头晕胀沉重如裹，上蒙心包可见神识昏蒙，困阻中焦可见脘痞、呕恶。此外本证还可见身热不扬、舌苔垢腻，脉濡等。本证治疗不以开窍为先，而用宣清导浊法，湿浊得降，清气得升，大便可通，心神亦不得蒙蔽而自然清朗。方仿刘完素桂苓甘露饮，以猪苓配茯苓渗湿泄滞，茯苓兼能健脾；寒水石宣湿清热，通利三焦；晚蚕沙入大肠，化湿浊而升清气；皂荚子辛窜开郁，燥湿除秽，宣通气机。本证若神昏较重，可考虑酌加苏合香丸。

宣清导浊汤方证辨证要点：少腹硬满，大便不下，神识如蒙，苔垢腻。

现代本方常用于伤寒、副伤寒、痢疾、其他肠道感染性疾病或炎症性疾病见大便黏滞不爽者，以及肝炎、肝硬化、肾功能不全、术后等大便不畅属湿热阻结下焦者。

【名家医案】

高血压水肿（刘渡舟医案）

孙某某，女，45岁。1998年4月15日初诊。素有高血压病，体形肥胖，浮肿20余年，以下肢浮肿为重，大便秘结，腹胀。舌暗红，脉沉滑。从火郁水气不行论治，用大黄黄连泻心汤、黄连解毒汤合宣肺利水法处方：黄连10g，黄芩10g，栀子10g，黄柏10g，大黄5g，车前子16g，白术12g，紫菀10g，枳壳10g，杏仁10g。7剂。

1998年4月22日二诊：服药后，浮肿有所减轻，但仍然周身浮肿，大便仍干结不通，汗出较多，口渴心烦，舌胖大暗红，苔厚腻，脉沉滑。从湿热郁阻下焦，窍闭不通考虑，改用宣清导浊汤加减，处方：茯苓30g，猪苓20g，泽泻20g，白术12g，滑石16g，寒水石10g，蚕沙10g（包煎），大黄6g，生石膏12g，炒皂角子10g。7剂。

1998年4月29日三诊：服药后浮肿大减，小便通利，大便通畅，每2日1次。腑气已通，改用桂苓甘露饮化裁善后，处方：猪苓 20g，茯苓 30g，泽泻 20g，桂枝 10g，白术 10g，寒水石 10g，滑石 16g，生石膏 18g。14 剂。

（张文选，2017. 温病方证与杂病辨治. 北京：中国医药科技出版社：422-423.）

【案例精讲】

本案患者素有高血压病且体形肥胖，浮肿 20 余年，该属痰湿水饮内蕴之体；舌暗红，提示尚有热。初以火郁水气不行论治，效果不甚明显，处方中有峻下之大黄、利水之车前子等味而仍见大便不通、周身浮肿，可见并非火郁内结所致；结合患者腹胀、口渴心烦、舌胖大暗红、苔厚腻、脉沉滑等症，恐是湿热内蕴，阻滞下焦，下窍不通所致，旋即改用宣清导浊汤降泄下焦湿热浊邪，气机疏通，二窍通利，症状自然大好。

【后世发挥】

施今墨：二药（指晚蚕沙、皂荚子）参合，升清降浊，上能治头晕，中能消胃胀，下能通大便。

（吕景山，2018. 施今墨医案解读. 4 版. 郑州：河南科学技术出版社：16-17.）

张文选：本方取刘完素桂苓甘露饮法，以猪苓、茯苓淡渗利湿，寒水石辛咸大寒，清热泻火。寒水石与猪苓、茯苓配合，重在清热利湿。另用晚蚕沙祛湿化浊，皂荚子祛痰通窍，这两药合用，可逐湿化浊，开窍通闭。本方的特点是在二苓、寒水石清利湿热之中，用皂荚、晚蚕沙化浊利窍，从而可治湿热浊秽阻闭下焦，二便不通之证。

（张文选，2017. 温病方证与杂病辨治. 北京：中国医药科技出版社：422.）

1. 邪入营血分见苔滑者为何不可与清营汤？
2. 温病小便不利者为何不可用淡渗？
3. 苦寒之禁针对所有温病吗？为什么？
4. 如何理解太阴温病"不可发汗"？
5. 草果知母汤中用乌梅有何意义？
6. 一甲复脉汤、二甲复脉汤、三甲复脉汤、大定风珠有何异同？
7. 青蒿鳖甲汤中青蒿与鳖甲的配伍意义？
8. 连梅汤与黄连阿胶汤都治在心肾，其方证如何鉴别？
9. 香附旋覆花汤证与小柴胡汤证都可见胸胁不适、寒热往来，有何不同？
10. 宣清导浊汤证既已见神昏，为何不用清心开窍之品？

第七章 《温热经纬》选读与案例精讲

一、清心凉膈散

原文

清心凉膈散 一名桔梗汤

即凉膈散去硝、黄，加桔梗，余氏又加生石膏，为治疫疹初起之良剂。

【释义】

本节论述清心凉膈散的方源、组成及适应证。

本方是在凉膈散的基础上加减化裁而来，凉膈散见于《太平惠民和剂局方》。清心凉膈散见于余霖《疫疹一得·疫疹诸方》，清心凉膈散是由凉膈散去大黄、芒硝，加桔梗、生石膏组成。王孟英认为本方"为治疫疹初起之良剂"。本方所治乃上、中二焦热盛，适用于疫疹初起。治疗大人、小儿腑脏积热，上、中二焦积热，症见烦躁口渴，目赤头眩，口疮唇裂；吐血衄血，诸风瘛疭，胃热发斑，发狂，惊急抽风等。本方制方原则是根据《内经》"热淫于内，治以咸寒，佐以苦甘"，方中黄芩、生石膏清解上、中二焦气分的热毒，生石膏亦可解肌达表，生栀子通泻三焦之火，连翘、竹叶配薄荷，轻清宣透以透解气分热邪外达。桔梗配生甘草，清热利咽而止痛。诸药相配，共奏清透上、中二焦气分热毒之功。而凉膈散原方是以连翘、黄芩、竹叶、薄荷升散于上，大黄、芒硝推荡其中，使上升下行而膈热自清。清心凉膈散用石膏之意，在余霖的著作中，可见其缘由，"《本草》言石膏性寒，大清胃热，味淡而薄，能表肌热；体沉而降，能泻实热。恍然大悟，非石膏不足以治热疫"（《疫疹一得·自序》）。清心凉膈散以石膏易去硝、黄，是因余氏认为本方所治的疫疹乃无形之毒，投以硝、黄之猛烈，必致内溃，故以石膏易去硝、黄，使热降清升而疹自透，气分热毒一解，则疹退而咽喉之肿亦消。

【名家医案】

咽喉痛（江远光医案）

闫某，男，28岁，1995年3月6日初诊。主诉：因咽喉疼痛、恶寒发热去市医院门诊，诊断为化脓性扁桃体炎，注射青霉素，每日2次，口服西药，连续4日，仍然发热，扁桃体化脓，吞咽困难。症见：咽喉红肿，双侧中度肿大，左侧化脓，溃疡面约0.7cm²，吞咽不利，颈下淋巴结肿大，口渴思冷饮，舌红唇红，苔薄黄，脉数兼洪大，大便秘结。予清心凉膈散加味方[栀子10g、黄芩10g、甘草4g、薄荷6g、桔梗10g、石膏15g、丹皮12g，、腊梅花12g、银花15g、赤芍12g、僵蚕10g、人工牛黄（冲服）1g、重楼15g]，人工牛黄用量加至3g，每日1.5剂。予3剂。3月8日复诊，称服药3次热退，咽喉肿痛减轻，服完3剂，咽喉肿痛大减，吞咽畅利，溃疡面基本愈合，红肿消退。又予3剂，改为日服1剂。1周后其父告之，儿子的咽喉痛4天前已痊愈。

（江远光，2001. 清心凉膈散加味方治疗喉症50例. 四川中医，19（11）：65.）

【案例精讲】

清心凉膈散功在清透气分热毒，本案症见发热，咽喉红肿，糜烂，伴吞咽不利，口渴思冷饮，舌红唇红，苔薄黄，脉数兼洪大，大便秘结，温毒邪气自口鼻内侵肺胃，热毒壅滞气分，消灼津液，故高热口渴；咽喉为肺胃之门户，肺胃热毒上攻，气血壅滞，故咽喉红肿疼痛，甚则腐烂；舌红苔黄，脉数，均为气分热炽之象。故病在气分，肺胃热毒炽盛是其主要病机，方中黄芩、生栀子、生石膏寒凉清热，功专清解气分热毒，银花、薄荷，轻清宣透，使气热有外达之机。桔梗配生甘草，在原方基础上加用重楼、僵蚕、牛黄以解热母、止咽痛，并加用丹皮、赤芍防波及营分之热毒。诸药共奏清胃泄火、利咽解毒之功。

【后世发挥】

赵绍琴：清心凉膈散方乃余师愚于凉膈散方中去大黄、芒硝，加桔梗、生石膏组成。方中黄芩、生栀子、生石膏寒凉清热，功专清解气分热毒。生石膏又有解肌达热出表之功。连翘、竹叶能清里热，配少许薄荷，又轻清宣透，使气热有外达之机。桔梗配生甘草，泄火利咽喉而止咽痛。本方诸药相配，共奏清透气分热毒之功。气分热毒一解，则痧退而咽喉之肿亦消。……余氏所用凉膈散加减方，未定方名，故后世从王世雄所论，名之为"余氏清心凉膈散"。

（《赵绍琴医学全集·中篇各论》）

傅衍魁：本方乃凉膈泄热之剂，连翘、黄芩、栀子清心凉膈，石膏、薄荷辛凉透热，桔梗、甘草宣通上焦气分而兼利咽喉。由于本病邪在气分，乃无形之热，故不用苦寒下降之剂，而以轻清上浮之品，透达郁热。

（《医方发挥》）

二、甘露消毒丹

原文

甘露[1]消毒[2]丹 一名普济解毒丹

飞滑石+五两　绵茵陈+一两　淡黄芩+两　石菖蒲六两　川贝母　木通各五两　藿香　射干　连翘　薄荷　白豆蔻各四两　各药晒燥，生研细末见火则药性变热。每服三钱，开水调服，日二次。或以神曲糊丸如弹子大，开水化服，亦可。

〔雄按〕　此治湿温时疫之主方也。《六元正纪》：五运分步，每年春分后十三日交二运征火旺，天乃渐温；芒种后十日交三运，宫土旺，地乃渐湿，温湿蒸腾，更加烈日之暑，烁石流金[3]。人在气交之中，口鼻吸受其气，留而不去，乃成湿温疫疠病。而为发热倦怠，胸闷，腹胀，肢酸，咽肿，斑疹，身黄，颐肿，口渴，溺赤，便闭，吐泻，疟痢，淋浊，疮疡等证，但看病人舌苔，淡白或厚腻，或干黄者，是暑湿、热疫之邪，尚在气分。悉以此丹治之立效。并主水土不服诸病。汪按：普济消毒饮，用芩、连、陈皮、元参、连翘、甘、桔、升、柴、马勃、鼠粘、薄荷、板蓝根、僵蚕，或加人参、大黄，今附载。

【词解】

[1] 甘露：甘美的雨露，老子谓："天地相合，以降甘露。"

[2] 消毒：消除毒疫之气。

[3] 烁石流金：指温度极高，能将金石熔化，形容酷热。烁，通"铄"。

【释义】

本节论述了甘露消毒丹的方源、组成及适应症。

（1）甘露消毒丹的方源　甘露消毒丹一方首载于《医效秘传》，此书属伤寒温病著作，三卷。原为清代叶桂著述，但亦有人认为是托名的著作。刊于 1831 年，前二卷以辨析伤寒及伤寒诸证为主，兼论多种温病。《医效秘传·瘟疫附》中："时毒疠气，邪从口鼻皮毛而入，病从湿化者，发热目黄，胸满，丹疹，泄泻，其舌或淡白，或舌心干焦，湿邪犹在气分者，用甘露消毒丹治之。"

（2）甘露消毒丹的组成及适应症　甘露消毒丹原书记载是治疗湿温时疫、湿热并重之证，临床表现为"发热倦怠，胸闷腹胀，肢酸咽肿，斑疹身黄，颐肿口渴，溺赤便闭，吐泻疟痢，淋浊疮疡等证"。本方具有利湿化浊、清热解毒之功，方中用黄芩清热解毒而燥湿，连翘、薄荷清热透邪，连翘协助黄芩清热解毒；射干、贝母降肺气、清热利咽、解毒散结；藿香、蔻仁、石菖蒲芳香化浊，宣上畅中；茵陈、滑石、木通渗利湿热以导邪下行。以上诸药分利湿热，是夏令暑湿季节常用方，王孟英称其为"治湿温时疫之主方"。

【名家医案】

口糜案（熊继柏医案）

毛某，男，40岁，长沙市人。门诊病例。初诊（2012年5月27日）：口舌生疮，舌上糜烂并有白色苔藓样病变，局部疼痛不适，伴胸闷腹胀，足底、足内踝湿疹，破后渗水，小便黄，舌红，苔黄腻，脉滑。辨证：湿热内蕴。治法：清热解毒，利湿化浊。主方：甘露消毒丹加减。滑石20g、连翘10g、黄芩15g、石菖蒲6g、浙贝母30g、藿香8g、射干10g、黄连6g、苦参10g、土茯苓30g、甘草6g。15剂，水煎服。

二诊（2012年7月13日）：症状无明显变化，仍有口疮糜烂，以舌部为甚，伴足底湿疹，时有渗液，舌红，苔黄腻，脉滑。拟甘露消毒丹再进15剂。

三诊（2012年8月19日）：舌苔癣样病变好转，仍有左足踝内侧湿疹，渗水较前减少。舌红，苔薄黄腻，脉滑，拟甘露消毒丹合萆薢渗湿汤加味。连翘10g、黄芩15g、石菖蒲6g、浙贝母30g、藿香8g、射干10g、黄连6g、苦参10g、甘草6g、萆薢15g、薏苡仁15g、黄柏15g、丹皮10g、通草10g、泽泻10g、滑石10g、土茯苓30g。20剂，水煎服。

四诊（2012年9月10日）：舌苔癣样病变明显好转，左足湿疹有所减轻，舌红，苔薄黄腻，脉滑。原方再进20剂，水煎服。1个月后，患者因感冒咳嗽就诊，告前症已愈。

（李点，2014. 熊继柏医案精华. 北京：人民卫生出版社：209-210.）

【案例精讲】

脾开窍于口，齿龈属胃，口舌生疮、舌上糜烂多由湿热之邪内壅于脾胃所致。湿热内蕴，循经上扰，故有口疮；胸闷腹胀因湿阻气滞；湿热下注，故可见足底、足内踝湿疹。甘露消毒丹为治疗湿热并重之效方，方证得当，加用黄连清热燥湿解毒，足底、足内踝湿疹故加用苦参、土茯苓清热燥湿解毒。上下同治，使湿热除而诸症愈。

【后世发挥】

赵绍琴：方中黄芩清热燥湿。连翘、射干清热解毒。茵陈、滑石、木通清利湿热。藿香、石菖蒲、白豆蔻、茵陈皆芳香之品，有化湿辟秽之功。湿热蕴蒸，易生痰浊，故用川贝母以清化热痰。薄荷配连翘，轻清宣透，疏通气机，透达热邪。诸药配伍，芳香化湿辟秽，淡渗分利湿热，寒凉清热解毒，感受湿热秽浊之邪，用之多可获效。

（《赵绍琴医学全集·中篇各论》）

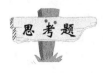

1. 试述清心凉膈散的组成与方义。
2. 试述清心凉膈散的适应证，方中加用石膏的意义？
3. 试述甘露消毒丹的组成与适应证。
4. 甘露消毒丹治疗湿温时疫，如何从三焦分消湿热毒邪？

一、柴胡达原饮

原文

柴胡达原饮 和解三焦法 俞氏经验方

柴胡钱半 生枳壳钱半 川朴钱半 青皮钱半 炙草七分 黄芩钱半 苦桔梗一钱 草果六分
槟榔二钱 荷叶梗五寸

〔秀按〕 《内经》言邪气内薄[1]五脏，横连膜原。膜者，横膈之膜；原者，空隙之处，外通肌腠，内近胃腑，即三焦之关键，为内外交界之地，实一身之半表半里也。凡外邪每由膜原入内，内邪每由膜原达外，此吴又可治疫邪初犯膜原，所以有达原饮之作也。今俞氏以柴芩为君者，以柴胡疏达膜原之气机，黄芩苦泄膜原之郁火也；臣以枳、桔开上，朴、果疏中，青、槟达下，以开达三焦之气机，使膜原伏邪从三焦而外达肌腠也；佐以荷梗透之；使以甘草和之。虽云达原，实为和解三焦之良方，较之吴氏原方，奏功尤捷，然必湿重于热，阻滞膜原。始为适宜，若湿已开，热已透，相火[2]炽盛，再投此剂，反助相火愈炽。适劫胆汁而烁肝阴，酿成火旺生风，痉厥兼臻之变矣，用此方者其审慎之。

【词解】

[1] 薄：通"迫"，迫近，接近，引申为侵入。

[2] 相火：和"君火"（心火）相对而言，一般认为肝、胆、肾、三焦均内寄相火。

【释义】

膜原外通肌腠，内通胃腑，为三焦之门户，居人体半表半里之位。故外邪入侵，多经膜原传变而入里。湿热阻遏膜原，邪正交争出入于半表半里，则多见寒热往来；湿阻膜原，三焦气机失畅，积湿酿痰，故多见胸膈痞满；气机被阻，湿郁热伏，内扰心神可见心烦懊恼，内阻清阳可见头眩，内郁肺气可见咯痰不爽。苔白厚浊腻如积粉，脉弦滑均是湿阻膜原之证。吴又可所拟达原饮乃湿热疫邪阻遏膜原证之代表方。俞氏仿其意并参合小柴胡汤，拟制了柴胡达原饮，用治湿热阻遏膜原证。该方由小柴胡汤去人参、半夏、生姜、大枣，加枳壳、桔梗、荷叶梗、槟榔、厚朴、草果、青皮而成。以柴胡领邪外透，黄芩清泄郁热，共为君药；枳壳、桔梗一升一降，以开上焦之气；草果、厚朴辛烈辟秽，燥湿化痰，畅化中焦之气；槟榔、青皮下气散结，消痰化积，疏利下焦之气；荷叶梗清透湿热；甘草调和补中。诸药合用，透表清里，宣通三焦，膜原之湿热伏邪则易祛除。该方燥湿之力较强，适用于湿重热轻者；若湿已化热，内火燔炽则不宜用，否则有助热伤阴动风之弊。

柴胡达原饮方证辨证要点：寒热往来，寒甚热微，胸膈痞满，舌苔厚腻如积粉，脉弦滑。

现代本方常用于普通感冒、胃肠型感冒、流感、急性支气管肺炎、疟疾、伤寒、副伤寒、肝炎、胆囊炎、胃肠炎、钩体病、手足口病等属湿热阻遏膜原者。

【名家医案】

发热（周耀庭医案）

李某，女，66岁。2009年2月20日初诊。主诉：低热2个月，高热1周。现病史：患者近2个月每于午后体温逐渐升高，发热前自觉怕冷甚则寒战，发热时伴呕吐，体温最高达38℃。偶有少腹痛，无关节痛，打嗝，大便干。1周前体温逐渐攀升至40℃，遂于某医院住院治疗，体温无下降趋势。今日向医院请假，慕名找周老就诊。舌象：舌质淡紫，舌苔淡黄厚腻。脉象：脉弦滑略数。既往史：慢性溃疡性结肠炎；子宫肌瘤术后；哮喘六七年。检查：CT：有结节，不除外结核、炎症、占位性病变。胸片：双肺纹理重。血沉：55mm/h。中医诊断：发热。西医诊断：高热待查。辨证：湿热内蕴，阻遏膜原，气滞血瘀。治法：清利湿热，开达膜原，理气活血。处方：北柴胡15g，黄芩15g，枳壳10g，槟榔10g，草果10g，厚朴10g，橘皮10g，竹茹10g，连翘15g，茵陈15g，金银花15g，丹皮10g，败酱草20g，元胡10g。7剂，水煎服，日1剂，早晚饭后半小时温服。医嘱：忌食生冷油腻食物，少饮水。

（李明，2015. 跟师录——国医名师周耀庭临证实录. 北京：中国中医药出版社：12-14.）

【案例精讲】

本案患者每日午后体温逐渐升高，发热时伴恶心呕吐，苔淡黄厚腻、脉弦滑略数，提示湿热内蕴。每每发热前自觉怕冷甚则寒战，乃寒热往来之证，符合湿阻膜原之发热特点。因湿阻气滞，气血不通，故偶见少腹痛，打嗝，舌质淡紫。患者罹患慢性溃疡性结肠炎多年，该病多与湿邪有关；患者已行子宫肌瘤切除术，该病与气血不通有关；哮喘六七年则体内多有水湿痰饮之邪。近1周体温攀升乃湿渐化热之势。因此辨证为湿热内蕴，阻遏膜原，气滞血瘀。治以清利湿热，开达膜原，理气活血。予柴胡达原饮加减治之，以北柴胡、黄芩、枳壳、槟榔、草果、厚朴清热利湿，开达膜原；加连翘、茵陈、金银花、败酱草、丹皮增清利湿热之效；加橘皮、竹茹理气健脾，和胃止呕；加元胡理气活血止痛。方证相对，故效果明显。

【后世发挥】

高金亮：俞氏柴胡达原饮治疗瘟疫病起，邪入募原，症见憎寒壮热，或一日三发，一日一发，或热退复起，而无定时，胸闷呕恶，头痛烦躁，或神志昏昏，舌质四边红绛，苔垢腻，脉弦滑而数。

（刘华一，王秀娟，2015. 高金亮辨治脾胃病. 北京：人民军医出版社：101.）

翟书庆：外感病病初寒热不退，午后加重，无鼻塞、声重，舌苔厚腻者，属温病范畴，用柴胡达原饮；热势不扬，用达原饮仍不退，伴胸闷不饥、脉濡数、苔厚腻者，乃为湿温症候，用三仁汤加味治疗。

（翟书庆，2013. 翟书庆中医临证精要. 郑州：中原农民出版社：45.）

二、蒿芩清胆汤

原文

蒿芩清胆汤 和解胆经法 俞氏经验方

青蒿脑钱半至二钱　淡竹茹三钱　仙半夏钱半　赤茯苓三钱　青子芩钱半至三钱　生枳壳钱半　陈广皮钱半　碧玉散包三钱

〔秀按〕 足少阳胆与手少阳三焦合为一经，其气化一寄于胆中以化水谷，一发于三焦以行腠理，若受湿遏热郁，则三焦之气机不畅，胆中之相火乃炽。故以蒿、芩、竹茹为君，以清泄胆火。胆火炽，必犯胃而液郁为痰，故臣以枳壳、二陈和胃化痰，然必下焦之气机通畅。斯胆中之相火清和，故又佐以碧玉[1]，引相火下泄。使以赤苓，俾[2]湿热下出，均从膀胱而去。此为和解胆经之良方，凡胸痞作呕，寒热如疟者，投无不效。

〔廉勘〕 青蒿脑清芬透络，从少阳胆经领邪外出，虽较疏达腠理之柴胡力缓，而辟秽宣络之功比柴胡为尤胜，故近世喜用青蒿而畏柴胡也。

【词解】

[1] 碧玉：即碧玉散。

[2] 俾：使（达到某种效果）。

【释义】

蒿芩清胆汤为和解少阳方，治疗少阳胆热偏重，兼有湿热痰浊内阻之证。湿遏热郁，阻于少阳胆与三焦，以致少阳枢机不利。胆经郁热偏重，故寒热如疟、寒轻热重、口苦膈闷、胸胁胀痛；胆热犯胃，液郁为痰，胃气上逆，故呕吐酸苦水或呕黄涎而黏；湿热阻滞三焦，水道不畅，以致小便黄少。治宜清胆利湿，和胃化痰。蒿芩清胆汤中青蒿苦寒芳香，清透少阳邪热；黄芩苦寒，善清胆热，并能燥湿；竹茹善清胆胃之热，化痰止呕；枳壳下气宽中，除痰消痞；半夏燥湿化痰，和胃降逆；陈皮理气化痰，宽胸畅膈；赤茯苓、碧玉散清热利湿，导邪从小便而去。综合全方，可使胆热清、痰湿化、气机畅、胃气和，诸症均解。

蒿芩清胆汤方证辨证要点：寒热如疟，寒轻热重，胁胀作呕，舌红苔腻，脉弦滑数。

现代本方常用于禽流感、流行性出血热、伤寒、副伤寒、胆囊炎、胰腺炎、肝炎、肝脓肿、胆汁反流性胃炎、阑尾炎、肾盂肾炎、疟疾、盆腔炎、钩体病属少阳湿热痰浊内阻者。

【名家医案】

颈淋巴结肿大（蓝青强医案）

赵某某，女，15岁。2012年11月20日初诊。患者于10月中旬颈淋巴结肿大，3周后发热。查血象示白细胞 3×10^9/L，胸透未见异常。近日发热，体温39℃左右，时寒，咳嗽，舌红，苔淡黄厚腻，脉弦滑略数。辨证为湿热内蕴，邪恋少阳。治以蒿芩清胆汤加减：青蒿15g，黄芩10g，柴胡15g，茵陈15g，滑石（包煎）20g，青黛（包煎）10g，炒栀子10g，金银花15g，连翘15g，枳壳10g，槟榔10g，法半夏15g，浙贝母10g，枇杷叶（去毛包煎）10g，茯苓10g，夏枯草10g，土贝母12g，板蓝根30g。7剂，每天1剂，水煎，分3次温服。

二诊：发热退，其他症状减轻。守上方加炒白术15g。7剂，每天1剂，水煎，分3次温服。

（邓鑫，2015. 全国名老中医蓝青强临床用方选辑. 上海：第二军医大学出版社：140-141.）

【案例精讲】

少阳经循行颈部，寒热往来、颈淋巴结肿大提示少阳郁邪，结合舌脉考虑湿热阻滞少阳。治疗以疏泄少阳兼解毒散郁结为法。方中青蒿、黄芩、柴胡、青黛、炒栀子清泄少阳郁火；茵陈、滑石清泄湿热；金银花、连翘、土贝母和板蓝根清热解毒；枳壳、槟榔行气化湿；法半夏、茯苓、枇杷叶燥湿降逆和胃；浙贝母清热化痰止咳；夏枯草清热散结消肿。

【后世发挥】

朱良春：本方是由温胆汤去甘草、姜、枣，加青蒿、黄芩、碧玉散所组成。它的作用极为轻灵，对于热重寒轻、汗少、痰多而小便不利或发黄的患者最为适合。方中青蒿性味苦寒，专柔肝、胆伏热，领邪外出，配合黄芩、竹茹，尤善清泄胆热，解除热重寒轻之症；半夏、陈皮、枳壳不但能化痰湿、消痞闷，配合黄芩、竹茹，更能止呕逆、除心烦；赤苓、碧玉利小便、清湿热，协同青蒿、黄芩可治黄疸。本方配伍周到，是和解胆经，清利湿热，从而解除寒热如疟和湿热发黄的一张良方。

（朱良春，缪正来，2013. 汤头歌诀详解（修订版）. 北京：中国中医药出版社：121.）

冉先德：方中青蒿、黄芩为君，清少阳胆热；陈皮、半夏、枳壳、竹茹为臣，降逆化痰；赤茯苓为佐，清利湿热；碧玉散为使，导热下行。诸药合用，少阳胆热一清，脾胃痰湿得化，则诸症自愈。

（冉小峰，1983. 历代名医良方注释. 北京：科学技术文献出版社：87.）

三、枳实导滞汤

原文

枳实导滞汤　下滞通便法　俞氏经验方

小枳实二钱　生锦纹钱半,酒洗　净楂肉三钱　尖槟榔钱半　薄川朴钱半　小川连六分　六和曲三钱　青连翘钱半　老紫草三钱　细木通八分　生甘草五分

〔秀按〕　凡治温病热证，往往急于清火，而忽于里滞[1]，不知胃主肌肉。胃不宣化[2]，肌肉无自而松[3]，即极力凉解，反成冰伏。此方用小承气合连槟为君，苦降辛通，善导里滞；臣以楂、曲疏中，翘、紫宣上，木通导下；佐以甘草和药，开者开，降者降，不透发而自透发。每见大便下后而疹瘝齐发者以此。此为消积下滞，三焦并治之良方。

【词解】

[1] 里滞：指湿热积滞胶结于里。

[2] 胃不宣化：指胃肠气机不得宣通。

[3] 肌肉无自而松：指肌腠不开，邪不外达。

【释义】

枳实导滞汤是治疗温病热证里滞之名方。治疗温病，医家大多偏着于热证急用清泻之法，湿热里滞则容易被忽视。湿热积滞胶结胃肠，腑气不通，不得宣化，邪热自然不能外达，反因寒凉遏湿而致邪郁于里。湿热积滞蕴结，胃肠气滞，传导失司，常见身热稽留、胸腹灼热、呕恶、脘腹痞胀、便溏不爽、色黄如酱、苔黄垢腻、脉滑数等，治以清热化湿，导滞通下。枳实导滞汤乃俞氏以小承气汤加味所制。方中大黄、枳实、厚朴三药，即为小承气汤，再加入槟榔，四药能推荡积滞，清化湿热，行气通下，共成苦辛通降之剂；黄连、连翘、紫草清热解毒；山楂、神曲消导化滞和中；木通利湿清热；甘草调和诸药。药后大便得通，积滞得下，三焦气机通调，热达腠开，此时若见斑疹，即是里邪外透之象。本方与肠腑热结之大承气汤不同，并非峻下猛攻之剂，而为"轻法频下"之制，应用时一般以大便由溏薄转成形为度。

枳实导滞汤方证辨证要点：便溏不爽，色黄如酱，苔黄垢腻，脉滑数。

现代本方常用于痢疾、伤寒、副伤寒、肺炎、胃肠炎、流行性乙型脑炎等感染性疾病见大便胶结及溃疡性结肠炎、胃肠功能紊乱、食物中毒等内有湿热积滞者。

【名家医案】

暑湿夹滞（宋鹭冰医案）

王某，女，52岁。1981年8月22日初诊。口腔糜烂，两颊黏膜及舌边溃疡，口气酸臭，小便短赤，烦热口苦，服西药月余不效，仍口中灼热，腹满便溏，咀嚼说话困难。转中医诊治，某医连投知柏地黄丸、甘露消毒饮加味10余剂，无好转。脘腹痞满渐增，不欲饮食，便如黄酱，滞而不爽，便后坠胀等。经前医介绍，遂来求诊。患者体胖面红，平时少患疾病，入夏因外感发热咽痛，继而又伤生冷，治疗好转后即口臭、口舌生疮一直不愈。现更气促胸闷，脘腹作胀，小便黄少，大

便日 3～4 次，每次仅下溏垢少许，频频坠胀作痛，嗳气吞酸，口干苦，时觉五心烦热，舌质红，苔厚腻灰黄，脉濡数。时值酷暑，暴雨成灾，患者外感暑湿发病，湿热壅滞胃肠，处以枳实导滞汤加减：黄芩 10g，苍术 6g，黄连 4.5g，炒枳实 10g，瓜蒌 10g，木香 8g，槟榔 10g，酒大黄 4.5g，泽泻 10g，砂仁 6g，薤白 10g，甘草 1.5g。2 剂。

8 月 27 日二诊：便下溏垢甚多，脘腹胀满有减。仍滞涩后重，口蒸气臭，溺赤。再予枳实导滞汤加减：黄芩 10g，生白术 10g，苍术 6g，紫油朴 10g，黄连 6g，大黄 6g，枳壳 10g，槟榔 10g，法半夏 10g，大腹皮 10g，猪苓 10g，泽泻 10g，木香 6g，干姜 1.5g。3 剂。

8 月 31 日三诊：口糜好转，连日来，每日下溏酱大便 2 次，饮食知味，口能咀嚼，厚苔转薄。但口仍酸臭，嗳气，矢气不爽，继予枳实导滞汤化裁数剂，症状大减。

9 月 21 日诊见大便由溏垢转艰涩，肛门灼热，后重作胀不减，小腹硬，小便不利，脚心发热。予以宣清导浊汤加减，3 剂收功。

（程式，何德鲤，2016. 宋鹭冰 60 年疑难杂症治验录. 北京：中国中医药出版社：23-25.）

【案例精讲】

本案患者外感暑湿，湿热壅滞胃肠，阻塞气机，故见胸闷脘痞；湿热熏蒸，胃浊不降，则口舌糜烂秽臭；湿热阻滞肠道则便溏不爽、腹满后重；邪犯水道则小便赤涩不利。初起身热、心烦、口糜，前医投滋阴清热之剂罔效，反令湿热胶黏滞着，难以涤除。故以清化湿热、导滞通下为法，用枳实导滞汤、木香槟榔丸之类加减，意在轻下、频下，病邪由上至下，渐次松动。最后症见少腹硬满、溏便转燥、坠胀难出、小便不利，是余邪留滞下焦，重塞气机，不可再投苦寒清下，即遵《温病条辨》所说："湿温久羁，三焦弥漫，神昏窍阻，少腹硬满，大便不下，宣清导浊汤主之。"此方苦辛淡渗，清宣下焦，3 剂获愈。守法与变方，全在圆机活法，临证化裁。

【后世发挥】

张璐：枳实导滞汤治伤湿热之物，痞闷不安……此枳术丸合三黄汤，而兼五苓之制，以祛湿热宿滞也。

（张璐，2006. 张氏医通. 北京：人民卫生出版社：687.）

张灿玾：导滞通便是用消导性药物，以通达肠胃积滞的方法。适用于湿热浊邪结滞胃肠之证。常用方剂如枳实导滞丸、枳实导滞汤等。本法只能消导疏利，不至泄下，若燥热结实，当用攻下法者，不可用此法。

（张灿玾，2014. 实用温病学. 北京：中国医药科技出版社：42.）

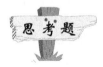

1. 柴胡达原饮与达原饮方证有何异同？
2. 蒿芩清胆汤为和解少阳方，为何君药选青蒿而不用柴胡？
3. 枳实导滞汤证的证候表现有哪些？

课件二维码

参 考 文 献

车念聪. 2016. 中医温病学讲稿. 北京：中国中医药出版社

陈建. 2014. 《湿热条辨》版本考证及其学术特点. 福建中医药大学学报, 24（6）: 51-53.

陈丽云, 吴鸿洲. 2008. 试述《松峰说疫》诊治疫病特色. 时珍国医国药, 19（11）: 2732-2733.

陈守聪, 欧阳继林. 2019. 历代中医名家传记选录释译. 昆明：云南美术出版社.

陈枝伯, 陈扬荣. 2000. 戴天章与《广瘟疫论》. 福建中医学院学报,（1）: 44-45.

戴春福. 1996. 温病学探究. 西安：陕西科学技术出版社.

董利利, 陈柳. 2014. 《松峰说疫》中疫病外治特色研究. 中医临床研究, 6（27）: 77-79.

方药中, 许家松. 2007. 温病条辨讲解. 北京：人民卫生出版社.

方药中, 许家松. 2009. 名家中医温病汇讲. 北京：人民卫生出版社.

冯全生, 杨爱东. 2019. 温病学. 上海：上海科学技术出版社.

冯全生. 2019. 瘟疫学. 北京：中国中医药出版社.

傅海伦. 2011. 山东科学技术史. 济南：山东人民出版社.

谷晓红, 马健. 2019. 温病学. 北京：中国中医药出版社.

谷晓红, 杨宇. 2016. 温病学理论与实践. 2 版. 北京：人民卫生出版社.

谷晓红. 2014. 温病纵横谈. 北京：中国医药科技出版社.

何廉臣. 2021. 增订通俗伤寒论. 沈阳：辽宁科学技术出版社.

胡振义, 熊楠华. 1999. 试论雷少逸学术思想及其治温经验. 江西中医药,（6）: 48-49.

黄煌. 1988. 医案助读. 北京：中国医药科技出版社.

黄英志. 1999. 叶天士医学全书. 北京：中国中医药出版社.

雷丰. 2010. 时病论. 福州：福建科学技术出版社.

李金华. 1993. 试论叶天士的《温热论》. 江西中医学院学报,（3）: 2-3, 30.

李林, 张明锐. 2016. 内蒙古医科大学所藏中医古籍提要. 北京：中医古籍出版社.

李世增. 1992. 浅识叶天士《温热论》的学术思想. 北京中医,（2）: 44-47.

李致崇, 刘颖恒, 黎家恒, 等. 2003. 谈伤寒和温病的关系. 中国中医基础医学杂志, 9（3）: 13-16.

梁华龙. 2009. 中医辨证学. 北京：人民军医出版社.

梁峻, 郑蓉, 张磊. 2020. 疫病史鉴. 北京：中医古籍出版社.

梁腾霄, 刘刚. 2019. 温病学. 济南：山东科学技术出版社.

林培政. 2003. 温病学. 北京：中国中医药出版社.

刘奎. 1987. 松峰说疫. 北京：人民卫生出版社.

刘纳文. 2008. 《时病论》学术思想初探. 河北中医,（3）: 315-316.

刘亚娟, 孙美灵, 张思超. 2019. 温病教学中应用"以纲带目"教学法的探讨. 中国中医药图书情报杂志,
    43（4）: 70-72.

刘寨华, 于峥, 张华敏. 2011. 论吴鞠通温病学术思想. 中国中医基础医学杂志, 17（1）: 12-13.

刘祖贻, 刘芳. 2013. 温病源流论. 北京：人民军医出版社.

鲁玉辉. 2013. 《广温疫论》版本源流考证及学术价值. 福建中医药大学学报, 23（6）: 63-64.

马健, 2012. 温病学. 2 版. 上海：上海科技出版社.

南京中医学院. 2018. 温病学. 上海：上海科学技术出版社.

农汉才. 2008. 《瘟疫明辨》返刻为《广瘟疫论》年代之初考. 中华中医药学会医史文献分会全国第十一届中医医史文献学术研讨会论文集.

潘桂娟. 2017. 中医历代名家学术研究丛书：吴有性. 北京：中国中医药出版社.

潘桂娟. 2017. 中医历代名家学术研究丛书：俞根初. 北京：中国中医药出版社.

彭胜权, 林培政. 2011. 温病学. 2 版. 北京：人民卫生出版社.

彭胜权. 1991. 岭南温病研究与临床. 广州：广东高等教育出版社.

彭胜权. 2000. 温病学. 北京：人民卫生出版社.

沈凤阁. 1988. 温病的理论与临床. 南京：江苏科学技术出版社.

沈洪. 1987. 薛雪治疗湿热病经验管窥. 福建中医药, （2）：36, 56-57.

沈敏南. 1983. 试评《通俗伤寒论》的学术思想. 河北中医, （1）：7-10.

沈庆法. 1992. 实用中医大全. 上海：上海古籍出版社.

沈庆法. 2000. 温病学说之研究. 上海：上海中医药大学出版社.

沈仲圭, 陆文彬. 1979. 雷少逸论治温病之研讨. 新中医, （4）：1-4.

盛增秀, 蔡定芳, 凌天翼, 等. 1987. 温病研究. 北京：人民卫生出版社.

石雪芹, 刘谦, 王柳青, 等. 2022. 从中医药源流看中医药传统知识保护价值. 中国医药导报, 19（21）：123-126.

宋佰玉, 张文风. 2021. 戴天章《广瘟疫论》学术思想之探骊. 长春中医药大学学报, 37（5）：945-948.

宋红垚. 2021. 《温热经纬》文献研究. 苏州：中国中医科学院.

宋素花. 2011. 温病卫气营血辨治的动态思维观探讨. 辽宁中医杂志, 38（12）：2364-2366.

仝小林, 李济仁, 秦德平. 1984. 雷少逸学术特点初探. 皖南医学院学报, （2）：46-48.

王灿晖, 杨进, 马健. 2001. 温病学之研究. 北京：高等教育出版社.

王德藏. 2004. 怎样学习《伤寒论》. 中国中医药现代远程教育, 2（1）：16-19.

王贵森. 1985. 试论《温疫论》与吴又可的学术思想. 安徽中医学院学报, （2）：21-23.

王羿, 王光磊. 2015. 王孟英卒年考. 浙江中医杂志, 50（12）：925.

王孟英. 1999. 王孟英医学全书. 盛增秀, 主编. 北京：中国中医药出版社.

王孟英. 2005. 温热经纬. 南京中医药大学温病学教研室, 整理. 北京：人民卫生出版社.

王雪之. 2016. 温病博雅吴鞠通. 开卷有益——求医问药, （5）：53.

王永炎, 张天, 张迪臣, 等. 1994. 临床中医内科学. 北京：北京出版社.

魏凯峰. 2010. 温热经纬白话解读. 长沙：湖南科学技术出版社

吴瑭. 2005. 温病条辨. 南京中医药大学温病教研室, 整理. 北京：人民卫生出版社.

吴又可. 1995. 温疫论//宋乃光, 李瑞, 赵自强, 编校. 温病八大名著. 北京：中国中医药出版社.

夏晨. 2008. 《时病论》创新点探析. 浙江中医杂志, （6）：316-317.

夏庭伟, 杨越, 郭静. 2015. 探析叶天士斑疹辨治思想. 中国中医基础医学杂志, 21（9）：1076-1077, 1080.

夏心昊. 2020. 《温疫论》学术思想及应用研究. 南京：南京中医药大学.

肖培新, 张弛. 2017. 宋乃光温病学临证心法. 北京：中国中医药出版社.

肖群益, 刘林. 2016. 杨栗山《伤寒瘟疫条辨》学术思想源流探讨. 中华中医药杂志, 31（4）：1256-1258.

徐世杰, 王国为. 2013. 中医医案的特点及其价值. 北京中医药大学学报（中医临床版）, 20（5）：7-11.

许家松. 2007. 《温病条辨》的学术成就与创新. 世界中医药, 2（4）：204-207.

续修四库全书总目提要编纂委员会. 2015. 续修四库全书总目提要：子部. 上海：上海古籍出版社.

颜新. 2010. 古今名医外感热病诊治精华. 北京：中国中医药出版社.

杨欢, 龚文心, 欧洪, 等. 2018. 中医院校学生中医经典学习方法改进研究. 科教导刊（下旬）, （30）：57-58.

杨进. 2004. 温病学. 北京：中国中医药出版社.

杨栗山. 2002. 伤寒瘟疫条辨. 宋乃光，张晓梅，校注. 北京：中国中医药出版社.

杨宇，陈文慧. 2019. 温病学. 2 版. 北京：中国医药科技出版社.

叶天士. 1995. 外感温热论//宋乃光，李瑞，赵自强，编校. 温病八大名著. 北京：中国中医药出版社.

叶天士. 2006. 临证指南医案. 屠燕婕，张瑾，杨雪军，等，整理. 北京：人民卫生出版社.

余师愚. 1996. 疫疹一得. 郭谦亨，孙守才，点校. 北京：人民卫生出版社.

俞根初. 2011. 重订通俗伤寒论. 徐荣斋，重订. 北京：中国中医药出版社.

袁园，金桂兰. 2013. 中医专业学生中医经典学习的感想与体会//世界中医药学会联合会. 第三届世界中医药教育大会论文集. 南京：433-435.

张大宁. 1993. 中医肾病学大辞典. 北京：中国医药科技出版社.

张发荣. 1986. 《温病条辨》的学术成就和特点. 成都中医学院学报，（1）：6-8.

张建伟. 2015. 戴天章《广瘟疫论》的学术思想探究. 福建中医药，46（2）：53-54.

张茂云，苏颖. 2017. 余霖《疫疹一得》治疫大法拾萃. 中华中医药杂志，32（11）：4826-4828.

张敏，周语平，韩维斌. 2009. 浅析温病养阴法在卫气营血辨证中的运用. 甘肃中医，22（2）：26-28.

张明选. 2010. 吴鞠通复合养阴法初探. 中医杂志，51（9）：859-860.

张思超. 2020. 温病学. 济南：山东科学技术出版社.

张文选. 1996. 论温病学学科的性质和发展方向. 北京中医药大学学报，19（5）：9-14，72.

张之文. 2009. 张之文温病学讲稿. 北京：人民卫生出版社.

张志斌. 2008. 王士雄《温热经纬》的文献学研究. 浙江中医杂志，43（5）：249-251.

张志远. 1991. 薛雪生平小考. 浙江中医学院学报，（1）：36-37.

赵尔巽. 1942. 清史稿下. 广州：联合书店.

赵绍琴，胡定邦，刘景源. 1980. 温病纵横. 北京：北京中医学院.

赵绍琴. 2018. 赵绍琴浅谈温病. 北京：中国医药科技出版社.

赵岩松. 2013. 杨栗山传世名方. 北京：中国医药科技出版社.

中国学术名著提要编委会. 2019. 中国学术名著提要（合订本）第四卷　明代编. 上海：复旦大学出版社.

中国学术名著提要编委会. 2019. 中国学术名著提要（合订本）第五卷　清代编. 上海：复旦大学出版社.

钟嘉熙. 1992. 传染病中西医结合诊治手册. 广州：华南理工大学出版社.

周凤梧，张奇文. 2005. 名老中医之路. 济南：山东科学技术出版社.

周语平，韩维斌. 2008. 论三焦辨证和卫气营血辨证的关系. 河南中医，28（11）：21-23.